4th EDITION
原书第4版

Oxford Handbook of Obstetrics and Gynaecology

牛津妇产科学

原著 [英] Sally Collins
[英] Sabaratnam Arulkumaran
[英] Kevin Hayes
[英] Kirana Arambage
[英] Lawrence Impey
主译 吕卫国 漆洪波

中国科学技术出版社
·北 京·

图书在版编目（CIP）数据

牛津妇产科学 : 原书第 4 版 / (英) 莎莉 · 柯林斯 (Sally Collins) 等原著 ; 吕卫国 , 漆洪波主译 . -- 北京 : 中国科学技术出版社 , 2025. 6. -- ISBN 978-7-5236-1384-9

Ⅰ. R71

中国国家版本馆 CIP 数据核字第 2025QB1868 号

著作权合同登记号：01-2024-6311

策划编辑 延 锦 陈 雪
责任编辑 陈 雪
装帧设计 佳木水轩
责任印制 徐 飞

出　　版 中国科学技术出版社
发　　行 中国科学技术出版社有限公司
地　　址 北京市海淀区中关村南大街 16 号
邮　　编 100081
发行电话 010-62173865
传　　真 010-62179148
网　　址 http://www.cspbooks.com.cn

开　　本 889mm × 1194mm 1/16
字　　数 637 千字
印　　张 25.5
版　　次 2025 年 6 月第 1 版
印　　次 2025 年 6 月第 1 次印刷
印　　刷 北京博海升彩色印刷有限公司
书　　号 ISBN 978-7-5236-1384-9/R · 3489
定　　价 238.00 元

版权声明

译者名单

主　译　吕卫国　浙江大学医学院附属妇产科医院
　　　　漆洪波　重庆医科大学附属第一医院
副主译　栗宝华　浙江大学医学院附属妇产科医院
　　　　易　萍　重庆医科大学附属第三医院
译　者　（以姓氏汉语拼音为序）
　　　　池余刚　重庆医科大学附属妇女儿童医院 / 重庆市妇幼保健院
　　　　董晓静　重庆医科大学附属第二医院
　　　　冯　燕　浙江大学医学院附属妇产科医院
　　　　刘禄斌　重庆医科大学附属妇女儿童医院 / 重庆市妇幼保健院
　　　　刘亚敏　重庆医科大学附属妇女儿童医院 / 重庆市妇幼保健院
　　　　汪银峰　浙江大学医学院附属妇产科医院
　　　　王芳芳　浙江大学医学院附属妇产科医院
　　　　王芬芬　浙江大学医学院附属妇产科医院
　　　　徐　萍　浙江大学医学院附属妇产科医院
　　　　张雪梅　重庆医科大学附属第一医院

内容提要

本书引进自牛津大学出版社，由 5 位英国牛津大学的妇产科学专家领衔，联合全球数十位知名学者共同编撰完成。全书共 24 章，内容涵盖了普通妇产科、母胎医学、妇科肿瘤、泌尿妇科、生殖医学、妇女保健等多个领域的专业知识。其内容既有经典的妇产科学解剖、基本的生理病理知识，又包括近年来新型冠状病毒病（COVID-19）等新发疾病对妊娠的影响及母胎垂直传播风险的描述等，还包括新型手术技能（即机器人辅助手术）在妇科 / 妇科恶性肿瘤的微创及无创手术中的应用；此外，还有源于最新循证医学证据的学科进展和科学研究的结果。本书主要面向妇产科临床医生、医学生、助产士、护士、妇幼保健人员及妇产科相关领域的其他人员，希望他们在遇到妇产科学临床难题和困惑时，能够从书中找到解决问题的答案，并熟知当前妇产科学临床知识的前沿热点。

主译简介

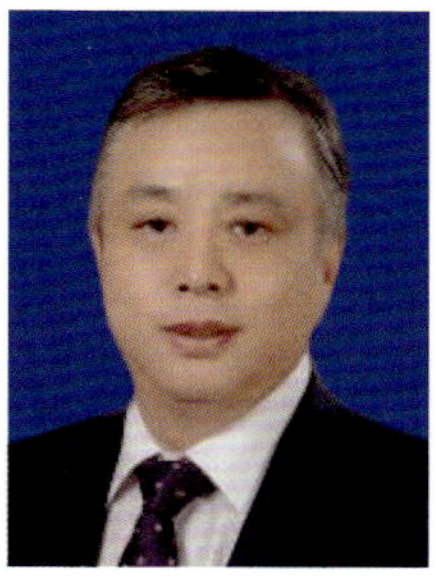

吕卫国

医学博士，教授、主任医师，博士研究生导师，浙江大学医学院附属妇产科医院党委书记、妇产科学学院院长，浙江省母婴安全研究重点实验室主任。中华医学会妇产科学分会常务委员，浙江省医学会妇产科学分会主任委员，《中华医学杂志》副总编辑，国家卫健委有突出贡献中青年专家，享受国务院政府特殊津贴。从事教学工作至今 30 余年。主持国家重点研发计划项目、国家自然科学基金等课题 20 余项，以第一完成人获教育部科技进步奖一等奖 1 项、中华医学科技奖三等奖 1 项。近年来，发表论文 100 余篇。

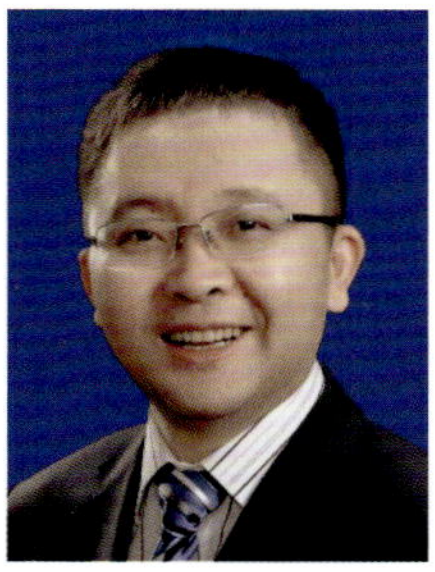

漆洪波

医学博士，二级教授、主任医师，博士研究生导师。重庆医科大学附属第一医院副院长，母胎医学重庆市重点实验室主任。中华医学会围产医学分会候任主任委员。首届医学高层次人才计划“国家杰出医师”，“新世纪百千万人才工程”国家级人选，国家有突出贡献中青年专家，国家卫健委突出贡献中青年专家，享受国务院政府特殊津贴专家，第三届“国之名医・优秀风范”获得者，重庆英才计划・优秀科学家，重庆市首席专家工作室领衔专家，重庆市首席医学专家，首批重庆市医学领军人才，重庆市“百千万人才工程”领军人才，重庆市学术技术带头人，首届重庆市卫生健康突出贡献科技工作者，第五届重庆市劳动模范和先进工作者。

获重庆市科学技术进步奖一等奖等 5 项奖励。获国家重点研发计划，国家自然科学基金重点项目、面上项目等资助 30 余项。连续 3 年入选斯坦福大学与 Elsevier 共同发布的全球前 2% 顶尖科学家榜单。全国统编 5 年制《妇产科学》第 9 版和第 10 版副主编，全国统编 8 年制《妇产科学》第 4 版副主编，研究生统编教材《妇产科学》第 2 版和第 3 版副主编，国家卫健委住院医师规范化培训教材《妇产科学》第 1 版和第 2 版副主编，专升本教材《妇产科学》第 3 版至第 5 版主编。执笔及参与制订了中华医学会指南或专家共识 80 余部。在 Cell 等期刊发表 SCI 论文 240 余篇，单篇最高 IF 64.5。共培养研究生 180 余名，其中博士研究生 80 余名。

副主译简介

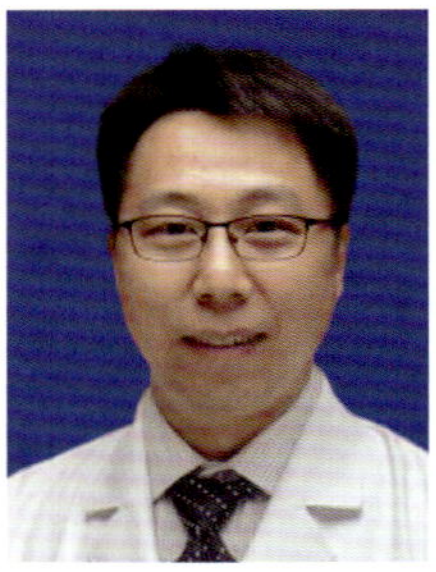

栗宝华

医学博士，主任医师，硕士研究生导师，浙江大学医学院附属妇产科医院吉林医院执行院长，浙江大学医学院附属妇产科医院产五科病区主任，德国维尔茨堡大学访问学者，浙江省“医坛新秀”。中华医学会围产医学分会新生儿复苏学组委员，中国医疗保健国际交流促进会妇产健康医学委员会委员，中国研究型医院学会妇产科学分会常务委员，浙江省转化医学会妇产科学分会委员兼秘书，浙江省妇幼健康协会围产感染专委会委员。致力于胎盘源性疾病的基础与临床研究，对危急重症产科、妊娠期宫颈功能不全、凶险性前置胎盘、妊娠合并妇科肿瘤和妊娠合并宫颈疾病规范化诊治的研究颇为深入。承担国家自然科学基金 1 项、浙江省自然科学基金 2 项。授权实用新型专利 1 项。作为主要参与者，获得全国妇幼健康科学技术奖 – 科技成果奖二等奖。主译《助产急救技术精进》，以第一作者或通讯作者身份在 *JAMA Network Open*、*Cell Oncology*（*Dordr*）、*European Journal of Cancer*、*European Radiology* 等期刊发表论文 30 余篇。

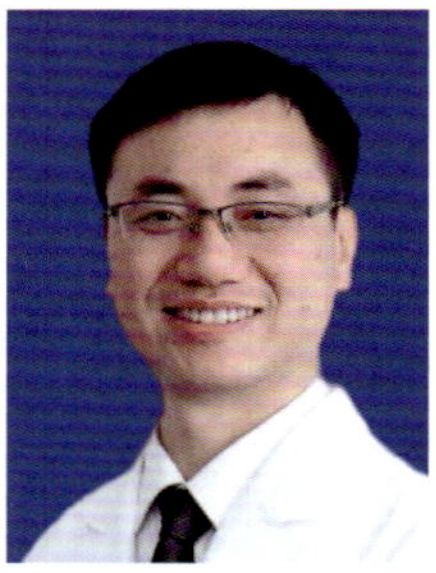

易　萍

医学博士，教授、主任医师，博士研究生导师，重庆医科大学附属第三医院妇产中心主任，美国俄亥俄州立大学综合肿瘤中心访问学者，重庆市中青年医学高端人才，重庆英才・创新创业领军人才。中国抗癌协会中西整合子宫内膜癌专业委员会副主任委员，中国优生科学协会理事兼青年委员会主任委员，中国中西医结合学会妇产科分会委员，中国抗癌协会整合妇科肿瘤委员会委员，中国整形美容协会科技创新与器官整复分会理事，重庆市中西医结合学会妇产科学专业委员会主任委员，重庆市医学会妇产科分会副主任委员。致力于妇科肿瘤的基础与临床研究，擅长于妇科恶性肿瘤根治性手术、盆腔器官脱垂诊治、单孔腹腔镜及宫腔镜手术。作为研究骨干参与国家重大研发计划项目 2 项，承担国家自然科学基金 4 项及重庆市课题多项。获省部级科技进步或医疗成果二等奖 3 项、省部级教学成果一等奖 2 项。以通讯作者（共同）身份在 *Science Immunology*、*Nucleic Acids Research*、*Nature Communications*、*Experimental and Molecular Medicine*、*Cancer Letters* 等期刊发表论文 30 余篇，其中 3 篇被 ESI 数据库评为高被引论文。

译者前言

妇产科学是一门专门研究女性特有生理、病理、妊娠和生育调控的临床医学学科。近年来，随着现代医学和生物技术的进步，妇产科领域新理论、新知识和新技能应运而生，妇产科疾病的诊治理念和模式发生了改变。为适应新时代妇产科年轻医师成长的要求，亟须一部基于最新循证医学证据及高水平科学研究的妇产科学专著，以此为年轻妇产科医师提供最前沿的临床诊治思路。

Oxford Handbook of Obstetrics and Gynaecology, 4e 由 5 位英国牛津大学的妇产科学专家 Sally Collins、Sabaratnam Arulkumaran、Kevin Hayes、Kirana Arambage 和 Lawrence Impey 领衔，联合全球数十位知名学者共同编撰完成。全书共 24 章，内容涵盖了普通妇产科、母胎医学、妇科肿瘤、泌尿妇科、生殖医学、女性保健等多个领域的专业知识。这些妇产科学专业知识，主要依据英国国家卫生与临床优化研究所和英国皇家妇产科学院的最新指南，其内容既有经典的妇产科学解剖、基本的生理病理知识，又包括新型冠状病毒病（COVID-19）等新发疾病对妊娠的影响及母胎垂直传播风险的描述，还包括新型手术技能（即机器人辅助手术）在妇科 / 妇科恶性肿瘤的微创及无创手术中的应用；此外，还有源于最新循证医学证据的学科进展和科学研究的结果。本书原著作者均为国际上具有影响力的专家学者，在其相关领域内具有丰富的临床经验，他们以严谨的语言表达、丰富的病例图片、专业且富有逻辑的思维阐述，为全世界的妇产科医生提供了前沿性的妇产科教学导读。

本书主要由浙江大学医学院附属妇产科医院和重庆医科大学附属医院优秀的中青年医师翻译完成，他们不仅在尊重原著的基础上，准确呈现了著者撰写的原始内容，还对其进行了符合国内临床实际的精粹解读，力求符合我国妇产科医师的阅读习惯。本书主要面向妇产科临床医师、医学生、助产士、护士、妇幼保健人员及妇产科相关领域的其他人员，希望他们在遇到妇产科临床难题和困惑时，能够从书中找到解决问题的答案，并熟知当前妇产科学临床知识的前沿热点。

诚然，由于中外医学术语规范及语言表述习惯的不同，书中仍可能遗有疏漏或翻译不当之处，恳请各位读者及同行提出宝贵意见。最后，非常感谢中国科学技术出版社在本书引进及出版过程中给予的大力支持，让我们有机会把这部著作推荐介绍给国内的妇产科同行。

原著前言

自本书上一版发行以来，妇产科学领域取得了显著进展，新的研究报道和临床指南更新了为患者提供最优质护理的方法。在撰写和修订这一新版本的过程中，我们不仅融入了最新的循证实践，还结合自身的临床经验，旨在帮助那些即将踏入这一富有挑战与机遇的妇产科领域从业者。

我们衷心感谢历届及现任撰稿人在编写和更新本书时慷慨贡献的时间与专业知识，同时也对广大读者表示诚挚谢意。我们希望以一种易于理解的形式呈现这些内容，并能够对你的临床工作和学习有所助益。在条件允许的情况下，我们力求使各章节与英国皇家妇产科学院的课程大纲保持一致，同时也融入了源自我们实践经验的临床建议。期待各位读者就本书内容提出任何建议或批评，我们将竭尽所能在下一版中进一步改进内容的呈现。

致　谢

我们衷心感谢参与本书出版的历届及现任撰稿人。我们也感谢匿名回顾本书相关章节并对终稿提出宝贵反馈意见的不同级别的医生。鉴于牛津大学出版社的风格，一些撰稿人的名字没有出现在终稿中，但我们始终感谢他们。

在这里，我们特别感谢 Basky Thilaganathan 教授提供的超声影像图片，以及 Penny Trotter 教授提供的阴道镜图片。我们也特别感谢牛津大学出版社的 Elizabeth Reeve、Helen Liepman 和 Caroline Smith 教授，没有他们对终稿耐心细致的整理校订，就不会有全新第 4 版的面世。

最后，我们也要感谢我们的合作伙伴和所有病例涉及的家庭，正是由于他们的支持和理解，才会有本书的最终出版。

目 录

第1章 正常妊娠
Normal pregnancy

栗宝华 译　　董晓静 校

一、产科病史：本次妊娠

产科病史采集与其他医学专科有共同之处，需要有扎实的临床知识，通过询问病史作出正确诊断。产科病史采集的基础工作很容易完成，但只有丰富的临床知识和大量的临床实践才能获得最佳的效果。产科病史采集会涉及患者隐私，应给予尊重及保密，并根据患者意愿对家庭成员合理解释。有必要在孕妇独处时询问有无家庭暴力并给予适当帮助。

耐心的病史采集可以使病史的描述更加符合逻辑，避免对重要细节的疏忽，并指导进一步的体格检查。

（一）本次妊娠

1. 孕妇的个人信息将包含在患者的就诊记录中，包括姓名、年龄、职业、婚姻状况、孕次（妊娠的次数，包括本次妊娠）、产次（妊娠超过24周的分娩次数）。

2. 通过末次月经（last menstrual period，LMP）时间可以推算预产期（expected date of confinement，EDC），最常使用的是产科日历（4周为1个月）。推算方法按照Naegele原则，末次月经时间月份数减3或加9，日期数加7。

询问依据末次月经准确推算预产期的相关信息，包括月经周期有无延长、月经周期是否不规则、近期是否使用复方口服避孕药（combined oral contraceptive pill，COCP）等。

妊娠8～13周时，通过超声检查推算EDC较LMP的方法更为准确。

3. 本次妊娠需要询问的病史，包括一般状况（疲惫、乏力和其他非特异性症状）；妊娠20周后需要关注胎动（fetal movement，FM）；妊娠至今的详细信息，如既往是否住院和目前存在的症状；所有产前的血液检查结果（常规和特殊）；异常的血液检查和影像学检查结果（详细的数据需要记录在病历中）；如果患者处于产褥期，需要了解产程过程和分娩情况、产褥期相关病史。

（二）产科病史

应当包括：①本次妊娠的相关信息；②既往产科病史；③既往妇科病史；④既往内科病史和手术史；⑤既往药物使用史和过敏史；⑥社会史包括吸毒史、家庭暴力史、心理疾病（特别是产后抑郁病史）；⑦家族史特别是关于多胎妊娠史、糖尿病史、高血压史、染色体异常或先天畸形分娩史。

（三）孕次和产次解读

孕次和产次定义使用孕次x，产次a+b描述：x是总共妊娠次数（包括本次），a是妊娠超过24周的分娩次数，b是妊娠24周前自然流产或人工流产次数。

举例：一名孕妇第4次妊娠，之前1次足月分娩史，1次9周人工流产史，1次16周自然流产史，应记录为G^4P^{1+2}。

二、产科病史：其他相关病史

既往妊娠过程中产前、产时和产后的并发症在本次妊娠仍可能会出现，需要严密监测。

（一）既往产科史

1. 既往妊娠的所有详细信息（包括自然流产史和人工流产史）。
2. 既往妊娠周数。
3. 分娩日期和地点。
4. 临产时间（是否为催引产）。
5. 分娩方式。
6. 胎儿性别和体重。
7. 胎儿和新生儿情况。
8. 详细描述其他合并症或不良妊娠结局史（如肩难产、产后出血或死胎史）。

（二）既往妇科 / 内科疾病史 / 外科手术史

1. 受孕前避孕方式。
2. 既往妇科疾病及诊治过程。
3. 既往宫颈刮片检查结果。
4. 既往内科疾病史，如高血压、癫痫病史或糖尿病史。
5. 其他内科医生（神经科医生、内分泌科医生、心理科医生）的咨询记录。
6. 既往进行多学科诊疗（multidisciplinary team，MDT）史。
7. 既往全部手术史。

（三）药物使用史和过敏史

1. 当前服药史。
2. 在妊娠期间任何阶段的服药史。
3. 应详细记录药物的过敏史和严重程度（过敏反应或皮疹）。

（四）家族史

家族遗传性疾病或先天出生缺陷病史非常重要，应当由专业医生对此进行充分评估并进行筛查。家族性疾病史，如易栓症；既往与妊娠不良结局相关的一些病史，如染色体异常或遗传性疾病史、高血压病史、早期自然流产史或早产史；近亲结婚史等。

（五）社会史

社会史包括吸烟史；吸毒或酗酒史（见第 13 章）；母乳喂养计划；相关的社会问题，如儿童保育计划；询问有无家庭暴力等。

三、产科检查

初次就诊时，需对孕妇进行全面的体格检查。

（一）腹部检查

1. 视诊

注意腹部膨隆的情况可以初步判断子宫的形状和大小；记录腹部的不对称；记录胎动；记录妊娠相关的皮肤改变，包括腹黑线（从胸骨剑突下穿过脐部直到阴阜部位的皮肤色素沉着）、妊娠纹（新出现的紫红色皮纹）、白色条纹（陈旧性的银白色皮纹）；肚脐可能由于腹腔压力的逐渐增加而展平；记录皮肤浅表静脉（由妊娠子宫压迫下腔静脉造成静脉交通支异常开放所致）；记录手术瘢痕（子宫下段横切口剖宫产腹部切口瘢痕可以被阴阜的阴毛所覆盖，并且腹腔镜的手术瘢痕可以隐藏在肚脐内）。

2. 触诊

(1) 耻骨联合上宫底高度（symphysis fundal height，SFH）：妊娠 20 周以内使用触诊，妊娠 20 周以上使用皮尺测量（cm）。

(2) 估计胎儿数量：触及多个胎体。

(3) 胎产式（是指胎儿纵轴与子宫纵轴的关系）：纵产式，在骨盆入口的上方触诊到胎头或胎臀；斜产式，在髂窝处触及胎头或胎臀，在子宫下段没有扪及；横产式，胎体纵轴与子宫横轴的方向一致，骨盆边缘没有触及胎头或胎臀。

(4) 胎先露（最先进入骨盆入口的胎儿部分）：头先露（经阴道确定为枕先露、额先露及面先露）；臀先露；其他先露（肩先露、复合先露）。

(5) 羊水量：羊水过多，腹壁紧张胎体不容易被触及；羊水过少，腹部偏小胎体容易被触及。

3. 胎心听诊

最容易听及胎心（fetal heart，FH）的位置是胎儿背部：妊娠 12 周后超声多普勒（Sonicaid）可以听及；妊娠 24 周后使用胎心听诊仪（Pinard）听诊；臀先露的胎儿，胎心常在母体脐周水平或其上方听诊；胎心率和节律常需要听诊 1min 以上；近期的英国国家卫生与临床优化研究所（National Institute for Health and Care Excellence，NICE）指南建议可以在胎动后增加胎心听诊频率，因为母亲喜欢聆听胎儿心跳的声音。

（二）一般检查

1. 体重指数（body mass index，BMI）计算：体重（kg）/［身高（m）］^{2}。BMI＜18.5kg/m^2 或＞25kg/m^2 的孕妇妊娠合并症的发生风险增加。

2. 血压测量的正确体位应该是半卧位（仰卧 45°）：选择大小适中的袖测量带，袖带太小会导致测量的血压较真实值有所升高。

3. 心肺听诊：有时可闻及轻微的肺底水泡音，但常不明显；心脏杂音也可能偶然发现。

4. 甲状腺检查（排除甲状腺肿块）。

5. 乳腺检查（排除乳腺肿块）。

6. 静脉曲张或骨骼异常（脊柱后凸或侧弯）：这与妊娠期腰椎前凸或后背疼痛发生相关。

（三）正常子宫大小

正常情况，妊娠 12 周后子宫可以在腹部触及，妊娠 20 周后可达到脐周水平，妊娠 36 周后位于剑突下。

（四）耻骨联合上宫底高度

通过测量宫底高度可以发现 40%～60% 的小于胎龄儿（small for gestational age，SGA）。耻骨联合上宫底高度（SFH）是通过测量耻骨联合上缘至宫底最高点而得（图 1–1）。

适宜的宫底高度增长速度可以通过孕周加减一定数字而获得（cm）［例如，妊娠 30 周时宫底高度将在（30 ± 2）cm］：妊娠 20～36 周时宫底高度的厘米数接近于（孕周 ±2）cm，妊娠 36～40 周时是 ±3cm，妊娠 40 周时是 ±4cm。

四、胎头衔接

胎头衔接是指胎先露的最大径线进入骨盆入口平面，可以用胎头五分法来确定胎头衔接的程度（图 1–2）。如果在骨盆上缘需要用五个手指来度量胎头，则腹部能触到的胎头是 5/5；如果触诊不到胎头，则是 0/5。

大多数情况下胎头俯屈，以枕额径衔接入骨盆入口横径，如果骨盆足够宽敞，胎头也可以任何径线衔接（图 1–3）。大部分初产妇通常在妊娠 37 周后胎头衔接，经产妇则多在临产后胎头衔接。如果胎头持续不衔接，需要使用超声检查排除前置胎盘或胎儿异常等阻碍胎头衔接的一些因素。在非洲 – 加勒比海女性中，由于骨盆入口的特殊形状，即使是初产妇胎头衔接也可以发生在临产后或分娩过程中。

Paulik Grip 法

最先进入骨盆入口的胎儿部分称为胎先露，

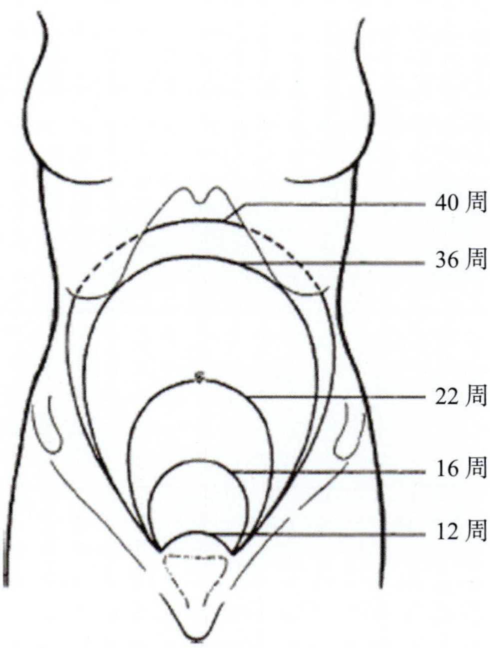

▲ **图 1–1**　妊娠不同阶段标准的宫底高度

经 Oxford University Press 许可转载，引自 Wyatt JP, Illingworth RN, Graham CA, et al. (eds) (2006). *Oxford Handbook of Emergency Medicine*. Oxford: OUP.

Paulik Grip 法是一种用单手检查胎先露的方法，用右手握住子宫下段，评估扪及的胎儿部分（常触及的是胎头）。

如果双手触诊法已明确衔接的是胎头，就不必采用这种方法，因为这种触诊方法极易引起孕妇的不适。

衔接

当胎头衔接时，腹部仅仅可以触及 2/5 的胎头（显示胎头已固定）（图 1-2）。简单来说，容易触及胎头常表示未衔接，而胎头很难被触及则提示已入盆。值得注意的是，臀先露有时会被误诊为胎头已入盆并固定。

五、女性骨盆

左右对称的髋骨和后方的骶骨构成了骨盆的骨性结构。每块髋骨又由髂骨、坐骨和耻骨三部分组成，前方通过耻骨联合连接，后方通过骶髂关节与骶骨连接。

女性骨盆是胎儿娩出的通道，有以下几点与男性骨盆不同：①女性骨盆比男性骨盆更宽大，骨骼更纤细；②男性骨盆入口的轮廓像心形，即前后径比左右横径长，而女性的骨盆入口呈椭圆形，横径更宽，并且骶岬也没有男性那么突出；③女性的骨盆更宽敞，骨盆出口也较男性骨盆宽大；④耻骨弓所形成的角度在女性骨盆中也更加圆润（女性常为钝角，男性则为锐角）。

（一）骨盆的肌肉和韧带

骨盆由多层肌肉和韧带覆盖，以维持骨盆的力量和稳定性。骨盆的内侧由覆盖在骨骼上的肌肉所组成，骨盆上缘由髂肌和腰大肌覆盖，其内侧壁由闭孔内肌和它的筋膜所覆盖，其后壁则被梨状肌所覆盖，两对肛提肌和尾骨肌共同构成盆隔。

维持骨盆稳定性的韧带具体如下。

1. 骶棘韧带：从骶尾骨的外侧缘延伸到坐骨棘。
2. 骶结节韧带：从骶骨延伸到坐骨结节。
3. 髂腰韧带：从腰椎延伸到骨盆后侧的髂嵴。
4. 骶髂后韧带：位于深层，从髂骨延伸到骶髂关节后方的骶骨。
5. 骶髂前韧带：桥接骶髂关节前韧带，是稳定骶髂关节的重要结构。
6. 耻骨上韧带和耻骨下韧带：在上部和下部连接于耻骨之间，具有加强耻骨联合的作用。
7. 腹股沟韧带：起自髂骨的髂前上棘至耻骨结节。
8. 余下包绕骨盆的韧带并不对骨盆的稳定性起到作用。

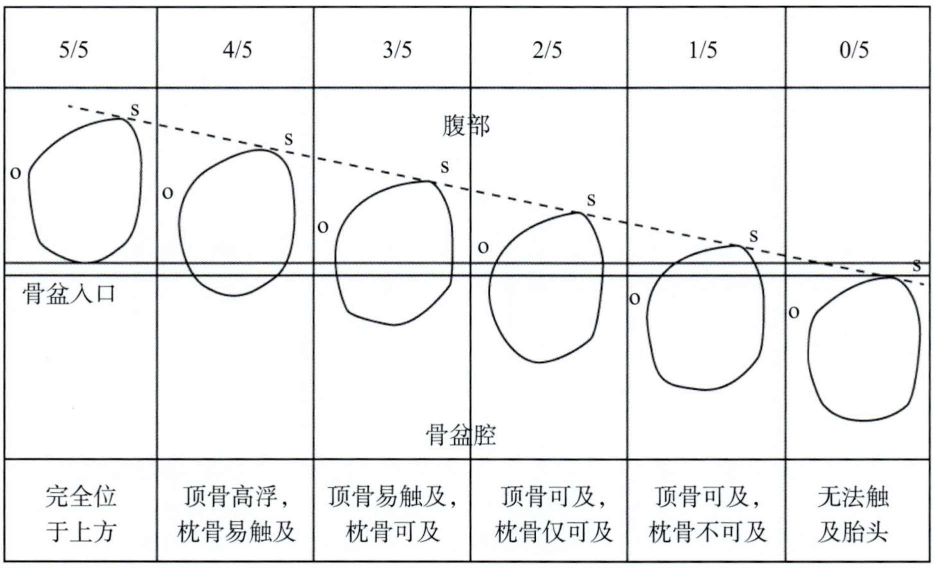

◀ 图 1-2　胎头衔接及下降的临床评估

（二）骨盆的分界

骨盆被耻骨联合上缘、髂耻缘及骶岬上缘连线形成的斜面分为大骨盆和小骨盆。这个斜面与水平面成 55°，其周长即为骨盆缘，其上方为假骨盆，其下方为真骨盆。

（三）骨盆形状

如图 1–4 所示，女性骨盆有四种最基本的类型。

1. 女性骨盆：典型的女性骨盆形状，具有椭圆形的骨盆入口和宽敞的骨盆腔。

2. 类人猿型骨盆：由于骶骨体与 L_5 融合所致，这种骨盆呈一种长而狭窄的椭圆形。

3. 男型骨盆：骨盆入口呈心形，骨盆腔呈漏斗状，出口平面狭窄。

4. 扁平骨盆：由于骶岬前移使得骨盆入口呈扁椭圆形。

六、骨盆的各个径线

女性的骨性骨盆并不是固定不变的，为了适应胎儿娩出需要，在耻骨联合和骶髂关节处会有小幅度的移动，从而使骨盆腔变大；因此，测量骨盆的各个径线对判断能否自然分娩非常重要。

女性的骨盆径线在不同平面有所不同：真骨盆的边界由前方的耻骨联合（长约 3.5cm）和后方的骶骨组成（长约 12cm）。真骨盆由四个平面构成，其上平面为骨盆入口平面，其下平面为骨盆出口平面（图 1–5）。

（一）骨盆入口平面

由耻骨联合上缘、骶岬上缘和两侧的髂耻缘

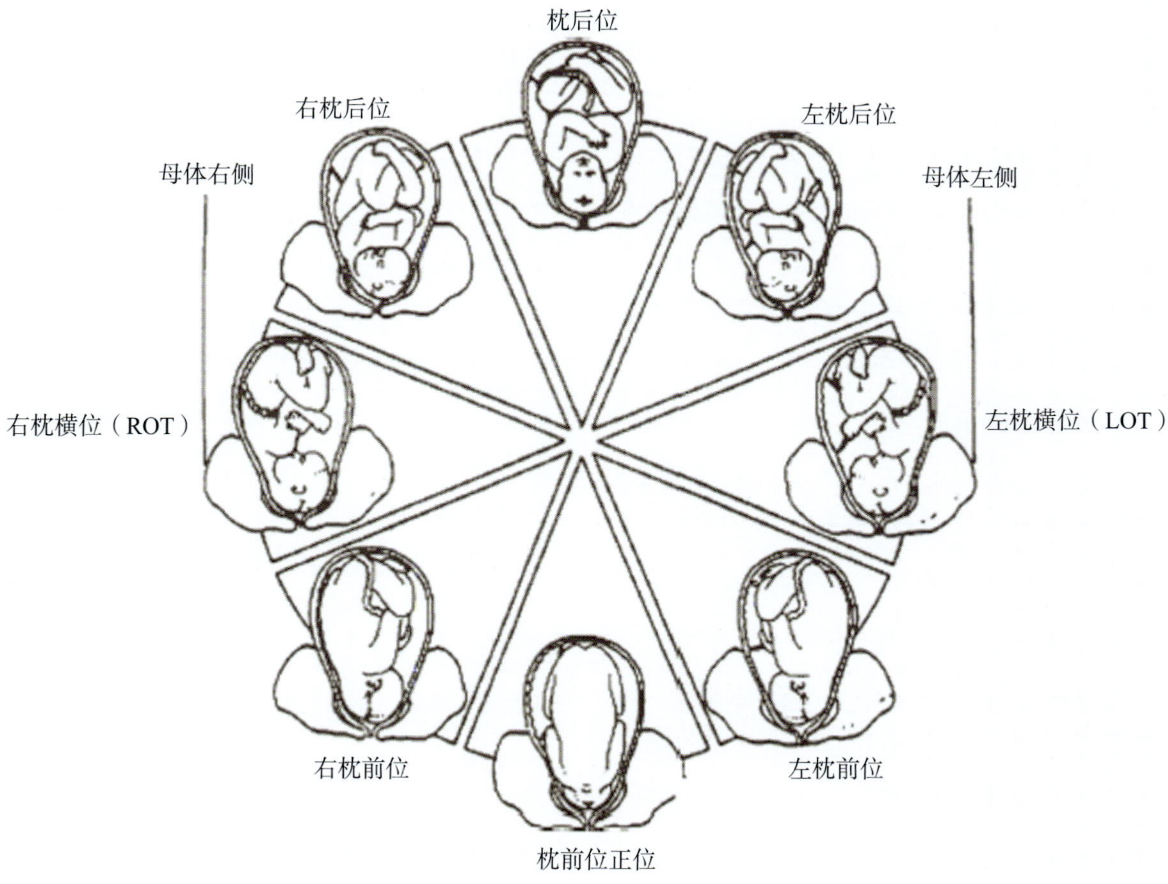

▲ 图 1–3　胎方位

经 Oxford University Press 许可转载，引自 Collier J, Longmore M, et al. (2008). *Oxford Handbook of Clinical Specialties*, 8th edn. Oxford: OUP.

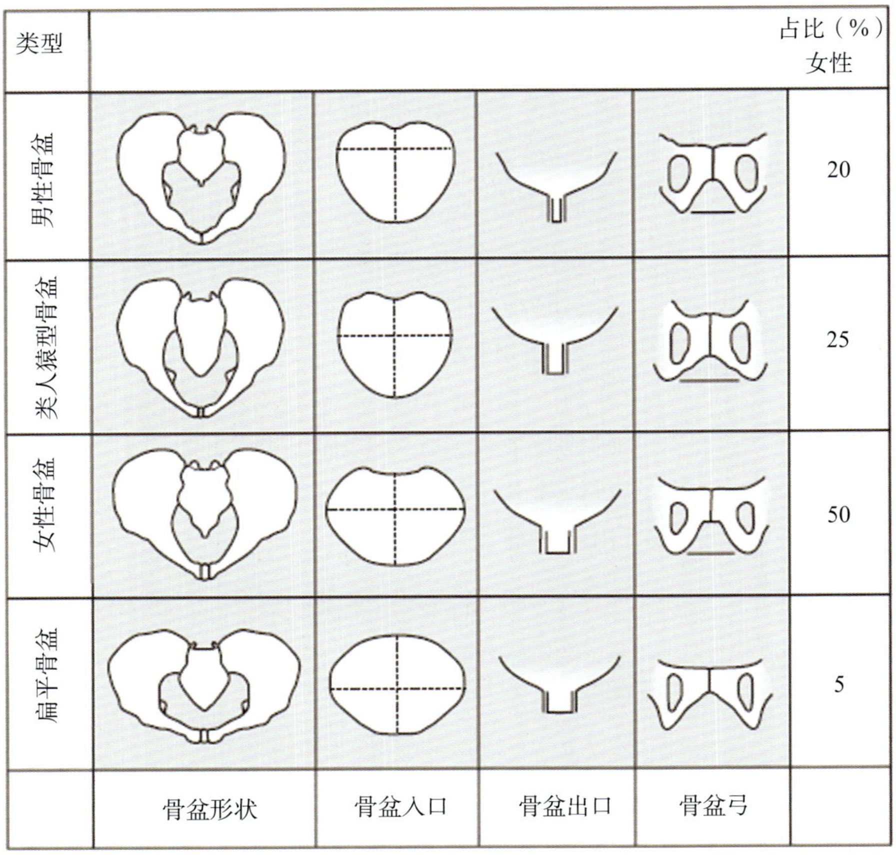

◀ **图 1-4　女性骨盆的基本形态**

引自 Abitbol M, Chervenak F, Ledger WJ. (1996). *Birth and human evolution: anatomical and obstetrical mechanics in primates*. New York: Bergin & Garvey.

构成，其横径平均为 13.5cm，其前后径平均为 11cm（产科结合径），这些径线临床上并不都能直接测量，唯一临床可以测量的骨盆入口平面径线是对角径，它是由骶岬上缘中点到耻骨联合下缘的距离，比产科结合径长 1.5cm。

（二）骨盆最大平面

骨盆腔最大的平面，没有太大的临床意义，近似为圆形，横径平均为 13.5cm，前后径平均为 12.5cm。

（三）骨盆最小平面（呈圆形）

前方为耻骨弓的顶点，后方为骶骨末端，两侧为坐骨棘，坐骨棘间径是骨盆腔最狭窄的部位（10cm），也是在分娩过程中胎头最易受影响的部位。

（四）骨盆出口平面

前方为耻骨弓（正常应该>90°），两侧为骶结节韧带和坐骨结节，后方为尾骨，坐骨结节间径的平均距离为 11cm。

（五）评估骨盆大小是否合适

在分娩前骨盆的测量并不能区分出孕妇是否能顺利阴道分娩。除了询问病史或检查步态证实骨盆存在明显异常外，使用 CT 或 MRI、超声检查对胎头的各径线测量并无太大意义，因为分娩是一个动态变化过程，胎头可以轻微塑形引起头围的缩小，关节也能轻微移动而引起骨盆的径线发生改变。

理想的女性骨盆应该有以下特征：具有椭圆形的入口，浅平的骨盆腔，坐骨棘不突，骶骨弧度适中（>90°），骶棘韧带长度>3.5cm，耻骨弓的角度>90°，坐骨棘间径至少 10cm，真结合径至少 12cm。

七、胎儿头部

（一）胎儿颅骨的解剖

1. 胎儿颅骨由五块骨骼构成，分别是两块顶骨、两块额骨和一块枕骨。通过一些颅缝连接在

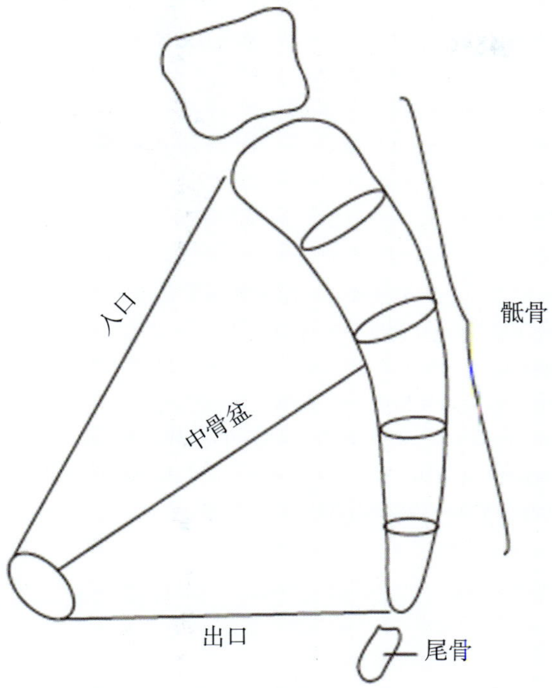

▲ 图 1-5　女性骨盆正中矢状切面显示骨盆入口和骨盆出口

经 Oxford University Press 许可转载，引自 Collier J, Longmore M, et al. (2008). *Oxford Handbook of Clinical Specialties*, 8th edn. Oxford: OUP.

一起，其表面有软组织覆盖，这些颅缝在分娩过程中能够改变胎头形状，引起胎头塑形（图 1-6）。

(1) 冠状缝：在顶骨与额骨之间。

(2) 矢状缝：在两块顶骨之间。

(3) 人字缝：在顶骨与枕骨之间。

(4) 额状缝：在两块额骨之间。

2. 两个或更多的颅缝所组成的不规则膜状区域称为囟门（图 1-6）。

(1) 前囟是由矢状缝和冠状缝围成的类似菱形的区域，前后径及横径均约为 3cm，常在新生儿出生 18 个月后闭合。

(2) 后囟是由矢状缝和人字缝围成的小三角形区域。

3. 在产程中触摸胎头颅缝和囟门的位置对于判断胎方位十分重要。

（二）胎儿头部区域

胎头被分割成不同区域，便于在分娩过程中

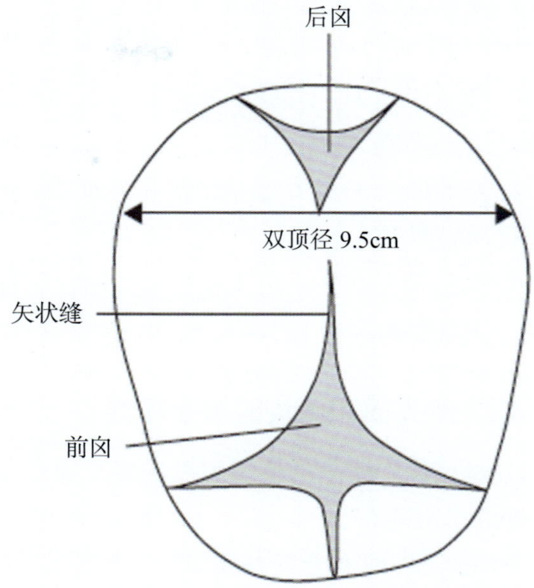

▲ 图 1-6　囟门、矢状缝和双顶径

经 Oxford University Press 许可转载，引自 Collier J, Longmore M, et al. (2008). *Oxford Handbook of Clinical Specialties*, 8th edn. Oxford: OUP.

行阴道检查时对胎儿先露部位进行描述。

1. 枕骨位于后囟下方的骨性突出。

2. 顶点位于两侧顶骨隆起及前囟、后囟之间的菱形区域。

3. 前囟是围绕前囟门所在的区域。

4. 前顶部是前囟门前方区域，分为额部（前囟至鼻根的区域）和面部（位于鼻根和眉弓连线的下方）。

（三）胎儿头皮水肿和胎头塑形

在分娩过程中，扩张的宫颈持续压迫胎儿头皮阻止静脉血和淋巴液的正常回流，引起头皮下组织水肿称为胎儿头皮水肿。头皮水肿触之柔软松弛，常在出生后 24h 消失。

胎头的形状在分娩过程中也发生一些改变，颅骨之间相互重叠引起胎头周径变小，以适应产道（可缩小 4cm），这称为胎头塑形。胎头塑形是生理性的，可在出生后数小时消失，表现为额骨向顶骨滑动，依次顶骨之间彼此重叠，并向枕骨滑动。

可以通过阴道检查了解胎头塑形的程度。

1. 没有塑形：通常骨缝分离。

2. 塑形评分 1+：骨缝消失。

3. 塑形评分 2+：骨缝互相重叠，但是通过手指按压可以减轻。

4. 塑形评分 3+：骨缝互相重叠，通过手指按压不能减轻塑形。

胎头的头皮水肿或胎头塑形是诊断梗阻性难产的一个重要指标。

八、胎先露和胎头的重要径线

分娩过程中胎头的俯屈程度决定了通过母体产道的胎先露部位。

胎先露和胎头的重要径线如图 1–7 所示。

（一）重要径线

1. 枕下前囟径（9.5cm）：胎头俯屈良好，从前囟中央至与颈部连接处的枕骨下方的距离，胎儿头围在这个平面下最小，约为 32cm。

2. 枕下额径（10.5cm）：胎头部分俯屈，从鼻根到与颈部连接处的枕骨下方的距离。

3. 枕额径（11.5cm）：胎头未俯屈，测量鼻根至枕骨隆突下方的距离，在这个平面下，胎儿头围是 34.5cm。

4. 枕颏径（13cm）：额先露，是一条最大的前后径，测量后囟顶部到颏骨的距离。

5. 颏下前囟径（9.5cm）：面先露，测量从颏骨到前囟中央的距离。

6. 双顶径（9.5cm）：胎儿头部最大的横径，测量两顶骨隆突之间的距离。

7. 双颞径（8cm）：两颞骨间的最大距离。

8. 双乳突间径（7.5cm）：两乳突顶点之间的距离。

（二）胎先露的一些重要定义

1. 胎先露是指最先进入骨盆入口的胎儿部分。>95% 的胎先露是枕先露，也称为正常胎先露。另一些胎先露，如面先露、额先露、臀先露和肩先露称为异常胎先露。

2. 胎先露的指示点是最重要的体表标识，枕先露以枕骨、面先露以颏骨、臀先露以骶骨作为指示点。

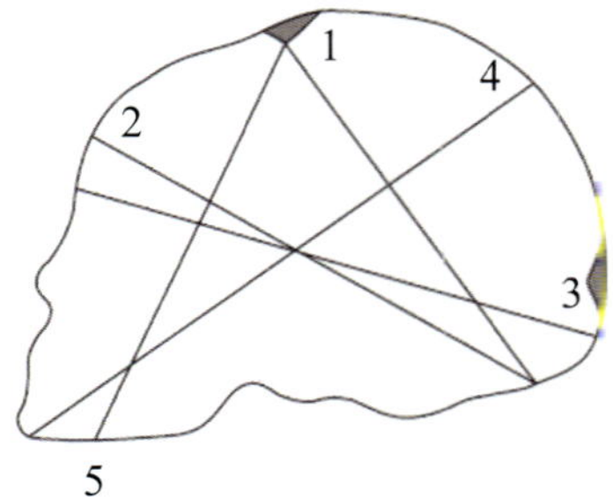

▲ 图 1–7　胎头的不同径线

1. 枕下前囟径 9.5cm，俯屈良好；2. 枕下额径 10.5cm，部分俯屈；3. 枕额径 11.5cm，俯屈不良；4. 枕颏径 13cm；5. 颏下前囟径 9.5cm

经 Oxford University Press 许可转载，引自 Collier J, Longmore M, Turmezei T, et al. (2008). *Oxford Handbook of Clinical Specialties*, 8th edn. Oxford: OUP.

3. 胎方位是胎先露指示点与母体骨盆之间的关系，如骶后位、耻骨联合前位、骶髂关节侧后位、髂耻骨隆起前侧位。

4. 胎先露的位置是指示点与坐骨棘平面间的关系，用 ±1、2、3cm 表示。

在枕先露中，>90% 的病例是枕前位，指胎儿枕骨在骨盆的前半部位，也称为正常胎方位。假如枕骨指向骨盆后方或位于骨盆的后半部分（枕后位），被称为异常胎方位，胎头常俯屈不良以一个较大的枕额径（11.5cm）通过产道，可能会导致产程进展缓慢，甚至产程停滞（图 1–3）。

九、胎盘：早期发育

胎盘是人体重要的器官之一，具有内分泌功能、促进母胎之间物质交换、在母胎之间形成一个重要的屏障。胎盘滋养细胞的生长对正常妊娠非常重要，因此有必要了解胎盘的发育。

胚胎发育

1. 受精后 3～5 天，受精卵进入宫腔并分裂成囊胚。

2. 囊胚种植发生在胚胎发育的第 7～11 天完成。囊胚中的内细胞团发育成胚胎、卵黄囊和羊膜腔，而滋养层将发育成胎盘、绒毛和胚外中胚层。

3. 当囊胚植入蜕膜层后，滋养层细胞分化成内层单细胞核的细胞滋养细胞和外层多细胞核的合体滋养细胞，胚胎被这两层滋养细胞所包绕。

4. 滋养细胞侵入穿透子宫内膜血管形成滋养细胞间母体血窦（腔隙）。

5. 当细胞滋养细胞的周围围绕合体滋养细胞后就形成了初级绒毛，而母血会充满这些腔隙。

6. 初级绒毛逐渐生长，当间质中心索形成并胚胎血管长入其中后就演变成二级和三级绒毛，这一过程在胚胎发育的第 21 天完成。

7. 在第 16～17 天时，囊胚表面被正在生长的绒毛覆盖，这里的绒毛发育良好，称为叶状绒毛膜，胎盘将在此区域形成。

8. 与此同时，先前形成的绒毛之间的腔隙逐渐融合，经过妊娠 3～4 周时间，形成充满母血的绒毛间隙。

9. 随着胚胎的继续生长，覆盖在囊胚上蜕膜的绒毛和血管间隙消失，非着床部位的绒毛膜因缺乏营养退化萎缩成为平滑绒毛膜。

10. 底蜕膜处的血供充足提供了丰富的营养，使得与底蜕膜相接触的叶状绒毛膜中的绒毛不断分支生长，最终形成胎盘。这一过程开始于妊娠第 6 周，在第 12 周时，才使得绒毛干及其分支发育完善。

十、胎盘：晚期发育

胎盘持续生长至足月。妊娠 16 周前，由于绒毛生长及绒毛间隙的不断扩大，胎盘逐渐变厚、体积增加。妊娠 16 周后，胎盘仅体积增大，厚度不再发生变化。

（一）胎盘绒毛

1. 绒毛是胎盘的基本功能单位。

2. 绒毛从底蜕膜的绒毛膜板伸出，一个初级绒毛干及其分支形成一个胎儿叶，每个胎盘约有 60 多个胎儿叶，每个胎儿叶有 3～4 个胎儿小叶构成。

3. 尽管胎儿血液与母体血液非常接近（距离 0.025mm），但两种血液不相混合。

4. 胎盘屏障由几层结构组成，包括最外层的合体滋养细胞（直接与母体血液接触）、细胞滋养细胞、基底膜、间充质细胞和胎儿血管内皮细胞及其基底膜。

（二）足月胎盘

圆形，直径为 15～20cm，胎盘中央的厚度约为 2.5cm，重约 500g，胎儿体重与胎盘重量的比例约为 6：1，足月时胎盘约占子宫壁面积的 30%，并分为胎儿面和母体面两个面。

1. 胎儿面：表面覆盖了一层光滑半透明的羊膜，脐带通常附着在胎盘中央或附近，脐带血管的分支从脐带插入点处呈放射状分布。除脐带插入点外，羊膜和下方的绒毛膜可以分离。

2. 母体面：呈粗糙海绵状结构，被从母体组织来源的蜕膜间隔分割成若干个母体叶（15～20 个），每个母体叶由自身螺旋动脉供血。在母体面还可以看到许多灰色小斑点，是胎盘局部钙化沉积所形成。

3. 脐带：连接胎儿与胎盘的条状血管索带，脐带长 30～90cm，表面有羊膜覆盖，内有一条脐静脉和两条脐动脉，脐血管周围有华通胶，有保护脐血管作用。脐动脉中含氧量低的血从胎儿流向胎盘，含氧量高的血则通过脐静脉流回胎儿。在足月胎儿中，每分钟脐带的血流流速是 350ml。

十一、胎盘：胎盘循环

胎盘循环包括两套相互分开截然不同的系统，即子宫胎盘循环和胎儿胎盘循环。

（一）子宫胎盘循环

子宫胎盘循环是母血经过绒毛间隙的循环（表 1-1）。在妊娠足月时每分钟通过绒毛间隙的血流量为 500～600ml，绒毛间隙的血液每分钟要更新 3～4 次。存在于胎儿毛细血管与绒毛间隙中的压力和浓度梯度使得氧气和营养物质从胎盘输送到胎儿体内。

表 1-1 子宫胎盘循环的血流动力学

绒毛间隙的血容量	150ml
绒毛间隙的血流速	500～600ml/min
绒毛间隙的压力改变	
子宫收缩	30～50mmHg
子宫松弛	10～15mmHg
螺旋动脉内压力	70～80mmHg
子宫静脉内压力	8～10mmHg

1. 动脉系统

子宫螺旋动脉为适应胎盘床血供的不断增加，变成了低阻高流量血管。随着妊娠滋养层细胞的侵入，子宫螺旋动脉变得更加弯曲且弹性下降，这种情况在妊娠早期即开始发生并分为两个阶段：①在妊娠早期，位于底蜕膜处的子宫螺旋动脉发生结构改变；②在妊娠中期滋养细胞侵入子宫螺旋动脉的肌层，使子宫螺旋动脉发生血管重塑。

如果这个生理过程不能完成，特别是在第二阶段滋养细胞侵入失败，会引起子痫前期或胎儿生长受限的发生。

2. 静脉系统

来自子宫螺旋动脉的含氧量高的血液、由于绒毛的轻微运动及子宫的收缩到达绒毛膜板，并逐渐向胎盘的基底部流动；反之，来自于胎盘基底部含氧量低的血回流到子宫静脉，静脉的回流血仅仅发生在子宫松弛阶段。子宫螺旋动脉与子宫壁垂直，而静脉则是与之水平，因此，即使在子宫收缩血流下降时，仍然可以有大量血液在绒毛间隙内进行物质交换。

（二）胎儿胎盘循环

来自两条脐动脉的含氧量低的血从胎儿体内流入羊膜下的绒毛膜板。子宫螺旋动脉内含氧量高的血通过不断分支的绒毛血管，进入绒毛毛细血管，然后流入相应静脉并回流到脐静脉。母体血流和胎儿血流方向相反，并各自行成一套独立循环系统，两者之间通过这一系统进行物质交换。胎儿胎盘循环如表 1–2 所示。

表 1–2 胎儿胎盘循环的血流动力学

胎儿血流经过胎盘的流速	400ml/min
压力	
脐动脉内压力	60～70mmHg
脐静脉内压力	10mmHg
氧饱和度及氧分压	
脐动脉内	60%；20～25mmHg
脐静脉内	70%～80%；30～40mmHg

十二、胎盘：胎盘重要功能

胎盘直接调节母体环境使之确保胎儿的正常生长发育，胎盘不仅有交换功能，还有内分泌功能及屏障功能。

（一）胎盘内分泌功能

作为一个内分泌器官，胎盘分泌多种激素、生长因子和细胞因子。胎盘分泌的 hCG、雌激素和孕激素是维持正常妊娠的重要激素。

hCG：hCG 最初由合体滋养细胞产生，在受精第 6 天可自母体血清中检测出。在妊娠 10～12 周时浓度达到高峰，而后下降并在整个妊娠过程中维持一个平稳水平。

（二）胎盘屏障

胎盘作为胎儿的一个先天屏障，抵抗病原体及母体免疫系统的攻击。

1. 感染

胎盘能有效地阻挡大多数母血中的细菌感染胎儿。然而，一些病原微生物，如梅毒、细小病毒、乙肝或丙肝病毒、风疹病毒、寨卡病毒、HIV 和巨细胞病毒等，能够穿过胎盘感染胎儿。尽管罕见，但仍有一些冠状病毒能通过胎盘引起胎盘炎症及新生儿病毒血症。

2. 药物

除低分子肝素（low molecular weight heparin，LMWH）等药物以外，许多药物在妊娠期母亲服用后都能通过胎盘进入胎儿体内，有些药物对胎儿几乎没有不良影响，妊娠期使用是安全的（如对乙酰氨基酚），但另一些药物（如华法林）可以影响胎儿的发育、结构和功能，这一过程被称为致畸作用。Primodos 这种激素类妊娠检测药物在十几年前被证实可以引起胎儿的末端肢体短小畸形，这与既往妊娠剧吐时使用反应停导致胎儿短肢畸形类似，现在这些药物妊娠期都已禁止使用。在给予妊娠女性任何药物之前，医生有义务权衡药物在当时孕周使用是否安全。

（三）胎盘的主要功能

1. 提供胎儿生长发育的场所，建立胎儿胎盘单位。
2. 作为重要的氧气和二氧化碳交换器官。
3. 内分泌器官，使得母体或胎儿适应妊娠过程。
4. 母胎之间的物质交换。
5. 抵御胎儿感染的天然屏障。

（四）胎盘的物质交换

尽管胎盘对多数物质起到屏障作用，它仍然可以高效的促进母胎间气体和营养物质的交换、胎儿代谢产物的排出。物质交换的速度和量取决于胎盘两侧的物质浓度、物质的分子量、脂溶性、是否带电荷、胎盘的表面积、母胎间的血流量。

例如，小分子量、脂溶性的高浓度物质能够快速的通过胎盘传递给胎儿。胎盘间物质传递的方式有简单扩散、易化扩散、主动运输和（或）胞饮作用（表1-3）。

表1-3 常见合成及分解代谢物在胎盘中的转运机制

物　质	转运机制	转运方向
氧气	简单扩散	运向胎儿
二氧化碳	简单扩散	来自胎儿
葡萄糖	简单扩散，易化扩散	运向胎儿
氨基酸	易化扩散	运向胎儿
铁离子	胞饮作用	运向胎儿
脂肪酸	易化扩散	运向胎儿
水	简单扩散	双向转运
电解质	主动运输	双向转运
尿素和肌酐	简单扩散	来自胎儿

十三、妊娠期生理变化：内分泌系统变化

妊娠期母体发生的各种生理和解剖变化都是为了适应胎儿的生长发育需要。早期变化由胎儿、胎盘和子宫代谢需求引起，也由激素水平（主要是雌激素和孕激素）的上升所导致。晚期变化则主要是子宫扩张引起的机械性压力导致母体发生解剖变化为主。

（一）妊娠期激素水平改变

1. 孕激素分泌增加：孕激素在妊娠35天以前主要由妊娠黄体合成，35天以后主要由胎盘分泌。孕激素可以引起平滑肌组织的松弛（肠道、输尿管、子宫等），升高基础体温。它也是预防早产的重要激素，目前在临床中广泛使用。

2. 雌激素分泌增加（主要是雌二醇，占90%）：雌激素可以促进乳腺及乳头生长，并使乳晕色素沉着；可增加子宫血流量，促进子宫肌细胞增生和肥大，并软化宫颈；可以增加子宫平滑肌缩宫素受体的表达水平，并提高子宫平滑肌对缩宫素的敏感性；促进水钠潴留和蛋白质合成。

3. hPL分泌增加：hPL的结构和功能近似于生长激素；可以改变母体的代谢水平，提高对胎儿的能量供给；能够促进胰岛素的分泌，降低母体胰岛素的外周作用，提高母血中游离脂肪酸的浓度，减少母体对葡萄糖的利用，从而使更多的葡萄糖转运给胎儿。

（二）妊娠期脑垂体功能改变

1. 妊娠时主要是垂体前叶（腺垂体）的体积增加。

2. 由于雌激素刺激了胎盘泌乳素的合成，孕妇血泌乳素水平是持续增加的。

3. 促性腺激素释放激素分泌被抑制，同时血浆中促肾上腺皮质激素（adrenocorticoticotropic hormone，ACTH）水平上升。

4. 母体血浆皮质醇的水平增加，但游离皮质醇的水平保持恒定。

5. 垂体后叶释放缩宫素主要发生在第一产程或胎儿吸吮乳头时。

（三）妊娠期甲状腺功能改变

1. 由于妊娠期甲状腺素需求增加，母体甲状腺组织体积增大。

2. 孕妇肾脏碘排泄率增加造成孕妇体内血浆中碘的相对缺乏。

3. 甲状腺滤泡组织肥大，这种反应性增生促进孕妇血中碘化物的摄取量增加了 3 倍。

4. 由于体内高水平雌激素的刺激，妊娠早期末体内 TBG 水平较非妊娠期上升 2 倍。

5. 妊娠早期孕妇血中总 T_3 和总 T_4 水平升高，随后下降维持在正常非妊娠期水平。

6. 同样，TSH 在妊娠早期略有降低，之后维持在正常水平。

7. T_3 和 T_4 几乎不能通过胎盘屏障，因此母亲的甲状腺激素水平和胎儿的甲状腺功能没有联系的。

但是在妊娠 12 周后，孕妇体内碘、抗甲状腺药物、长效促甲状腺激素（long-acting thyroid stimulator，LATS）或 Graves 病相关的甲状腺球蛋白抗体可以穿过胎盘影响胎儿的甲状腺功能。

十四、妊娠期生理变化：血液系统变化

（一）血浆容量

妊娠 6～12 周时血浆容量增加 10%～15%，在妊娠 30～34 周时增加最快，在足月后血浆容量增加了 1100～1600ml（孕妇总血浆容量 4700～5200ml），较非妊娠期时增加 30%～50%。因此，妊娠期体重增长过快常与异常的体液潴留有关。

（二）红细胞容量（或红细胞比容）

红细胞容量从非妊娠期的 1400ml 增加到足月时的 1640ml（上升 18%），有报道显示，妊娠期补充铁剂和叶酸可以使红细胞容量最高上升到 30%。

由于血浆容量和红细胞容量的增加幅度不一致，造成妊娠期血红蛋白浓度、红细胞压积、红细胞计数呈相对性下降（特别是在妊娠中期），导致母体出现生理性血液稀释（又称生理性贫血）。然而，平均血红蛋白浓度仍然保持稳定。

（三）白细胞总数

1. 妊娠期由于多核中性粒细胞的增加使得白细胞总数升高，并在妊娠 32 周达到高峰。

2. 临产后中性粒细胞的数量会进一步增加。

3. 嗜酸性粒细胞、嗜碱性粒细胞和单核细胞在妊娠期基本保持稳定，但在临产后嗜酸性粒细胞逐渐下降，在分娩后基本检测不出。

4. 尽管淋巴细胞计数、B 细胞和 T 细胞数量在妊娠期保持不变，但淋巴细胞功能和细胞介导的免疫功能显著下降，因此孕妇对病毒感染的防御能力降低。

（四）血小板变化

妊娠期血小板数量略有减少，但功能没有改变。

（五）凝血因子变化

妊娠期血液处于高凝状态，大部分凝血因子（特别是纤维蛋白原）的水平显著增加。红细胞沉降率在妊娠期也上升了 4 倍。

十五、妊娠期生理变化：循环呼吸系统变化

（一）循环系统改变

妊娠期循环系统发生了明显改变，其中改变最显著的时期是妊娠 12 周内。

1. 由于每搏输出量增加（上升 10%）和心率增快（增加 15 次 / 分），心输出量从 5L/min 增加到 6.5L/min。

2. 临产后，由于宫缩时绒毛间隙的血液回流入母体血液循环，使得心输出量增加 2L/min。

3. 随着孕周增加，子宫进行性增大使得心脏和膈肌的位置上抬。

4. 由于舒张期回心血量的增加和心肌细胞的肥大使得心脏的容积在妊娠期间增加了70～80ml。

即使使用人工心脏起搏器的孕妇，仍可通过增加每搏输出量来维持正常妊娠过程。

（二）妊娠期血压变化

1. 扩张血管的前列腺素类激素分泌增加，引起外周血管阻力下降50%左右。

2. 在妊娠中期，血压尤其是舒张压降低10～20mmHg，到妊娠足月时又升高到非妊娠期水平。

3. 在妊娠晚期平卧时，增大的子宫压迫下腔静脉使得回心血量减少，心输出量下降，血压降低，称为仰卧位低血压综合征。

4. 主动脉缩窄的患者可以出现明显的上肢和下肢血压不同，从仰卧位到侧卧位时血压可以相差10%～15%。

5. 妊娠期间调控外周血管阻力的血管收缩因子和舒张因子的动态平衡可能是血压调控的基础，并参与妊娠期高血压疾病的发生和发展。

6. 血管舒张和低血压可以激活母体内肾素–血管紧张素释放系统，在妊娠期参与血压的调节。

（三）呼吸系统改变

1. 妊娠期间，膈肌抬高，肋膈角变钝，肋膈角由妊娠早期时的68°变为妊娠晚期时的103°，孕妇的呼吸方式更多地采用腹式呼吸，而不是胸式呼吸。

2. 由于孕激素作用，潮气量增加，从500ml增加到700ml，上升了40%。

3. 吸气量（潮气量加上残气量）在妊娠晚期进行性增加。

4. 妊娠期间呼吸频率略有改变，但是静息状态下由于呼吸深度增加而频率改变不明显，通气量上升。

5. 妊娠状态下，屏气时孕妇血二氧化碳分压是下降的，有利于胎儿体内二氧化碳的排出。

十六、妊娠期生理变化：生殖器官和乳腺变化

（一）妊娠期子宫的变化

非妊娠期子宫约重100g，到妊娠足月时，子宫的重量可以增加10倍达到1000g。

妊娠20周前子宫增大以子宫肌细胞肥大为主，妊娠20周后则以子宫肌纤维拉长为主。

子宫血流量从妊娠10周时接近50ml/min，增加到妊娠足月时500～700ml/min。

子宫动脉、卵巢动脉、膀胱上动脉的分支在妊娠期明显扩张，以保证子宫获得足够的血供。

子宫从功能和形态学上分为三部分，分别为宫颈、子宫峡部（妊娠期形成子宫下段）和子宫体部。

1. 妊娠期宫颈的变化：妊娠足月后宫颈胶原含量下降使得宫颈易于扩张，宫颈腺体肥大分泌大量的黏液，并在宫颈口形成黏液栓，从而保护子宫免受外来感染。由于宫颈管柱状上皮外移（宫颈柱状上皮移行到宫颈阴道部）和阴道脱落细胞的增加，使得阴道分泌物增多。

2. 妊娠期子宫体变化：妊娠期子宫体大小、形态、位置等发生明显变化，子宫腔容积从孕前4ml上升到妊娠足月时的4000ml。

（二）妊娠期阴道的变化

由于妊娠期阴道壁组织中丰富的静脉血管丛充盈使得阴道壁呈现紫蓝色。

高雌激素水平刺激阴道壁上皮细胞糖原合成和沉积，乳酸杆菌作用阴道上皮细胞内糖原生成乳酸，降低阴道内pH，从而使阴道内不利于细菌等病原体生长。

（三）妊娠期乳腺的变化

1. 妊娠期大量分泌的雌激素、孕激素和胎盘生乳素促进了乳腺腺管和腺泡的发育。

2. 从妊娠3～4个月开始，乳腺就有黏稠、清亮、富含蛋白质的初乳分泌。

3. 胎盘生乳素促进乳腺腺泡细胞泌乳，妊娠期雌激素和孕激素抑制胎盘生乳素的这种作用，在分娩后随着雌激素、孕激素水平的突然下降，对胎盘生乳素的抑制作用解除，乳腺开始泌乳。

4. 吸吮乳头进一步刺激胎盘生乳素和缩宫素释放，缩宫素能刺激乳腺腺管的肌上皮细胞收缩

引起乳汁分泌。

十七、妊娠期生理变化：其他系统变化

（一）泌尿系统变化

妊娠期间泌尿系统在解剖和生理功能上发生了显著变化。

1. 妊娠期间肾脏的长径大约增加 1cm。

2. 从妊娠早期开始，孕妇的肾盂、肾盏和输尿管就显著扩张。

3. 偶尔发生膀胱输尿管反流和输尿管扩张，这些改变易引起妊娠期尿潴留，并增加泌尿系统感染的风险。

4. 尽管妊娠期膀胱平滑肌处于松弛状态，但排尿后并不增加残余尿发生风险。

5. 尿酸清除率从非妊娠期的 12mmol/ml 增加到妊娠期的 20mmol/ml，导致血浆尿酸水平下降，但随着妊娠进展，尿酸的产生增加，而尿酸的排泄量维持不变，血尿酸的浓度又恢复到非妊娠期水平。

6. 肾脏血流量在妊娠早期增加 30%～50%，这与心排出量增加一致，并随着孕周增加持续增加，这导致有效肾血流量和肾小球滤过率上升，引起血浆肌酐和尿素氮水平下降。由于尿糖的排泄率超过了肾小管的最大重吸收率，在妊娠期容易出现尿糖。此外，尿频在妊娠期也经常发生。

注意：在非妊娠期正常范围内的血肌酐水平在妊娠期可能提示已有肾功能损害。

（二）消化系统变化

1. 妊娠期腹腔压力上升、食管括约肌松弛和膈肌位置上移导致胃食管反流（胃灼痛）。

2. 胃动力下降和胃液分泌减少，导致胃排空延迟。

3. 小肠蠕动减弱和结肠水钠重吸收的增加，孕妇容易发生便秘。

（三）皮肤的改变

1. 妊娠期在腹白线、乳头、乳晕可以看到色素沉着和黄褐斑（尤其容易出现在面部的棕色斑片状色素沉着）。

2. 妊娠期孕妇的手掌红斑和蜘蛛痣也是常见的。

3. 在不同人种中，妊娠纹都可发生，这是由于皮下胶原纤维的断裂而出现的。此外，妊娠期间肾上腺皮质激素的分泌增加和妊娠不断增大的腹部使得皮肤张力增大，这些也是妊娠纹出现的原因之一。

十八、孕前准备

胎儿发育对母亲的需求增加，女性妊娠后身体发生了显著改变。由于末次月经后第 3 周胚胎开始发育，妊娠的准备工作应该在妊娠前就开始进行。对胎儿的损害（如药物暴露），甚至在女性还没意识到的受孕前就可能已经存在。在妊娠前保持女性身心健康非常重要，当然，仍不能避免所有的不良妊娠结局。妊娠前对存在的高危因素或相关疾病咨询专业团队是必要的。

（一）高龄孕妇的危险因素

1. 孕妇高龄是不良妊娠结局的高危因素之一。

2. 年龄超过 35 岁的女性受孕能力下降，超过 40 岁，这种能力下降更为显著。

3. 高龄也增加胎儿染色体异常的风险（最常见的是 21 三体综合征）。

4. 高龄孕妇妊娠合并症或并发症的发生率也明显增加，如子痫前期或妊娠期糖尿病。

（二）锻炼和抗压能力

1. 鼓励孕妇参与中等强度的体育锻炼，这可以增强女性的循环系统功能，并增加肌肉适应能力。

2. 需告知孕妇妊娠期开始或持续的中等强度体育锻炼并不增加不良妊娠结局风险。

3. 最适合妊娠期间的体育锻炼包括低强度健美操、游泳、快走和慢跑等。

4. 因为有可能引起腹部损伤，应当避免有身体接触、高强度或使用球拍的一系列运动。

5. 妊娠期体育锻炼能增加孕妇的自信心和自我满足感。

6. 当计划妊娠时，应保持身心愉悦，避免过多的精神压力。

注意：潜水会增加胎儿宫内窘迫甚至胎死宫内风险，妊娠期不建议进行。

（三）停止避孕后的妊娠时机

1. 停止服用口服避孕药或取出宫内节育器后，妊娠能力立刻恢复。

2. 使用长效避孕药的女性，妊娠能力需要几个月后才能恢复。

3. 建议停止口服避孕药后，间隔 3 个月以上再妊娠更为合宜。

十九、营养补充和生活方式指导

（一）营养补充

1. 叶酸

对于健康均衡饮食的女性来说，推荐叶酸在孕前和妊娠 12 周之内补充。

2. 铁剂

妊娠期不推荐常规补铁，仅仅在有医学指征时才需补充，但在缺铁性贫血高发地区可考虑常规补铁。

成年女性血清铁的总量是 5g，因此在月经初潮前需补充 1mg/d 铁剂，生育年龄需补充 2mg/d 铁剂，妊娠期需补充 3mg/d 铁剂。

3. 钙剂

食物中的钙是理想的钙来源，但食物中钙含量较低，妊娠期补充钙剂是必要的。

4. 碘剂

世界范围内，一些地区食物中碘缺乏引起呆小病和新生儿先天性甲状腺功能低下，针对这些区域，可以考虑补充碘盐或碘油。

5. 锌剂

血清中锌缺乏引起早产和胎儿生长受限风险，如果每天摄入新鲜的牛奶或奶制品，那么从食物中摄取的锌已足够身体所需。

6. 维生素 A

注意：因对胎儿有致畸作用，避免摄入过量的维生素 A（摄入＞700mg/d），体内代谢维生素 A 最主要的器官（如肝脏和头皮等）最易受累。

（二）酗酒、吸烟和娱乐性毒品

过量的酒精摄入引起胎儿畸形早已成定论，但导致胎儿畸形的酒精含量精确阈值尚未确定。

注意：妊娠期应避免酒精摄入或每天摄入量小于 1U。

妊娠期间吸烟将增加胎儿不良结局（如早产、低体重儿等）风险，计划妊娠或已妊娠女性建议戒烟；如果不能戒烟，减少吸烟量也是必要的。需要让女性了解，在妊娠任何阶段戒烟都是有益的。

注意：娱乐性毒品能引起显著的胎儿发育问题，如流产、早产、胎儿发育异常、死胎等，对毒品成瘾者需寻求专业机构的帮助和支持。

（三）叶酸的推荐剂量

每天补充 400μg 叶酸可以降低胎儿神经管发育缺陷的风险；对于高危女性（既往分娩过神经管发育缺陷新生儿和有癫痫、糖尿病或肥胖的女性），推荐每天补充叶酸 5mg。

（四）体重和饮食

1. 肥胖（BMI＞30kg/m^2）或低体重（BMI＜18.5kg/m^2）女性受孕能力下降。

2. 肥胖是发达国家最常见的代谢性疾病，增加妊娠期糖尿病和妊娠期高血压疾病发生风险；此外，在妊娠期和分娩期母胎监测和评估也非常困难。

3. 另外，营养不良在发展中国家较常见，威胁孕妇的生命安全并引起一系列相关并发症（如贫血等），并增加母胎不良结局发生风险。

4. 妊娠女性营养不良与低体重儿分娩（＜2500g）相关，加强营养并增加妊娠期体重将改善新生儿不良结局。

5. 妊娠女性每天将额外消耗 350kcal（1500kJ）能量，因此妊娠期建议体重增加 11～16kg。

6. 一份营养丰富并搭配均衡的食物包括高蛋

白饮食、奶制品（补充钙剂）、糖类、丰富的水果或蔬菜（可补充维生素和膳食纤维）。

7. 最好避免高糖、高盐和高脂饮食。

8. 有些食物，如半熟的牛肉、鸡蛋、软奶酪、贝类和生鱼片，以及未经消毒的奶制品等，妊娠期应当尽量避免服用，这些食物可能成为李斯特菌或沙门菌的感染源，导致不良围产儿结局发生。

注意：在妊娠期间李斯特菌感染可导致极差的围产儿结局，如胎死宫内。

二十、全面的身体检查

计划妊娠夫妇需要孕前咨询师的全面健康指导，可以预先发现潜在的产科高危因素。

（一）孕前全面身体检查

1. 一般检查，包括血压、心率和心肺功能检查。

2. 询问与遗传性疾病相关的家族史或既往先天缺陷儿分娩史。

3. 尿常规检查。

4. 血液检查：如果有患病风险，推荐进行地中海贫血、镰状细胞贫血等检查。

5. 检验是否有风疹病毒、肝炎病毒的免疫性抗体，如果尚未有免疫力，建议妊娠前给予疫苗注射，但需告知疫苗接种后 3 个月内避免妊娠。

6. 如果有患 HIV 的风险，应当妊娠前进行检测。

7. 牙齿检查。

（二）妊娠前已存在的内科疾病

妊娠对已存在的内科疾病有一定影响。这些影响可能是暂时的，在分娩后可以恢复到妊娠前状态，如糖尿病；也有可能会使其持续或加重，甚至导致母体死亡，如严重的肾脏损害或心血管疾病。

对于患有某些疾病准备妊娠的女性，专科医师的孕前咨询是必要的。如果妊娠风险很高，应建议绝对避孕，如 Eisenmenger 综合征或合并有肺动脉高压的室间隔缺损；妊娠前能够控制良好的疾病对避免胎儿先天异常或不良妊娠结局非常必要，如糖尿病；一些药物（如抗癫痫药物）妊娠前进行调整可以降低胎儿先天畸形发生风险；一些疾病如果妊娠期能够稳定病情或通过治疗可以缓解或治愈，则能得到良好的妊娠结局。

（三）药物使用

许多药物在妊娠期都有避免用药警告，因此处方药或非处方药在妊娠期都应尽量避免使用；然而，在妊娠前或妊娠期才停止或开始使用某种药物，用药前咨询药剂师评估用药利弊也是重要的。

（四）妊娠期工作情况

女性在妊娠前或妊娠期将评估继续工作是否安全，一些工作场合对妊娠女性可能产生损害（如化工厂、手术室、放射科等）；因此，从所在单位职工保健科获得专业建议，采取必要的防护措施是必要的。使用电脑或电视投影仪是否可以导致不良妊娠结局仍不确定。

二十一、妊娠诊断

最常见的妊娠症状就是停经，尤其是有规律月经史的女性出现停经症状很有可能是妊娠。

（一）其他常见的早孕症状

1. 早孕反应（晨吐）

在妊娠早期十分常见，随后逐渐消失，也可以在妊娠期的任何时间发生，并持续整个妊娠过程。

2. 尿频

这与妊娠期增加的肾血流量使尿量增加和增大的子宫压迫膀胱有关，需要排除尿路感染引起排尿困难导致的尿频。

3. 疲惫不适

一些女性在妊娠早期容易出现疲惫不适感，常在妊娠 12 周后逐渐消失。

4. 乳房胀痛

常发生在妊娠早期，特别是在第一次月经推迟后被注意到。

5. 胎动

通常初产妇在妊娠 20 周，经产妇在妊娠 18 周后自觉胎动，但有些孕妇感觉到胎动的时间要更早，或者有些整个妊娠期也没有意识到胎动。

6. 偏食

偶尔情况下，一些孕妇可能对特殊饮食（如泥土）产生偏好，称为异食症。

（二）临床检查

由于宫颈和阴道充血，在妇科检查时可以看到宫颈和阴道呈紫蓝色。双合诊检查可以通过子宫大小判断是否妊娠。妊娠 12 周后可以经腹部触及宫底，使用多普勒仪（Doppler）可以在腹部闻及胎心。

（三）妊娠试验

hCG 是绒毛滋养细胞分泌的激素，受精后第 8 天能够检测出（间隔 2 天，数值翻倍），在妊娠 8～12 周达到高峰。hCG 可以通过血液或尿液检测其水平，目前检测试剂盒已经商品化（家庭妊娠检测试剂盒），尿中 hCG 浓度＞50U/L 显示阳性反应，少数情况＞25U/L 也可检验出来，在月经周期延长 1 周后用该试剂盒一般可检测出是否妊娠。

二十二、妊娠时间的确定

（一）月经史

确定末次月经的第 1 天非常重要，可用来计算孕周或确定预产期（EDC），但有些情况推算孕周并不准确，例如：①许多女性忘记了她们末次月经的时间；②月经周期长短也很重要，通常在月经前 14 天是排卵的日期，而卵泡期则因人而异。

预产期也可以使用 Naegele 法则计算，40% 的孕妇将在 EDC 的 5 天之内分娩，2/3 将在 10 天之内分娩。

注意：11%～42% 的孕妇采用 LMP 估算预产期并不准确。

体外受精（in vitro fertilization，IVF）孕妇可以通过胚胎移植时间确定预产期。

（二）超声确定孕周

超声在妊娠 8～13 周估算孕周最为准确，可用来计算预产期；在妊娠 8 周之内孕囊和胚芽较小，推算孕周有所出入；在妊娠 13 周之后，其他因素可以影响胎儿生长，因此尽管使用超声测量下双顶径（distal skull bones，BPD）和股骨长（femur length，FL）推算孕周，但结果可能并不准确。

（三）头臀长

头臀长（crown-rump length，CRL）（图 1-8）是从胎儿长轴的一端到另一端的长度，在妊娠 8～13 周可以通过测量 CRL 准确地估算孕周，计算预产期。

二十三、超声评估胎儿生长发育

临床上任何怀疑胎儿生长较孕周偏小或偏大都应进行系统超声检测，评估胎儿生长发育情况和羊水量测定。测量的参数如图 1-9 所示。

（一）双顶径和头围

为了确保测量的准确性和可重复性，在测量切面上需要显示相应的解剖标志，包括大脑镰、丘脑（其对称位于大脑镰两侧）、透明隔腔（其位于枕额径前 1/3），同时需清晰显示双侧侧脑室的前角和后角。超声探头的测量游标放置在胎儿颅骨的近场侧和远场侧前缘，测量的距离为双顶径。头围（head circumference，HC）的测量是沿着颅骨外缘包绕的周长。

（二）腹围

腹围（abdominal circumference，AC）是判断胎儿生长发育最为重要的指标，测量的平面需要看到胃泡和脐静脉的肝内部分。

（三）股骨长

传统来讲，股骨长（FL）的测量需要显示胎儿股骨的两端。

注意：如果平面选择不正确，则 FL 的测量值将会偏小。

（四）宫底高度测量的异常情况

1. 宫底高度测量小于孕周情况：记错孕周、羊水过少、胎儿生长受限（fetal growth restriction，

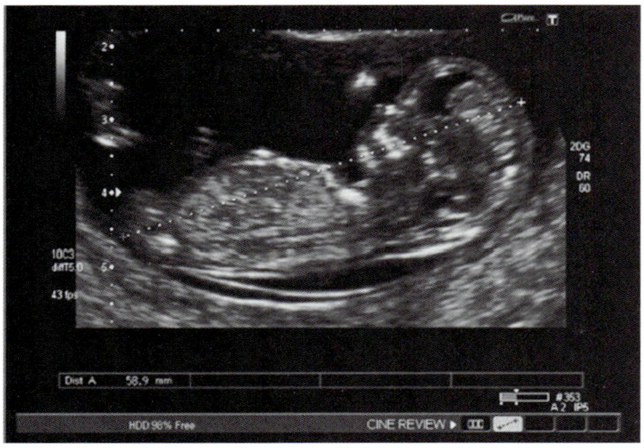

▲ 图 1-8　妊娠 12 周大小的胎儿测量 CRL 的超声图像

FGR）、胎先露深入骨盆腔或胎位异常等。

2. 宫底高度测量大于孕周情况：记错孕周、巨大儿、羊水过多、多胎妊娠、存在子宫肌瘤等。

二十四、定期产前检查

每位妊娠女性的健康情况在第一次产检时就要充分评估，并制订个体化的妊娠期产检计划。由于每次产检时可能会出现新的问题，因此需要重视对孕妇的健康状况进行重新评估。在英国，许多女性接受家庭医生和社区助产士的产前检查，而去医院进行常规产检的次数非常有限。

没有并发症的孕妇在专科医师那里进行产前检查并不能改善围产儿结局，而对于有并发症的孕妇，在专科医师那里进行产前检查还是十分必要的。

在产前检查期间，孕妇需要持续得到关注。一些医疗助手可以提供相关服务，使得孕妇产检期间感觉轻松而不紧张。产前检查的环境也要非常舒适，以便医务人员可以跟孕妇讨论一些敏感话题，如家庭暴力、性侵害、心理疾病和违禁药物使用等。孕妇也可以获得足够信息决定在何处分娩，如家庭、社区助产单位或医院。

定期的产前检查应该在妊娠 12 周之前开始，以便得到完整的产前检查信息。然而，很多女性第一次产前检查往往在妊娠中期开始。

注意：对于很晚才进行产前检查或根本没有进行产前检查的孕妇来说，新生儿死亡率（4～5倍）和患病率明显升高，同样孕妇的死亡率和患病率也显著增加。

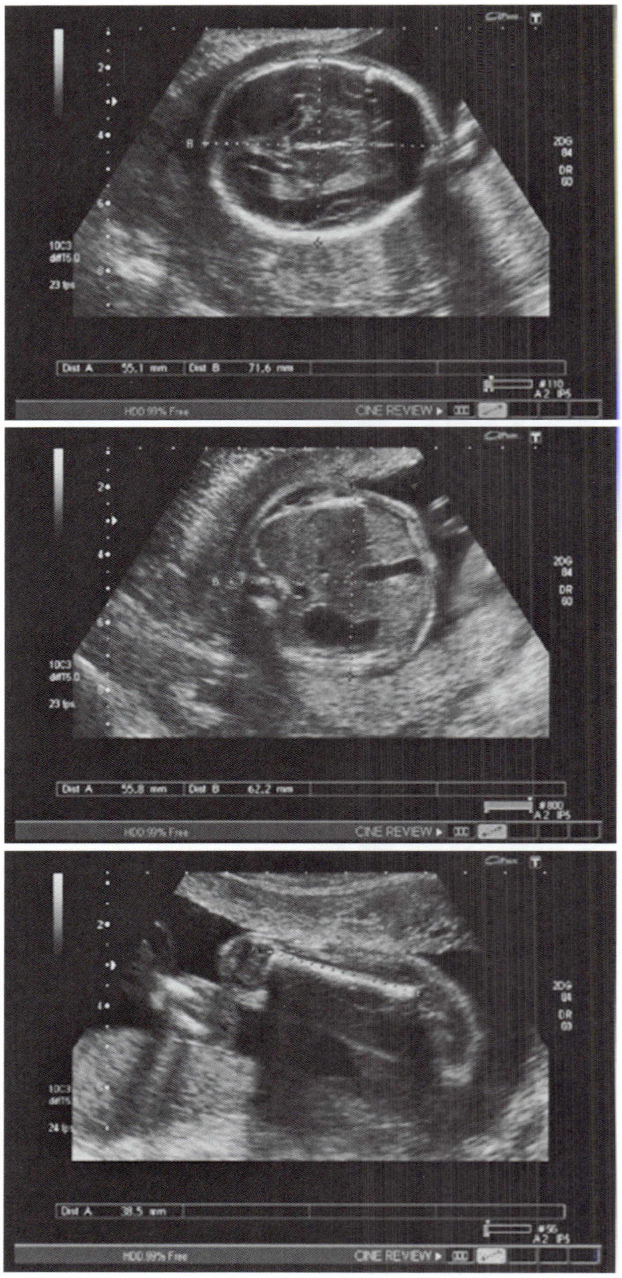

▲ 图 1-9　超声测量双顶径（上）、腹围（中）及股骨长（下）

（一）定期产前检查：病史

一个完整的病史应该包括现病史、个人史、家族史、既往的生育史、外科手术史、内科 / 妇科疾病史，以及此次妊娠全面的体格检查。

1. 既往病史中存在的高危因素（如药物、手术史和家族史）应在记录中特别注明。

2. 如果既往的产科分娩信息可能影响本次妊娠的妊娠期管理，也要获得相关的病例记录。

3. 夫妻双方家族性遗传性疾病史也需要记录，同时要询问移居史和旅游史以确定某些疾病的高危人群，如血红蛋白病、某些类型的肝炎或 HIV 感染等。

4. 酗酒、吸烟和吸毒等社会史情况对判断胎儿是否有其他潜在风险非常重要（包括胎儿畸形、胎儿生长受限、早产和新生儿药物戒断问题等）。

5. 确定女性是否有产后抑郁风险也很重要。应该早期识别女性既往和家族性心理疾病史，并发现家庭暴力和既往自残等严重社会问题，有必要对有这方面高危因素的女性提供心理辅导和社会保障。

6. 应该建立良好的生活方式，包括饮食和体育锻炼。提供产前护理服务、生育津贴，全面的产前检查信息将使孕妇对接下来的产检项目做出正确的判断。

（二）与医疗保健专业人员的第一次面诊

妊娠女性需要知晓：补充叶酸，有子痫前期高危因素的孕妇给予小剂量阿司匹林，生活方式的指导，产前筛查和定期产前检查。

定期产前检查（在英国常就诊于助产士）：确定需要额外妊娠期管理的高危孕产妇。计算 BMI 值、测量血压、检测尿常规（包括尿蛋白、尿糖和尿潜血等）。安排超声检查，确定胚胎有无心搏、孕周和非整倍体筛查（如果必要时）。进行血液检查［包括血红蛋白病、风疹、梅毒特异性抗体检测（venereal disease research laboratory，VDRL）、HIV、乙型肝炎病毒、红细胞不规则抗体、血红蛋白检测确定贫血］，给予孕妇相关信息（包括产前检查分类和途径，营养、饮食和补充维生素，生育津贴，胎儿生长发育情况）。

二十五、产前检查：制订个体化的妊娠期产检计划

基本目的如下。

- 对夫妻双方进行产前宣教，使得他们对进一步产前检查做出正确的判断。
- 对妊娠期一些常见问题或症状给予解释和建议。
- 在妊娠初期即对母胎高危因素进行评估。
- 对产前筛查和之后发现的任何异常，提供处理建议。
- 在全妊娠期检测母体和胎儿的健康状况，筛查常见的妊娠合并症（最关注的是在每一次产检时测量血压和进行尿液检查，以便早期发现妊娠期高血压疾病和妊娠期糖尿病）。
- 在过期妊娠或出现妊娠并发症时，确定分娩时机和分娩方式。

在妊娠期的任何阶段，每次产检时都要评估孕妇新出现的问题并给予相应指导。

注意：在每一次产检时都要进行尿液检查并测量血压。

（一）胎儿染色体和结构异常的筛查

理想情况是，所有女性都应在产前检查时进行胎儿染色体和结构异常的筛查。

应该告知孕妇筛查疾病的种类，可提供的检测方式，详细、公正的报告解读，并提供书面信息。

注意：对孕妇来说，需清楚产前筛查获得的阴性结果并不能保证她的胎儿一定没有染色体或结构异常发生的风险。

（二）产前检查的日程表

在近期的英国 NICE 产前检查指南中已经设计了详细的产前检查计划表，包括每次产检时应进行的相关检查内容。

1. 妊娠 16 周：评估胎儿染色体筛查结果，当血红蛋白＜11g 给予相应的处理，记录产检信息并预约超声胎儿结构排畸检查时间（妊娠 18～20 周）。

2. 妊娠 25 周（仅适应于初产妇）：血压、尿常规、宫底高度测量。

3. 妊娠 28 周：贫血和红细胞不规则抗体筛查、对于 RhD 阴性血女性需要给予预防性抗 –D 免疫球蛋白注射，行血压、尿常规和宫底高度测量。

4. 妊娠 31 周（仅适用于初产妇）：血压、尿常规和宫底高度测量。

5. 妊娠 34 周：讨论临产和分娩计划（包括无痛分娩和计划分娩信息），对于 RhD 阴性女性无创 DNA 提示胎儿 RhD 阳性者可给予抗 –D 免疫球蛋白注射，行血压、尿常规和宫底高度测量。

6. 妊娠 36 周：讨论母乳喂养问题，维生素 K 的预防使用，产后照护，新生儿黄疸和产后抑郁的识别，血压、尿常规和宫底高度测量。

7. 妊娠 38 周：血压、尿常规和宫底高度测量。

8. 妊娠 40 周：血压、尿常规和宫底高度测量，关于过期妊娠的一些知识宣教。

9. 妊娠 41 周：人工剥膜，超过 42 周后给予计划性催引产。

拓展阅读

NICE(2021).Antenatal care.
https://www.nice.org.uk/guidance/ng201

二十六、产前检查：妊娠期血液检查

一旦确诊妊娠后，即开始产前检查，并制订社区助产士访视的频率和内容。

常规血液检查

1. 全血细胞计数（full blood count，FBC）

(1) 妊娠可引起稀释性生理性贫血，所以妊娠期诊断贫血的血红蛋白最低值是 10.5g/dl。

(2) 妊娠期最常见的贫血是缺铁性贫血。对于小细胞低色素性贫血，应检测血清铁蛋白和总铁结合力等；对于巨幼红细胞贫血，则应检测血清中和红细胞内叶酸量和血清维生素 B_{12} 水平等。

2. 血型和血清抗体筛查

血型检查可以识别出 RhD 阴性的孕妇和 RhD 溶血性同种免疫发生的风险，并可识别出 ABO 血型不合中的 Kell 和 Duff 抗体［Rh 溶血性同种免疫（免疫性水肿）］。

3. 风疹筛查

大约 2% 的初产妇和 1% 的经产妇对风疹病毒没有免疫力，建议这些女性产后接种风疹疫苗。

4. 梅毒筛查

虽然梅毒在英国的发病率很低，但仍然会有暴发。早期治疗可以预防新生儿先天性梅毒，筛查和治疗具有成本效益。

5. 乙型肝炎病毒筛查

(1) 建议对定期产检的全部孕妇进行乙型肝炎病毒筛查，目的是对高危新生儿进行主动和被动联合免疫。

(2) 90% 的成年人在感染后 6 个月内可以将病毒清除。

(3) 90% 的新生儿在感染后成为慢性乙肝病毒携带者，并有发展成为肝硬化和肝细胞癌风险，需要终身筛查和预防。

(4) 对于母亲乙肝表面抗原阳性的新生儿建议使用乙肝疫苗进行主动免疫，但对于母亲核心抗体阳性的新生儿建议主动和被动联合免疫。

6. HIV 筛查

(1) 英国政府推荐，女性保健机构对定期产检的全部孕妇进行常规 HIV 筛查。

(2) 现有数据证明，对妊娠期和产程过程中给予母亲抗病毒治疗或出生后 6 周内对于新生儿进行抗病毒治疗可以显著减少（2/3）HIV 的母胎传播风险。

(3) 对高病毒载量的孕妇进行剖宫产分娩、避免产后哺乳能明显减少母婴垂直传播的风险。

二十七、产前检查：特殊血液检查

（一）血红蛋白电泳

在血红蛋白病高发的少数民族或原住民女性中进行血红蛋白电泳的常规筛查。

地中海贫血高发人群有塞浦路斯、地中海东部、中东地区、印度和东南亚。非洲和加勒比地区则有较高的镰状细胞贫血的患病风险。

如果孕妇患病，应对其伴侣进行检查判断有无患病，如夫妻双方均患有同一类型的血红蛋白病，应进行进一步产前咨询和产前诊断。

注意：对于不明原因的持续性贫血，不管任何种族，都应进行血红蛋白电泳排除血红蛋白病。

（二）其他各项血液检查

其他各项血液检查要基于个体化原则。例如，既往甲状腺疾病史，甲状腺功能检查是必要的；可以通过糖化血红蛋白（HbA1c）评估糖尿病孕妇长期的血糖控制情况；对于慢性高血压合并肾脏受累，血尿素和肌酐检查也是必要的。

（三）妊娠期糖尿病筛查

对于哪些孕妇、什么时间、什么方式、是否需要进行妊娠期糖尿病（gestational diabetes，GDM）筛查尚无统一意见。当前没有足够的证据支持常规筛查 GDM，筛查的时间也一直存在争论。越晚筛查，因为糖耐量受损加重而检出率增加；另外，GDM 诊断越早并给予降糖治疗，则改善妊娠不良结局的可能性更大。目前大多数医疗机构主要对 NICE 推荐的有 GDM 高危因素的孕妇进行针对性筛查。

（四）GDM 的高危因素

包括既往有 GDM 病史、糖尿病家族史（一级亲属患糖尿病史）、巨大儿分娩史、不明原因死胎史、肥胖（BMI＞30kg/m^2）、多次出现尿糖、羊水过多、本次妊娠胎儿体重大于孕龄。

二十八、产前检查：分娩准备

1. 在妊娠晚期，孕妇每月产检一次，在就诊时需测量血压、尿常规、宫底高度，并询问母亲和胎儿情况做好记录。

2. 在妊娠 28 周和 34 周时，需重复检测全血细胞计数和血清抗体筛查，对于 RhD 阴性血型孕妇，这一时段可预防性应用抗 -D 免疫球蛋白。

3. 从妊娠 36 周开始，需评估胎儿生长情况及胎先露和胎方位，有指征时需要进行超声检测。

4. 与孕妇讨论临产及分娩过程。

5. 妊娠 40～41 周进行最后一次常规产检，并讨论在妊娠 41 周后可能需要给予计划性催引产。

6. 对于不希望催引产的孕妇，应当加强胎儿监测频率，如胎心监护（cardiotocography，CTG）和超声检查（ultrasound scan，USS），评估胎儿生长发育情况和羊水量，并告知过期妊娠的相关风险。

第2章 妊娠期并发症

Pregnancy complications

王芳芳 译 刘亚敏 校

一、轻微妊娠症状：胃肠道症状

轻微妊娠症状主要与激素、生理和负重增加有关。虽然通常是轻微和自限性的，但有些孕妇可能会出现严重症状，影响日常生活（见拓展阅读）。

（一）恶心和呕吐（早孕反应）

1. 妊娠期最常见的症状，尤其是妊娠早期：恶心占 80%～85%，呕吐占 52%。

2. 由 hCG 等妊娠相关激素引起。

3. 在多胎妊娠和葡萄胎妊娠中病情可能更重。

4. 当病情严重需住院治疗时称为妊娠剧吐。

5. 多在妊娠 16～20 周自行缓解，通常不会导致严重的不良妊娠结局。

处理：①改变生活方式（如少食多餐、增加液体摄入）、穴位按摩。②使用止吐药物，如盐酸普氯嗪、盐酸异丙嗪、甲氧氯普胺、昂丹司琼。

（二）胃食管反流（胃灼热感）

1. 在妊娠各阶段均极为常见。

2. 妊娠早期为 22%，妊娠中期为 39%，妊娠晚期为 72%。

3. 孕激素会引起食管括约肌松弛，导致胃酸反流，并且随着胎儿增大引起腹腔内压力增高，使症状逐渐加重。

处理：①改变生活方式（采取半卧位睡眠姿势，避免辛辣食物）；②服用海藻酸盐制剂和抗酸药；③如果症状严重，可服用质子泵抑制药（奥美拉唑）。

（三）便秘

1. 妊娠期的常见症状，常随着妊娠进展而改善。

2. 孕激素降低平滑肌张力，影响胃肠道蠕动。

3. 服用铁剂常会加重便秘。

处理：①改变生活方式（如增加水果、膳食纤维和水的摄入量）；②补充膳食纤维；③渗透性泻药（乳果糖）。

拓展阅读

NICE(2021). Antenatal care.NICE guideline [NG201]. www.nice.org.uk/guidance/ng201

二、轻微妊娠症状：肌肉骨骼和血管症状

（一）耻骨联合功能障碍或骨盆带痛

1. 一系列与盆腔疼痛相关的症状和体征。

2. 疼痛较轻微，但严重时也可影响生活。

3. 发病率高达 10%。

处理：①物理治疗或对症支持；②必要时使用镇痛药；③产程中限制双腿的外展动作；④并非剖宫产指征。

拓展阅读

www.pelvicpartnership.org.uk

（二）背痛和坐骨神经痛

1. 妊娠期的常见症状，由妊娠期激素引起韧带松弛和子宫重量增加使孕妇姿势改变而导致。

2. 患病率为 35%～61%。

3. 可出现神经症状（坐骨神经痛）。

处理：①改变生活方式（如睡姿）；②替代疗法，包括放松与按摩；③物理治疗（如背部护理）和镇痛药。

（三）腕管综合征

1. 由妊娠期水肿压迫腕部正中神经引起。

2. 通常在分娩后自行缓解。

处理：①将手置于床边的睡眠姿势可能有益；②腕托可能有益；③若发生神经功能障碍，需手术治疗。

（四）痔疮

1. 常发生于妊娠晚期。

2. 发生率为 8%～30%。

处理：①从妊娠早期起预防便秘；②采用冰敷和使用手指回纳处理内痔脱出；③应用外用栓剂和局部药物以缓解症状；④若血栓形成，可能需进行手术治疗。

（五）静脉曲张

妊娠期常见症状，随妊娠进展而加重。

处理：①保持定期锻炼、穿弹力袜可缓解症状；②若存在其他危险因素，必要时行抗凝治疗。

三、轻微妊娠症状：泌尿系统症状和其他症状

（一）泌尿系统症状

1. 妊娠早期尿频是由肾小球滤过率增加及子宫压迫膀胱所致。

2. 妊娠晚期可由盆底受压而出现张力性尿失禁。

3. 妊娠期常见尿路感染（urinary tract infection，UTI）。

处理：①筛查尿路感染（尿液试纸测试，亚硝酸盐分析筛查效力最佳）；②避免夜间摄入咖啡因和大量饮水。

（二）阴道分泌物改变

1. 妊娠期阴道和宫颈充血引起阴道分泌物增多。

2. 应为白色 / 透明色，呈黏液状。

(1) 伴异味、着色或瘙痒者，可能存在感染。

(2) 量多而稀薄的阴道分泌物可能提示胎膜破裂。

处理：①排除胎膜破裂；②排除性传播疾病（sexually transmitted infection，STI）和念珠菌感染（妊娠期常见）；③给予安慰。

（三）瘙痒和皮疹

1. 妊娠期常出现皮肤变化和瘙痒。

2. 皮疹常为自限性，程度不剧。

处理：①询问完整病史，进行体格检查，排除感染性疾病（如水痘）和肝内胆汁淤积；②使用润肤霜和非处方止痒药；③给予安慰疗法，大多数症状将在分娩后缓解；④若症状严重，建议皮肤科就诊。

（四）其他常见的轻微妊娠症状

1. 乳房增大和疼痛：通过穿支撑性内衣可缓解。

2. 运动时轻微气促：重点排除肺栓塞和贫血。

3. 头痛：重点排除子痫前期（preeclampsia，PE）或（罕见）神经疾病。

4. 疲劳。

5. 失眠。

6. 妊娠纹。

7. 情绪化。

8. 小腿抽筋。

9. 生理性宫缩。

四、产前出血：概述

产前出血（antepartum haemorrhage，APH）是指孕周≥24 周且尚未临产时发生的生殖道流血。

发生前置胎盘或胎盘早剥的孕妇可能出现典型的症状和体征，并常伴有高危因素。

注意：然而，即使发生大面积的胎盘早剥仍可能仅出现少量或无阴道出血；虽胎盘早剥常伴有腹痛的症状，但并非所有病例均会出现。

（一）产前出血的原因

1. 不明原因（80%）：通常为边缘性胎盘血窦剥离出血（即轻微胎盘早剥）。

2. 前置胎盘。

注意：前置胎盘可能引起快速严重的产前出血。

3. 胎盘早剥。

注意：大部分胎盘早剥是隐匿性的。

4. 其他原因。

(1) 母体因素：偶发性（宫颈糜烂）；宫颈或阴道的局部感染；见红，常为少量的粉红色或棕色见红；宫颈癌等生殖道肿瘤；静脉曲张；外伤。

(2) 胎儿因素：前置血管。

（二）前置血管

1. 罕见，指胎儿的脐带血管位于未被胎盘组织或脐带保护的胎膜中，走行于胎先露下方。

2. 前置血管破裂的发生率为 1：2700～1：2500。

3. 表现为胎膜早破后阴道流血伴急性胎儿窘迫。

4. 前置血管破裂时胎儿死亡率为 33%～100%。

5. 风险因素包括低置胎盘、多胎妊娠、试管婴儿妊娠状态、双叶胎盘和副胎盘。

五、产前出血：评估

（一）初步评估

产科急诊迅速评估母胎状况是至关重要的第一步。

（二）病史

临床病史需要包括：①孕周；②出血量（警惕隐匿性出血）；③相关诱因（同房、外伤史等）；④腹痛；⑤胎动；⑥末次月经；⑦本次妊娠既往阴道流血情况；⑧阴道流液；⑨既往子宫手术史（包括剖宫产）；⑩吸烟或吸毒史（特别是可卡因）；⑪血型和 Rh 特征（是否需要抗 -D 免疫球蛋白）；⑫既往产科病史（胎盘早剥、胎儿生长受限、前置胎盘）；⑬胎盘位置（既往超声结果）。

（三）母体评估

1. 血压。

2. 脉搏。

3. 其他血流动力学异常的征象（如周围血管收缩或中央性发绀）。

4. 子宫触诊，包括大小、硬度 / 宫缩、触痛、胎位、胎先露。

注意：在排除前置胎盘前，切记勿行阴道检查。

在排除前置胎盘后，需行阴道窥器检查评估出血量、可能出血的原因（创伤、息肉、糜烂）、是否胎膜破裂。行阴道指检评估宫颈成熟度。

（四）胎儿评估

1. 确定是否可听及胎心。

2. 注意鉴别胎心率与母体心率（切记母体可能存在心动过速）。

3. 若胎心可及并估计孕周＞26 周，应行胎心监护。

（五）前置胎盘和低置胎盘（图 2–1）

1. 定义

(1) 前置胎盘（既往称为重度或Ⅲ～Ⅳ级）：胎盘位于宫颈内口之上。

(2) 低置胎盘（既往称为轻度或Ⅰ～Ⅱ级）：胎盘边缘与宫颈内口间距离＜20mm。

2. 发生率

足月妊娠中前置胎盘与低置胎盘的发生率约为 0.5%。

3. 诊断

经阴道超声检查安全，并比经腹部超声在确定胎盘位置方面更准确，尤其是在胎盘位于子宫后壁时。

注意：需要确认是否既往有剖宫产史。

4. 处理

(1) 对于有大量出血的重度前置胎盘的孕妇，考虑立即急诊住院。

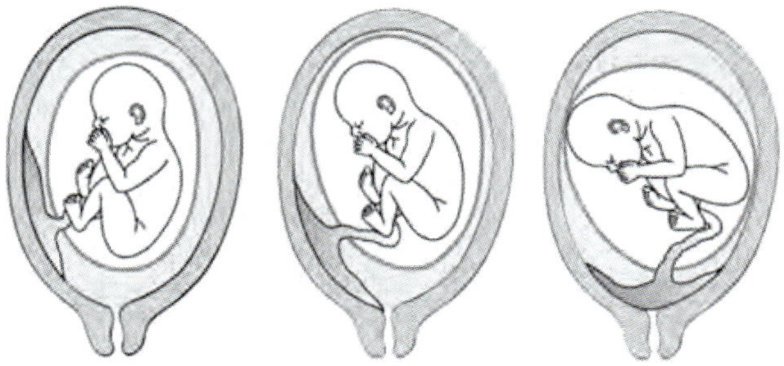

▲ 图 2-1　前置胎盘

(2) 如果孕周＜35 周，可以给予糖皮质激素促胎肺成熟治疗。

(3) 如果重度前置胎盘的孕妇没有症状，可以在家中观察，但前提是距离医院近、清楚意识到自身和胎儿可能出现的相关风险、始终有人陪伴。

(4) 如果胎盘边缘距离宫颈内口＜2cm，可能需要剖宫产分娩。

(5) 如果出现反复阴道流血：一旦大量出血，立即终止妊娠；否则，在妊娠 34～36 周时择期剖宫产。

(6) 如果没有症状，可以考虑在妊娠 37 周分娩。

(7) 进行血型交叉配对并确保有资深的产科医师参与手术。

六、产前出血：管理

（一）产前出血分类

经过全面评估，孕妇可分为以下两类。

1. 大量出血，仍在继续出血。

孕妇或胎儿将受到伤害。

这是急诊，按产科大出血处理。

2. 少量出血或已停止，孕妇和胎儿均未受到影响。

这是自限性 APH。

（二）自限性产前出血

1. 孕妇管理

(1) 全血细胞计数。

(2) Kleihauer 试验，如果孕妇已知为 RhD 阴性血，胎儿血型未知或 RhD 阳性血，确定孕妇出血量和是否需要使用抗 D- 免疫球蛋白。

(3) 分组和抢救。

(4) 如怀疑胎盘早剥，检测凝血和肾功能。

所有 RhD 阴性血的孕妇，如果胎儿是 RhD 阳性血或胎儿的 RhD 状态未知，都需要使用 500U 抗 –D 免疫球蛋白注射。

2. 胎儿管理

(1) 超声评估胎儿健康状况（生长情况 / 羊水量），并确认胎盘位置。

(2) 胎儿多普勒检测（即使是轻度胎盘早剥，也可能造成胎盘功能下降）。

3. 出血的产前管理

(1) 大多数医疗机构建议持续 24h APH 的孕妇住院治疗，因为估计仍有继续出血的风险。

(2) 如果孕周＜35 周，建议使用糖皮质激素促胎肺成熟。

(3) 如果出血停止，孕妇出院，应制订一个明确的继续妊娠计划，包括额外的胎儿生长和健康监测。

(4) 根据可疑出血原因、孕周、胎儿状况和孕妇持续的危险因素进行个性化管理。

注意：所有 APH 孕妇都是高危人群，需对孕妇和胎儿进行监测。

注意：APH 病史增加产后出血发生风险，即 APH 等同于产后出血（postpartum hemorrhage，PPH）。

七、胎盘早剥

（一）定义

在胎儿娩出前，胎盘部分或完全与子宫壁剥离的现象。血液积聚在胎盘与子宫壁之间，或者通过宫颈管流出。

（二）发生率

发生率为 0.5%～1.0%。

（三）分型

1. 隐性：无外出血证据（＜20%）。

2. 显性：阴道流血。

（四）症状

1. 通常以腹痛为主要症状。

2. 典型情况下，突然发作，持续且严重，可能伴有后背痛。

3. 子宫有触痛。

4. 子宫易激惹，后期可能会硬如板状（板状腹）。

5. 许多患者出现产兆（最多达到 50%）。

6. 出血形态多变，通常为暗红色。

7. 孕妇出现休克症状。

8. 胎儿窘迫常见，甚至胎死宫内。

注意：需警惕母体出血的程度可能远远大于阴道显性出血量。

（五）诊断

1. 诊断基于临床。

2. 超声检查仅用于排除前置胎盘。

（六）管理

1. 建立静脉通路和输血。

2. 立即行胎心监护评估胎儿状况。

3. 将所有阴道出血或不明原因腹痛的患者收住入院。

4. 安排超声检查。

5. 若孕周<35 周，予糖皮质激素促胎肺成熟治疗。

6. 当胎龄小于 30～32 周，出现胎儿窘迫或危及母体安全时，应给予及时复苏，并给予硫酸镁治疗后终止妊娠。

7. 若无胎儿窘迫、出血和腹痛停止，可期待至足月终止妊娠。

（七）如果在妊娠中期系统产前超声检查时发现胎盘低置

1. 需告知患者可能出现阴道出血，但也告知大多数胎盘会在分娩前位置发生变化。

2. 确保没有既往剖宫产史。

3. 在妊娠 32 周时复查超声；若仍然低置，则在妊娠 36 周时再次进行检查。

拓展阅读

RCOG(2018). Placenta praevia and placenta accreta.Green-top guideline no.27a.
www.rcog.org.uk/en/guidelines-research-services/guidelines/gtg27a/

八、妊娠期血压：生理学

（一）基本生理学

血压与全身血管阻力和心输出量直接相关，在妊娠期有明显变化。

1. 早期妊娠至妊娠 24 周，由于血管阻力下降，血压降低。

2. 妊娠 24 周后直至分娩，由于每搏输出量增加，血压升高。

3. 分娩后血压下降，但可在产后 3～4 天再次升高。

注意：大多数女性在妊娠早期进行首次产检。对于正常高值血压的孕妇需要警惕，她们可能有先前未被发现的慢性高血压，尤其是对于高龄孕妇而言，这一点尤为重要。

（二）测量血压

为了避免误高或误低的读数对临床管理产生影响，必须正确测量血压。

1. 应该坐着测量，上臂与心脏处于同一水平。

2. 使用正确的袖带尺寸：通常正常成人袖带适用于上臂≤34cm 的人群，袖带过小可能会导致读数偏高。

3. 舒张压应以 Korotkoff Ⅴ（无声音）为准，而不是以前使用的 Korotkoff Ⅳ（声音减弱），除非在降到 0 之前一直有声音。

（三）高血压分类

1. 高血压（以前为轻度至中度）：血压≥140/90mmHg。

2. 严重高血压：血压≥160/110mmHg。

九、妊娠期血压：高血压

（一）子痫前期

概述见相关内容。

（二）妊娠期高血压

妊娠 20 周后出现的高血压（≥140/90mmHg），但没有蛋白尿或其他子痫前期靶器官损伤征象。

1. 影响 6%～7% 的妊娠。
2. 有进一步发展为子痫前期的风险（15%～26%）。
3. 高血压发生越早则风险越大。
4. 妊娠 37 周后终止妊娠。
5. 分娩后，血压通常在 6 周内恢复到妊娠前的水平。

（三）慢性高血压

1. 并发于 3%～5% 的妊娠。
2. 孕妇在妊娠 20 周前血压升高（≥140/90mmHg）或正在接受高血压治疗。
3. 发展为子痫前期的风险增加。
4. 妊娠 37 周后终止妊娠。

由于高龄孕妇人数增加，慢性高血压现在更为常见。

注意：如果血压非常高，重要的是排除继发性原因，而不是归因于本身高血压。

（四）产后高血压

1. 产褥期出现的新发高血压。
2. 重要的是确定这是生理性、既往存在的慢性高血压，还是新发生的子痫前期。

谨记，产后 3～5 天血压将达到高峰。

注意：上腹部痛、视物模糊、新发蛋白尿等症状提示产后子痫前期。

（五）产后高血压的管理（表 2-1）

1. 产后连续每天监测血压 5 天。
2. 可以使用卡托普利（50mg 口服，每天 3 次），或者依那普利。
3. 也可以使用硝苯地平（10mg 口服，每天 2 次，最高可达 30mg 口服，每天 4 次）。
4. 告知产妇这些药物在哺乳期使用是安全的。
5. 家庭医生可以在社区进行血压监测，并根据血压调整药物剂量。
6. 接受药物治疗的产妇应该在产后 6 周门诊随访。
7. 血压通常在 6 周内恢复正常。
8. 如果此后血压仍然升高，重要的是寻找继发性高血压的原因。

（六）妊娠期高血压的治疗原则

注意：当血压达到 160/110mmHg 时，需要紧急降压以确保孕妇安全；如果血压仅≥140/90mmHg，可以不予紧急降压。

1. 可能需要逐步加量治疗（表 2-1）。
2. 治疗目标是将血压控制在 135/85mmHg 水平。

血压治疗可以保护女性免受高血压的不良影响，但不能改变子痫前期的进程。

（七）继发性高血压的原因

1. 肾脏疾病。
2. 心脏疾病，如主动脉缩窄。
3. 内分泌原因，如库欣综合征、Conn 综合征或极少数的嗜铬细胞瘤。

患有慢性高血压的女性可能面临以下风险：①高血压加重；②伴发子痫前期；③胎儿生长受限；④胎盘早剥。

十、子痫前期：概述

子痫前期是一种多系统紊乱性疾病，其特征是高血压和通常伴有蛋白尿，属于胎盘源性疾病。子痫前期表现形式多样，并不总是以典型形态出现。子痫前期的严重程度有很大的变化，从轻度到重度［如溶血、肝酶升高和血小板减少综合征（HELLP 综合征）或子痫］。在英国，子痫前期仍是造成孕妇患病率和死亡率增加的原因，也是早产和住院的常见病因，造成巨大的社会经济压力。

表 2-1 降压药

药物	剂量	不良反应	母乳喂养
拉贝洛尔	100mg，每天 2 次，最高剂量 600mg，每天 4 次	• 哮喘者禁用 • 严重难治性高血压时静脉输液有效	是
甲基多巴	250mg，每天 2 次，最高剂量 1g，每天 3 次	产后抑郁发生，不再是妊娠期一线药物	是
硝苯地平	10mg，每天 2 次，最高剂量 30mg，每天 3 次	心动过速，潮红，头痛	是
苯海拉明	25mg，每天 3 次，最高剂量 75mg，每天 4 次	心动过速，心悸，头痛，腹泻	是
阿替洛尔	50～100mg，每天 1 次	哮喘者禁用	是
血管紧张素转化酶抑制药	产后使用，具胎儿毒性		卡托普利、依那普利安全

（一）发病率

子痫前期影响 3%～5% 的妊娠（通常为轻度）。约 1% 的妊娠发生重度子痫前期。

（二）子痫前期的预测

1. 病史

(1) 曾经患有子痫前期的女性再次妊娠患子痫前期的概率增加 7 倍。

(2) 既往早发型 PE（表 2-1）、重度 PE 或 PE 还原为子痫前期 HELLP 综合征（子痫和溶血、肝酶升高和血小板减少综合征）病史，提示本次妊娠 PE 风险增加。

(3) 存在其他风险因素，如内科疾病史、家族史。

(4) 血液检查：低 PAPP-A 与发病风险增加有关。尿酸和肌酐升高、血小板减少和血红蛋白升高可能有助于区分子痫前期和妊娠期高血压。在妊娠 20～35 周，当 sFlt-1/PlGF 比值小于 38 时，几乎可排除在后续 2 周内发生子痫前期的可能性。

(5) 超声检查：妊娠 11～13 周或 20 周进行子宫动脉多普勒超声测量可预测早发型子痫前期或重度子痫前期发生。

2. 联合预测

可以结合独立的风险因素，如高危病史、平均动脉血压、PAPP-A 和妊娠 12 周的子宫动脉多普勒超声测量或联合其他生物标志物进行预测。

注意：与单独使用病史预测相比，联合其他标志物预测 PE 的高风险人群效果更好，但目前尚未普遍开展。

（三）子痫前期的预防

建议子痫前期高风险女性在妊娠 12 周开始口服小剂量阿司匹林（150mg/d）（框 2-1）。

（四）子痫前期的定义

由于其临床表现异质性，子痫前期的定义存在困难。新的国际共识标准将其定义为新发高血压，血压≥140/90mmHg；尿蛋白 / 肌酐比（protein-to-creatinine ratio，PCR）≥30（尿蛋白试纸检测约为 2+）；或者，出现终末器官功能障碍的证据，包括肾脏或肝脏功能异常，或者胎盘功能障碍。

注意：该广义标准认为在初发时可能无蛋白尿，但对于器官功能障碍的具体标准尚不明确。

拓展阅读

NICE(2019). Hypertension in pregnancy: diagnosis and management. NICE guideline[NG133]. www.nice.org.uk/guidance/ng133

框 2-1 子痫前期的风险因素和预防措施

如果符合以下情况，建议自妊娠 12 周开始给予小剂量阿司匹林（150mg）

1 个主要风险因素

(1) 既往妊娠期高血压病史
(2) 慢性肾脏病
(3) 自身免疫性疾病，如系统性红斑狼疮或抗磷脂综合征
(4) 1 型或 2 型糖尿病
(5) 慢性高血压

或者

>1 个次要风险因素

(1) 首次妊娠
(2) 年龄≥40 岁
(3) 妊娠间隔>10 年
(4) 初诊 BMI≥35kg/m^2
(5) 女方子痫前期家族史
(6) 多胎妊娠

注意：子痫前期存在其他风险因素
(1) 胎儿水肿
(2) 葡萄胎

十一、子痫前期：临床特征和检查

子痫前期可能出现多种症状和体征，造成临床医生诊断困难或漏诊。大多数子痫前期患者早期并没有明显的症状。

（一）症状

1. 头痛（妊娠期常见）。
2. 视觉障碍（尤其是闪光感）（妊娠期常见）。
3. 上腹部或右上腹部（right upper quadrant，RUQ）疼痛。
4. 恶心和呕吐。
5. 水肿进展迅速（尤其是面部）。

注意：症状通常只出现在病情严重时。

（二）体征

1. 高血压（>140/90mmHg；如果≥160/110mmHg，则为严重）。
2. 蛋白尿（PCR≥30）。
3. 面部水肿。
4. 上腹部或右上腹部疼痛提示肝脏受累和包膜扩张。
5. 意识模糊或皮质盲症。
6. 胎盘早剥所致子宫张力高和阴道流血。
7. 超声提示胎儿生长受限，尤其是妊娠 36 周前。

（三）实验室检查

1. 全血细胞计数

(1) 由于血液浓缩，血红蛋白水平相对较高。

(2) 血小板减少。

(3) 若溶血则可出现贫血（溶血、肝酶升高和血小板减少，即 HELLP 综合征）。

2. 血生化

(1) 尿酸、尿素和肌酐升高。

(2) 肝功能异常（转氨酶升高）和 LDH 升高（提示溶血）。

(3) 尿蛋白增加（PCR≥30）。

(4) 若（妊娠 20～35 周）sFlt-1/PlGF 比值<38，则 2 周内发生子痫前期的可能极低；若比值>85，则极可能发生子痫前期。

3. 凝血功能

一般正常，如凝血功能障碍提示病情危重。

十二、子痫前期：子痫前期的管理

子痫前期常引起多种严重的母胎并发症（框 2-2）。治愈的关键是终止妊娠。管理策略取决于母胎的健康状况及孕周等多个因素。

子痫前期的管理和住院指征

1. 血压为（140～159）/（90～109）mmHg，无母胎并发症

(1) 若血压≥140/90mmHg，需行降压治疗，目标血压为 135/80mmHg。

(2) 门诊监测，预（警）告有病情进展可能，需严密监测以下方面：①每周监测血压 3 次；②每周复查 1～2 次血常规和血生化检验；③定期超声检查评估（若结果正常，则每 2 周 1 次）。

框 2-2　子痫前期的严重并发症

- 子痫发作
- HELLP 综合征
- 脑出血
- 胎儿生长受限和胎儿窘迫
- 肾衰竭
- 胎盘早剥

(3) 除外急诊终止妊娠情况，均应在妊娠 37 周后终止妊娠。

2. 血压≥160/110mmHg 或存在母胎并发症

(1) 行降压治疗，目标血压为 135/85mmHg。

(2) 常需入院治疗，但并非绝对。入院后监测以下方面：①每 4 小时复测血压；②每周复查 3 次血常规和血生化检验；③每天行胎心监护；④定期行超声检查（根据子痫前期的严重程度每 2 周进行 1 次生长评估，每周 1 次多普勒 / 羊水量评估）。

(3) 除外急诊终止妊娠情况，均应在妊娠 37 周终止妊娠。

药物治疗无法治愈疾病，但能够预防子痫前期血压升高引起的各种并发症。

十三、子痫前期：重度子痫前期的管理

注意： 重度子痫前期的定义是在明显蛋白尿（PCR≥30）或存在母体靶器官损伤情况下，收缩压≥160mmHg 和（或）舒张压≥110mmHg。

通知资深产科医师、麻醉科医师和助产人员参与重度子痫前期患者的管理。

（一）治疗

1. 唯一的治愈方法是终止妊娠，但如孕周小于 34 周，可通过密切观察决定是否延迟分娩。

2. 子痫前期在分娩后 24h 内常会加重。

（二）急诊终止妊娠的指征

1. 肝功能或肾功能恶化或血小板减少。

2. 严重的母体症状，尤其是伴有肝功能异常的上腹部疼痛，如 HELLP 综合征。

3. 肺水肿或氧饱和度＜90%。

4. 子痫发作或神经系统检查异常。

5. 胎盘早剥。

6. 胎儿因素，如胎心监护结果异常；胎儿超声测量落后于相应孕周。

（三）管理

1. 血压

(1) 使用降压药物控制血压（目标收缩压为 135/85mmHg，在＜160/110mmHg 之前每 30 分钟复测 1 次）。

(2) 起始口服硝苯地平 10mg：可间隔 30min 给药 2 次。

(3) 如使用 2～3 次硝苯地平后血压仍高：①开始静脉滴注拉贝洛尔；②根据需要调整滴注速率，直至血压得到充分控制。

(4) 进行维持治疗，通常使用拉贝洛尔；哮喘患者使用甲基多巴。

2. 其他管理

(1) 进行血常规、尿素和电解质（U&E）、肝功能和凝血功能检查。

(2) 严格控制液体平衡。

(3) 对胎儿进行胎心监护，直至病情稳定。

(4) 对胎儿进行超声检查：①监测胎儿生长发育，早期发现胎儿生长受限，评估是否会发生极早产；②使用胎儿超声和脐动脉多普勒评估胎儿情况。

注意： 如果孕龄＜34 周，应给予糖皮质激素促胎肺成熟治疗。若未出现母胎情况恶化，则保守治疗继续妊娠。

十四、子痫和 HELLP 综合征

（一）子痫

子痫的定义是诊断子痫前期后出现强直 - 阵挛性抽搐。

1. 有 1%～2% 的子痫前期妊娠发生子痫。

2. 子痫可以是子痫前期的最初表现，可在出现高血压或蛋白尿之前发生。

3. 产前（38%）、产程中（18%）或产后48h内（44%）均有可能发生。

注意：英国每家医院都应该有子痫发作应急预案和配备有治疗子痫发作所需药品的应急药箱。

注意：医护均应熟悉应急方案并了解药品的位置。

注意：子痫发作提示病情严重。子痫前期或子痫相关的大多数孕产妇死亡是源于其他并发症，如大出血、颅内出血或HELLP综合征。

（二）HELLP综合征

HELLP综合征是一种严重并发症，是重度子痫前期的一种变异形式，表现为溶血（haemolysis，H）、肝酶升高（elevated liver enzyme，EL）和血小板减少（low platelet，LP）。

1. 发生率为子痫前期妊娠的5%～20%，未发生溶血的轻型最常见。

2. 孕妇死亡率约为1%，围产儿死亡率为10%～60%。

3. 肝酶升高与血小板减少常在溶血前发生。

4. 病程通常呈自限性，但可能造成永久性肝脏或肾脏功能衰竭。

5. 症状包括：①上腹痛或右上腹部疼痛（65%）；②恶心和呕吐（35%）；③尿液因溶血而呈茶色。

6. 体征包括：①右上腹压痛；②血压升高和其他子痫前期特征。

7. 可同时有子痫发作。

8. 是终止妊娠的指征。

9. 治疗原则是对症支持，并予硫酸镁预防子痫发作。

10. 虽然血小板水平可能极低，但只在大出血或具有手术指征、血小板计数$<40\times10^9/L$的情况下，才考虑输注血小板。

注意：若妊娠期或产褥期初期的女性出现上腹痛，均应警惕HELLP综合征，行血压、尿常规和肝酶水平的检查。

（三）子痫发作的管理

注意：向高级、初级产科专科医生（specialist registrars，SpR）和专家、麻醉科SpR和助产士寻求帮助。

1. 基本原则是保证气道通畅，维持呼吸与循环，同时建立静脉通路。

2. 大多数子痫发作持续时间短，并且可自行停止。

3. 硫酸镁是控制发作和预防（进一步）抽搐的首选药物。

4. 应先给予4g负荷剂量，在5～10min内静脉输注，然后以1g/h速度维持输注24h。

5. 如果再次发作，再予2g的附加剂量（镁的治疗范围为2～4mmol/L）。

6. 在反复发作时，予地西泮治疗（如果仍然发作，患者可能需要插管和通气，并进行头部影像学检查以排除脑出血）。

7. 须对患者进行严密监测：每15分钟测脉搏、血压、呼吸频率和氧饱和度，每小时测尿量。

8. 每小时评估神经反射以排查镁中毒（通常选择膝跳反射，在硬膜外麻醉下则应选择二头肌反射）。

9. 如尿量低于20ml/h或肌酐升高，需请肾内科专家会诊，并减半或停止输注硫酸镁。

10. 镁中毒的临床特征是精神错乱、反射丧失、呼吸抑制和低血压。

11. 若发生镁中毒，应在10min内静脉注射1g葡萄糖酸钙。

12. 若合并高血压，应给予降压药：①口服硝苯地平；②静脉注射拉贝洛尔（哮喘患者应避免使用）。

13. 因存在肺水肿风险（即使存在少尿，发生肾衰竭的风险也极小），患者的液体摄入量应限制在80ml/h或1ml/(kg·h)，并利用肌酐监测肾功能。

14. 若合并产后出血，并且出入量不平衡或肌酐升高，应行中心静脉压监测。

15. 应持续胎心监护。

16. 一旦孕妇情况稳定，应尽快终止妊娠娩出胎儿。

17. 若宫颈条件佳，可考虑经阴道试产。

18. 若并发 HELLP 综合征，需请肾病和肝病科医生会诊。

19. 第三产程应予 5～10U 催产素，而麦角新碱因其升压效应明显而避免使用。

拓展阅读

NICE(2019). Hypertension in pregnancy: diagnosis and management. NICE guideline[NG133].
www.nice.org.uk/guidance/ng133

十五、多胎妊娠：概述

（一）发病率

1. 英国每 34 个婴儿中就有 1 个是双胞胎或三胞胎。

2. 多胎妊娠的发生率一度持续增长，目前已趋于稳定：①双胞胎 15∶1000；②三胞胎 1∶5000；③四胞胎 1∶360 000。

3. 更多胎的多胞胎非常罕见，但确实存在，英国 2007 年曾出现一例五胞胎。

（二）病因

1. 既往多胎妊娠史。

2. 多胎妊娠家族史。

3. 多次分娩。

4. 高龄孕妇：①<20 岁为 6∶1000；②>35 岁为 22∶1000；③>45 岁为 57∶1000。

5. 种族：①尼日利亚为 40∶1000；②日本为 7∶1000。

6. 辅助生殖技术相关的多胎妊娠发生率：①氯米芬 10%；②宫腔内人工授精（intrauterine insemination，IUI）10%～20%；③ IVF 双胚胎移植 20%～30%。

为减少此类并发症，人类受精与胚胎学管理局（Human Fertilization and Embryology Authority，HFEA）建议每个 IVF 周期最多仅可移植两个胚胎。

拓展阅读

Human Fertilization and Embryology Authority.
www.hfea.gov.uk
The Multiple Births Foundation.
www.multiplebirths.org.uk

十六、多胎妊娠：类型

（一）双卵双胎

双卵双胎是由两个分别与不同的精子受精的卵细胞同时着床和发育而来。

因此，两个胎儿拥有独立的羊膜和胎盘（双绒双羊），可能出现不同性别。多胎妊娠中 2/3 均属于此类情况，也最易受年龄和种族等易感因素的影响。

（二）单卵双胎

单卵双胎是由一个已经发育的单个胚胎分裂为两个，两个胎儿的基因完全相同，因此是同性别。是否共享同一羊膜或胎盘取决于胚胎分裂时的发育阶段。其中，约 2/3 为单绒双羊（图 2-2）。

（三）单卵双胎的胚胎分裂时间

1. <3 天：双绒双羊（dichorionic and diamniotic，DCDA）30%。

2. 4～7 天：单绒双羊（monochorionic，diamniotic，MCDA）70%。

3. 8～12 天：单绒单羊（monochorionic，monoamniotic，MCMA）<1%。

4. >12 天：联体双胎（非常罕见）。

全球单卵双胎发生率约为 3.5‰，在体外受精助孕人群中略升高。

（四）诊断

多胎妊娠相关的症状和体征，包括：①妊娠剧吐；②子宫大于实际孕周；③在妊娠 24 周以上可触及三个或更多胎极；④听诊时可听到两个及以上胎心音。

但大多数多胎妊娠是经妊娠早期超声检查（评

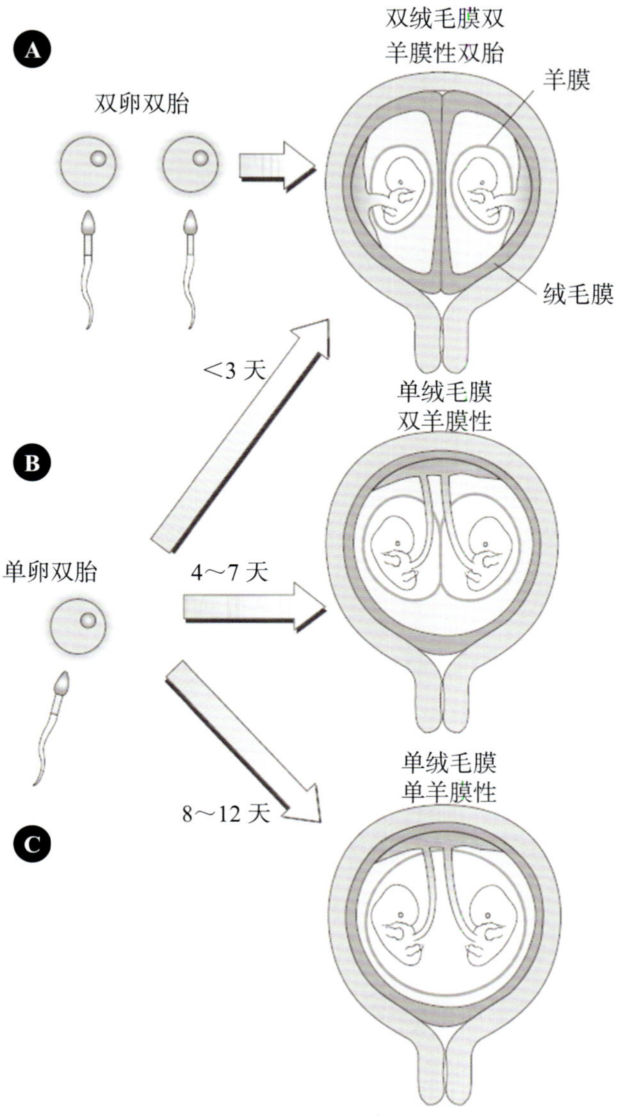

▲ **图 2-2 双胞胎形成机制**

双卵双胎（A）始终是双绒双羊，但单卵双胎（A 至 C）的类型则取决于胚胎分裂的时间

估孕周或 NT 筛查）而诊断。大多数女性在妊娠期均会行超声检查，因而很少漏诊。

（五）绒毛膜性

通过判断绒毛膜性对多胎妊娠进行风险分层，最好在妊娠早期或妊娠中期的初始阶段进行超声检查。主要超声指标包括：①若见明显分离的卵黄囊或胎盘，则诊断为双绒毛膜性；②若见膜插入点显示 λ 征，则诊断为双绒毛膜性；③若于孕周<14 周未见 λ 征，则诊断为单绒毛膜性；④若见胎儿性别不同，则诊断为双绒毛膜性（双卵双胎）。

十七、多胎妊娠：妊娠期保健

- 所有多胎妊娠均为“高风险”妊娠，应由资深产科专家主导妊娠管理。
- 确定绒毛膜性，最准确的诊断是在妊娠早期（有无 λ 征为诊断标准），故应在出现多胎妊娠可疑征象（如妊娠 12 周以内可触及宫底或早孕反应严重）时行妊娠早期超声检查。
- 如果妊娠 20～24 周的 FBC 检查显示贫血，建议补充铁剂和叶酸。
- 如果存在子痫前期发生的其他风险因素，建议每天口服 150mg 阿司匹林。
- 双绒双胎的连续性生长测量超声筛查应在妊娠 28 周、32 周和 36 周进行。

注意：建议妊娠 24 周行超声检查，但获益有限。

- 对于双胎妊娠的 FGR，管理方式与单胎妊娠相同，但需估计非 FGR 胎儿的医源性早产风险。
- 双胎生长不一致的计算方法如下：（较大胎儿的估计体重 – 较小胎儿的估计体重）÷ 较大胎儿的估计体重。
- 对于单绒双胎或更多胎数的多胎妊娠，监测需更加频繁（每 2 周进行一次超声检查），因此建议转诊至专业胎儿医学专家团队。
- 因子痫前期风险增加，需更频繁产检。
- 提醒孕妇早产风险和早产临产的征兆。
- 与患方讨论分娩方式、时机和地点。
- 在妊娠 34 周前确定下方胎儿的先露。
- 建议在妊娠 37 周时终止妊娠：催引产或剖宫产。

（一）早产和多胎妊娠

1. 早产是引起围产儿患病率和死亡率增加的主要原因。

2. 通过经阴道超声测量宫颈长度预测。

3. 使用孕酮的益处小于单胎。

4. 宫颈环扎存在争议：存在其他早产风险因素时才实施，如宫颈长度<15mm。

（二）与多胎妊娠相关的母亲风险

与单胎妊娠相比，双胎妊娠的风险增加。

1. 贫血。
2. 子痫前期（双胎的风险是单胎的 5 倍）。
3. 妊娠期糖尿病。
4. 羊水过多。
5. 前置胎盘。
6. 产前出血和产后出血。
7. 手术助产。

（三）与多胎妊娠相关的胎儿风险

注意：单绒双胎患者所有相关胎儿并发症发生风险增加。

1. 流产风险增加：尤其是单绒双胎。
2. 先天畸形的风险增加：仅限于单绒双胎。
3. 胎儿生长受限：发生于约 25% 的双胎。
4. 早产：早产是造成围产儿患病率和死亡率增加的主要原因：40% 的双胎在妊娠 37 周前分娩，10% 的双胎在妊娠 32 周前分娩。
5. 围产儿死亡率增加：①单胎为 5∶1000；②双绒双胎为 18∶1000，单绒双胎更高；③三胞胎为 53∶1000。
6. 胎死宫内的风险：①单胎为 8∶1000；②双绒双胎为 31∶1000，单绒双胎更高；③三胞胎为 84∶1000。
7. 残疾的风险：主要但不限于早产和低出生体重。
8. 脑瘫（cerebral palsy，CP）的发生率：①单胎为 2∶1000；②双绒双胎为 7∶1000，单绒双胎更高；③三胞胎为 27∶1000。
9. 双胎之一消失综合征：双胞胎中的一个胎儿在妊娠早期被自然吸收。

十八、单绒双羊双胎

单绒双胎因共享循环可能引发系列问题。

（一）双胎输血综合征

5%～25% 的单绒双胎妊娠受其影响，若不治疗，其死亡率高达 80%。双胎输血综合征（twin-to-twin transfusion syndrome，TTTS）可能在任何孕周发生急性或缓慢性（更为常见）进展，其原因是由于胎盘内的血管吻合引起双胎间血液重新分配，导致“受血儿”循环容量过多，而“供血儿”循环容量不足。若胎龄过小不具备存活能力而无法考虑分娩将对胎儿产生严重损害。

对于单绒双胎，常需行密切监测，包括从妊娠 16 周开始每 2 周进行连续的超声检查直到分娩。可选的治疗方案包括：①激光消融以完全阻断胎盘血管交通支，最大限度降低围产儿并发症发生风险；②通过阻断脐带血流而进行选择性胎儿减灭（减胎）术，适用于顽固性病情；③激光治疗 TTTS 能够使 80% 情况中一个胎儿存活，50% 的两胎儿存活。

（二）双胎贫血 – 多血质序列征

1. 发生 TTTS 的单绒双胎中两胎儿之间的血红蛋白值有显著差异。
2. 双胎贫血 – 多血质序列征（twin anaemia polycythaemia sequence，TAPS）通常在经 TTTS 激光治疗后循环阻断不彻底时出现。
3. 其临床管理存在争议，应考虑提早终止妊娠。

（三）选择性胎儿生长受限

1. 两胎儿生长不一致（即使没有 TTTS）的情况较为常见。
2. 选择性胎儿生长受限的定义为两胎儿大小差异大于 20% 或其中一个胎儿小于第 10 百分位数。
3. 不稳定的脐动脉多普勒模式［舒张期末血流缺失或反向（absent/reversed end-diastolic flow，AREDF）］提示突发性胎死宫内的高风险。
4. 治疗：若孕周大于 32 周，终止妊娠是最安全的选择；如果小于 28 周，应考虑选择性减胎或激光治疗。
5. 选择性减胎需阻断血管交通支，通常采用电凝法阻断脐血流。

（四）双胎反向动脉灌注

双胎反向动脉灌注（twin reversed arterial perfusion，TRAP）属罕见情况，单绒双胎中的一胎儿结构异常（心脏缺如或未发育完全），并从另一胎儿接受血流供应（脐动脉血流倒置）。正常胎儿被称为“泵血儿”，可能死于心力衰竭，除异常胎儿极小或其泵血自行停止的情况外，均应通过射频消融进行选择性减胎。

（五）终止妊娠相关问题

1. 虽然单绒双胎可能存在不同的结构异常，但基因相同。

2. 选择性减胎需要阻断血管交通支，常以电凝法阻断脐血流。

（六）双胎输血对胎儿的影响

1. 供血儿

(1) 循环容量不足和贫血。

(2) 羊水过少：附壁儿。

(3) 生长受限。

2. 受血儿

(1) 体液过多和红细胞增多症。

(2) 巨膀胱和羊水过多。

(3) 心脏负荷过重和衰竭。

(4) 存在胎儿水肿的证据（腹水、胸腔和心包积液）。

(5) 通常比供血儿更有风险。

（七）双胎中一胎宫内死亡

1. 双绒双胎

(1) 其中一个胎儿在妊娠早期或妊娠中期死亡不会对存活胎儿产生不利影响。

(2) 早产发生率＞50%。

2. 单绒双胎

(1) 由于血管交通支存在，如果双胎之一死亡，随后发生的低血容量可能导致另一存活胎儿死亡或神经损伤的风险达 25%。

(2) 终止妊娠并不能降低胎儿脑损伤的风险。

(3) 如果发生在妊娠晚期，则早产发生率＞50%。

拓展阅读

NICE(2019). Twin and triplet pregnancy.NICE guideline[NG137] www.nice.org.uk/guidance/ng137

十九、多胎妊娠：分娩

- 对于所有多胎妊娠，分娩方式存在争议。
- 第二个胎儿发生死产的风险较高，但目前并非所有双胎均需经剖宫产分娩。
- 若第一胎儿是头位（＞80%），并且不存在绝对分娩禁忌证（如前置胎盘），则可经阴道试产。
- 三胎及以上多胎通常经剖宫产进行分娩（框 2–3）。

框 2–3　双胎的产程和分娩管理

- 双胎通常应在妊娠 37 周终止妊娠，但 40% 的双胎会在此之前自然分娩
- 若第一胎为非头位，建议行剖宫产分娩
- 孕妇应具备已开通的静脉通路和明确的血型报告
- 发生胎儿窘迫更为常见；在整个产程中，尤其是在第一个胎儿娩出后，给予持续的胎心监护至关重要，以便及时评估第二个胎儿是否存在宫内缺氧
- 建议通过胎儿头皮电极对第一个胎儿进行胎心监护，同时经孕妇腹部监护另一胎儿
- 硬膜外麻醉可能有益，特别是在第二个胎儿娩出困难时，但并非必需项目
- 很多医疗单位选择在手术室中进行双胎分娩，因有更大的空间，并在必要时可立即行剖宫产手术终止妊娠
- 不可低估对母亲支持的重要性
- 对第一个胎儿的助产管理应与单胎分娩过程类似，但需对第二个胎儿进行全程胎心监护
- 在娩出第一个胎儿后，应检查第二个胎儿的胎位。腹部轻柔固定胎位的同时，评估分娩方式
- 若担心第二胎胎位异常，床边准备超声仪将很有帮助
- 在第二个胎儿胎头入盆后可行人工破膜，常需在第一个胎儿娩出后 20min 内娩出第二个胎儿
- 若第一胎娩出后宫缩减弱，谨慎使用缩宫素加强宫缩可能有益
- 若第二个胎儿出现胎儿窘迫或第二产程进展缓慢，可行产钳或胎吸助产术加速分娩
- 若上述方法不适用，可选择行剖宫产或臀牵引术（通常在内倒转后）终止妊娠
- 臀牵引术是对一只或两只胎儿足部进行轻柔持续牵引，须由资深产科医生实施
- 由于双胎产妇发生子宫收缩乏力风险高，建议预防性输注缩宫素，必要时使用麦角新碱

与多胎妊娠相关的产时风险

1. 胎位异常。
2. 第一个胎儿娩出后，第二个胎儿发生宫内缺氧。
3. 脐带脱垂。
4. 手术性助产。
5. 产后出血。
6. 罕见情况：①脐带缠绕（仅限单绒单羊双胎）；②胎头交锁；③前置血管致胎儿失血。

二十、臀先露：概述

臀先露是指胎儿的臀部朝向母体骨盆的方向。胎位为纵向，头部位于宫底部。随着妊娠的进展，臀先露越来越少见，到足月时仅 3%～4% 的胎儿仍为臀先露，因此臀先露在早产儿中更为常见。

（一）臀位的类型

1. 完全臀位（直腿臀先露、单臀先露）（70%）：胎儿双腿伸直，足朝向头侧；胎儿先露部为臀部。
2. 混合臀位（15%）：胎儿屈膝，臀和足均是先露部。
3. 足先露臀位（15%）：胎儿一腿屈曲，一腿伸直。

（二）臀先露的病因和相关因素

1. 自发性（最常见）。
2. 早产。
3. 既往臀位妊娠史。
4. 子宫异常，如子宫肌瘤或米勒管发育异常（子宫畸形）。
5. 前置胎盘和骨盆异常。
6. 胎儿异常。
7. 多胎妊娠。

（三）臀先露的结局

1. 胎儿

(1) 在分娩过程中发生缺氧和产伤的风险增加。

(2) 无论何种分娩方式，新生儿近远期风险增加，虽原因尚未明确，但可能与以下因素有关：①与先天畸形有关；②早产儿在出生时更易为臀位。

2. 母亲

大多数臀先露均需经剖宫产分娩。

（四）臀先露的诊断

1. 除非孕妇临产，在妊娠 36 周之前的臀位诊断并不重要。
2. 臀先露在分娩前常被漏诊（30%）。
3. 体征：①胎位为纵向；②宫底部可触及胎头；③胎先露触诊偏软；④最常在子宫上半部分闻及胎心。
4. 应通过超声检查确认诊断，并且还应评估胎儿的生长和结构以排查胎儿异常。

二十一、臀位外倒转术

外倒转术（external cephalic version，ECV）是一种通过腹壁外手法将胎儿由臀位或横位转为头位的术式。初产妇应自妊娠 36 周开始，而经产妇则自妊娠 37 周开始进行，目的是降低剖宫产率。

- 方法：在超声检查后，采用前滚翻技术进行转胎位。将胎儿臀部从盆腔中托起，并推向背部所在的一侧，然后将胎儿头部向前推动并完成转胎位。操作过程不得用力过猛。尝试转胎位后，需行胎心监护，RhD 阴性血的孕妇需注射抗 -D 免疫球蛋白（图 2-3）。
- 效果：成功率约为 50%。术后自发性再次转为臀先露的发生率为 3%。尝试外倒转术将使非头位妊娠的概率减半，大大降低剖宫产率。初产、难以触到胎头、子宫张力高、胎儿臀部已入盆、羊水偏少、白种人种族等因素将增加操作难度。
- 提高成功率的方法：使用子宫平滑肌松弛药（如沙丁胺醇）可以提高外倒转成功率，可以选择在尝试转胎位之前或第一次尝试失败后使用。必要时使用硬膜外麻醉或腰麻进行镇痛。
- 安全性：存在约 0.5% 的风险出现胎心异常

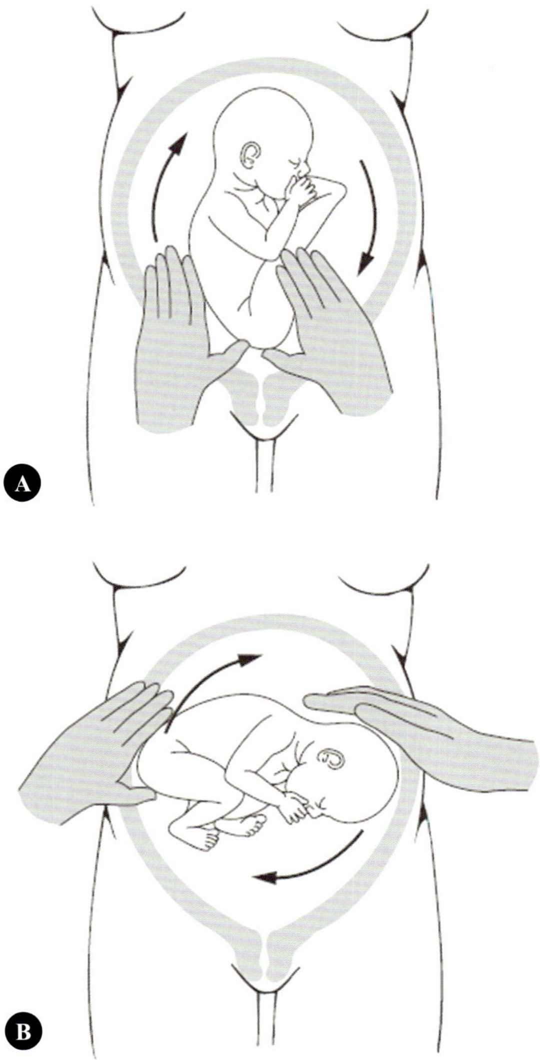

▲ 图 2-3　臀位外倒转术

A. 轻柔将臀位胎儿从母体盆腔中托出，并引导其朝髂窝方向移动；B. 继续引导臀位胎儿向上，直到胎儿处于横位，然后轻轻施加压力在胎头枕部，辅助其完成前滚翻

或阴道出血，需行急诊剖宫产分娩。

- 不常见的手术相关风险包括疼痛、临产、胎盘早剥、胎母输血综合征和脐带相关意外事件。经阴道试产中转剖宫产的风险略高于胎儿始终为头位的产妇。
- 其他方法：所谓的自然转胎位法（体位法、针灸、艾灸）尚未证实有效。

外倒转术的禁忌证

1. 绝对禁忌证：①存在明确的剖宫产指征；②产前出血；③胎儿宫内窘迫；④羊水过少；⑤母体血型为 RhD 阴性（无条件注射抗 -D 免疫球蛋白时）；⑥子痫前期。

2. 相对禁忌证：①既往剖宫产史；②胎儿异常；③妊娠期高血压疾病。

二十二、臀先露：分娩

（一）臀先露的分娩方式

1. 若产妇拒绝外倒转术或操作失败，或未能及时诊断出臀先露，应向产妇介绍臀位分娩。

2. 在英国、美国和欧洲，大多数臀位需经剖宫产分娩，因为一项随机对照试验（randomized controlled trial，RCT）的 Meta 分析显示，与其他分娩方式相比，剖宫产能降低新生儿的死亡率和近期发病率，尽管远期发病率并未降低。

3. 与选择性剖宫产相比，臀位分娩的死亡风险（约为 3 倍）仍然相对较低，为（2～3）/ 1000，故需尊重父母的选择。

4. 臀位经选择性剖宫产分娩并不会增加母亲的发病率，因为经阴道试产仍存在较高的急诊剖宫产风险，而急诊剖宫产本身更具风险。

5. 针对已处于产程活跃期、双胎第二个胎儿或早产胎儿的臀位分娩方式，剖宫产不一定是最佳选择。

（二）臀位胎儿的阴道分娩

注意：对此方面的知识和经验仍很重要，因为臀位分娩需要技巧，有时因产程活跃期才被诊断或因母亲的意愿而不可避免。

（三）臀位分娩的理想选择

1. 无胎儿窘迫征象。
2. 预估胎儿体重＜3.8kg。
3. 自然临产。
4. 完全性臀位。
5. 胎儿颈部无过度仰伸。

注意：存在脐带脱垂的风险，足先露臀位脐带脱垂的风险最高（15%）。

注意：不建议使用缩宫素加速产程，在宫口开全后胎先露仍偏高是难产的预兆。

（四）臀位阴道助产技巧

1. 在胎臀拨露之前，母亲应延迟用力。

2. 胎臀娩出后维持胎背朝上直至其肩胛骨娩出。

3. 用食指钩住胎儿肘部，将胎儿手臂下拉至胸前。

4. 保持胎儿躯干悬空状态。

5. 若胎儿手臂位于胸部上方伸展且无法探及，需行 Løvset 手法。

(1) 助产者双手环绕胎体，拇指放在骶骨上，轻柔向下牵引，顺时针旋转 180°，然后逆时针旋转。

(2) 该方法可使胎儿前肩和后肩进入骨盆，将胎儿手臂从耻骨下方娩出。

6. 当胎儿颈部可见时，助产者右手的两指置于胎儿双侧上颌，左手的两手指置于头后方使其俯屈（Mauriceau-Smellie-Veit 手法），同时鼓励母亲屏气用力。

7. 若此法仍无法娩出胎头，则在下一次宫缩前放置产钳。

8. 资深助产者可推荐产妇采取四肢着地姿势进行分娩，可能利于分娩。

拓展阅读

RCOG(2017).Management of breech presentation.Green-top guideline no.20b.
www.rcog.org.uk/en/guidelines-research-services/guidelines/gtg20b/

二十三、横产式、斜产式和不稳定产式

（一）定义

1. 横产式或斜产式是指胎儿纵轴与子宫纵轴相垂直：①常见于早产儿；②妊娠 37 周后发生率＜1%。

2. 不稳定产式是指胎位仍处于变化中：①通常每天会发生多次变化；②可能是横位、头位或臀位（图 2–4）。

（二）评估

1. 通过病史确定胎位的稳定性：胎先露是否持续变化。

2. 通过触诊确定胎方位。

3. 排除头先露和臀先露。

4. 评估子宫壁的松弛程度。

5. 胎先露是否易改变。

6. 应进行超声检查以帮助确定原因。

（三）异常胎产式的管理

1. 推荐从妊娠 39 周起住院，当临产或破水且非纵产式时行剖宫产。

2. 若胎位自然恢复为纵产式，可出院待产。

3. 若胎位尚未稳定，常期待至妊娠 41 周行剖宫产。

4. 若胎位稳定但非纵产式，应考虑于妊娠 39 周行剖宫产。

注意：一些学者主张进行稳定引产，将胎儿转为头先露后，并立即行人工破膜。然而，这需要专业技术。

（四）异常胎位的风险

1. 非纵产式胎位的分娩将导致难产或潜在的子宫破裂风险。

2. 因纵产式胎先露入盆后会阻止脐带经宫颈脱出，所以异常胎位分娩时胎膜破裂会增加脐带脱垂的风险。

（五）异常胎位的原因和相关因素

1. 多产（尤其是多于两胎）且子宫松弛（常见）。

2. 羊水过多。

3. 子宫异常，如子宫肌瘤和米勒管发育异常（子宫畸形）。

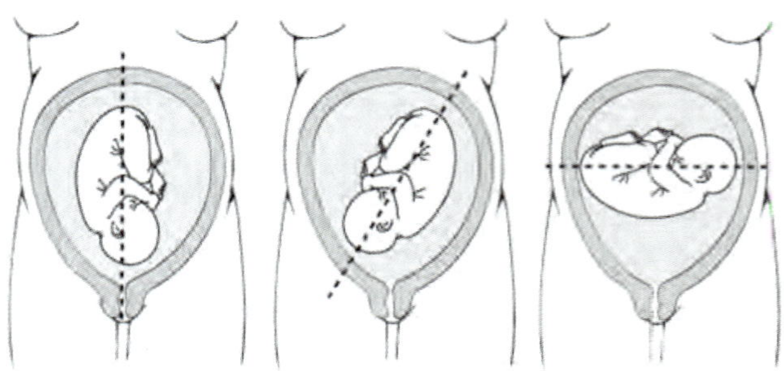

纵产式（正常）胎位　　斜产式　　横产式

▲ 图 2–4　胎儿的纵产式、斜产式和横产式

4. 前置胎盘和盆腔梗阻因素。

5. 胎儿异常。

6. 多胎妊娠。

二十四、妊娠期腹痛：与妊娠相关（孕周＜24 周）

往往很难区分腹痛是由妇科、非妇科或妊娠相关的原因引起。一些常规的外科检查和操作因可能损伤胎儿，故需权衡利弊。

（一）流产

1. 下腹部隐痛甚至持续剧痛或绞痛。

2. 大多数患者伴有阴道流血。

3. 尿妊娠试验阳性，盆腔检查、超声检查将帮助诊断。

（二）异位妊娠

1. 通常在孕周＜12 周出现单侧下腹疼痛。

2. 伴有褐色出血。

3. 肩区疼痛可能是腹腔（异位妊娠）出血的症状。

4. 借助血清 hCG、超声检查和腹腔镜检查辅助诊断。

（三）便秘

生理变化导致肠道蠕动减慢。

1. 症状和体征

多种多样，但下腹绞痛（左侧＞右侧）较常见。

2. 治疗

包括高纤维饮食、渗透性泻药和甘油栓剂。

（四）圆韧带疼痛

这种疼痛归因于圆韧带的牵拉。

1. 发生率

20%～30% 的妊娠。

2. 症状和体征

(1) 常见于妊娠早期和妊娠中期。

(2) 疼痛通常呈双侧性，位于子宫外侧。

(3) 可辐射至腹股沟。

(4) 运动可能加重疼痛（尤其是从坐位改为站位或于卧位翻身时）。

3. 治疗

(1) 安慰。

(2) 镇痛药。

(3) 支撑性腰带可能改善症状。

（五）尿路感染

妊娠期尿路感染更为常见，与早产密切相关。

1. 症状和体征

(1) 耻骨上或下腹疼痛。

(2) 尿痛、夜尿增多和尿频。

2. 检查

(1) 尿液试纸：①亚硝酸盐强烈提示尿路感染；②尿液中红细胞、白细胞和蛋白质升高提示可疑尿路感染。

(2) 需采集中段尿（midstream sample urine，MSU）。

3. 治疗

(1) 抗生素。

(2) 镇痛药。

(3) 增加液体摄入。

（六）子宫肌瘤红色变性

子宫肌瘤见于 20% 的育龄期女性。肌瘤在妊娠期可能增大，影响肌瘤中央的血液供应，故引起疼痛，称红色变性。

1. 发生率

15% 的妊娠合并子宫肌瘤。

2. 症状

(1) 常发生于妊娠 12～22 周。

(2) 局限在宫区与肌瘤一致的部位的持续疼痛（可能剧烈）。

(3) 可伴有低热。

3. 检查

超声检查（可识别肌瘤，但无法明确红色样变）。

全血细胞计数（可能显示白细胞增多）。

4. 治疗

镇痛药（疼痛应在 4～7 天内缓解；若疼痛剧

烈持久，应征求疼痛专家的建议）。

胎盘早剥与此不同，合并肌瘤的子宫通常张力不高，只有肌瘤的局部有痛感。

注意： 因大出血风险，在妊娠期无法行子宫肌瘤切除术（扭曲的带蒂肌瘤除外）。

二十五、妊娠期腹痛：与妊娠相关（孕周＞ 24 周）

（一）临产

症状和体征

(1) 通常表现为规律的痛性宫缩。

(2) 早产的腹痛病史可能不明显，孕妇可能未联想到子宫收缩。

注意： 对妊娠期腹痛的临床处理，应行阴道检查。

（二）耻骨联合功能障碍 / 骨盆周痛

1. 症状和体征

与大腿根部和会阴相关的耻骨疼痛：①运动会加重疼痛；②行走困难，出现蹒跚步态。

2. 治疗

镇痛药和物理治疗。

（三）反流性食管炎

妊娠期食管括约肌松弛，妊娠子宫对食管远端的压力导致反流性食管炎的发生率增加。因妊娠期胃酸分泌减少，故胃溃疡较少见。

1. 发生率

占 60%～70% 的妊娠。

2. 风险因素

(1) 羊水过多。

(2) 多胎妊娠。

3. 症状和体征

上腹部 / 胸骨后灼热疼痛，平躺时症状加重。

4. 治疗

(1) 排除子痫前期。

(2) 抗酸药、质子泵抑制药。

(3) 饮食和生活方式建议（避免仰卧位）。

（四）子宫破裂

常发生于产程中，但也有发生于妊娠期的报道。

1. 风险因素

(1) 既往剖宫产史或其他子宫手术史。

(2) 先天子宫畸形。

(3) 引产或产程中使用缩宫素。

(4) 未能识别的梗阻性难产。

2. 症状与体征

(1) 子宫瘢痕处压痛。

(2) 极易触及胎儿肢体。

(3) 阴道检查无法触及胎儿。

(4) 可为显性阴道流血。

(5) 孕妇出现休克征象。

注意： 胎心监护可能提示胎儿窘迫和明显的宫缩变化（宫缩图显示宫缩可能消失）。

3. 检查

(1) 全血细胞计数。

(2) 交叉配血。

4. 治疗

(1) 液体复苏。

(2) 急诊剖腹探查以娩出胎儿并修复子宫。

（五）其他妊娠期腹痛的原因

1. 胎盘早剥。

2. 子痫前期 /HELLP 综合征。

（六）生理性宫缩

子宫的自发性生理性收缩，通常发生于妊娠晚期。

1. 症状和体征

(1) 无痛性宫缩且频率不高。

(2) 阴道检查示宫颈管未消退且宫口未开。

2. 检查

(1) 排除早产的诱发因素（小便试纸 / 尿培养以排除尿路感染）。

(2) 如果不确定是否早产，应行纤维连接蛋白测定。

3. 治疗

安慰疗法。

二十六、妊娠期腹痛：与肠道有关

（一）阑尾炎

阑尾炎是妊娠期最常见的外科急症。其发生率为 1 :（1500～2000），在妊娠不同阶段发病率相同。妊娠女性患阑尾炎的风险与非妊娠女性相同。

1. 症状和体征

(1) 典型的转移性右下腹痛。

注意：鉴于妊娠子宫对阑尾的压迫，疼痛会在妊娠中期与妊娠晚期向右上腹移动。

(2) 恶心和呕吐。

(3) 厌食。

(4) 70% 的患者出现腹部压痛和反跳痛。

注意：Rovsing 征和发热在妊娠期患者中常不典型。

2. 检查

(1) 白细胞计数和 C 反应蛋白（C-reactive protein，CRP）通常升高。

(2) 超声检查：排除其他疼痛原因。

(3) 应考虑行 CT 或 MRI 检查。

3. 治疗

行诊断性腹腔镜检查 / 剖腹探查和阑尾切除术。

注意：阑尾未穿孔的胎儿丢失率为 3%～5%，而阑尾穿孔则可高达 20%。

（二）肠梗阻

在妊娠期间，肠梗阻是第三大常见的非产科腹腔镜手术原因。孕妇发生率为 1 : 3000～1 : 1500。随着孕周的增加，发生率也会增加。肠粘连是最常见的原因。

1. 症状和体征

(1) 急性腹痛。

(2) 呕吐。

(3) 便秘。

(4) 发热。

2. 诊断

(1) 直立腹部 X 线显示充满气体的肠道，大肠中气体较少。

(2) 腹部和盆腔超声检查。

3. 治疗

(1) 保守治疗：静脉支持治疗和胃肠减压。

(2) 若存在任何急性梗阻性病因或保守治疗无好转，需行手术治疗。

（三）肠梗阻的原因

1. 手术引起的粘连，如子宫肌瘤切除术后的粘连。

2. 肠扭转。

3. 肠套叠。

4. 疝气。

5. 肿瘤。

二十七、妊娠期腹痛：其他原因

（一）急性胆囊炎

急性胆囊炎是妊娠期第二大常见的需手术治疗的外科急腹症（孕激素使平滑肌张力降低，易于发生胆汁淤积导致胆石形成）。胆石症的发生率在初产妇中为 7%，经产妇中为 19%。急性胆囊炎的发生率为（1～8）: 10 000。

1. 症状和体征

(1) 持续性上腹部 / 右上腹痛。

(2) 恶心和呕吐。

(3) 急性胆囊炎可能出现 Murphy 征阳性。

(4) 黄疸（常提示胆管阻塞）。

(5) 全身感染征象（发热和心动过速）。

2. 检查

(1) 全血细胞计数、肝功能、CRP（白细胞计数和碱性磷酸酶通常升高）。

(2) 总胆红素检查（判断是否伴发胆道梗阻）。

(3) 腹部超声检查胆道（可显示结石或胆道扩张）。

3. 治疗

(1) 保守治疗是最常用治疗方法。

(2) 镇痛药和止吐药。

(3) 补液。

(4) 抗生素。

(5) 复发性胆绞痛、急性胆囊炎和梗阻性胆石症是手术指征，通常在分娩后推荐进行腹腔镜下胆囊切除术。

（二）附件扭转

附件扭转指增大的卵巢在其蒂上扭转的情况。

注意：卵巢及其他附件的扭转在妊娠女性中比非妊娠女性更常见。

1. 症状和体征

(1) 突发的单侧下腹绞痛。

(2) 恶心和呕吐。

(3) 可能出现全身性症状，如发热。

2. 检查

(1) 白细胞计数和 CRP：可升高。

(2) 盆腔超声检查可能显示附件肿块，多普勒超声可能提示附件血供受阻。

3. 治疗

(1) 如果怀疑存在附件扭转，应行急诊腹腔镜手术，切除或复位扭转的附件。

(2) 既能保留卵巢，又能防止已无活性的卵巢组织发生坏死。

（三）胰腺炎

最常见于妊娠晚期和产褥期。妊娠早期胰腺炎可能与胆石症相关。

注意：虽罕见，但妊娠期胰腺炎比同龄的非妊娠女性更常见。

1. 发病率

1∶5000。

2. 风险因素

(1) 胆囊疾病。

(2) 过度饮酒。

(3) 高脂血症。

3. 症状和体征

(1) 上腹痛常辐射到背部。

(2) 平躺时加重，前倾时可减轻。

(3) 恶心和呕吐。

4. 检查

(1) 检测血清淀粉酶和脂肪酶水平、血常规、血糖。

(2) 腹部超声检查以确定是否有胆囊结石。

5. 治疗

保守治疗是主要手段。

(1) 静脉输液，防止电解质紊乱。

(2) 考虑静脉使用抗生素。

(3) 静脉镇痛药，如吗啡（哌替啶禁忌）。

(4) 胃肠减压。

注意：对于所有妊娠阶段的胆源性胰腺炎，建议尽早进行外科干预，超过 70% 的病例在分娩前会复发。

(5) 腹腔镜下或开腹胆囊切除术。

(6) 因辐射暴露对胎儿的危险，内镜逆行胆管胰管造影（endoscopic retrograde cholangiopancreatography，ERCP）在妊娠期的应用有限。

注意：如果胰腺炎严重，应转至重症监护病房。

（四）腹痛的非腹部原因

与腹部结构无关的其他疾病也可能引发腹痛：①大叶性肺炎；②糖尿病酮症酸中毒；③镰状细胞危象。

有社会问题和家庭虐待的女性可能会反复出现无法诊断的疼痛，所以直接而富有同情心地询问很重要。

二十八、早产

早产的定义是妊娠 24～37 周分娩。

- 妊娠<34 周分娩对胎儿影响更大，因妊娠 34 周后很少发生严重的围产儿不良结局。
- 1/3 是医源性早产（如妊娠期高血压疾病），2/3 是自发性早产。
- 占出生人口的 5%～10%，在围产儿死亡中>50%。
- 可导致新生儿远期的残疾，如失明、失聪和脑瘫；分娩孕周越早，风险越高。
- 全球范围内发病率呈上升趋势。
- >50% 未足月孕妇虽出现宫缩痛，但并不会发生早产；胎儿纤维连接蛋白 / 经阴道超声检查有助于诊断。

（一）急性早产

- 与宫颈松弛（避免使用“功能不全”一词）相关的早产，典型临床表现包括阴道分泌物增多、轻度下腹痛和检查时胎膜膨出。
- 与感染、炎症或胎盘早剥等因素相关的早产表现为下腹痛、痛性宫缩和流产。
- 自发性胎膜早破（spontaneous rupture of membranes，SROM）是早产的常见症状或预兆。

感染和宫颈松弛之间存在联系，并且常常同时存在。

1. 病史

(1) 询问疼痛 / 宫缩的情况：起始时间、频率、持续时间、严重程度。

(2) 流产史：胎膜早破或阴道流血。

(3) 产科病史（查看产检记录）。

2. 检查

(1) 母体脉搏、体温、呼吸频率。

(2) 子宫触痛（提示感染 / 胎盘早剥）。

(3) 胎先露。

(4) 窥器检查：有无血液、分泌物、羊水，进行取样。

(5) 轻柔的阴道指检。

3. 检查

(1) 血常规，CRP（白细胞计数升高和 CRP 提示感染）。

(2) 阴道分泌物、尿液培养。

(3) 超声判断胎位（常见胎位异常）和预测胎儿体重。

(4) 尽量检测胎儿纤维连接蛋白或经阴道宫颈长度超声测定。

（二）早产的风险因素

1. 既往早产或晚期流产史。
2. 多胎妊娠。
3. 宫颈手术史。
4. 子宫畸形。
5. 其他学科的医学指征，如肾脏疾病。
6. 子痫前期和胎儿生长受限（自发性和医源性）。

（三）早产的临床处理

1. 确定是否为先兆早产或早产临产：①经阴道超声测量宫颈长度（>15mm，常不会分娩）；②纤维连接蛋白检测（若阴性，常不会分娩）。
2. 若早产风险较高，建议住院。
3. 通知新生儿科。
4. 如孕周<27 周，或者预测胎儿体重<800g，或者多胎妊娠孕周<28 周，安排宫内转送至三级医院。
5. 借助超声确定胎先露。
6. 使用糖皮质激素（倍他米松肌内注射，每次 12mg，每天 1 次，共 2 次）。
7. 考虑使用宫缩抑制药（药物治疗以预防分娩）不超过 24h 且需排除感染：①为激素治疗和（或）宫内转送提供时间；②目前常用的宫缩抑制药包括口服硝苯地平和静脉注射阿托西班。

注意：目标不仅仅是延长孕周，而是改善围产期的发病率和死亡率。针对宫缩抑制药的研究并未提示以上围产儿结局的显著改善，故有些学者更倾向于不使用。

8. 需通知资深产科医生和新生儿科医生参与抢救，尤其是胎儿存活的临界孕周（22～26 周）。
9. 需明确以下分娩管理计划：①分娩方式；②产程监测；③分娩时是否有儿科医生 / 适当的干预措施。
10. 若确认早产临产，予静脉抗生素治疗。
11. 如果孕周少于 30～32 周，给予 4g 镁剂稀释在 20ml 生理盐水中，10min 缓慢静脉注射，以降低脑瘫风险。

拓展阅读

NICE(2015, updated 2022).Preterm labour and birth.NICE guideline[NG25].
www.nice.org.uk/guidance/ng25

二十九、早产的预防和预测

（一）预防

1. 治疗细菌性阴道病

证据表明对有未足月胎膜破裂（preterm prelabour rupture of membranes，PPROM）病史的女性，在孕周<16 周前进行细菌性阴道病（bacterial vaginosis，BV）的治疗，可降低早产和低出生体重儿的发病率。

2. 孕酮

(1) 对于高危孕妇（如既往晚期流产或早产史）可减少复发。

(2) 对于低危孕妇（如宫颈短）可减少早产（经阴道超声测量宫颈长度可能增加早产筛查的阳性预测率）。

(3) 对双胎妊娠的预防效果较差。

(4) 使用霜剂或栓剂治疗。

3. 宫颈环扎术

注意：在特定情况下可能有益。

(1) 择期宫颈环扎术（用于先前由宫颈松弛所致的流产）。

(2) 基于超声指征的宫颈环扎术（经阴道超声测量宫颈长度提示宫颈短）。

(3) 急诊环扎术（宫口已开）。

4. 宫颈托（如 Arabin®）

注意：关于宫颈托的证据尚存争议。

5. 减胎

对三胞胎或更多的多胎妊娠进行选择性减胎（减少到两个）可降低早产的风险，但略增加妊娠早期流产风险。

（二）宫颈环扎术的类型

1. 经阴道

(1) 孕周<13 周或发现宫颈短时选择环扎术。

(2) 常见的类型有 Shirodkar（需要上推膀胱）或 MacDonald：使用 Prolene® 或 Mersilene® 环扎带。

(3) 如果宫口已开且伴有胎膜膨出，排除感染后行急诊宫颈环扎术可预防 50% 的极早产。

2. 经腹（腹腔镜或开腹）

(1) 作为孕前或孕周<13 周的可选手术。

(2) 有效，但侵入性较大。

(3) 常用于难治性病例，或者阴道内无法显露宫颈时。

(4) 需经剖宫产分娩。

三十、未足月胎膜早破：概述

- 约 1/3 的未足月胎膜早破导致早产。
- 约 1/3 的未足月胎膜早破与感染有关（妊娠早期时更常见）。

（一）病史

询问有无阴道流液：①发生突然；②持续滴漏或湿润感。

注意：羊膜腔感染可仅引起轻微症状，但与新生儿发病率和死亡率密切相关。

注意：羊膜腔感染对母体的风险很大，是导致孕产妇死亡的原因之一。

（二）羊膜腔感染的特征

1. 病史

(1) 发热或其他不适。

(2) 腹痛，包括宫缩。

(3) 脓性或腥臭的分泌物。

2. 查体

(1) 母体发热和心动过速。

(2) 子宫压痛。

(3) 胎儿心动过速。

(4) 窥器检查：腥臭的分泌物，如黄色或褐色。应避免反复进行阴道检查，以免造成感染。

（三）检查

1. 血常规和 CRP 检查：白细胞计数和 CRP 指标可能提示感染，但灵敏度并非 100%。

2. 拭子：①高位阴道拭子（high vaginal swab，HVS）；②低位阴道拭子（low vaginal swab，LVS）。

3. 尿培养。

4. 超声检查，用于评估胎先露、预测胎儿体重和羊水量。

5. 如怀疑败血症，应行母体乳酸测定。

三十一、未足月胎膜早破：管理

- 如果有绒毛膜羊膜炎的证据：①进行乳酸测定等脓毒症评估；②广谱抗生素治疗；③类固醇（倍他米松 12mg 肌内注射）；④不论孕周，均立即终止妊娠。
- 排除绒毛膜羊膜炎后，采取保守治疗：①住院观察；②类固醇（倍他米松肌内注射，每次 12mg，每天 1 次，共 2 次）；③抗生素（红霉素）。

使用抗生素可以减少新生儿发病率，但远期获益尚不明确。ORACLE 试验表明，红霉素具有益处。

注意：使用氨苄西林与坏死性小肠结肠炎（necrotizing enterocolitis，NEC）的风险增加相关，应避免使用。

（一）预后

预后取决于以下情况。

1. 分娩的孕周。

2. 胎膜早破的孕周。

(1) 孕周<20 周的未足月胎膜早破，很少胎儿存活。

(2) 孕周>22 周的未足月胎膜早破，胎儿存活率高达 50%。

3. 未足月胎膜早破的原因：若由侵入性操作（如羊水穿刺）引起，而非自发性未足月胎膜早破，预后较好。

（二）对胎儿的风险

1. 早产。
2. 感染。
3. 肺发育不良。
4. 肢体挛缩。

拓展阅读

NICE(2015, updated 2022).Preterm labour and birth.NICE guideline[NG25].
www.nice.org.uk/guidance/ng25

三十二、过期妊娠：概述

过期妊娠易引起孕妇和产科医生的焦虑。较常见，与胎儿发病率和死亡率增加相关。

（一）过期妊娠的定义

根据国际妇产科联合会（Federation of Gynaecology and Obstetrics，FIGO）的定义，超过 42 周（294 天）的妊娠被视为过期妊娠，计算起点是末次月经的第 1 天（月经周期为 28 天的女性）。在日常实践中常会使用多种术语，如延长妊娠、过期分娩和过期成熟。

（二）发生率

1. 妊娠时间≥42 周的发生率为 3%～10%。
2. 若存在 1 次过期妊娠史，再发率则为 30%。
3. 若存在 2 次过期妊娠史，再发率则为 40%。

（三）母体风险

1. 孕妇焦虑和心理问题的发病率增加。

2. 增加干预措施的可能性：①催引产；②增加生殖道损伤风险的手术性分娩。

（四）胎儿风险

1. 妊娠 42 周后围产儿死亡率增加

(1) 产前和产时死亡率增加 4 倍。

(2) 早期新生儿死亡率增加 3 倍。

(3) 即使是正常生长的胎儿，风险也会增加，因胎盘功能可迅速恶化且难以预测。

2. 其他风险

(1) 胎粪吸入和辅助通气。

(2) 羊水过少。

(3) 巨大儿、肩难产和胎儿损伤。

(4) 颅内血肿。

(5) 产程中胎儿窘迫。

(6) 新生儿：①低体温；②低血糖；③红细胞增多症；④生长受限。

（五）胎儿过熟综合征

1. 该术语用于描述出生后存在宫内营养不良征象的过期婴儿。

2. 新生儿舟状腹，身体或肢体上几乎没有皮下脂肪，手掌和足底的皮肤剥落，指甲过长，神情焦虑、警觉。

3. 新生儿皮肤粪染。

4. 仅占妊娠 42 周后出生新生儿中的少数部分。

注意：这些特征也可发生于生长受限的较早孕周胎儿。因此，对孕周超 42 周的妊娠，更倾向于使用“过期”而非“过熟”。

三十三、过期妊娠：管理

- 尽可能准确判断预产期（expected date of delivery，EDD）：除 IVF 妊娠外，以妊娠 10～13^{+6} 周的超声测量的头臀长推算 EDD 最为准确。
- 评估可能需要催引产的风险因素：①子痫前期；②糖尿病；③母体高龄；④产前出血；⑤与胎盘功能不全相关的胎儿生长受限。
- 妊娠 41 周时实施“剥膜”。
- 妊娠 41 周开始催引产：①稍降低围产期死亡率；②降低剖宫产风险；③增加分娩的医疗干预；④若拒绝催引产，需确保进行充分的胎儿监测。

（一）胎儿监测

超声监测对预后的价值很小，应从妊娠 42 周起每天进行胎心监护。建议孕妇关注胎动减少并及时报告。

（二）咨询

英国的大多数医疗机构建议在妊娠 42 周前催引产，否则围产儿死亡率和发病率增加。

催引产不会增加剖宫产的风险。

注意：那些希望等待自然临产的孕妇应接受适当咨询，告知存在胎儿死亡率和发病率增加风险。

拓展阅读

NICE (2021). Antenatal care. NICE guideline [NG201]. www.nice.org.uk/guidance/ng201

第3章 胎儿医学

Fetal medicine

董晓静 译　　栗宝华 校

一、产前诊断：概述

（一）优点

在英国新生儿先天性畸形的发生率约为2%，占围产期和婴儿期死亡人数的21%，还可引起后续的严重残疾和疾病。

虽然一部分先天畸形有妊娠期高危因素（如母亲患有1型糖尿病或曾经生育过患病儿），但绝大多数的先天性缺陷是在没有高危因素的妊娠中意外发生的。在这种情况下，产前诊断可以从多方面提供帮助。

1. 决定分娩的时间、方式和地点（如在能进行小儿外科相关手术的医疗单位分娩）。
2. 让父母做好应对缺陷儿的准备。
3. 让父母了解缺陷儿的专科治疗方案。
4. 确保胎儿监护，如妊娠晚期行超声检查，以监测胎儿状况并确保获得最佳妊娠结局。
5. 可以考虑宫内治疗（目前很少开展）。
6. 有严重缺陷的情况下，让父母可以选择终止妊娠。

（二）咨询

胎儿出现异常对于父母来说往往是毁灭性的消息。因年龄、社会背景和宗教信仰等因素的不同，他们对该情况的反应会不同。并非所有父母都希望终止妊娠，即使面对影响生活的畸形，许多父母依旧会选择继续妊娠。然而，另一些父母认为继续妊娠会让他们痛苦。因此，产前咨询应具有支持性、信息性和非倾向性。在进行任何筛查检测之前，都必须提供充分的咨询意见。如果父母不愿意进行风险更高的诊断性检测，筛查反而可能增加他们的焦虑情绪。产前诊断之前应该签署知情同意书。

二、21三体综合征（唐氏综合征）

21三体综合征是出现学习障碍最常见的病因。通常是因减数分裂时21号染色体未分离引起（95%），也可能是由父母染色体的平衡易位（4%）引起，约有1%由于染色体嵌合而出现。约50%的患者会有一种或多种严重的先天畸形，约10%的人会在5岁之前死亡，目前21三体综合征患者的预期寿命为50—55岁。

（一）随母亲年龄增大，罹患21三体综合征的风险增加

＜25岁为1∶1500，30岁为1∶910，35岁为1∶380，40岁为1∶110，45岁为1∶30。

活产儿中的自然发病率为1∶600，但由于宫内诊断和终止妊娠的原因，发病率现在为6∶10 000。

1. 典型外观

包括扁平鼻梁、内眦赘皮、通贯掌。

2. 智力障碍

80%有重度或极严重的智力障碍，21岁时的平均心理年龄为5岁，早发性痴呆的风险增加。

3. 先天畸形

(1) 心脏异常［发生率为46%，如室间隔缺损

（ventricular septal defect，VSD）、房间隔缺损（atrial septal defect，ASD）和法洛四联症]。

(2) 胃肠道闭锁（如十二指肠闭锁）。

4. 其他疾病的风险增加，包括白血病、甲状腺疾病、癫痫。

（二）确诊 21 三体综合征后女性再次妊娠的遗传咨询

1. 如果核型显示为直接由染色体不分离引起的 21 三体综合征，其复发风险与母亲年龄相关，风险增加约 1%。

2. 如果存在染色体易位，母亲携带时复发风险为 1∶10，父亲携带时复发风险为 1∶50。

支持团队

Down Syndrome Medical Interest Group
www.dsmig.org.uk

三、其他类型的非整倍体

（一）18 三体综合征（Edwards 综合征）

18 三体综合征是第二常见的常染色体三体疾病，多由于减数分裂时不分离引起。大多数人出生后不久就会死亡，生存到 1 年的案例较少。

1. 活产儿发病率为 1∶6000（自然发病率约为 1∶3000）。

2. 随母亲年龄增加，患病风险增加。

3. 外观特征：①颅面部异常，包括小面部特征、小下颌和耳朵下垂；②摇椅足；③重叠指。

4. 先天畸形：①几乎所有胎儿都有心脏异常（通常是 VSD）；②胃肠道异常；③泌尿生殖系统异常。

（二）13 三体综合征（Patau 综合征）

在常染色体三体疾病中较少见，约 75% 由染色体不分离引起，婴儿出生后不久就会死亡。

1. 活产儿发病率为 1∶10 000。

2. 随母亲年龄增加，患病风险增加。

3. 外观特征：颅面部异常，包括前额有喙的独眼畸形；小头畸形。

4. 先天性畸形：①前脑无裂畸形（胚胎前脑分裂失败）；②胃肠道异常，尤其是脐外翻；③唇裂和腭裂。

拓展阅读

www.rarechromo.org

（三）Turner 综合征（45, XO）

该染色体异常仅影响女性，是由于 X 染色体缺失所致。它是少数不会导致精神障碍的染色体异常之一。几乎所有患有 Turner 综合征的女性都会出现身材矮小和卵巢功能丧失，但其他特征的出现概率差异很大。

1. 活产女婴的发病率 1∶2500。

2. 外观特征：①身材矮小，蹼颈，颈短而宽；②无功能的“条索状”卵巢；③主动脉缩窄。

拓展阅读

www.tss.org.uk

（四）克氏综合征（47, XXY）

仅影响男性，由 X 染色体不分离引起。患者几乎均有不育症并且可能患有性腺功能减退症。他们体型高大，偶尔伴有智商低下。活产男婴的发病率为 1∶700。

四、染色体异常筛查

理想情况下，应在门诊预约阶段向所有女性提供筛查服务。在英国，几乎所有医院都使用“联合检测”来筛查唐氏综合征这一最常见的染色体异常。检出率为 75%，假阴性率（false positive rate，FPR）不超过 3%。当概率≤1/150 时被判定为“高风险”。

（一）咨询

应给孕妇提供详细、客观的书面信息，包括病情、可用检测方法、结果的含义。最重要的是，要让孕妇明白正常的结果并不能保证她的胎儿没有异常。

筛查结果依赖于不同独立危险因素的整合，

包括孕妇年龄、血激素水平和超声检查结果。结果还受到其他因素的影响，如母亲体重、种族、体外受精、吸烟、多胎妊娠和糖尿病，并且根据这些因素修正筛查结果。

一些人提出了强有力的论点，他们认为许多产前筛查最终常以终止妊娠为结局，如唐氏综合征等，而这些往往是父母在缺乏足够信息的情况下做出的决定，这不仅削弱了生物多样性，可能还会剥夺个体生存的权力。因为这些个体如果出生，也可以过着幸福美满的生活，成为家庭的一分子，社会的一分子。

（二）筛查与诊断性检测

医生必须注意解释这些使用的不同检测类型之间的差异，包括它们的优点、缺点和局限性。

1. 筛查

(1) 应该便宜，而且广泛可用。

(2) 非侵入性、安全和可接受。

(3) 具有良好的灵敏度（高检出率）和特异度（低假阴性率）。

(4) 提供受某种疾病影响的风险值（例如，唐氏综合征的风险为 1/100）。

(5) 对被确定为“高风险”的人群必须提供适宜的诊断性检测。

2. 诊断性检测

(1) 需要明确诊断或排除可疑诊断（如胎儿是否患有唐氏综合征）。

(2) 必须尽可能安全。

(3) 必须具有高灵敏度和特异度。

(4) 只有被检测的疾病影响足够严重，才有必要进行侵入性检测。

五、普通筛查检测

（一）联合检测

1. 时间

在妊娠 11～13^{+6} 周时做超声和血液检测。

2. 方法

(1) 胎儿处于中立位时，超声扫描测量皮肤和覆盖颈椎的软组织之间的皮下组织厚度［胎儿颈部透明层厚度（nuchal translucency, NT）］（图 3-1）。

(2) 血液检测：① PAPP-A；② β-hCG。

3. 21 三体综合征的风险

计算方法是将孕妇的年龄和与妊娠相关的风险乘以 NT 测量数据和两个血液检测结果得出的似然比。

4. 小结

(1) 目前推荐且最常用的筛查方式。

(2) 使用其他指标提高检测能力，包括鼻骨和三尖瓣反流。

(3) 仔细的 USS 可以识别出多种结构性异常。

（二）三联和四联检测

1. 时间

在妊娠 15～20 周进行血液检测。

2. 方法

(1) 实时超声（但不包括 NT 超声）。

(2) 血液检测指标：①雌三醇；②hCG；③AFP；④抑制素 A（用于三联及以上筛查）。

3. 小结

(1) 当无法进行 NT 超声或孕周较大时，建议使用。

(2) 与联合检测相比，对超声医师技术水平的要求较低。

（三）联合检测优缺点

1. 优势

(1) 检出率为 90% 时，假阴性率为 5%（检出率为 75% 时，假阴性率为 3%）。

(2) 可能会检测到其他异常，如无脑儿。

(3)NT 增厚也是结构畸形的指标，如心脏畸形。

(4) 通常在妊娠前 3 个月使用，因为在这个时期发现问题可以手术终止妊娠（termination of pregnancy，TOP）。

(5) 对于所有三体疾病的检出率均在可接受范围内。

2. 缺点

NT 超声检测价格昂贵，操作难度大。

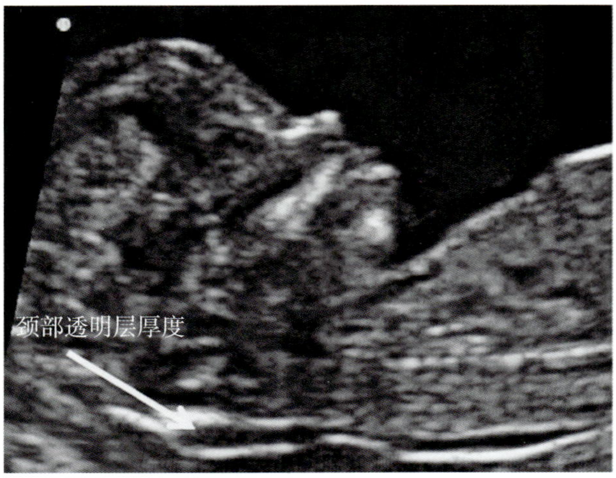

▲ 图 3-1　在妊娠 11～13^{+6} 周超声扫描时的颈部透明层厚度

（四）妊娠 11～13^{+6} 周的其他指标

1. 患有唐氏综合征的胎儿在妊娠 11～13^{+6} 周时更容易出现鼻骨缺失或发育不良，静脉导管 a 波倒置，以及显著的三尖瓣反流。

2. 在这个孕周还可能会看到其他的结构性异常，如脐疝。

3. 其他指标只有结合 NT 检查才能判断是否用于修改联合检测的风险。

4. 其他指标在很大程度上增加了联合检测的准确性。

5. 这些指标的检查需要专业的技能及较长的检查时间才能保证检查的准确性，因此临床不常用。

六、游离 DNA 检测（无创产前筛查）

可以在母体循环中检测到胎儿 DNA（胎盘起源），该技术可用于检测胎儿染色体，甚至一些单基因的异常。检测需要在妊娠第 10 周采集孕妇血液，除了出现假阳性结果外，检测本身几乎无风险，但它的检测费用较昂贵。

检测三体异常的灵敏度接近 100%，假阴性率＜0.5%（唐氏综合征 0.1%）。

检测其他染色体异常的假阴性和假阳性的比率都要高得多，包括性染色体异常和染色体微缺失，如 DiGeorge 综合征。

注意：因此，对其他染色体异常的检测，该技术应用有限，当出现阳性结果时，应该使用羊膜腔穿刺术或绒毛膜绒毛吸取术（chorionic villus sampling，CVS）来确诊。

当采用一种经济且普及的筛查检测，其结果提示有非整倍体发生风险时（例如，联合检测提示非整倍体的风险为 1 /（100～300），其结果并不完全确定是否有风险），需进行游离 DNA 检测。

时间：在妊娠 10～21 周进行血液检测。

方法：①重要的是对有关检测结果的咨询。②从孕妇血液中检测游离胎儿 DNA。③非侵入性产前检测（non-invasive prenatal testing，NIPT）应始终与超声检查相结合。

不做 NIPT 的情况：①孕周＜10 周。②NT＞3.5mm 或存在结构异常。③当非整倍体风险非常高时，即使检测结果显示风险≤1/100，仍有 3% 的胎儿会存在未被检测出的染色体异常。

小结：NIPT 是对非整倍体染色体异常的最佳产前筛查方式，但其广泛使用受成本和其他染色体异常的假阳性率和假阴性率的限制。

NIPT：胎儿片段

1. 母体循环中胎儿胎盘 DNA 的数量是可变的。

2. 胎儿片段（fetal fraction，FF）是孕妇血浆游离 DNA（胎盘来源 DNA）的部分。

3. 在妊娠 10～21 周，FF 值最高。

4. 大多数正常妊娠的 FF 的含量为 10%～15%。

5. 血样本中的 FF 含量必须超过 2%～4% 才能获得准确的结果。

6. 低 FF 会导致检测失败或“无响应”的结果，发生率为 2%～6%。50%～60% 的人在第二次抽血时可以得到合适的 FF 值。高 BMI 是一个高危因素。如果测得的 FF 值确实低，则提示非整倍体的风险高达 2 倍以上。双胎和试管婴儿的失败率更高。

七、结构异常的诊断

应该在门诊预约时给英国的所有女性提供该服务，主要在妊娠 18～21 周进行详细的超声检查，通常采取“异常超声检查”的形式，其目的是识别特定的结构畸形。

对畸形的检测可能会因为以下因素的影响而不同：①受累的系统；②超声检查时的孕周；③操作者的技术；④设备的质量；⑤母亲的BMI。

（一）胎儿结构性畸形的处理原则

相对于染色体异常和其他更为常见的情况，大多数结构异常是孤立存在的。许多情况下需要转诊到第三级胎儿医学中心进行诊治。

其处理原则如下。

1. 确定是否为孤立性的异常（如存在其他异常考虑羊膜腔穿刺术），并考虑进行遗传咨询。
2. 确定严重性（针对异常的特征）。
3. 酌情与新生儿专家，儿外科医生 / 相关的产科专家进行预后的咨询。
4. 在合法的前提下考虑终止妊娠。
5. 考虑早产风险（如羊水过多）。
6. 适合进行宫内手术时，应提供转诊（如脊柱裂、横膈疝）。
7. 除了常规的妊娠期管理，还应该进行胎儿医学随访。
8. 新生儿联络、预警和MDT。
9. 确定分娩时间、地点和方式。

（二）英国（2018）胎儿结构异常超声检出率

1. 无脑儿：98%。
2. 开放性脊柱裂：90%。
3. 唇裂：75%。
4. 先天性横膈疝：60%。
5. 致死性骨骼异常：60%。
6. 腹裂：98%。
7. 脐疝：80%。
8. 双侧肾发育不全：84%。
9. 心脏异常：50%。

拓展阅读

NHS Screening Programme
https://phescreening.blog.gov.uk/2018/09/17/national-fetal-anomaly-screening-guidance-updated/

（三）结构异常超声检查的基本内容

1. 胎儿常规检测内容

(1) 颅骨形状和内部结构：透明腔、小脑、侧脑室大小＜10mm。

(2) 颈部透明层厚度。

(3) 脊椎的纵向和横向视图。

(4) 在胃部水平的腹部形状和内容物。

(5) 肾脏。

(6) 脐 / 腹壁。

(7) 膀胱。

(8) 手臂（三块手骨和手）。

(9) 腿（三块腿骨和足）。

(10) 心脏：①左、右心房与心室；②流出道，包括肺动脉和主动脉；③三条血管和气管。

(11) 脸部和嘴唇。

2. 羊水量

最大羊水深度。

3. 胎盘位置

(1) 相对于子宫纵轴的位置，胎盘位于：①前部；②后部；③左侧 / 右侧。

(2) 相对于宫颈内口的位置：①超过宫颈内口，即前置胎盘；②边缘距离宫颈内口＜20mm，即低置胎盘。

4. 其他发现

(1) 子宫常规检测内容：虽然在妊娠晚期常不进行该项检查，但有子宫形状异常时，应记录。

(2) 不常规记录脐带插入的位置，但如果胎盘位于子宫下段，特别是有帆状胎盘时，应进行该检查，以便发现前置血管。

(3) 子宫动脉多普勒可以用来筛查子痫前期和胎儿生长受限，在英国各地的做法各不相同。

八、神经管缺陷

当胎儿神经管不能适时闭合时，胎儿发育早期就会出现颅骨脊髓缺陷，类型和严重程度取决于缺陷的程度和位置。越来越多的证据表明，补充叶酸可降低该病的患病率。

注意：饮食中补充叶酸降低了 NTD 的发生率。

脊柱裂和无脑畸形占神经管畸形（neural tube defect，NTD）的 95% 以上。

英格兰发病率为 2∶1000（苏格兰为 3∶1000）。

（一）无脑畸形

缺失头盖骨和大脑皮层，胎儿出生后无法生存，即使不是死产，娩出的婴儿存活时间很少超过数小时。

（二）脊柱裂：脊膜膨出 / 脊髓脊膜膨出

椎体不完全融合，可能导致部分脊髓脱出。

1. 如果显露，神经组织会在子宫中受损。
2. 通常存在小脑疝，导致脑脊液阻塞和脑积水。
3. 预后各不相同，从神经功能接近正常到严重残疾。
4. 较少有各种异常同时存在。
5. 躯体症状主要取决于病变的灰度值（如 T_1）和大小，包括膀胱、肠道和性功能障碍及活动能力。
6. 如果存在脑室增宽，常伴智力障碍。
7. 需要完成三级转诊以进一步评估、分娩及产后护理。
8. 可考虑进行宫内手术。

推荐剂量：①妊娠前 3 个月开始补充叶酸 400μg/d，持续至妊娠 12 周；② 5mg/d，适用于有神经管畸形患儿病史、BMI 较高或正在服用抗惊厥药物的女性。

（三）神经管缺陷的特殊超声表现

1. 无脑畸形：①没有头盖骨和凸眼（青蛙样貌）；②妊娠 20 周时 99% 可检出（图 3-2）。

2. 脊柱裂：根据病变的严重程度不同，其表现也有所不同。

(1) 脊柱上的椎体或组织出现缺损。

(2) 额骨呈扇形（“柠檬征”）。

(3) 因小脑疝所致的小脑形状异常(“香蕉征”)。

(4) 严重缺陷的检出率高达 95%。

（四）子宫开放手术治疗脊柱裂

1. 开放性脊柱裂的宫内手术可以在妊娠 19～26 周，在少数专业医疗中心进行。
2. 行子宫切开术，不建议采用“腹腔镜”入路。
3. 胎儿和孕妇都必须符合特定标准，如单胎伴 T_1～S_1 病变，孤立的异常，早产风险低。
4. 手术可以改善中短期预后，也增加早产的风险。
5. 手术后的主要风险是在本次或再次妊娠可能出现纵向子宫瘢痕破裂。

九、心脏发育不良（先天性心脏病）

- 儿童中最常见的严重先天畸形，发生率为 6‰～8‰。
- 其中最常见的类型为室间隔缺损（图 3-3）。
- 可能是由染色体异常引起的，常见的有 21 三体综合征、18 三体综合征或合并其他先天异常。
- 尽管单心室循环与神经发育延迟有关，但如果是孤立的缺陷，许多患儿可以在出生时通过手术矫正，从而获得良好的生活质量。
- 一些畸形需要出生后的紧急治疗，所以产前诊断很重要。
- 出生地点也是一个重要的考虑因素：①一些婴儿需要注射前列腺素 E_1 来维持动脉导管的开放；②一些婴儿需要在有儿科心脏手术设施的中

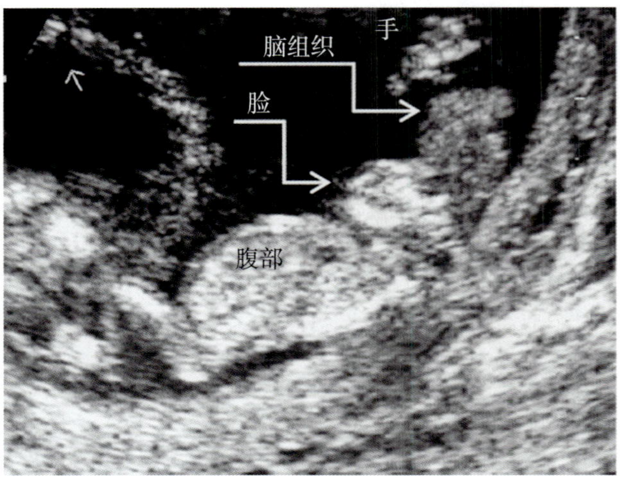

▲ 图 3-2　妊娠 12 周时无脑儿的超声检查

心出生。

在英国统计的检出率中，常见的几种心脏畸形包括：①大动脉转位（transposition of the great arteries，TGA）；②房间隔缺损（atrioventricular septal defect，AVSD）；③法洛四联症（tetralogy of Fallot，TOF）；④左心发育不良综合征（hypoplastic left heart syndrome，HLHS）。

（一）心脏畸形的高危因素

1. 直系亲属先天性心脏病家族史（复发风险 3%）。

2. 有先天性心脏病患儿出生病史（患病风险取决于发病类型）。

3. 药物暴露，特别是抗惊厥药和含锂的药物。

4. 母亲患有妊娠期糖尿病。

5. 其他的先天畸形。

6. NT 增厚（>3.5mm）。

（二）心脏检查时间

1. 许多心脏缺陷可以在妊娠 12～13 周被有经验的超声医生发现。

2. 在常规结构异常的筛查中，许多心脏缺陷可能被漏诊。

3. 随着技术培训，除了“四腔心”外，增加扫查“三血管”“流出道”和“气管”视图平面，检出率不断提高（图 3-4）。

4. 妊娠晚期动态随访评估心脏缺陷的变化，如在妊娠 32 周，对诊断有帮助。

十、泌尿道畸形

（一）肾脏发育不全

1. 因为双侧肾脏发育不全引起的羊水过少会导致肺发育不全，所以双侧肾脏发育不全的后果是致命的。

2. 妊娠 16 周之前的羊水不是全部由尿液组成，因此 16 周以后才能检测出来双侧肾脏发育不全。

（二）下尿路梗阻

1. 男性胎儿中最常见的是瓣膜堵塞膀胱颈，导致尿液流出障碍（后尿道瓣膜综合征）。

2. 其严重程度是可变的，反向压力可能导致不可逆的肾损伤和羊水过少。

3. 宫内治疗：采用耻骨上导管插入术（分流术）的手术方式仍存在争议。

（三）肾盂积水

1. 占胎儿肾发育异常的 75%。

2. 至少有 40% 的新生儿能够自愈。

3. 其发病原因通常是肾盂输尿管梗阻、膀胱反流、输尿管囊肿或膀胱梗阻（图 3-5）。

4. 除了膀胱梗阻或很严重的双侧输尿管异常，大多数病例可以在产后治疗且预后良好。

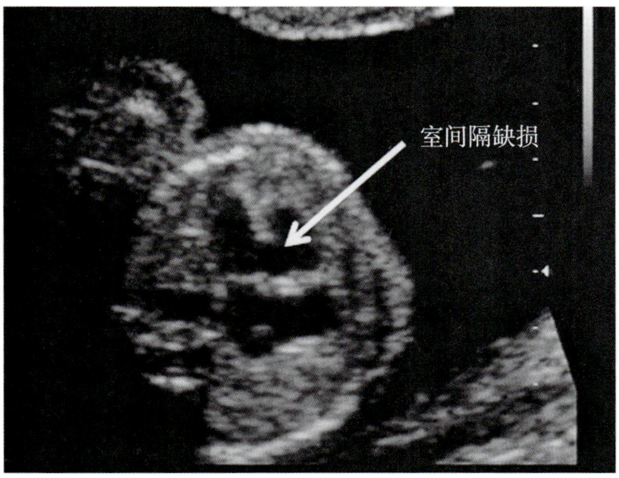

▲ 图 3-3 室间隔缺损

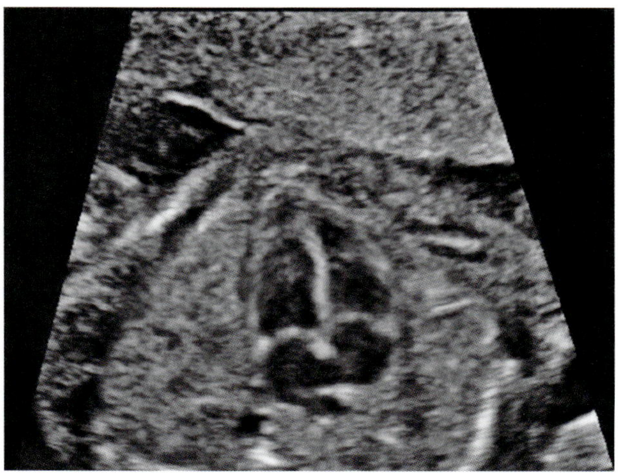

▲ 图 3-4 正常的四腔心

（四）某些尿路畸形的特殊超声发现

1. 由尿道口异常引起的下尿路阻塞：①厚壁扩张型膀胱伴上尿道“锁孔征”扩张；②肾盂积水；③根据阻塞的严重性，出现不同程度的羊水过少。

2. 输尿管疝：输尿管脱垂至膀胱内形成囊性区。

十一、肺缺陷

（一）膈疝

1. 90% 发生在左侧，横膈的缺陷会导致腹部的脏器疝入胸部。

2. 染色体异常者中非整倍体占 30%，并与其他畸形有很强相关性。

3. 与预后相关的是肝脏是否疝入胸腔，以及对侧肺头（健侧肺面积与头围）的比值，右侧的病变往往会更严重。

4. 总的来说，出生后新生儿死亡率约为 40%；所有新生儿都应该考虑出生后手术治疗。

5. 对于严重病例来说，可以考虑在宫内阻塞气管（胎儿镜气管封堵）。

（二）先天性肺气道畸形 / 支气管肺隔离症

1. 在先天性肺气道畸形（congenital pulmonary airway malformation，CPAM）中，部分肺泡组织被类似细支气管的囊肿增生所取代。

2. 在支气管肺隔离中，部分肺段不与支气管树相连，而由异常动脉供血。

3. 事实上许多都是混合性病变。

4. 预后良好，多数出生时无症状。

5. <10% 的胎儿出现宫内水肿随后死亡，或者新生儿出生后因肺功能不足而无法继续存活。

6. 通常建议出生后较晚时间进行手术治疗，但不统一推荐预防感染，有发生肿瘤的可能。

7. 如新生儿出现症状，通常建议早期进行手术。

（三）肺发育不全

1. 通常是由羊水过少导致羊水在 20 周左右无法通过肺部进行充分循环导致。

2. 最常见的原因是未足月胎膜早破或肾脏异常。

3. 胎儿在宫内无症状，但出生后不能维持气体交换。

（四）一些肺缺陷的特殊超声发现

1. 膈疝

(1) 胸腔内可见胃或肝脏。

(2) 左侧膈疝，心脏可能向右偏。

(3) 腹围往往比预期的要小。

(4) 通常在妊娠 20 周时检测到。

2. CPAM

(1) 肺实质内有囊性病变或实性肿块。

(2) 通常在妊娠 20 周时检测到（图 3–6）。

十二、胃肠道缺陷

（一）脐突出（脐膨出）

1. 中肠襻正常突入脐腔和旋转后，肠道无法退回腹腔；脐带起源于卵黄囊的顶端，肠和肝脏通常包含在卵黄囊内（表 3–1）。

2. 约 1/3 伴有染色体异常，高达 50% 伴有其他畸形（如心脏畸形）。

3. 预后取决于是否存在其他异常，以及病变的大小。

4. 需要转诊到胎儿医学中心，并在出生后进

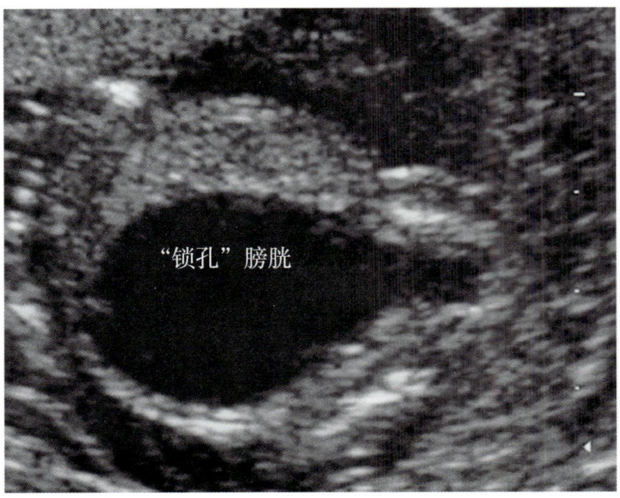

▲ 图 3–5 后尿道瓣膜综合征（“锁孔”膀胱）

行手术。

5. 巨大的脐膨出需要剖宫产。

（二）腹裂

1. 由于前腹壁缺损部位引起的肠道膨出，常位于脐带的右侧；肠道未被卵黄囊覆盖，可自由漂浮（表3-1）。

2. 通常发生在非常年轻的孕妇身上，25岁以后很少发生。

3. 没有增加染色体异常的风险。

4. 胃肠道可能会阻塞或闭锁。

5. 10～20例中约有1例死亡，其余预后良好。

6. 需要转诊到胎儿医学中心，出生后进行手术。

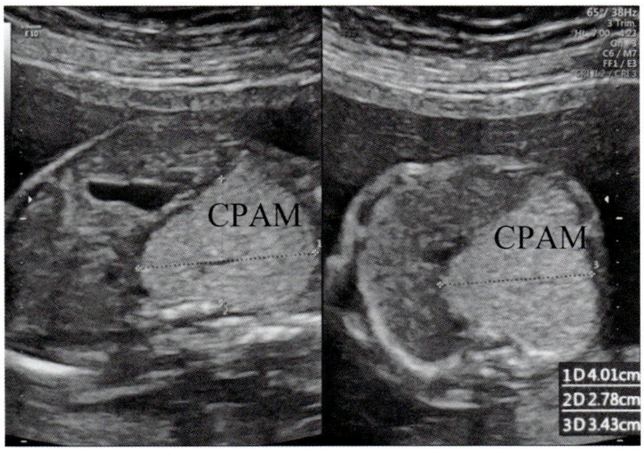

▲ 图3-6 **CPAM超声，矢状面和横切面，表现为胸部明亮的占位性病变，呈实性、囊性或两者兼有**

CPAM. 先天性肺气道畸形

表3-1 脐膨出与腹裂的特征比较

	脐膨出	腹 裂
卵黄囊内是否有脏器	有（除非破裂）	无
脐带插入	在卵黄囊的顶端	缺损旁
内容物	肝 ± 肠襻、脾	通常只有肠襻
染色体异常	30%	＜1%
合并其他畸形	50%	＜5%
死亡率	30%	5%

7. 阴道分娩不一定是禁忌证。

（三）胃肠道梗阻

1. 通常引起羊水过多，上消化道梗阻更严重。

2. 十二指肠闭锁：30%为21三体综合征。

3. 食管闭锁：15%为非整倍体。

4. 肠梗阻：可引起羊水过多，多处梗阻预后较差。

5. 囊性纤维化（cystic fibrosis，CF）：常易引起肠梗阻（图3-7）。

（四）胃肠道缺陷的特殊超声表现

1. 前腹壁缺损：腹壁外可见肠管。

2. 十二指肠闭锁：①胃和十二指肠近端扩张（“双泡征”）（图3-8）；②可能在妊娠20周时不明显，但通常在妊娠25周时可见；③羊水过多。

3. 食管闭锁：①无胃泡及羊水过多；②气管－食管瘘常见；③常与其他异常并存。

十三、正常变异和“软指标”

一些特征本身在妊娠20周时临床意义有限，但其在染色体异常的胎儿中更为常见。因此，这些特征可用于协助评估非整倍体的风险。这些特征常常会引起父母的焦虑，因为它们经常被错误地视为异常情况。此外，这也会增加筛查的假阴

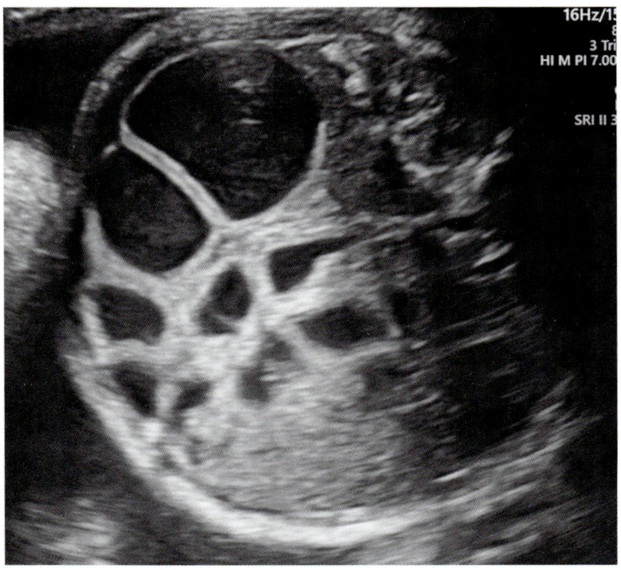

▲ 图3-7 胎儿肠梗阻

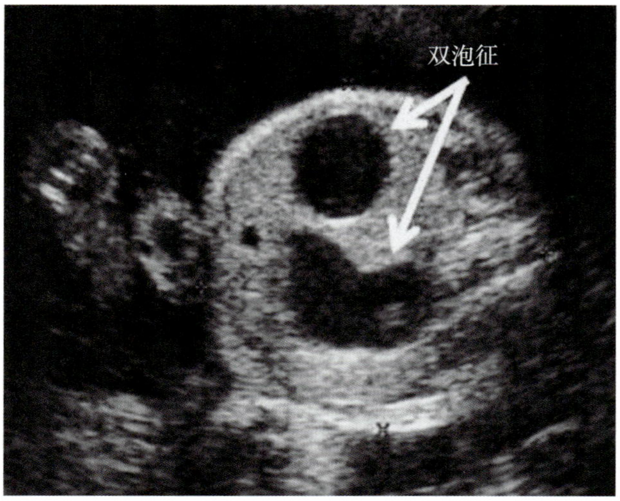

▲ 图 3-8　十二指肠闭锁“双泡征”

性率。在英国，不建议使用“软指标”一词。

（一）轻度肾盂扩张

1. 妊娠 20 周时肾盂扩张＞7mm。

2. 染色体异常风险轻度升高（约 1.5 倍）。

3. 建议在妊娠晚期重复扫查（以确保肾盂未扩大），并推荐进行新生儿随访。

（二）肠道强回声

1. 肠道的回声区与骨骼回声相似。

2. 与染色体异常中度相关（约增加 5 倍）。

3. 通常为良性，但偶尔会增加围产儿的危险，或者与囊性纤维化、肠梗阻相关。

4. 考虑转诊并征求胎儿医学专家意见。

（三）颈后皮肤皱褶增厚

1. 妊娠 20 周测量，价值相当于 NT（横切面＞6mm）。

2. 染色体异常风险增加约 10 倍。

3. 通常使用羊膜腔穿刺术来确诊是否为染色体异常。

4. 水肿的早期征象。

（四）轻度侧脑室扩张

1. 侧脑室后角扩张＞10mm。

2. 染色体异常风险轻度增高。

3. 推荐咨询相关专家包括神经内科专家的意见。

（五）测量值偏小

1. 小于第 5 百分位数被认为有统计学意义。

2. 大多数没有发现异常表现，属于正常范围。

3. 考虑转诊给相关专家咨询。

（六）不需要报告的变异

脉络膜丛囊肿、胎儿心室内强光斑、单脐动脉、延髓池扩张均被认为没有临床意义。

拓展阅读

Public Health England(2021).Fetal anomaly screening programme: standards.
https://www.gov.uk/government/publications/fetal-anomaly-screening-programme-standards

十四、诊断性检测

以下检查需要胎儿样本，而较少使用非侵入性产前检测。

（一）胎儿 / 滋养层细胞分析方法

1. 聚合酶链反应

利用聚合酶链反应（polymerase chain reaction，PCR）技术，一个 DNA 样本可以复制数百万份，用于进行更详细的研究。通常用于非整倍体风险较高的情况，结果可在 24h 内获得。

2. 染色体微阵列分析

将样本的 DNA 与正常对照的 DNA 进行比较。它检测到重复或缺失的片段低至 0.2Mb。结果可能需要 2 周。

3. 外显子组测序

可以根据表型进行针对性检测一组基因。

（二）绒毛取样

通常在妊娠 11～13 周进行，包括从胎盘中抽吸一些滋养层细胞。获得的组织数量很少，但可以通过 PCR 技术快速分析（图 3-9）。取样需要超声引导，通常经腹部进行，偶尔经宫颈途径进行。

1. 指征

(1) 妊娠早期筛查结果是非整倍体高风险时可以进行 PCR。

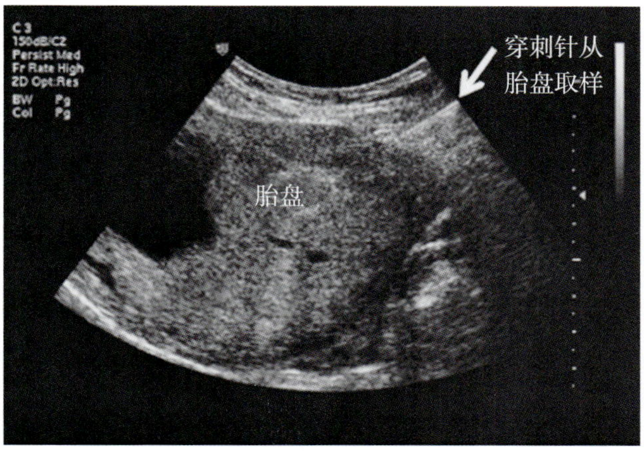

▲ 图 3–9　绒毛取样

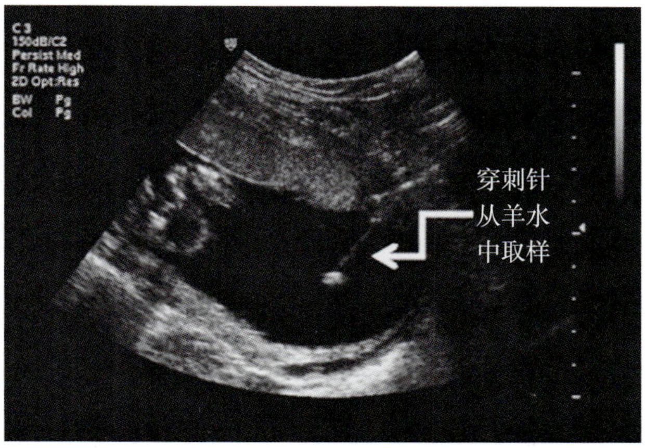

▲ 图 3–10　羊膜腔穿刺术

(2) 如果 NT>3.5mm 或发现结构异常，也可采用染色体微阵列分析。

(3) 如果父母携带可识别的基因突变，如囊性纤维化或地中海贫血，可以对其进行 DNA 的分析。

2. 优点

如果检测到异常，可在妊娠早期通过手术终止妊娠。

（三）羊膜腔穿刺术

该检查只在妊娠 15 周后进行。它包括抽吸羊水，因为羊水中含有胎儿从皮肤和肠道脱落的细胞。在超声引导下经腹穿刺（图 3–10）。

1. 指征

(1) 如果早期筛查提示非整倍体高风险时，用 PCR 技术进行检测。

(2) 如果父母携带可识别的基因突变，如 CF 或地中海贫血可以使用 DNA 分析。

(3) 如果 NT>3.5mm 或发现结构异常，可以使用染色体微阵列分析。

(4) 用于诊断巨细胞病毒或弓形虫病等胎儿宫内感染。

2. 优点

(1) 手术导致的流产率（0.5%）低于 CVS。

(2) 母体感染或胎盘嵌合的风险较低。

（四）CVS 和羊膜腔穿刺术的风险

1. 流产率<1%：由专业人员操作，风险更低；羊膜腔穿刺术比 CVS 略低。

2. 血液传播病毒（如 HIV 和乙肝病毒）的垂直传播风险增加。

3. 母体细胞污染可导致假阴性结果（罕见），尤其在用 PCR 进行 DNA 分析时。

4. 细胞培养失败的概率约为 0.5%。

5. 胎盘嵌合（仅 CVS）可导致错误的结果（估计<1%）。

十五、胎儿水肿：概述

（一）定义

(1) 浆液性液体在 2 处或 2 处以上的胎儿体腔中异常积聚，包括胸腔积液、腹腔积液、心包积液、皮肤水肿或胎盘水肿，一般常伴有羊水过多。

(2) 分为非免疫性因素和免疫性因素。

（二）发生率

新生儿发生率为 1：2000。

（三）病理生理

水肿形成的机制主要是由于组织间液的生成和淋巴回流不足导致的失衡。原因包括充血性心力衰竭、淋巴回流受阻或血浆渗透压降低。

1. 免疫性水肿

由于母体与胎儿血型不合引起胎儿贫血。

2. 非免疫性水肿

其他原因引起，包括因胎儿感染等导致的胎

儿贫血。

（四）非免疫性胎儿水肿

1. 超声检查

(1) 由超声检查做出诊断。

(2) 可能见到相关结构异常。

(3) 利用胎儿超声心动图来诊断胎儿心脏病变。

(4) 大脑中动脉（middle cerebral artery，MCA）收缩期峰值流速（peak systolic velocity，PSV）可以提示胎儿贫血。

2. 胎儿血液或羊水采样

(1) 如果可疑胎儿贫血，可进行胎儿血液采样（备血进行宫内输血）。

(2) 羊水或胎儿血液用于染色体分析 ± 病毒学检测。

3. 母血检测

(1) 红细胞酸洗脱试验（Kleihauer 试验）用于检测胎母输血。

(2) 必须进行抗体筛查用于排除免疫性水肿。

(3) 病毒学检测（细小病毒、巨细胞病毒、弓形虫）。

(4) 血红蛋白电泳可考虑用于 α- 地中海贫血的筛查。

4. 治疗

(1) 预后取决于潜在的病因。

(2) 在无法治疗的情况下，应讨论选择终止妊娠。

(3) 在妊娠晚期，相对于宫内治疗，分娩可能是更好的选择。

（五）非免疫性胎儿水肿：主要病因

1. 严重贫血：①先天性细小病毒 B19 感染；②重度 α- 地中海贫血（常见于东南亚等地区）；③大量胎母输血；④ G6PD 缺乏症。

2. 心脏异常：①结构异常；②胎儿快速型心律失常（室上性心动过速或心房扑动）；③先天性心脏传导阻滞。

3. 染色体异常：① 13 三体、18 三体、21 三体综合征；② Turner 综合征（45, XO）。

4. 其他遗传综合征：如软骨发育不全、Noonan 综合征、Fryns 综合征、强直性肌营养不良等。

5. 其他感染：①弓形虫；②风疹；③巨细胞病毒；④水痘。

6. 其他结构异常：①先天性肺气道畸形；②膈疝；③胸腔积液；④胎儿肿瘤，如骶尾部畸胎瘤。

7. 双胎输血综合征：受体胎儿容量超负荷，供体胎儿贫血。

8. 胎盘：绒毛膜血管瘤。

（六）可治疗的病因

1. 胎儿贫血：可进行宫内输血。

2. 胸腔积液或大囊性 CPAM：经皮子宫内穿刺引流随后再插入分流管引流到羊水中是可行的。

3. 双胎输血综合征：激光电凝胎盘吻合支。

4. 心脏异常：快速性心律失常可以用药物治疗，如氟卡尼。

十六、Rh 溶血性同种免疫（免疫性水肿）

（一）定义 / 病理

1. 当母体的抗体对胎儿红细胞产生反应时会发生溶血。

2. 这些免疫球蛋白抗体（IgG）穿过胎盘，引起胎儿红细胞破坏。

3. 严重贫血会加速胎儿水肿，通常被称为免疫性水肿。

（二）Rh 血型

1. 由三个相连的基因成对组成，每对的一个等位基因是显性的 C/c、D/d 和 E/e。只有 5 种抗原（d 不是抗原，它仅仅意味着 D 的缺失）。

2. 遵循孟德尔式遗传。

3. D 基因是同种免疫中最显著的致病原因，因为大约 16% 的白种人母亲是 RhD 阴性（d/d）。

4. 在非洲 – 加勒比和亚洲人群中发病率较低。

5. 其他重要的抗原包括 c、E 和非典型 Kell 抗体。抗 –D 免疫球蛋白可以预防约 1/2 的病例。

（三）Rh 溶血性疾病的病理生理

1. 正常妊娠时，胎儿细胞可进入母体循环；在特定的致敏事件中细胞数量会增加。

2. 胎儿可能携带母亲没有的抗原基因，如 RhD，胎儿可能为 D/d（RhD 阳性），但母亲为 d/d（RhD 阴性）。

3. 个体暴露于“外来”抗原时，会发生免疫反应（致敏反应）；初次反应产生的是免疫球蛋白（IgM），该种球蛋白无法通过胎盘，因此，此次妊娠没有风险。

4. 在随后的妊娠中抗原的再次暴露会引起已经被激活的记忆 B 细胞产生 IgG，该 IgG 会跨越胎盘主动进入胎儿循环体系。

5. IgG 与胎儿红细胞结合，并在网状内皮系统中被破坏。

6. 引起溶血性贫血（如果红细胞的生成不足以代偿，严重的贫血会导致高输出量心力衰竭，胎儿水肿，最终导致胎儿死亡）。

7. 在轻症病例中，溶血会引起胆红素水平的升高而导致新生儿贫血或黄疸。

（四）预防 Rh 溶血性疾病

1. 原理

如果给予母体足够的抗 -D 免疫球蛋白，该类球蛋白则会与母体循环中携带了 D 抗原的胎儿红细胞结合。阻止母亲的免疫系统识别胎儿红细胞引起致敏。

2. 预防

对于 NIPT 提示胎儿为 Rh 阳性（D/d 或 D/D）或 Rh 状态未知的 Rh 阴性（d/d）女性，给予抗 -D 免疫球蛋白（1500U）：①常规在妊娠 28 周给药；②在任何潜在致敏事件发生的 72h 内；③分娩后。

3. 致敏反应

(1) 如果怀疑有胎母输血时，应进行红细胞酸洗脱试验，因为标准剂量的抗 -D 免疫球蛋白可能不足以阻止致敏。

(2) 如果新生儿为 RhD 阳性，则母体应在分娩时常规行红细胞酸洗脱试验。

随着抗 -D 免疫球蛋白的使用，以及家庭规模较小，所以 Rh 溶血性疾病现在已经很少见了。

十七、Rh 溶血性疾病：管理

- 所有女性应在妊娠 28 周和 34 周预约产检时检查抗体（包括 Rh 抗体和非典型性抗体）。
- 如果检测到抗体，识别伴侣的血型将有助于确定胎儿血型和对胎儿潜在的风险。
- 对母血（NIPT）中胎儿细胞进行 PCR 也可以确定胎儿血型：在所有 Rh 阴性女性中常规进行该检查。
- Rh 抗体阳性，但抗体水平较低，应至少每 4 周重复检测 1 次。
- 若水平＞4～10U/ml，需评估胎儿贫血情况。

注意：现在已经不单纯根据抗体水平或病史进行羊膜腔穿刺术或胎儿脐血穿刺术。

- 应测量胎儿 MCA 的 PSV 值，每周 1 次。
- 在胎儿出现水肿之前，MCA 的 PSV 会出现异常。
- 如果 PSV 升高（＞中位数的 1.5 倍），则提示需进行胎儿脐血检测，准备血液用于输血。
- MCA 的妊娠校正图广泛可用，在线计算器可以在以下位置找到：www.perinatology.com/calculators/MCA.htm。

（一）治疗

1. 若胎儿红细胞压积＜30，经脐带插入处的脐静脉或肝静脉输注照射后的 Rh 阴性、巨细胞病毒阴性红细胞。

2. 可以从妊娠18周开始治疗（建议＞35周分娩）。

3. 如果溶血继续进行，需要每 2 周重复输血 1 次或当 MCA 再次异常时输血。

注意：在熟练的输血中，胎儿丢失的风险或需要＞26 周紧急分娩的可能性为 1%～3%。

（二）产后管理

1. 贫血可能持续存在并可通过输血得到纠正。

2. 在子宫内，母体清除了这种红细胞分解产物，但未成熟的新生儿肝脏无法处理（通常需要光疗，但有时可能需要置换输血），导致高胆红素血症和黄疸的发生。

注意：抗体可持续存在数周，导致新生儿持续溶血；需要严密监测。

十八、羊水过少

妊娠 20 周后羊水主要由胎儿尿液组成。

羊水量取决于尿量、胎儿吞咽和吸收。

正常的羊水量随孕周（可使用列线图）而变化，在妊娠 24～36 周最高。

（一）定义

1. 羊水量减少。
2. 通过超声测量羊水量：①测量羊水最大暗区垂直深度；②通过将子宫四个象限中羊水的最大深度相加得到羊水指数（amniotic fluid index，AFI）。
3. 羊水最大深度<2cm，AFI<8cm，诊断羊水过少。

（二）原因

1. 羊水漏出：自发性胎膜早破。

注意：感染既可以导致胎膜破裂，也可以是胎膜破裂的结果。

2. 胎儿尿量减少：①子宫胎盘功能不全；②胎儿肾衰竭或异常；③过期妊娠；④双胎输血综合征（双胎中的供者）。
3. 胎儿尿液排出受阻：胎儿异常，如后尿道瓣膜异常。

（三）检查

1. 胎儿超声检查，包括多普勒。
2. 窥器检查，寻找破膜部位。
3. 若怀疑自发性胎膜早破：检查 CRP、血常规及阴道拭子。
4. 床旁快速检测诊断自发性胎膜早破有较好的灵敏度，如 AmniSure®。

（四）并发症

1. 与病因相关

(1) 胎膜早破常继发于宫内感染、分娩（如果检测到感染，可为自发性或医源性）。

(2) 子宫胎盘功能不全可能导致胎儿生长受限。

2. 与羊水量减少有关

(1) 肺发育不全（如果羊水量减少发生在<22 周时）。

(2) 肢体异常，如长时间羊水过少引起畸形足。

注意：妊娠 22 周前羊水过少预后极差。

（五）处理

1. 自发性胎膜早破>34 周

除非有其他剖宫产指征，否则需引产。

2. 自发性胎膜早破<34 周

(1) 排除感染（绒毛膜羊膜炎）；如有，则治疗并计划分娩。

(2) 若无感染，则预防性给予口服红霉素。

(3) 监测感染征象（每间隔 4 小时测量温度和脉搏）。

(4) 考虑在妊娠 34～36 周引产。

3. 若为胎儿生长受限

根据脐动脉血流及胎心监护进行处理。

4. 若明确孤立性羊水过少

(1) 重新寻找病因。

(2) 如果胎儿/脐动脉血流正常，通常不进行干预。

5. 若胎儿肾脏发育异常

转诊至胎儿医学中心。

十九、羊水过多

（一）概述

1. 羊水量增加。
2. 羊水量通过超声测量：①测量羊水最大暗区垂直深度；②将子宫四个象限中羊水的最大深度相加得到羊水指数。
3. 羊水最大深度>8cm，AFI>22cm 诊断羊水过多。

（二）并发症

1. 早产，可能是由子宫膨胀所致。
2. 与病因相关，如十二指肠闭锁与 21 三体综合征相关。
3. 因为胎儿活动空间增加，所以分娩时易出现先露异常。

4. 产妇因腹胀而不适。

（三）检查

1. 排除母体糖尿病，如行葡萄糖耐量试验（glucose tolerance test，GTT）。

2. 对胎儿进行系统超声检查。

3. 行羊膜腔穿刺术。

（四）原因

1. 胎儿尿量增加

(1) 母体糖尿病。

(2) TTTS（双胎输血综合征，受体胎儿）。

(3) 胎儿水肿。

2. 胎儿不能吞咽或吸收羊水

(1) 胎儿胃肠道梗阻（如十二指肠闭锁、气管食管瘘等）。

(2) 胎儿神经系统或肌肉异常（如强直性肌营养不良、无脑畸形等）。

(3) 其他少见异常或综合征（如面部闭塞）。

(4) 特发性（通常为轻度）。

（五）处理

1. 重度羊水过多通常与胎儿异常有关：①转诊到胎儿医学中心；②减少羊水（用针穿刺引流多余的液体），很少有指征进行该项操作；③非甾体抗炎药（non-steroidal anti-inflammatory drug，NSAID），少数情况下可以引起动脉导管收缩，使用时需要密切监测。

2. TTTS 最好在胎儿医学中心处理，通常采用激光消融胎盘吻合支。

3. 通过超声测量宫颈长度和（或）胎儿纤维连接蛋白测定评估早产风险，并考虑使用类固醇激素。

4. 若足月时胎产式不固定或为横产式，则立即就医；若伴有异常胎产式，则采用剖宫产分娩。

二十、胎盘植入性疾病

（一）概述

胎盘植入性疾病（placenta accreta spectrum，disorder，PAS）指在分娩后胎盘不会自行脱落，并且强行移除可能会导致危及生命的大出血情况。它是最危险的产科疾病之一，与产妇发病率和死亡率显著相关。

PAS 的实际发病率存在争议，估计范围 1.7∶10 000～1∶533，并在全球范围内呈增加趋势。这种情况很可能是由剖宫产率增加所致，而这也正是未来妊娠中导致 PAS 最大的独立危险因素。

虽然植入性胎盘谱系疾病包括从粘连性胎盘到高度血管化、手术复杂的胎盘，但通常分为三类：粘连型、植入型和穿透型（图 3-11）。

FIGO 在临床上已有描述（表 3-2）。

PAS 的危险因素包括存在以下病史：①既往异常侵入性胎盘史；②既往剖宫产史；③≥2 次子宫内膜诊刮（包括稽留流产清宫术和人工流产终止妊娠）；④涉及子宫内膜的手术（如穿透宫腔的子宫肌瘤剔除术或子宫纵隔切除术）；⑤子宫内膜消融术；⑥ Asherman 综合征。

拓展阅读

RCOG(2018).Placenta praevia and placenta accreta: diagnosis and management.Green-top guideline no.27a.
www.rcog.org.uk/en/guidelines-research-services/guidelines/gtg27a/

（二）诊断和处理

注意：如果在分娩前做出诊断，由对胎盘植入性疾病有经验的多学科医疗团队管理，产妇和新生儿的预后通常会得到改善。

1. 前置胎盘伴 PAS：一种危险的结合

所有分级的 PAS 均可发生在子宫内任何有瘢痕组织的地方。然而，前置胎盘合并 PAS 仍然是最危险的。

(1) 增加阴道出血和紧急分娩风险。

(2) 子宫下段的收缩性差。

(3) 难以在避开胎盘的情况下接触到胎儿。

(4) 紧密毗邻膀胱和输尿管等结构。

(5) 子宫动脉水平以下的供血使出血更加难以控制。

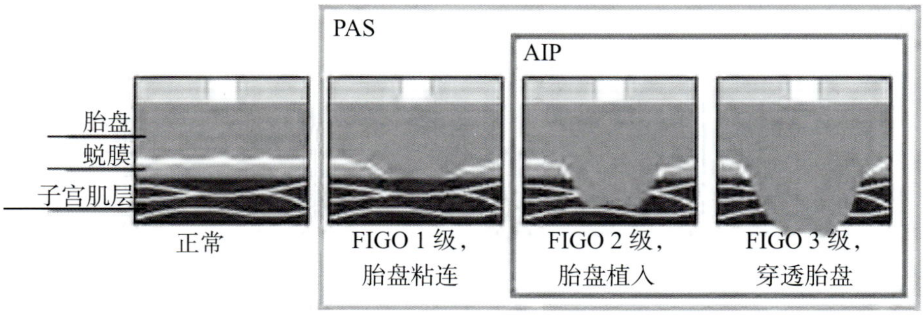

图 3-11 PAS 使用的命名法

PAS. 胎盘植入性疾病；AIP. 异常侵入性胎盘

经许可转载，引自 Morlando M and Collins S (2020) 'Placenta Accreta Spectrum Disorders: Challenges, Risks, and Management Strategies' *Int. J. Womens Health* 12: 1033–1045.

表 3-2 胎盘植入性疾病的 FIGO 分级

分 级	定 义		
	临床标准		组织学标准
1 级 胎盘异常附着（粘连）	阴道分娩：使用缩宫素和轻柔控制的脐带牵拉，胎盘无分离，尝试手取胎盘会导致胎盘植入部位大出血，需要器械或手术处理 剖宫产：同上；肉眼观，子宫在胎盘部位没有明显的扩张，胎盘"隆起"，没有看到胎盘组织侵入子宫表面，并且没有或只有少量的新生血管		显微镜：子宫切除标本中，胎盘着床部位大量绒毛组织和子宫肌层之间大片蜕膜缺失区域。胎盘绒毛直接种植在子宫浅肌层。既不能通过对刚分娩的胎盘组织进行诊断，也不能通过对胎盘的随机活组织检查进行诊断
2 级 胎盘异常浸润（胎盘植入）	剖宫产：胎盘着床部位肉眼可见的异常表现：蓝色 / 紫色、膨胀（胎盘隆起）；明显的大量血管增生（子宫浆膜中密集的血管组织床或多条平行的血管网），未发现胎盘组织侵入子宫浆膜，轻柔的牵拉脐带导致子宫被动内向拉力，而不会分离胎盘（所谓的酒窝征）		子宫切除标本或子宫肌层部分切除显示胎盘绒毛位于肌纤维内，有时位于子宫深部血管系统（桡动脉或弓动脉）的管腔内
3 级 异常侵入的胎盘（穿透性）	3a 限于子宫浆膜层	剖宫产：检查结果显示胎盘组织侵入子宫浆膜表面，子宫浆膜面的异常表现如上所述，胎盘没有侵犯其他任何器官，包括膀胱后壁（在膀胱和子宫之间可以找到一个清晰的手术视野）	子宫切除标本显示绒毛组织在子宫浆膜内或突破子宫浆膜
	3b 膀胱受侵犯	剖宫产：胎盘绒毛侵入膀胱，没有其他器官损害，膀胱和子宫之间无法找到清晰的手术界限	子宫切除标本显示绒毛组织破坏子宫浆膜并侵犯膀胱壁组织或尿路上皮
	3c 侵及其他盆腔组织或器官	剖宫产：胎盘绒毛侵犯阔韧带、阴道壁、盆腔侧壁和其他盆腔脏器（伴或不伴侵犯膀胱）	子宫切除标本可见绒毛组织突破子宫浆膜层并侵犯盆腔组织 / 器官（伴或不伴有侵犯膀胱）

经许可转载，引自 Jauniaux E, et al. FIGO classification for the clinical diagnosis of placenta accreta spectrum disorders. *Int J Gynaecol Obstet*. 2019;146(1):20– 24. Copyright 2019 John Wiley and Sons.

2. PAS 筛查

由于最大的独立危险因素是剖宫产，并且与剖宫产次数密切相关，ROCG 和 FIGO 建议采用以下方法进行筛查。

(1) 在妊娠 18～20 周通过超声关注胎盘位置，发现"异常"。

(2) 如果是前置胎盘和低置胎盘则询问一个问题："你曾经做过剖宫产吗？"

(3) 如果答案是肯定的，通常在胎儿医学中心咨询有诊断 PAS 经验的人。

3. PAS 诊断

(1) 如果由具有 PAS 诊断经验的熟练操作人员

进行超声筛查，则具有更高的准确性。

(2) 如果超声高度怀疑 PAS，建议将其转诊至具有影像学专家的医疗机构。

(3) 由专家进行判读时，MRI 和超声影像的诊断价值相似。

(4)MRI 可作为超声检查的补充，以评估子宫肌层的浸润深度和横向延伸情况。尤其是后壁胎盘和（或）超声征象提示有宫旁侵犯的孕妇。

注意：任何成像方式都不能排除一定程度的“粘连性”胎盘（异常粘连）。

4. PAS 处理

(1) 诊断为 PAS 的女性应在擅长处理侵袭性胎盘的专科中心由 MDT 团队进行管理。

(2) 在没有早产危险因素的情况下，计划于 35^{+0}～36^{+6} 周分娩，可以在胎儿成熟度和非计划分娩风险之间取得最佳平衡。

5. PAS 处理策略

(1) 胎盘原位保留的子宫切除术。

(2) 胎盘植入处局部切除。

(3) 保守治疗（有意向保留胎盘者）。

注意：重点为是否处理胎盘着床部位；治疗方式的选择取决于 PAS 的严重程度，操作者的经验，产妇的社会状况（获得医疗保健）和意愿（包括未来生育的需求）。

6. 在凌晨 2 点发现漏诊的 PAS

(1) 未切开子宫。

注意：寻求帮助 / 并考虑以下问题：①继续手术下去真的安全吗？②可以为患者提高安全性吗？如果可以，多快？③如果有以下条件，可选择延期分娩，即在所有预防措施到位的情况下再行剖宫产，以及转移到专科医院。

(2) 胎儿娩出但胎盘未剥离：①不要惊慌；②不要强行剥离，未分离的 PAS 不会出血；③立即向高年资医生求助，包括产科医生和妇科医生 / 妇科肿瘤科医生；④通知麻醉医生、手术室工作人员和血液科医生启动产科大出血治疗方案。

(3) 维持治疗直到救援抵达。

在剖宫产中，如果子宫切开但胎盘未分离，不要强行剥离，用大棉纱施加尽可能大的压力压迫胎盘着床部位并等待。如果出血，不要取出胎盘，只需填紧宫腔，并施加外部压力。考虑在子宫下段（尽可能低）周围使用 Foley 导管，并将其拉紧形成止血带。最坏的情况是从腹腔直接压迫腹主动脉。

人工剥离胎盘：①尽量不要手取胎盘；②不要试图去除明显附着的碎片；③宫腔内球囊填塞 + 双手压迫；④最坏的情况是从腹部压迫腹主动脉。

二十一、胎儿生长受限

胎儿具有遗传的生长潜能，在理想的条件下应该会生长发育成一个大小合适的健康胎儿。在生长不理想的情况下，胎儿的健康可能会受到损害。这类似于儿童的“发育停滞”，称为胎儿生长受限。如果胎儿生长不理想是由胎盘发育不良导致，通常称为子宫胎盘功能不全。

（一）定义

1. 定义

(1) 胎儿生长受限：胎儿出生体重病理性的低于同孕龄胎儿体重，通常是低于第 10 百分位数。如果在基因上注定是大的胎儿，FGR 可能不会导致胎儿低于第 10 百分位数。有时可以通过观察胎儿生长速度减慢、“体重的百分位数下降”而发现 FGR。同样，如果子宫胎盘功能不全的时间很短或进展迅速，并不是总能观察到上述情况，正如过期产儿一样。因此，FGR 的定义和鉴别是困难的，有人建议将生长情况，包括生长速度缓慢和多普勒异常表现结合起来解决这一难题。

(2) 小于胎龄儿：大多数流行病学研究使用 SGA 作为 FGR 的替代词。SGA 最常见的定义是胎儿的估计体重小于其胎龄的第 10 百分位数，这种方法并不准确，因为它包含了体格小但是健康的胎儿，而排除了本应长得更大的正常体重的 FGR 胎儿或产妇因短期“子宫胎盘功能不全”生下的胎儿。

2. 早发型 FGR

(1) 在妊娠 37 周之前，约 50% 的早发型 FGR 发生死胎。

(2) 特别是<34 周，通常与子痫前期并存。

(3) 更有可能是 SGA，但如果有异常的脐动脉血流指数，两者更容易进行区别。

(4) 处理包括权衡宫内失代偿、死亡与早产的风险。

3. 晚发型 FGR

(1) 胎儿较小的可能性比较低，诊断 SGA 的胎儿比例较高。

(2) 与孕妇子痫前期相关性较小。

(3) 单独使用脐动脉血流预测能力较差。

(4) 因为发生孕周较晚，分娩的风险较低。

注意：早期分娩（如 37 周）其新生儿风险大于妊娠 39 周分娩。

4. FGR 的重要性

(1) FGR 胎儿与正常生长发育的胎儿比较：围产期死亡率升高 6～10 倍；脑瘫的发生率增加 4 倍；20% 的死产胎儿是 SGA，约 50% 是 FGR。

(2) FGR 胎儿更可能发生的问题：①产程中发生胎儿窘迫和窒息；②胎粪吸入；③紧急剖宫产；④坏死性小肠结肠炎；⑤低血糖和低钙血症。

拓展阅读

Gordijn SJ et al.(2016).Consensus definition of fetal growth restriction: a Delphi procedure.Ultrasound Obstet Gynecol.48: 333-339.
https://obgyn.onlinelibrary.wiley.com/doi/full/10.1002/uog.15884

（二）识别生长潜能

1. 定制生长图表

对可能影响胎儿大小的生理性（而非病理性）因素进行调整后，可以识别出病理性的小胎儿。这种针对个体胎儿大小的“定制”可以根据以下情况进行调整：①母亲的身高或父亲的身高；②妊娠早期母亲的体重；③产次；④种族；⑤胎儿性别。

其中一些因素已被用于生成定制的生长图，旨在确定个体胎儿最佳生长曲线。这些可以在 www.gestation.net. 免费获得。

注意：一些数据表明，这种方法能更好地检测出实际是 FGR 的胎儿。

2. 通用增长标准

另一种观点认为，所有健康的胎儿都应该以相似的方式生长，种族等生理因素的影响更为复杂。这导致了胎儿生长“标准”的产生。

注意：特别是妊娠 34 周以后，不要单独用胎儿大小作为不良结局的预测因子。

拓展阅读

Perinatal Institute(2011).Fetal growth assessment & implementation of customised charts.
www.perinatal.org.uk

（三）危险因素

1. 孕妇

(1) 孕妇合并慢性疾病，包括高血压、心脏病、慢性肾衰竭。

(2) 滥用药物，包括酒精、毒品。

(3) 吸烟。

(4) 身免疫性疾病，包括抗磷脂抗体综合征。

(5) 遗传性疾病，包括苯丙酮尿症。

(6) 营养不良。

(7) 社会经济地位低下。

2. 胎盘（胎盘功能不全）

(1) 滋养层细胞侵袭过浅（会导致子痫前期）。

(2) 胎盘梗死。

(3) 胎盘早剥。

(4) 肿瘤：绒毛膜血管瘤（胎盘血管瘤）。

(5) 脐带或脐带附着物异常：单脐动脉。

3. 胎儿

(1) 基因异常，包括 13 三体、18 三体、21 三体综合征，Turner 综合征，部分性葡萄胎，三倍体。

(2) 先天性畸形，包括心脏畸形，如法洛四联症、大血管转位，以及腹裂。

(3) 先天性感染，包括巨细胞病毒、风疹、弓形虫。

(4) 多胎妊娠。

胎盘功能不全通常是由于母体因素造成的，

因此胎盘和母体应视为一体，即子宫胎盘功能不全。

（四）风险评估

其原则是识别高危妊娠和通过一系列的超声检查监测胎儿的生长发育情况（图 3-12）。在预约产检时根据病史和检查结果进行初评，如果出现新的危险因素（如子痫前期），则在妊娠后期重新进行评估。低风险的孕妇可以只接受临床常规检查，如果发现胎儿过小则需辅助超声检查。

1. 风险因素预警

(1) 既往产科 FGR 病史。

(2) 医疗条件。

(3) BMI。

(4) 吸烟状况。

(5) 血压。

(6) PAPP-A。

可以使用子宫动脉血流进行评估，但不作为常规使用。

2. 妊娠 20 周时的风险因素

(1) 子宫动脉血流。

(2) 超声软指标，如肠回声增强或胎儿发育较小。

3. 妊娠晚期风险因素

出现以下并发症：①子痫前期；②阴道流血；③妊娠期糖尿病；④孕妇合并疾病。

注意： 未来，将常规使用血清标志物、病史和超声来联合筛查胎盘功能。

4. FGR 管理的注意事项

为预防死胎，FGR 的唯一治疗方案是分娩。然而，早产是新生儿及婴儿死亡、脑瘫及低智商的主要危险因素。因此，必须平衡继续妊娠和分娩的风险。婴儿死亡、脑瘫和低智商的风险在妊娠 39～40 周时是最低的，所以即使在妊娠 37 周分娩，这些风险也会出现。

此外，还可能有更隐蔽的对子代的长期影响，包括有多达 1/3 的儿童达不到预期的成年身高，以及有儿童期注意力和行为缺陷。在关键、敏感的生命早期受到刺激和伤害，这些影响可能会持续到成年，并对机体的结构、生理和代谢造成永久性损伤。出生时身材较小或不匀称（瘦或矮）的人发生心脏病、高血压、高胆固醇和葡萄糖 - 胰岛素代谢异常的比例也更高（Barker 假说）。

（五）处理

1. 分娩的监测和标准

通常情况下，不伴 SGA 的 FGR 常被漏诊；因此，大多数算法都是针对 SGA 和具有 FGR 特征的 SGA 的管理（图 3-13）。

2. SGA＜34 周

(1) 每 2～3 周应至少重复 1 次超声扫描。

(2) 如果脐动脉多普勒异常，说明存在 FGR，超声应至少每 2 周重复 1 次。

(3) 如果从 32 周开始，舒张末期的血流消失或反流，提示严重的 FGR，应考虑分娩。

3. FGR＜32 周（SGA 伴随 AREDF）

(1) 孕妇应在胎儿医学中心进行管理，如果胎龄＜27 周或体重＜800g，应在 3 级新生儿重症监护室分娩。

(2) 在更严重的早产中，即使存在舒张末期血流缺失的情况，也可以延长 FGR 的孕周。

(3) 每天行电子胎心监护，如有异常，应及时分娩。

(4) 静脉导管血流可作为一种辅助手段，尤其适用于无法进行胎心监护（CTG）的极早产（＜26 周）。

4. SGA 32～36 周

(1) 每 2～3 周至少重复 1 次超声扫描。

(2) 如果脐动脉多普勒异常，提示存在 FGR，超声应至少每 2 周重复 1 次。

(3) 脐动脉血流异常的 SGA 胎儿（但不是 AREDF），应在妊娠 36 周前分娩。

(4) 如果脐动脉多普勒正常，考虑使用近足月的 SGA 分娩标准。

5. SGA 36～37 周

在此妊娠阶段，仅靠脐动脉多普勒是不足以判断胎儿是 SGA 还是 FGR，具有以下任一危险因素的 SGA 胎儿，均应考虑在妊娠 37^{+0} 周出生。

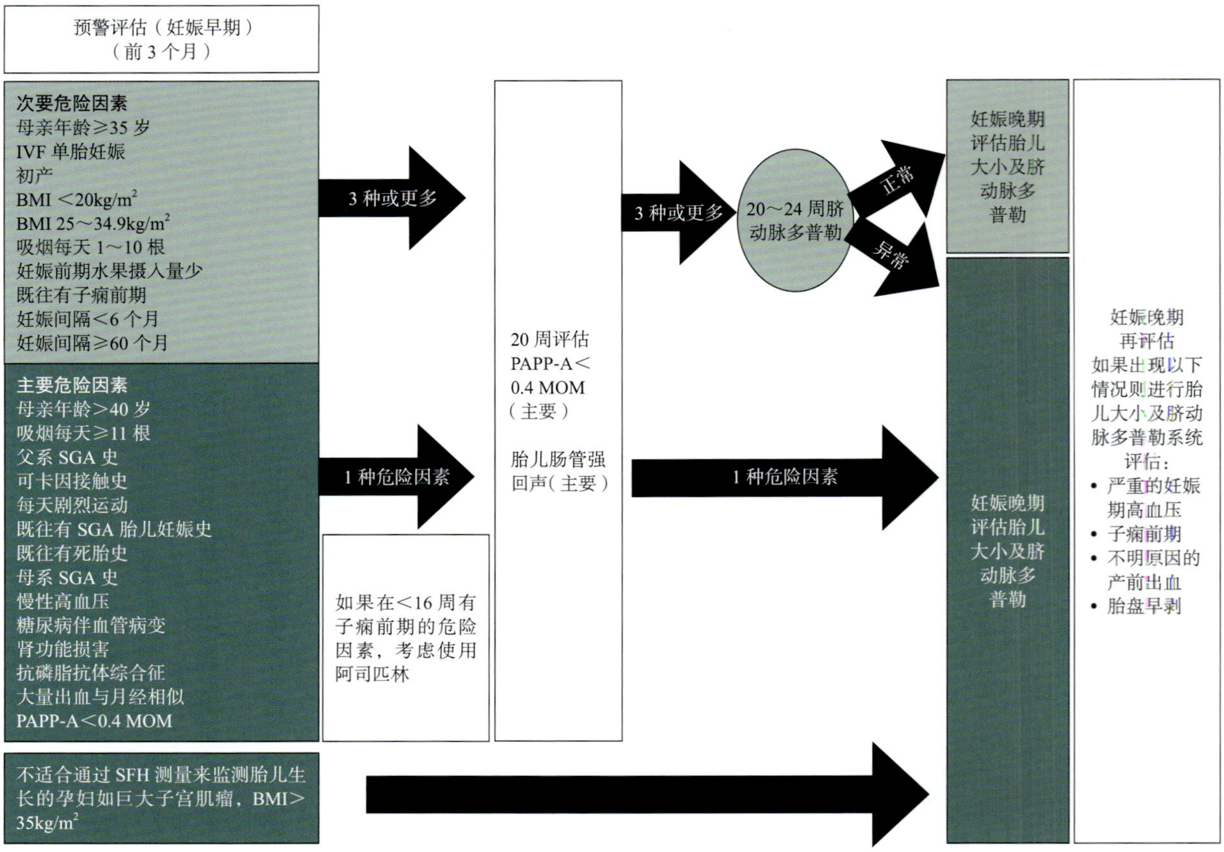

风险评估必须是个体化的（考虑既往医疗和产科史及妊娠史）。疾病进展或医疗机构采取的治疗都可能会增加个体的风险。

▲ 图 3-12 **FGR 风险评估工具示例**

引自 Green– top Guideline No. 31: The Investigation and Management of the Small-for-Gestational-Age Fetus.

(1) 严重 SGA［估计胎儿体重（estimated fetal weight，EFW）<第 3 百分位数］。

(2) 腹围的增长速度缓慢。

(3) 脑胎盘比值（cerebroplacental ratio，CPR）低（<第 5 百分位数）。

(4) 20 周或妊娠晚期子宫多普勒异常（>第 90 百分位数）。

(5) 其他危险因素，如高龄、低 PAPP-A、高血压或妊娠期糖尿病。

(6) 如果 SGA 胎儿无上述危险因素，通常不建议在妊娠 39^{+0} 周前分娩，而且可能根本不需要催引产。

（六）改善生长受限早产儿的结局

除了权衡子宫胎盘功能不全的严重程度与妊娠孕周以外，以下处理还可以对严重早产儿的结局带来明显的改善。

1. 糖皮质激素

(1) 产前使用糖皮质激素可改善妊娠<35 周出生新生儿的短期和长期结局。

(2) 除此阶段之外，其他时间段给药证据更少，获益更少，潜在的风险也不太清楚。

(3) 糖皮质激素药物（如倍他米松或地塞米松）以肌内注射方式分 2 次给药，间隔 24h。

(4) 1～7 天给药获益最大，因为通常情况下不建议重复给药，所以给药时机至关重要。

2. 镁

(1) 产前常规静脉输注硫酸镁，可以减少妊娠<32 周出生新生儿脑瘫的风险。

(2) 用药后 12h 内获益最大，剂量可重复。

3. 出生地点

(1) 严重的 FGR（<800g）或早产胎儿（<27

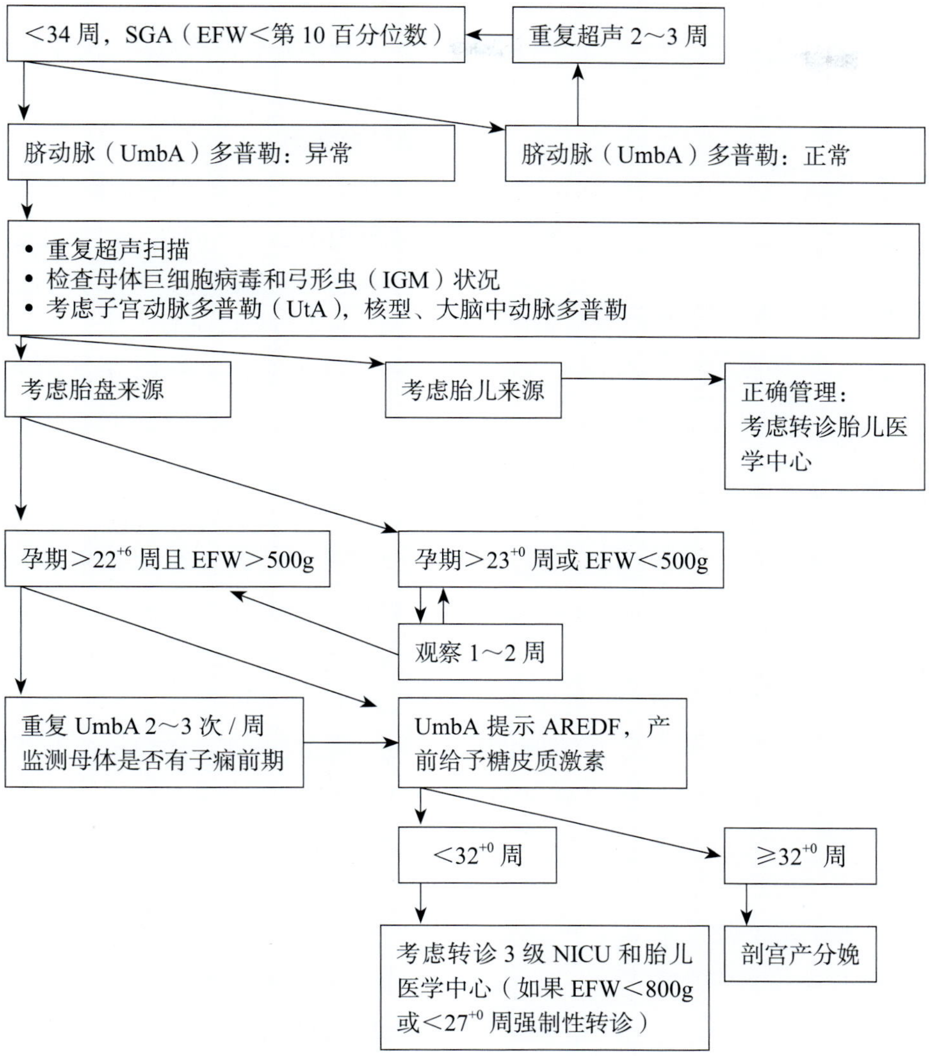

◀ **图 3-13　＜34 周 SGA 管理流程示例**

SGA. 小于胎龄儿；EFW. 估计胎儿体重；AREDF. 舒张期末血流缺失或反向

周）未在 3 级 NICU 出生，其死亡和残疾的风险增加。

(2) 应由胎儿医学专家和父母充分讨论后做出关于极早产的决定。

(3) 应征求孕妇的意见，并酌情进行分娩。

4. 出生方式

(1) 对于＜34 周需要进行计划分娩的 FGR 胎儿，通常需进行剖宫产。

(2) 断脐时间＞1min，并为新生儿保暖。

二十二、高危胎儿的临床识别

（一）耻骨联合上宫底高度

1. 应用：仅适用于在妊娠低风险时识别 SGA。

2. 适应证：孕周＞24 周，每次产检均需测量以下内容。

(1) 测量 SFH（cm）。

(2) 连续测量可显示胎儿生长曲线。

(3) 通过在图表上绘制测量值，可提高 SGA 的检出率。

(4) 如果考虑胎儿存在大小或发育异常，则需要进行超声检查。

（二）胎动计数

1. 应用：预防死胎。

2. 适应证：适用于所有孕妇。

(1) 如果出现胎动减少，建议孕妇联系助产士或前往医院进一步评估。

(2)“反复胎动计数异常”通常预示胎儿死亡

风险增加，但又缺乏临床证据。

注意：胎儿只有在死亡前才会停止活动，因此有些观点认为依靠监测胎动来了解胎儿的总体状况是不合理的。

（三）胎心听诊

确认胎儿存活。

注意：使用手持多普勒或 Pinard 听筒（木听筒）作为常规产前检查的一部分，但不能提供任何预测信息。

二十三、高危胎儿的监测

（一）超声

1. B 型（黑白）超声

(1) 应用：估算胎儿体重（使用基于胎儿生物测量的算法），通过连续超声扫描可以评估胎儿的生长速度，评估胎先露、羊水量、胎盘位置及严重胎儿畸形。

(2) 指征：筛查高危胎儿，监测胎儿生长速度变化（增加或减少）；当 SFH 超过或小于孕周对应高度；孕妇健康状况发生变化，如出现妊娠期糖尿病。

注意：虽然连续生长监测被越来越多的普遍使用，但其益处尚未得到证实。

2. 子宫动脉多普勒

(1) 应用：作为早发型子痫前期和 FGR 的筛查手段（可在任何孕周进行，但最常用于妊娠 20 周），帮助确定 SGA 是源于胎儿还是胎盘（适用于严重的早发型生长受限），帮助区分妊娠 34 周后的 SGA 和 FGR 胎儿。

(2) 指征：对具有早发型子痫前期或 FGR 增高的风险孕妇进行筛查；早发型严重生长受限；在妊娠晚期帮助识别 SGA 胎儿中的 FGR 胎儿。

3. 脐动脉多普勒

脐动脉阻力增高是胎盘功能减退的一个指标。在高危妊娠中使用此方法可降低胎儿死亡的风险，并减少在围产期的干预，如剖宫产。

(1) 应用：诊断和监测子宫胎盘功能不全，帮助确定观察到的 SGA 是否由胎盘引起。

(2) 指征：评估 SGA 胎儿子宫胎盘功能不全的严重程度；对于极早产儿，可以使用超声多普勒来决定监测频率和终止妊娠的时间。

4. 了解脐动脉多普勒

(1) 当胎盘功能正常时，通过脐动脉的血流不会受到末端器官阻力的阻碍；因此，血液在心脏舒张期继续向前流动（远离心脏），在多普勒波形上表现为舒张末期血流（图 3-14）。

(2) 当子宫胎盘出现功能减退时，血管阻力增加和舒张期的正向血流开始减少（这可以用数字量化并用于监测）。

(3) 当阻力非常高时，血液在舒张期不再正向流动，这被称为舒张末期血流缺失（absent end-diastolic flow，AEDF）（图 3-15）。

(4) 当这种情况恶化时，由于阻力过大，血液可能会在舒张过程中向心脏回流，这被称为舒张末期血流反向（reversed end-diastolic flow，REDF）（图 3-16）。

5. 大脑中动脉血流

作为脑保护的结果，该血管将在受损胎儿身上表现出低阻力。贫血胎儿的 PSV 升高。

(1) 应用：作为其他多普勒测量的辅助手段，以确定胎盘 / 胎儿的健康状况，尤其是在妊娠 34 周后（脑胎盘血流比值）；监测高危妊娠（如 Rh 溶血病）中的胎儿贫血。

(2) 指征：诊断或监测可疑的胎盘功能衰竭或贫血。

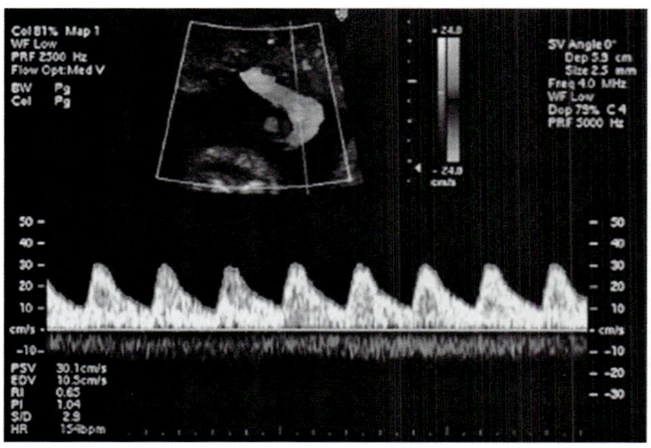

▲ **图 3-14** 正常脐动脉多普勒波形示例

6. 脑胎盘比

(1) CPR=MCA 搏动指数 / 脐动脉搏动指数。

(2) 在妊娠 34 周后，脑胎盘比值低是预测新生儿不良预后的较好指标，优于单独使用任一血管参数。

注意：通常不单独使用该指标决定分娩时间。

7. 静脉导管多普勒

静脉导管的波形可以反映心脏功能。

(1) 应用：用于监测高风险胎儿的心脏功能。

(2) 指征：监测 TTTS。辅助 CTG 和脐动脉血流，决定受损严重的极早产儿的分娩时间。

(3) 如果胎儿孕龄<26 周，CTG 准确性不被认可时，可单独使用它来确定分娩时间。

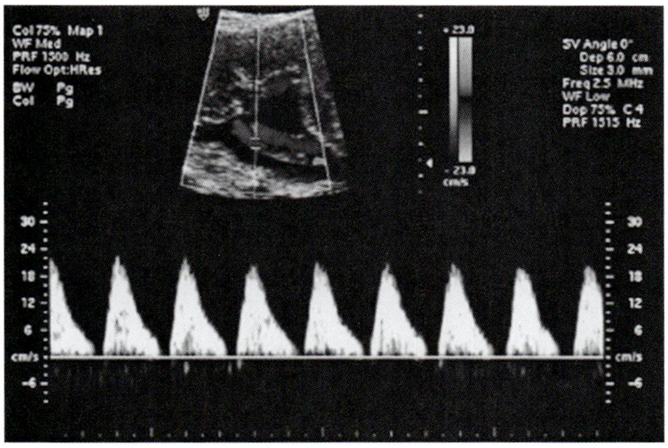

▲ 图 3-15 舒张末期血流缺失的脐动脉多普勒波形示例

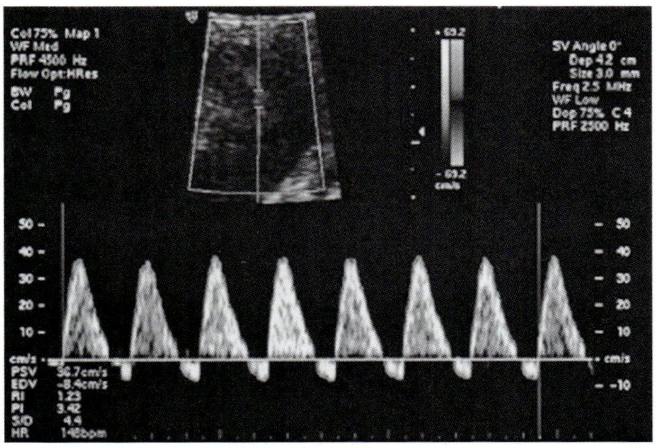

▲ 图 3-16 舒张末期血流反向的脐动脉多普勒波形示例

（二）胎心监护

CTG 是电子监测胎心率的结果，与子宫收缩相关。

通过查看 CTG 进行分析是困难的，但通过计算机算法（如 Dawes-Redman 标准）进行分析的可重复性更高。

1. 正常产前胎心监护

(1) 胎心基线在 110～160 次 / 分，基线变异 5～25 次 / 分。

(2) 胎动时胎心率应至少加快 15 次 / 分，持续至少 15s（加速）。

(3) 20min 内应出现 2 次加速（反应性）。

(4) 与基线相比，没有胎心率的减慢（减速）。

评估胎儿健康最有用的特征是胎心率基线的变化和是否出现加速。

2. 异常产前胎心监护

由胎儿心率自主调节失败导致，是一种终末期事件。因为从子宫胎盘功能不全导致 CTG 异常到胎儿死亡或长期损害的时间很短，这限制了 CTG 在产前筛查中的作用。

注意：在低风险人群中，常规产前 CTG 并不实用。

发生以下情况时，可使用 CTG 排除当前胎儿受损情况。

(1) 在已知会导致胎儿受损的急性情况（如胎盘早剥），以及在孕妇述说胎动减少或腹痛时。

(2) 日常监测与子宫胎盘功能不全相关的慢性疾病（如子痫前期），以及当 FGR 出现 AEDF 时。

注意：由于 CTG 只有在 FGR 非常晚期才会出现异常，因此作为一种监测的方法，CTG 每天至少 1 次。

拓展阅读

NICE(2021).Antenatal care.NICE guideline [NG201]. www.nice.org.uk/guidance/ng201

第 4 章 妊娠期感染性疾病

Infectious diseases in pregnancy

张雪梅 译 冯 燕 校

一、风疹

（一）背景

1. RNA 披膜病毒。

2. 通过呼吸道飞沫传播，人与人之间具有高度传染性。

3. 潜伏期 14～21 天。

4. 皮疹出现前后 7 天有传染性。

5. 再感染主要发生在疫苗诱发的免疫反应后。

（二）临床特征

仅 50%～75% 的感染者出现症状：①低热；②斑丘疹；③关节痛；④淋巴结肿大。

（三）诊断

在急性期及感染 10～14 天后复查，进行配对血清学检测，如果出现以下情况则考虑感染：①出现 IgM 抗体；② IgG 抗体滴度增高≥4 倍或 IgG 亲和力增加。

（四）与风疹病毒感染相关的先天性缺陷

1. 风疹病毒感染发生在器官形成期，最有可能致畸，严重程度随孕周增大而降低（表 4–1）。

2. 缺陷包括：①感觉神经性耳聋；②心脏畸形（如室间隔缺损和动脉导管未闭）；③眼部病变（白内障、小眼畸形和青光眼）；④小头畸形和智力障碍。

3. 晚发性后遗症包括：①糖尿病；②甲状腺疾病；③进行性全脑炎。

（五）预防

1. 可通过广泛接种疫苗实现"群体免疫"。

2. 由于担心麻疹、腮腺炎和风疹（measles，mumps，and rubella，MMR）疫苗的安全性，接种率下降。

3. 建议女性在妊娠前接受检测，以筛查高风险和需产后接种疫苗的人群。

注意：风疹疫苗是一种减毒活病毒，妊娠期禁用。

接种疫苗后 10～12 周应避免妊娠。

（六）感染风疹孕妇的处理

1. 主要为支持性治疗，很少需要住院。

2. 一旦确诊应立即行胎儿医学评估（表 4–1）。

（七）风疹病毒接触史的孕妇处理

有风疹病毒接触史的孕妇应尽快明确是否存在感染。

1. 女性存在以下情况，无须特殊处理。

(1) 已完成两剂风疹疫苗接种。

(2) 已行一剂疫苗接种，至少一次检测风疹抗体≥10U/ml。

(3) 至少 2 次风疹筛查检测到抗体，其中至少一次风疹抗体≥10U/ml。

注意：若已出现皮疹，则需行进一步检查。

如未达上述标准，则需行 IgM 和 IgG 检测。

2. 风疹 IgG 阳性，而 IgM 阴性者。

(1) 无症状者，安慰患者，随访。

(2) 有皮疹者，建议进一步检查。

表 4-1 风疹病毒感染后先天性缺陷的风险

孕 周	传播风险	先天性异常的风险	治 疗
＜13 周	80%	几乎所有受感染的胎儿	建以终止妊娠
13～16 周	50%	约 35% 的受感染胎儿（主要是耳聋）	建议产前诊断
＞16 周	25%	很少造成缺陷	随访

3. 风疹 IgM 阳性者（无论 IgG 是否阳性）。

(1) 诊断为急性感染。

(2) 上报传染病。

(3) 复查 IgG、IgM 滴度，并进一步检测 IgG 亲和力。

(4) 推荐进行参考测试。

4. 风疹 IgG 和 IgM 阴性者。

(1) 接触后 1 个月或疾病有进展者需复查。

(2) 分娩后建议接种麻风腮疫苗。

拓展阅读

Public Health England(2011, updated 2019).Viral rash in pregnancy. https://www.gov.uk/government/publications/viral-rash-in-pregnancy

二、麻疹

（一）背景

1. RNA 副黏病毒。

2. 呼吸道飞沫传播：人与人之间（高度传染性）。

3. 潜伏期 9～12 天。

4. 皮疹出现前后 2～5 天有传染性。

5. 接种麻风腮疫苗后可以显著降低麻疹发生率。

（二）临床特征

1. 发热。

2. 症状开始 2～4 天后出现全身性斑丘疹。

3. 口腔内特征性的 Koplik 斑点。

4. 可能出现咳嗽、鼻炎和结膜炎等症状。

（三）诊断

1. 检测唾液中的病毒 RNA 是确诊麻疹的方法。

2. 替代检测方法包括配对血清学检测（急性期及 10～14 天后复查），在皮疹出现 4 天～1 个月的时间窗内检查血清 IgM。

（四）母体风险

1. 肺炎。

2. 急性脑炎。

3. 角膜溃疡，形成瘢痕。

4. 亚急性硬化性全脑炎是一种罕见的远期并发症。

注意：妊娠期麻疹可导致母体死亡。

（五）母体麻疹感染对胎儿的影响

1. 胎儿丢失。

2. 早产。

但与先天畸形无关。

如果在分娩前 6 天～分娩后 6 天出现皮疹，建议新生儿在出生后注射人类免疫球蛋白（新生儿麻疹与亚急性硬化性全脑炎有关）。

（六）妊娠合并麻疹的治疗

支持性治疗为主，很少需要住院。

（七）有麻疹接触史的孕妇

需尽快明确诊断。

1. 接触者感染麻疹的风险因素包括：①境外接触；②有境外旅行史；③未接种麻疹疫苗；④近期住院。

2. 若已接种两剂麻疹疫苗，或者检查结果提示体内仍存在免疫抗体，则感染麻疹的风险较小。

注意：若出现皮疹，需进一步检查。

3. 如果未达上述标准，则需行血清 IgG 检测。

(1) 若麻疹 IgG 阳性，则无须进一步检测。

(2) 若麻疹 IgG 阴性：①上报传染病；②尽快注射人免疫球蛋白；③建议在分娩后接种麻风腮疫苗；④建议尽快行胎儿医学评估。

拓展阅读

Public Health England(2011, updated 2019).Viral rash in pregnancy. https://www.gov.uk/government/publications/viral-rash-in-pregnancy

三、细小病毒 B19

（一）背景

1. DNA 病毒。
2. 人与人之间呼吸道飞沫传播。
3. 潜伏期 4～20 天。
4. 妊娠期初次感染率＜1∶100。

（二）临床特征

1. 通常无症状。
2. 典型的面部成片的皮疹（传染性红斑）。
3. 斑丘疹。
4. 发热。
5. 关节痛。

（三）诊断

于急性期进行配对血清学检测，并于 10～14 天后复查，如果出现以下情况则存在近期感染：①出现 IgM 抗体；② IgG 抗体增加。

（四）母体风险

1. 体健无重大疾病者：风险较小。
2. 免疫力低下者：有突发溶血的风险，甚至需输血。

（五）母体感染细小病毒 B19 后对胎儿的影响

1. 胎儿感染率约为 30%。
2. 该病毒可抑制红细胞生成，有时伴有血小板减少和直接心脏毒性，最终导致胎儿心力衰竭和水肿。
3. 与先天性缺陷无关。

注意：若母体感染发生在妊娠 20 周前，胎死宫内发生率可高达 10%。

（六）妊娠期细小病毒 B19 的处理

1. 胎儿医学专科团队进行管理，以监测是否存在胎儿贫血（通过超声连续测量胎儿大脑中动脉的收缩期峰值血流速度评估），胎儿贫血通常在初次感染后数周内发生。
2. 对严重贫血、水肿的胎儿可考虑行宫内输注红细胞。
3. 若血小板明显减少，为了降低胎儿出血的风险，可考虑宫内输注血小板。

（七）孕妇存在细小病毒 B19 接触史

建议行血清 IgM 和 IgG 检测。

1. 若细小病毒 B19 IgG 阳性，而 IgM 阴性，不考虑感染，但当母体出现皮疹时建议复诊。
2. 若细小病毒 B19 IgM 阳性（无论 IgG 是否阳性），则考虑急性感染，需进一步送检样本行对比实验以明确诊断，并转到胎儿医学团队管理。
3. 若细小病毒 B19 IgG 和 IgM 均阴性，建议 1 个月后或疾病有进展时复查。

拓展阅读

Public Health England(2011, updated 2019).Viral rash in pregnancy. https://www.gov.uk/government/publications/viral-rash-in-pregnancy

四、巨细胞病毒

（一）背景

1. 疱疹病毒。
2. 通过体液传播：传染性低。
3. 可在宿主体内终身潜伏，通常可以再激活。
4. 血清流行率：约 50% 的英国女性。
5. 妊娠期感染率：约 1∶100。

（二）临床特征

95% 的病例无症状，但可能表现为：①发热；②乏力；③淋巴结肿大；④血液检查可能表现为非典型淋巴细胞增多症和单核细胞增多症的特征。

（三）诊断

1. 母体感染

(1) 于急性期进行配对血清学检测，并于 10～14 天后复查，以下情况则考虑感染：① IgM 抗体显著增高（可能持续 8 个月）；② IgG 抗体滴度增高。

(2) 孕妇尿培养 /PCR 可诊断，但尚未广泛使用。

2. 胎儿感染

妊娠 20 周后，羊水培养 /PCR 可诊断。

（四）巨细胞病毒相关先天性缺陷

包括胎儿生长受限、小头畸形、肝脾肿大和血小板减少症、黄疸、脉络膜视网膜炎、感音神经性耳聋，远期并发症包括精神运动迟缓。据报道，在 6 岁以下儿童智力障碍中，精神运动迟缓占比高达 10%。

（五）母体初次感染后胎儿感染的风险

40% 的胎儿会被感染（无论孕周）。其中 90% 在出生时是正常的，20% 会出现远期感染，但通常无明显症状。10% 可出现症状，其中 33% 发生死亡，67% 存在后遗症。

（六）妊娠期巨细胞病毒的处理

大多数胎儿不会因妊娠期感染受到影响，因此即便胎儿确诊感染，也较难判断是否应终止妊娠。

需要密切监测胎儿的宫内生长和发育情况，必要时出生后儿科随访。

拓展阅读

Public Health England(2011, updated 2019).Viral rash in pregnancy. https://www.gov.uk/government/publications/viral-rash-in-pregnancy

五、单纯疱疹病毒

（一）背景

1. 单纯疱疹病毒（HSV1）是一种 DNA 病毒，通常引起黏膜病变，如口唇疱疹。但妊娠期感染与生殖器疱疹密切相关。

2. HSV2 是一种 DNA 病毒，通常引起生殖器感染。

3. 通过人与人之间的接触传播。

4. 初次感染后，病毒潜伏于体内，通常在机体应激或免疫力低下的情况下被激活。

5. 潜伏期 2～7 天。

6. 即使无明显症状，也具有传染性。

（二）临床特征

1. 初次感染

(1) 大多数无症状。

(2) 典型症状表现为疱疹性病变伴剧烈疼痛，可持续 10～14 天。

(3) 病变部位通常局限。

(4) 初次感染时可能出现全身症状，如发热、嗜睡、乏力等。

(5) 初次的生殖器感染可导致外阴炎，严重时可导致尿潴留。

2. 复发性感染

(1) 全身症状较少见。

(2) 可能发生局部淋巴结肿大。

(3) 典型症状出现前通常伴有疼痛等前驱症状。

(4) 症状持续时间短于感染时间。

3. 其他表现（HSV1 比 HSV2 更常见）

(1) 可能无疱疹。

(2) 脑炎（框 4–1）。

框 4–1　单纯疱疹病毒脑炎（常见的是 HSV1）

- 若不积极治疗，发病和死亡风险将显著增加
- 往往发生于妊娠晚期
- 症状包括：①意识模糊和（或）意识不清；②发热；③癫痫发作；④严重头痛或行为改变
- 经验性治疗（大剂量静脉注射阿昔洛韦），并经验性给予抗生素
- 尽快行腰穿，并送脑脊液（cerebrospinal fluid，CSF）进行病毒 PCR

(3) 暴发性肝炎。

(4) 骶神经根病。

(5) 横贯性脊髓炎。

(6) 原发的眼部感染。

注意： 免疫受损者更有播散性感染的风险，复发风险也更高。

（三）诊断

1. 通常根据典型的疱疹病史进行诊断。
2. 疱疹拭子可以进行诊断。
3. 可以使用病毒 PCR 检测。
4. 可以检测抗体水平，但是结果解读较复杂。

（四）妊娠期生殖器疱疹初次感染的处理

- 参考泌尿生殖医学（genito-urinary medicine，GUM），采用 PCR 检测以确诊。
- 予以阿昔洛韦（400mg，每天 3 次）连续治疗 5 天可缓解病情（免疫力低下或严重感染者需静脉用药）。
- 对乙酰氨基酚和 2% 利多卡因凝胶可用于缓解症状。
- 评估是否合并其他性传播疾病。

1. 妊娠早－中期感染

(1) 于产科诊治。

(2) 妊娠 6 周后可期待治疗，排除生殖器病变后可阴道分娩。

(3) 妊娠 36 周后需再次给予阿昔洛韦治疗（可降低因疱疹性病变行剖宫产的发生率）。

(4) 胎膜破裂后建议加快产程进展，以最大程度减少胎儿在 HSV 的暴露。

2. 妊娠晚期感染

(1) 口服阿昔洛韦 400mg，每天 3 次，持续到分娩。

(2) 妊娠晚期首次出现生殖器疱疹者建议剖宫产分娩，特别是预产期前 6 周内出现症状者，因为该情况下阴道分娩新生儿感染风险高达 41%。

(3) 若阴道分娩，分娩时应静脉注射阿昔洛韦（5mg/kg，每天 3 次），新生儿出生后同样行阿昔洛韦静脉注射（20mg/kg，每天 3 次）。

注意： 15% 的初次感染者会发生复发性疱疹，因此建议进行各类型 HSV 抗体的检测。

若从生殖器拭子中分离出与 HSV 相同类型的抗体，则可确认该发作是复发。

3. 妊娠期复发性生殖器疱疹的治疗

(1) 新生儿感染 HSV 的风险低（阴道分娩感染率为 0%～3%）。

(2) 在没有剖宫产指征的情况下，应考虑阴道分娩。

(3) 从妊娠 36 周（如果合并 HIV 感染，则为妊娠 32 周）开始服用阿昔洛韦（400mg，每天 3 次）。

(4) 尽管胎儿侵入性检查（胎儿脐血采样、胎儿头皮电极安防）可增加新生儿 HSV 感染的风险，但鉴于感染风险较低（0%～3%），因此必要时仍可进行胎儿的侵入性操作。

(5) 对于<34 周的未足月胎膜早破孕妇，可行期待治疗，期间可口服阿昔洛韦（400mg，每天 3 次）。

拓展阅读

BASH, RCOG(2014).Management of genital herpes in pregnancy. www.rcog.org.uk/globalassets/documents/guidelines/management-genital-herpes.pdf

六、单纯疱疹病毒感染的并发症

（一）母体

1. 通常表现为脑炎、肝炎、弥散性皮肤病变。
2. 常见于妊娠和（或）免疫功能低下的女性。
3. 母体死亡率高。
4. 与 HIV 合并感染可促进两种病毒的复制。

（二）胎儿

感染是否导致先天性缺陷尚未明确，但与流产和早产有关。

（三）婴儿

1. 1% 妊娠晚期生殖器疱疹初次感染者可传播给新生儿。
2. 对于复发性生殖器疱疹，应告知发生新生儿疱疹的风险较低（阴道分娩为 0%～3%）。

（四）新生儿疱疹感染

1. 发生在出生后前 2 周。

2. 25% 病变仅限于眼睛和嘴巴。

3. 75% 出现全身播散，其中：①死亡率 70%；②即使存活可发生远期并发症，包括神经发育障碍。

七、水痘 – 带状疱疹

（一）背景

1. DNA 病毒。

2. 初次感染被称为水痘。

3. 通过呼吸道飞沫和接触水痘液传播。

4. 潜伏期 10～21 天。

5. 传染性：从出疹前 2 天开始，直到所有水疱结痂。

6. 妊娠期初次感染发生率为 3∶1000。

7. 初次感染后再激活被称为带状疱疹。

（二）临床特征

1. 发热。

2. 乏力。

3. 斑丘疹变成水疱，然后结痂。

（三）诊断

基于水痘 / 带状疱疹的接触史和典型皮疹的临床诊断。

（四）母体风险

妊娠期水痘通常更为严重，可能危及生命，原因如下：①水痘肺炎；②肝炎；③脑炎。

（五）胎儿风险

1. 在整个妊娠期，胎儿感染率约为 25%。

2. 如果孕周＜20 周，先天性水痘综合征伴有先天性缺陷的风险达 2%（表 4–2），包括：①皮肤瘢痕；②肢体发育不全；③眼部病变（先天性白内障、小眼症、脉络膜视网膜炎）；④神经系统异常（智力障碍、小头畸形、皮质萎缩、膀胱和肠括约肌功能障碍）。

（六）新生儿风险

新生儿水痘见于母体在分娩前 4 周感染水痘 – 带状疱疹病毒者。

注意： 如果产妇在分娩前 5 天或分娩后 2 天出现皮疹（此时新生儿极可能发生致命性严重感染），新生儿需要尽快注射水痘 – 带状疱疹免疫球蛋白（varicella zoster immunoglobulin，VZIG）。

（七）妊娠期水痘的处理

1. 初次感染，无并发症者：在症状出现 24h 内开始口服阿昔洛韦（800mg，每天 5 次，连用 7 天）

2. 初次感染，存在并发症：①住院治疗；②行静脉抗病毒治疗。

3. 对感染的孕妇密切监测胎儿情况（表 4–2），并避免与免疫力低下的孕妇接触。

表 4–2 母体初次感染水痘病毒的胎儿风险

孕 周	对胎儿的风险	处 理
＜20 周	2% 发生为先天性水痘综合征	• 在 16～20 周做详细的胎儿超声检查，如果有先天性水痘综合征的证据，可以考虑终止妊娠 • 出生后新生儿眼科检查
20～28 周	发生先天性水痘综合征的风险非常小	• 感染后 5 周做详细的胎儿超声检查 • 出生后新生儿眼科检查
＞28 周	与先天性异常无关	• 胎儿和新生儿监测
分娩后 4 周内	20% 会发生新生儿水痘感染	• 尽快注射水痘 – 带状疱疹免疫球蛋白 • 监测 14 天，如果出现水痘则使用阿昔洛韦

拓展阅读

RCOG(2015).Chickenpox in pregnancy.RCOG green-top guideline no.13.
www.rcog.org.uk/en/guidelines-research-services/guidelines/gtg13/

八、水痘接触和带状疱疹

注意：在同一房间≥15min、面对面接触或在大型开放式病房环境中接触被视为水痘亲密接触。

（一）既往无感染史的孕妇有水痘暴露

建议行水痘 – 带状疱疹病毒血清学检测。

1. 如果在暴露 10 天内检测到 IgG，可认为机体发生了免疫。

2. 如果在暴露后 10 天内未检测到 IgG，母亲需要尽快注射水痘 – 带状疱疹免疫球蛋白。

(1) 妊娠＞20 周，并且在 24h 内出现皮疹，应给予口服阿昔洛韦。

(2) 妊娠＜20 周，并且在 24h 内出现皮疹，可考虑口服阿昔洛韦。

（二）妊娠期带状疱疹

1. 水痘 – 带状疱疹病毒的再激活被称为带状疱疹。

2. 疼痛性水疱性皮疹分布于皮肤表面。

3. 感染部位不暴露于外部时，传播风险低；如感染部位暴露于外部（如眼部）或免疫力低下时，病毒则容易传播。

4. 应口服阿昔洛韦（800mg，每天 5 次，连用 7～10 天）。

注意：应避免与免疫力低下的孕妇接触。

（三）水痘 – 带状疱疹病毒疫苗

1. 水痘 – 带状疱疹病毒为减毒活疫苗，因此不建议妊娠期接种。

2. 对于免疫力低下者建议分娩后接种。

九、乙型肝炎

（一）背景

1. DNA 病毒。

2. 通过血液、血液制品或性接触传播。

3. 潜伏期 2～6 个月。

4. 在英国女性中，携带者比例约为 1：100。

（二）临床特征

1. 急性感染的前驱症状为非特异性全身和胃肠道症状，随后出现黄疸。

2. 慢性感染者通常无症状。

（三）诊断

根据临床表现和血清学检查（表 4–3 和表 4–4）。

表 4–3　乙型肝炎感染诊断试验

HBsAg	乙型肝炎表面抗原
HBeAg	乙型肝炎 e 抗原
HBV DNA	乙型肝炎病毒 DNA
anti-HBs	抗乙型肝炎表面抗体
anti-HBe	抗乙型肝炎 e 抗体
anti-HBc	抗乙型肝炎核心抗体

表 4–4　解读乙型肝炎感染检测结果

诊　断	阳　性	可为阳性或阴性
已接种疫苗	anti-HBs	
潜伏期		• HBsAg • HBeAg • HBV DNA
急性感染	• HBsAg • HBeAg • HBV DNA • anti-HBc IgM	
既往感染	• anti-HBs • anti-HBc	• HBV DNA • anti-HBe
慢性感染	• HBsAg • HBV DNA	• HBeAg • anti-HBe

（四）母体风险

1. 妊娠不会改变急性感染的病程，预后与非妊娠期相似。

2. 65% 的亚临床感染可完全治愈。

3. 25% 发展为急性肝炎。

4. 10% 成为慢性携带者。

5.＜0.5% 发生暴发性肝炎（致死的原因）。

（五）胎儿风险

严重的急性感染可能导致流产或早产，尚未发现相关的先天性缺陷。

（六）妊娠期慢性乙型肝炎的处理

在英国推荐对所有建档孕妇进行传染病筛查以减少母胎垂直传播。

1. 推荐对高病毒载量女性［病毒载量（viral load，VL）＞1 000 000U/ml］使用核苷类似物（即恩替卡韦 / 替诺福韦）以降低母婴传播风险（通常在妊娠中 – 晚期开始使用）。

2. 没有证据表明剖宫产可以防止母婴垂直传播。

3. 不是母乳喂养的禁忌。

（七）新生儿患乙型肝炎的风险

1. 新生儿感染通常发生在分娩时，但有＜5% 的新生儿可能因妊娠期胎盘出血导致宫内感染。

2. 新生儿感染可能是致命的，通常表现为慢性携带者状态，是远期发生肝硬化、肝癌的高风险因素。

3. 分娩时母体的病毒携带状态决定了垂直传播的风险。

(1) HBsAg 阳性和 HBeAg 阳性：传播风险约 95%。

(2) HBsAg 阳性、HBeAg 阴性及病毒量＜100 000：传播风险＜15%。

注意：母体患有急性或慢性乙型肝炎时，胎儿应在分娩后 24h 内接种乙肝疫苗，并根据病毒载量决定是否应用乙肝 IgG 免疫球蛋白，该方案预防新生儿感染的有效率＞95%。

十、丙型肝炎病毒

（一）背景

1. RNA 病毒。

2. 主要传播途径是滥用静脉药物。

3. 在过去 10 年中，治疗方面取得了进展，肝硬化和肝细胞癌等并发症的风险也有所降低。

4. 早期的治疗药物（聚乙二醇干扰素和利巴韦林）获益有限，并伴有不良反应。

5. 2011 年后引入抗病毒口服药物，可缩短治疗时间（8～16 周），治愈率为 95%。

6. 药物方案适用于所有基因型。

（二）临床表现

1. 急性感染通常无症状。

2. 慢性感染常于体检或肝硬化时发现。

3. 30% 患者在急性发作后机体自行清除病毒。

4. 可能诱发肝硬化和肝衰竭。

5. 肝外表现包括膜增生性肾小球肾炎、冷球蛋白血症和甲状腺疾病等。

（三）诊断

1. 丙型肝炎抗体血清学检测（治愈后仍可为阳性）。

2. 病毒 RNA 阳性确诊感染，并且应行基因分型。

3. 合并肝硬化时，肝功也可能正常，故肝功检测的临床价值有限。

4. 肝脏超声可识别肝脏病灶和（或）脾大等并发症。

5. 肝活检可用于评估肝纤维化程度，但首选非侵入性检查（Fibroscan® 或基于超声的瞬时弹性成像技术）。

（四）妊娠期丙型肝炎抗体阳性的鉴定

1. 追溯潜在感染的病史。

2. 检测血液中病毒 RNA 水平。

3. 若抗体阴性：感染可能已被自体清除或已接受治疗。

4. 若抗体阳性：①需同时行 HIV 和乙肝血清学检查；②进一步行肝脏超声检查（关注肝硬化、门静脉高压症等）。

（五）妊娠期丙型肝炎的管理

1. 抗丙型肝炎抗体为非常规筛查项目，评估存在感染风险的女性需行此项检测。

2. 病毒载量越高垂直传播风险越高，但丙型肝炎病毒（hepatitis C virus，HCV）感染不是阴道分娩、母乳喂养的禁忌证。

3. 应避免侵入性胎儿监护和产程过长。

4. 感染产妇应在分娩后转诊至专科接受治疗。

（六）需要进行丙型肝炎筛查的女性

1. 静脉用药史。

2. 1992 年以前输血史。

3. 1987 年之前输注过凝血因子的血友病携带者。

4. 血液透析史。

5. 原因不明的 ALT 升高。

6. HIV 阳性。

（七）导致妊娠期肝炎的其他病毒

1. 甲型肝炎

妊娠不会改变病程、结局。

2. 戊型肝炎

在非妊娠人群是一种急性自限性疾病。

可导致严重感染，妊娠期可诱发暴发性肝衰竭。

支持治疗为主，目前无特异性抗病毒药物。

3. 其他病毒

肝功能异常可见于：①急性单纯疱疹病毒；②巨细胞病毒；③ EB 病毒。

十一、流行性感冒

（一）背景

1. 孕妇患流感具有更高的死亡率。

2. 病情因病毒株和疫苗接种情况而异。

3. 内科疾病，如哮喘等可加重感染。

（二）临床特征

暴露后 2～3 天可出现以下症状：咽痛、疲劳、食欲不振、咳嗽、头痛、乏力、肌肉疼痛、失眠、呼吸急促等。

（三）流感疫苗

1. 建议以下人群接种流感疫苗：①任何孕周的孕妇；②围产期保健的医护人员。

2. 首选灭活疫苗。

（四）妊娠期疑似流感的处理

1. 评估病情

(1) 查体：是否存在呼吸困难、呼吸频率快、肺部听诊是否异常等。

(2) 胸部 X 线（chest X ray，CXR）：关注肺部是否存在双侧炎性浸润，若存在实变，则提示继发细菌感染。

2. 轻度感染

(1) 基于临床表现诊断。

(2) 可行补液支持。

(3) 对乙酰氨基酚缓解症状。

(4) 注意休息。

3. 警惕严重感染

注意：如果患者出现呼吸困难，胸部 X 线提示严重感染，或者合并可能加重感染的内科疾病，建议住院治疗。

(1) 咽、鼻或鼻咽部拭子行病毒 PCR、快速抗原检测。

(2) 血液培养。

(3) 经验性使用抗生素。

(4) 抗病毒药物（奥司他韦或扎那米韦）最好在症状出现后 48h 内开始使用，症状出现前 3～5 天开始使用效果更佳。

十二、COVID-19

新型冠状病毒（SARS-CoV-2）是一种新型冠状病毒毒株（COVID-19），于 2019 年底被首次发现。

与中东呼吸综合征冠状病毒（MERS-CoV）和 SARS 冠状病毒（SARS-Cov）等其他人类冠状病毒一样，它可引起轻到中度的上呼吸道症状（图 4-1）。

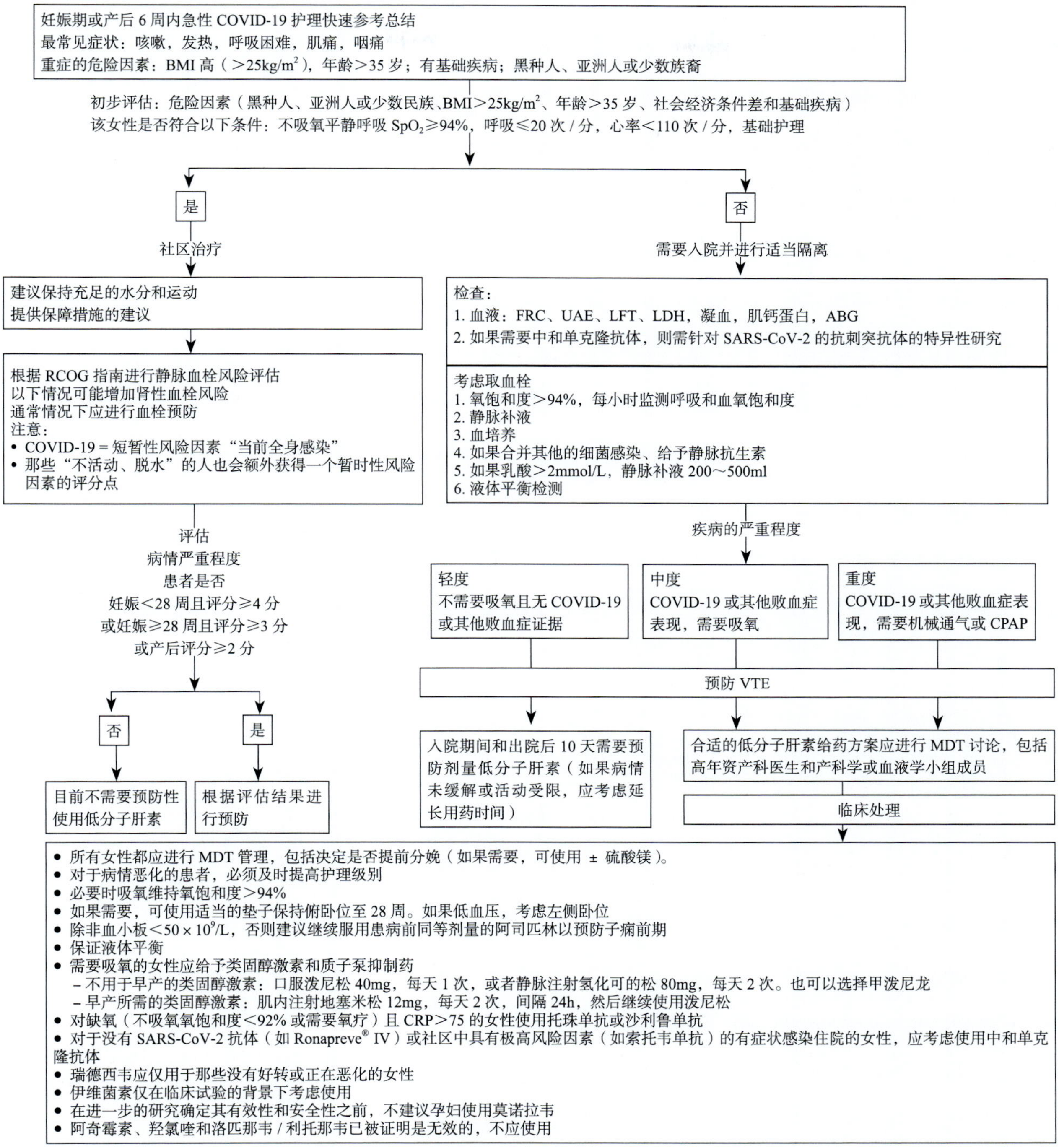

▲ 图 4-1　孕妇 COVID-19 的管理

引自 RCOG and RCM: Coronavirus (COVID-19) Infection in Pregnancy. https://www.rcog.org.uk/media/xsubnsma/2022-03-07-coronavi rus-covid-19-infection-in-pregnancy-v15.pdf

（一）传播

1. 可以容易地从呼吸道飞沫或分泌物、粪便和污染物（物体）中分离。

2. 常通过与感染者密切接触（2m 内）或与受污染物表面密切接触而发生传播。

3. 孕妇并不比一般人群更容易感染。

4. 越来越多的证据表明，孕妇出现严重症状时风险更大，尤其是在妊娠晚期。

注意：没有明确的证据表明病毒可以从母体到胎儿的垂直传播或增加胎儿先天发育异常的风险。

（二）症状和体征

1. 大多数病例无症状。

2. 有症状者多为轻度或中度，无须住院。

3. 10% 将发展为严重 / 危重，需要住院多学科诊疗护理。

4. 主要症状为咳嗽、发热、嗅觉 / 味觉丧失、呼吸短促，可能出现其他流感样症状和胃肠道症状。

（三）需要住院的危险因素

1. 黑种人、亚洲人或少数民族。

2. 超重或肥胖。

3. 存在基础疾病。

4. 母体年龄＞35 岁。

5. 生活条件差

6. 从事医疗保健或其他面向公众的职业。

（四）胎儿风险

母体感染与以下因素相关：①死胎风险增加 2 倍；② FGR；③早产（主要是医源性）。

十三、COVID-19：处理

（一）产前保健

1. 为了确保孕妇采取安全的社交距离，需要调整产前检查的相关服务。

2. 孕妇应接受常规产前保健。

3. 在 COVID-19 大流行期间，家庭虐待和精神健康问题已显示出上升趋势，因此需要关注孕妇的社会状况。

4. 所有入院的 COVID-19 患者应在住院期间和出院后 10 天内使用低分子肝素。

5. 由于 COVID-19 有引起相关血小板减少的风险，在 COVID-19 感染期间应停用低剂量阿司匹林。

（二）分娩

1. 无症状 COVID-19 孕妇与一般产科患者处理一样。

2. 建议无严重症状的孕妇在产科分娩，并做好以下监测。

(1) 由现有最资深的临床医生评估 COVID-19 症状的严重程度。

(2) 监测母体的体温、呼吸频率和氧饱和度。

(3) 确认产程启动，常规护理。

(4) 使用胎心监护进行胎儿连续电子监测。

(5) MDT 团队：产科医生、麻醉师、主管助产士和新生儿科医生。

(6) 尽量减少工作人员进入房间，并穿戴适当的个人防护装备。

(7) 常规产科护理。

(8) 水中分娩是禁忌。

（三）产后护理

1. 对疑似、可能或确诊 COVID-19 的产妇，支持她们选择母乳喂养，母婴同室，并进行母婴皮肤接触和袋鼠式护理。

2. 对于怀疑或确诊 COVID-19 感染且其新生儿需要在新生儿病房护理的产妇，应采取预防措施，以尽量减少母婴传播的风险。

拓展阅读

RCOG, RCM(2022).Coronavirus(COVID-19)infection in pregnancy. https://www.rcog.org.uk/guidance/coronavirus-covid-19-pregnancy-and-women-s-health/coronavirus-covid-19–infection-in-pregnancy/

（四）COVID-19 疫苗

1. 强烈建议在妊娠期间的任何时间接种疫苗。

2. 根据年龄和临床风险，孕妇应与其他人群同时接种。

3. 应向孕妇首先提供 Pfizer-BionTEch 或 Moderna 疫苗，如果她们已经接种了一剂 Oxford-AstraZeneca 疫苗，则应该完成 Oxford-AstraZeneca 的后续接种。

4. 脐血中发现抗体，提示接种疫苗可使新生儿产生某种被动免疫。

5. 可以继续母乳喂养。

6. 没有证据表明它会影响生育能力。

（五）COVID-19 危重孕妇的护理

注意： 当务之急是稳定病情，尽快完善胸部影像学检查。

注意： 对于任何失代偿的迹象，必须立即加强护理。

这些情况包括：①需氧量增加或 FiO_2＞35%；②呼吸频率＞25 次 / 分；③吸氧状态下呼吸频率仍很快；④少尿或有急性肾损伤的迹象；⑤嗜睡。

1. 应紧急安排 MDT 会诊。

2. 通过鼻导管→面罩→文丘里面罩→非呼吸面罩→无创正压通气［如持续气道正压通气（continuous positive airway pressure，CPAP）］→气管插管加间歇正压通气（intubation and intermittent positive pressure ventilation，IPPV）→体外膜肺氧合（extracorporeal membrane oxygenation，ECMO），将氧饱和度维持至 94%～98%。

3. 谨慎使用神经平衡液，如有需要，可使用 250～500ml 的剂量。

4. 对于吸氧的孕妇，应给予皮质类固醇治疗 10 天，或者直到出院。

5. 给予糖皮质激素促进胎儿肺成熟。

6. 必要时可以使用托珠单抗。

7. 瑞德西韦仅适用于没有好转或病情恶化的孕妇。

8. 羟氯喹、洛匹那韦 / 利托那韦和阿奇霉素对治疗 COVID-19 无效，不宜使用。

注意： 在进一步的研究确定其有效性和安全性之前，不建议孕妇使用莫诺拉韦。

十四、寨卡病毒

（一）背景

1. 黄病毒于 1947 年在乌干达被首次发现。

2. 由白天叮咬的蚊子传播。

3. 经性传播的病例很少，风险很低。

4. 通常症状较轻且持续时间短（2～7 天），重症不常见。

（二）临床特征

症状包括发热，头痛，眼睛红肿、结膜炎，关节疼痛和（或）肿胀，肌肉疼痛，皮疹，瘙痒。

（三）预防

含 50% 避蚊胺的驱蚊剂最有效，妊娠和哺乳期可以安全使用。

如果妊娠或计划妊娠，建议尽量避免前往受寨卡病毒影响的地区。

（四）胎儿发育异常（表 4–5）

表 4–5　先天性寨卡病毒感染胎儿异常

颅内畸形	颅外异常
• 小头畸形 • 脑和（或）眼钙化 • 脑室肿大 • 脑室周围囊肿 • 胼胝体异常 • 小眼症 • 小脑萎缩 • 小脑蚓部发育不全 • Blake 囊肿 • 大枕大池蛛网膜囊肿 • 脉络膜丛囊肿 • 脑萎缩 / 小脑 • 脑皮质和白质异常	• 胎儿生长受限 • 羊水过少 • 足畸形

（五）可能感染孕妇的处理（图 4–2）

十五、埃博拉病毒

（一）考虑诊断埃博拉病毒感染

1. 在患者到达医院之前，或者在发现风险后尽快上报公共卫生管理组织（和当地 ID/ 微服务）。

2. 最大限度地保证在高风险区域工作的所有员工的安全。

3. 使用全套个人防护装备，严格遵守感染控制程序。

（二）背景

1. 线状病毒，在 1976 年首次被发现。

2. 与妊娠的相互作用知之甚少。

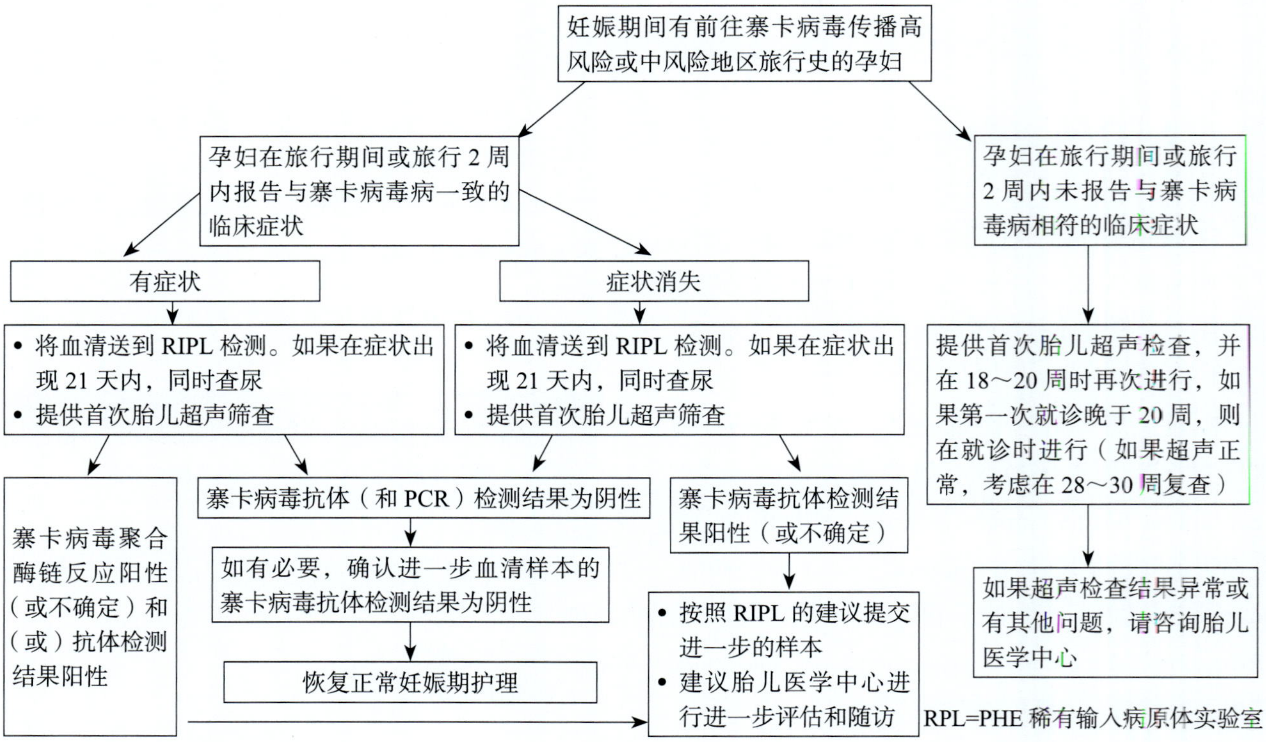

▲ 图 4-2　可能感染寨卡病毒的孕妇的处理

引自 Public Health England: https://www. gov.uk/government/publications/zika-virus-interim-algorithm-for-assessing-pregnant-women-with-a-history-of-travel

3. 潜伏期长达 21 天。

4. 通过与受感染者体液的黏膜接触，进行有效的人际传播。

5. 病毒死亡后传播的风险仍然存在，因此必须按照完整的感染控制程序处理尸体。

6. 可以通过胎盘，所以有可能发生垂直传播。

（三）临床特征

与疑似感染地区的感染相符。

1. 发热及与确诊的埃博拉病例接触史。

2. 发热及伴有以下三项：①头痛；②肌肉痛或关节痛；③吞咽困难；④打嗝；⑤食欲不振；⑥呼吸困难；⑦腹泻；⑧嗜睡；⑨呕吐；⑩消化不良。

3. 任何不明原因的出血。

（四）治疗

1. 尽早静脉给药（以避免患者痛苦时的锐器伤）。

2. 支持治疗，重点是补充电解质和补液。

3. 治疗并发症：难治性休克、缺氧、出血、感染性休克、多器官衰竭和弥散性血管内凝血（disseminated intravascular coagulation，DIC）。

4. 减轻痛苦。

5. 考虑经验性抗菌和抗疟治疗。

6. 没有治愈性疗法，正在进行一些临床试验和开发疫苗。

7. 在患者进行埃博拉病毒检测阴性后（出现症状 4 天后）处理妊娠。

（五）产后

1. 没有证据表明幸存并随后妊娠的女性有传播病毒的风险。

2. 幸存者的精液在康复后至少 3 个月内仍含有病毒。

（六）埃博拉感染孕妇的产科处理

注意：受感染母亲的婴儿存活率非常低，因此不建议进行胎儿监测，也不建议因胎儿原因进行紧急剖宫产。

1. 推荐

(1) 高风险地区阴道分娩。

(2) 计划性阴道分娩，医务人员在床旁一侧，以避免体液直接飞溅接触。

(3) 尽量减少阴道检查，避免人工破膜。

(4) 不进行会阴切开术。

(5) 积极处理第三产程。

(6) 如果有阴道撕裂，不缝合，压迫止血。

2. 胎儿宫内死亡

(1) 在血清学检查阴性和孕妇恢复健康之前不要引产。

(2) 如果计划引产（在妊娠的任何阶段），建议使用米非司酮和（或）米索前列醇。

(3) 胎盘和死胎必须按照高危感染标本处理。

3. 活产

(1) 可能性不大。

(2) 如果婴儿感染了埃博拉病毒，具有高度传染性。

4. 哺乳期

(1) 母乳可能被感染，可考虑使用抑制泌乳的药物，如卡麦角林。

(2) 如果不可行，提供吸奶器，明确说明如何安全处理受感染的母乳，并提供回奶方法以停止哺乳。

(3) 母亲可以照顾和母乳喂养婴儿。

(4) 关于新生儿高死亡率的适当咨询。

(5) 出院时提供用品，以协助返回社区，包括补充铁剂、加强营养、衣物、卫生巾、避孕工具。

拓展阅读

WHO.Ebola: case management, infection prevention, and control. www.who.int/teams/health-care-readiness/ebola

十六、其他病毒感染

（一）EB 病毒

1. 传染性单核细胞增多症是 EB 病毒初次感染的常见表现。

2. 可能出现全身性黄斑丘疹（特别是服用氨苄西林或类似抗生素时）。

3. 妊娠期初次感染对胎儿没有特定风险。

（二）肠道病毒

1. 柯萨奇病毒 A 组和 B 组、埃可病毒和肠病毒 68～71 型。

2. 临床表现多种多样，包括脑膜炎、皮疹、发热性疾病、心肌炎。

3. 与胎儿或新生儿不良结局没有明确的因果关系。

4. 手足口病由肠道病毒感染引起。

5. 妊娠期初次感染或接触肠道病毒对胎儿有何不良后果尚不清楚。

十七、A 组链球菌

（一）背景

1. 化脓性链球菌，是一种需氧革兰阳性球菌。

2. 是急性咽炎（链球菌性咽喉炎）最常见的致病菌。

3. 高达 30% 是无症状携带者(皮肤或咽喉部)。

4. 容易在人与人或飞沫之间传播。

注意：可在妊娠期间引起严重的症状，开始症状可能潜伏、不典型，但可迅速恶化，并且致命，因此需要高度警惕。

（二）由 A 组链球菌引起的疾病

包括咽炎、脓疱疮、蜂窝织炎和其他软组织及肌肉感染、猩红热、风湿热、中毒性休克综合征、产后子宫内膜炎。

（三）临床特征

1. 常有个人或家族咽喉痛或呼吸道疾病史。

2. 症状可能无特异性，包括呕吐、腹泻和发热。

3. 可发生脓毒性休克、DIC 和多器官衰竭等并发症。

（四）关于预防妊娠期 A 组链球菌感染的建议

1. 在如厕或更换卫生巾时，可能会通过手从鼻咽转移到会阴。

2. 产前宣教，良好个人卫生的重要性，包括在如厕或更换卫生巾之前和之后洗手。

（五）胎儿风险

注意：如果围产期感染侵入性 A 组链球菌（group A Steptococcus，GAS），告知新生儿科医生并对新生儿进行预防性抗生素治疗。

（六）妊娠期 A 组链球菌感染的处理

1. 怀疑 GAS 感染，应尽早使用经验性抗生素。

2. 早期介入重症监护措施。

3. 关于分娩时间和方式的选择必须个性化，取决于孕周，胎儿健康状况，母体需要复苏的程度。

拓展阅读

RCOG(2012).Bacterial sepsis in pregnancy.Green-top guideline no.64a.
https://www.rcog.org.uk/media/ea1p1r4h/gtg_64a.pdf
RCOG(2012).Bacterial sepsis following pregnancy.Green-top guideline no.64b.
https://www.rcog.org.uk/media/bfnkzznd/gtg_64b.pdf

十八、B 组链球菌

（一）背景

1. 常定植在肠道。

2. 多达 20% 的女性阴道存在该病原菌。

3. 是早产、严重的新生儿感染最常见的原因（发病率 1：2000 活产数）。

4. 受感染母亲分娩的新生儿中，高达 70% 在分娩时被定植，但其中只有 1% 出现败血症症状。

（二）临床特征

无体征或症状。

（三）诊断

1. 通过低位阴道拭子或肛周拭子培养确认携带。

2. 活动性感染通过血液、尿液或脑脊液的培养确诊。

（四）胎儿风险

与未足月胎膜早破和早产相关的胎儿风险。

（五）新生儿风险

注意：早发型 B 组链球菌（group B Steptococcus，GBS）感染（分娩后<4 天）的死亡率约为 20%，可能表现为肺炎、败血症和脑膜炎。

注意：晚发型感染（>7 天）与母体组链球菌（group A Steptococcus，GAS）携带无关：死亡率约为 20%；在幸存儿中，50% 会有严重的神经系统后遗症，如皮质性失明和耳聋。

（六）妊娠期 GBS 的管理

注意：RCOG 目前不推荐常规产前筛查。

1. 如出现如下情况，建议进行产时预防：①既往新生儿 GBS 感染史；②在尿液或阴道拭子中偶然发现 GBS。

2. 如出现如下情况，应考虑产时预防（在没有阳性拭子的情况下）：①早产（<37 周）；②破膜时间长（>18h）；③分娩过程中发热。

3. 产时抗生素：①分娩启动后尽快静脉注射青霉素，至少在分娩前 2h；②如果青霉素过敏，静脉注射克林霉素。

拓展阅读

RCOG(2012).Bacterial sepsis in pregnancy.Green-top guideline no.64a.
https://www.rcog.org.uk/media/ea1p1r4h/gtg_64a.pdf
RCOG(2012).Bacterial sepsis following pregnancy.Green-top guideline no.64b.
https://www.rcog.org.uk/media/bfnkzznd/gtg_64b.pdf

十九、李斯特菌属

（一）背景

1. 由单核细胞增多李斯特菌引起，李斯特菌是一种革兰阳性杆菌。

2. 罕见，在英国孕妇发病率万分之一。

3. 存在于软奶酪、馅饼、未煮熟的肉和贝类中。

4. 孕妇感染率增加。

（二）临床特点

1. 非特异性，因此需要临床高度警惕。

2. 引发肠胃炎，常伴有流感样症状。

3. 可能导致脑膜炎。

（三）诊断

1. 通过体液样本培养进行确诊。

2. 疑似系统性感染不需要常规粪便培养，只有在出现胃肠炎时做粪便培养（需要特殊培养基才能诊断）。

3. 李斯特菌脑膜炎可通过脑脊液培养证实。

4. 建议在怀疑李斯特菌脑膜炎时行 MRI 检查。

（四）胎儿风险

李斯特菌可穿过胎盘导致绒毛膜羊膜炎、流产或早产。

（五）新生儿风险

新生儿感染可能表现为全身败血症、肺炎、脑膜炎。

（六）妊娠期李斯特菌的治疗

1. 高度怀疑时，采用大剂量阿莫西林进行治疗。

2. 对于青霉素过敏者，可以使用甲氧苄啶－磺胺甲噁唑等替代品。

3. 根据妊娠情况进行胎儿监测。

二十、梅毒

（一）背景

1. 由梅毒螺旋体引起。

2. 性传播疾病。

3. 目前在英国相对罕见，但发病率增加。

4. 高危人群包括患有其他性传播疾病的女性、性工作者或生活在高流行地区的人。

（二）临床特点

感染者可能无症状（尤其是一期梅毒，因为感染者可能没有注意到宫颈或阴道下疳）。

1. 一期梅毒

(1) 最初感染部位的无痛性溃疡（硬下疳），3～6 周后自行消退。

(2) 常与局部淋巴结肿大有关。

2. 二期梅毒

(1) 全身性感染，发生于一期梅毒感染后数周或数月。

(2) 特征包括淋巴结病、全身症状（发热、乏力、肌痛）、皮疹、肝脏异常、短暂性蛋白尿。

(3) 常自行缓解。

3. 三期梅毒（晚期感染）

(1) 可在初次感染后 30 年内发生，并且无明显的一期或二期梅毒感染的临床症状。

(2) 可能发生心血管（动脉炎）、神经系统（脊髓痨）和肉芽肿性病变（树胶肿）。

（三）诊断

1. 所有孕妇在第一次产前检查时常规筛查。

2. 高风险人群在妊娠晚期再次复查（妊娠 28 周和 32 周）。

（四）胎儿风险

1. 螺旋体可以穿过胎盘，与早产和死胎有关。

2. 先天性梅毒缺陷包括第Ⅷ对脑神经性耳聋、楔状齿、鞍鼻、刀胫。

（五）妊娠期梅毒的处理

1. 青霉素治疗：①<16 周，几乎可以预防所有先天性感染；②>16 周，在大多数情况下仍然有效。

2. 应追踪接触者的检测和治疗情况。

3. 参考泌尿生殖医学评估是否合并其他性传播疾病。

（六）梅毒检测

1. 非梅毒螺旋体特异性试验：梅毒血清检查试验（VDRL 测试）和快速血浆反应素试验。

2. 梅毒螺旋体特异性试验：梅毒螺旋体被动颗粒凝集试验，荧光密螺旋体抗体吸附试验，梅毒螺旋体酶免疫测定。

注意：假阳性结果很常见，可能发生在系统性红斑狼疮、肺结核、麻风病、疟疾或静脉注射药物使用者中。

有反应结果需要进一步的验证性测试，最好是针对不同抗原的螺旋体特异性检测。

二十一、疟疾

（一）背景

1. 原生动物寄生虫感染（75% 为恶性疟原虫，其他包括间日疟原虫、卵圆疟原虫和疟疾疟原虫）。

2. 在英国不是本土传染病，通常是输入性的。

3. 由携带孢子的雌性按蚊传播。

（二）临床特征（框 4–2）

通常没有特定的症状或体征，感染表现为流感样症状，但可能包括：①发热（周期性“激增”）；②僵硬 / 发冷 / 出汗；③肌肉疼痛和全身不适；④意识模糊、嗜睡、昏睡。

框 4–2　严重疟疾的特点

临床特征

- 意识受损 / 虚脱
- 呼吸窘迫和（或）肺水肿
- 癫痫发作
- 循环衰竭
- 异常出血，弥散性血管内凝血
- 黄疸
- 血红蛋白尿（不存在 G6PD 缺乏症）

实验室检查

- 严重贫血（Hb＜80g/L）
- 血小板减少症
- 低血糖（＜2.2mmol/L）
- 酸中毒（pH＜7.3）
- 高乳酸血症
- 高寄生虫血症（＞2% 的红细胞被寄生）

（三）诊断

1. 现在广泛使用快速抗原检测。

2. 血涂片厚片和薄片都可以诊断：＞3 次涂片阴性，间隔 12～24h 以排除诊断。

（四）母体风险

妊娠增加患严重疾病的风险。

注意：妊娠期感染可能致命。

（五）胎儿风险

包括：①死胎、流产或早产；②先天性疟疾；③低出生体重（早产或胎儿生长受限）。

（六）妊娠期疟疾的处理

注意：妊娠期疟疾应作为紧急情况进行治疗。

1. 入院治疗。

2. 严重程度评估。

3. 如果怀疑患有脑疟疾，应进行腰椎穿刺。

4. 奎宁和克林霉素是妊娠早期治疗非严重恶性疟原虫感染的首选药物。

5. 静脉注射青蒿琥酯应用于治疗妊娠中期和妊娠晚期的非严重恶性疟原虫感染，以及所有严重病例。

6. 根据需要使用退热药。

7. 密切监测严重疟疾。

8. 分娩计划完全取决于产妇疾病的严重程度、胎儿健康状况和妊娠情况，但通常疟疾不是终止妊娠的指征。

注意：胎盘可能会有寄生虫寄生，因此分娩后应将胎盘送去进行组织学检查。

注意：新生儿有感染的风险，因此应在分娩时通知儿科团队。

注意：按照英国的上报流程，需要向当地健康防疫机构报告。

（七）妊娠期疟疾预防

1. 应服用适当的抗疟药物（最常用的是氯胍和氯喹）。

2. 避免被蚊子叮咬：蚊帐、长袖长裤（裤腿塞进袜子里）、驱虫剂（50% 的避蚊胺驱蚊剂是最有效的，妊娠和哺乳期间使用安全）。

拓展阅读

RCOG(2010).The diagnosis and treatment of malaria in pregnancy. Green-top guideline no.54b.
www.rcog.org.uk/media/rfrerkjz/gtg_54b.pdf

二十二、弓形虫

（一）背景

1. 由原生动物寄生虫（弓形虫）引起。

2. 通过接触猫粪便和食用未煮熟的肉传播。

3. 潜伏期<2 天。

4. 约 20% 的英国女性具有免疫力。

5. 妊娠期感染发生率 1∶500。

（二）临床特征

约 80% 的病例无症状，但可能表现为发热、淋巴结病。

（三）诊断

1. 母体感染

配对血清学检测（急性期及感染 10～14 天后复查），以下情况考虑近期感染：①分离出非常高滴度的 IgM 抗体（可能持续到 1 年）；②同时存在高滴度 IgM 和 IgG 抗体；③ IgG 抗体增加 4 倍。

2. 胎儿感染

(1) 羊水或胎儿血液中存在 IgM 抗体可诊断。

(2) 羊膜腔穿刺术只有在 20 周后才能准确诊断。

(3) 尽管可能出现脑室增宽等超声表现，但大多数受影响的胎儿都正常。

（四）胎儿风险

1. 妊娠早期感染后常自然流产（表 4–6）。

2. 与感染相关的缺陷包括：①脉络膜视网膜炎；②小头畸形和脑积水；③颅内钙化；④智力障碍。

（五）妊娠期弓形虫感染的管理

1. 健康女性的风险最小。

2. 免疫受损的女性有患严重播散性疾病的风险，包括脉络膜视网膜炎和脑炎。

3. 用于治疗母体感染的螺旋霉素可能会降低胎儿感染的风险。

表 4–6　不同孕周感染先天性缺陷的风险

孕　周	传播风险	感染胎儿发生先天性异常的风险
<12 周	约 17%	75%
12～28 周	约 25%	25%
>28 周	65%	<10%

4. 如果发生垂直传播，则使用联合疗法治疗弓形虫。

5. 新生儿随访应包括眼科检查和颅脑影像学检查。

6. 通常建议推迟妊娠，直到母体 IgM 抗体清除。

二十三、HIV 与妊娠

背景

1. 在英国，>10% HIV 感染者不知道自己感染了病毒。

2. 与早期诊断者相比，那些诊断较晚的人在诊断后第 1 年有较高的死亡风险。

3. 英国母婴传播的风险<0.1%，并在 1999 年引入常规产前筛查后得到改善。

4. 高病毒载量增加了母婴传播率。

5. 妊娠不会改变感染进程。

6. 抗逆转录病毒妊娠登记提供了有关致畸性和妊娠早期抗逆转录病毒治疗暴露的最佳数据。

注意：许多 HIV 阳性女性的伴侣不知道诊断结果，因此在妊娠期间进行沟通时需要谨慎，在病历资料中明确的记录，在当地系统中标记信息，在母体紧急入院时能快速调取信息。

抗逆转录病毒药物类别见表 4–7。

拓展阅读

Antiretroviral Pregnancy Registry.
www.apregistry.com
British HIV Association (BHIVA). Current guidelines.
www.bhiva.org/guidelines.aspx

二十四、HIV：孕前咨询

取决于其伴侣是否感染和各自的病毒量（表 4–8）。

二十五、HIV：产前管理

（一）联合抗逆转录病毒疗法

1. 所有 HIV 阳性女性应在妊娠期间开始联合抗

表 4-7 抗逆转录病毒药物类别

药物类别	药品名	潜在问题
核苷类似物逆转录酶抑制药	• 齐多夫定（ZDV，以前为 AZT） • 拉米夫定（3TC） • 去羟肌苷（ddl） • 司坦夫定（d4T） • 阿巴卡韦（ABC） • 替诺福韦 • 恩曲他滨	总体上耐受性良好，已有报道的并发症如下 • 贫血 • 恶心和呕吐 • 转氨酶增高 • 高血糖 • 当 d4T 和 ddl 联合使用时，可能出现酸中毒
非核苷类似物逆转录酶	• 奈韦拉平（NVP） • 地拉夫定 • 依非韦伦抑制药	• 最多的经验是 NVP，尽管耐受性良好，但在 CD4 计数良好的女性中仍有发生肝功能紊乱 • 皮疹也有报道
蛋白酶抑制药	• 利托那韦 • 茚地那韦 • 奈非那韦 • 沙奎那韦	• 高血糖是新发糖尿病或现有糖尿病恶化的风险 • 腹泻、恶心、呕吐和味觉改变 • 有报道肝功能改变
HIV-1 整合酶链转移抑制药		• 抑郁 • 高血糖 • 身体脂肪分布的变化

表 4-8 为感染 HIV 的夫妇提供孕前咨询

	女方阳性，男方阴性	男方阳性，女方阴性	男女双方均阳性
抗逆转录病毒疗法	如果使用人工授精，推荐但不重要	推荐	两者均推荐
定时排卵无安全套性交	仅当 VL<50 拷贝数 / 毫升时推荐	仅当 VL<50 拷贝数 / 毫升时推荐	推荐，除非一方或双方检测到 HIV RNA 阳性不一致耐药
妊娠暴露前预防	如果 HIV 阳性伴侣 HIV RNA 有复制，可行预防干预	如果 HIV 阳性伴侣 HIV RNA 有复制，可行预防干预	建议注意
使用非杀精避孕套进行人工授精	推荐	不适用	不适用
精子洗涤	不推荐	不推荐，除非检测到 HIV RNA（首选抑制性 ART）	不推荐
捐赠精子	如果男方生育力低下	如果男方生育力低下	如果男方生育力低下
捐赠卵细胞	如果女方生育力低下	如果女方生育力低下	如果女方生育力低下

引自 BHIVA/ BASHH/ FSRH guidelines for the sexual & reproductive health of people living with HIV. www.bhiva.org/ file/ zryuNV wnXc xMC/ SRH-guidelines-for-consultation-2017.pdf

逆转录病毒疗法（combination antiretroviral therapy，cART），并终身持续（无论 CD4 计数如何）。

2. cART 应该开始：①妊娠早期 VL＞100 000 拷贝数 / 毫升和（或）CD4 细胞计数＜200/mm^3；②在妊娠中期尽快启动，最迟 24 周。

3. 按照 BHIVA 指南中的建议开始治疗。

4. 如果在妊娠晚期开始 cART 或不能抑制病毒，建议将基于整合酶抑制药的方案作为高基线 VL（＞100 000 拷贝数 / 毫升）的第三选择药物。

5. 妊娠期间不建议调整剂量。

6. 齐多夫定单药治疗可用于 cART 下降且基线 VL＜10 000 拷贝数 / 毫升和 CD4＞350/mm^3，准备接受剖宫产分娩的孕妇。

（二）合并乙型肝炎或丙型肝炎感染

需要与有处理合并感染经验的临床医生一起进行管理，如果严重肝硬化，则需要肝病专家介入。如果女性用联合抗逆转录病毒疗法完全抑制了 HIV 病毒量，无论 HBV/HCV 病毒量如何，都可以进行阴道分娩。

（三）特殊情况

必须在明确母体 HIV 状况之后才能进行侵入性产前诊断检查，最好 VL＜50 拷贝数 / 毫升。

如果没有进行 cART，并且侵入性诊断检查不能推迟到 VL＜50 拷贝数 / 毫升，则可以开始 cART，包括雷替拉韦，并在检查前 2～4h 给予单剂量奈韦拉平。

外倒转术可用于 HIV 阳性女性。

（四）晚期处理

1. 当孕妇临产 / 胎膜破裂 / 即将分娩时，没有书面记录的 HIV 结果应进行 HIV 即时诊断试验。

2. 如果即时诊断试验结果为阳性，无须等待正式的血清学确认结果，立即进行干预预防母婴垂直传播。

3. 如果在 28 周后出现，按照 BHIVA 指南立即开始 cART。

注意：未经治疗的足月分娩女性应接受联合治疗（见拓展阅读）。

（五）HIV 的产前管理

在英国，所有妊娠期 HIV 病例（在妊娠前或妊娠期间诊断）都应向国家妊娠期和儿童期 HIV 研究中心报告（即使妊娠未持续到足月）。

1. 除了常规产前筛查外，新诊断的女性不需要其他基础检查。

2. 在开始治疗前进行 HIV 病毒耐药性检测（晚期诊断的女性除外）。

3. 根据 BASHH 指南进行性健康筛查和感染治疗。

4. 鼓励在分娩后继续 cART。

5. 使用 cART 的孕妇在基线检查时和分娩时至少应有一个 CD4 计数。

6. 在妊娠期开始 cART 时，应在开始时进行 CD4 细胞计数；在 2～4 周后进行 VL 检测，至少每 3 个月 1 次，在 36 周和分娩时再次复查；肝功能检查应在 cART 开始时和每次产前检查时进行。

7. 如果使用 cART 在 36 周时 VL 未被抑制（＜50 拷贝数 / 毫升）：①检查依从性和合并用药；②在适当的情况下进行耐药性测试；③考虑治疗药物监测；④优化最佳方案；⑤考虑强化。

8. 胎儿超声应按照国家指南进行。

9. 建议进行 21 三体综合征联合血清学筛查试验，因为这具有最佳的灵敏度和特异度，并将最大限度地减少可能需要侵入性检测的病例数。

10. 对有高风险的女性应考虑行无创产前筛查，以降低需要行侵入性产前诊断的病例数。

拓展阅读

BHIVA.Current guidelines.
www.bhiva.org/guidelines.aspx
BASHH.BASHH guidelines.
www.bashh.org/guidelines

二十六、HIV：产时管理

（一）分娩方式

这取决于：① 36 周时的 VL；②是否存在产

科并发症；③个人治疗史和治疗反应情况。

注意：阴道分娩按照标准产时护理进行。

1. VL<50 拷贝数 / 毫升

无产科并发症，支持阴道分娩［包括剖宫产后阴道分娩（vaginal birth after cesarean，VBAC）］。

有产科指征时行剖宫产。

2. VL 50～399 拷贝数 / 毫升

考虑选择性剖宫产（取决于 VL 和轨迹、治疗持续时间、依从性、产科情况等因素）。

3. VL≥400 拷贝数 / 毫升

建议在 38～39 周时选择剖宫产。

（二）胎膜早破

注意：所有足月胎膜早破均应尽快分娩。

1. 当 VL<50 拷贝数 / 毫升，建议立即引产，产时发热给予相应的治疗。

2. 当 VL 50～999 拷贝数 / 毫升，考虑剖宫产（取决于实际 VL 和轨迹、治疗持续时间、依从性、产科情况等因素）。

3. 当 VL>1000 拷贝数 / 毫升，建议立即剖宫产。

注意：如果胎膜破裂发生在 34～37 周，建议预防 GBS。

（三）未足月胎膜早破<34 周

1. 按照国家指南肌内注射类固醇激素。
2. 优化抗病毒治疗方案。
3. 基于 MDT 讨论分娩时机和方式。

（四）以下情况产时静脉注射齐多夫定

1. VL>1000 拷贝数 / 毫升 + 临产 / 胎膜破裂 / 选择性剖宫产入院。
2. VL 未知 + 未接受治疗 + 临产 / 胎膜破裂。
3. 如果 VL<1000 拷贝数 / 毫升且正在行 cART 治疗，则不需要产时静脉注射齐多夫定。

二十七、HIV：产后问题

（一）新生儿管理

1. 暴露后预防（postexposure prophylaxis，PEP）应在出生后 4h 内开始。

2. 新生儿应由儿科团队进行风险分层，以决定 PEP 治疗的时间和类型。

3. 如果 HIV PCR 在任何阶段都是阳性，或者婴儿被证实感染了 HIV，建议从 1 月龄开始使用复方新诺明预防肺孢子菌肺炎。

注意：随后只有在排除了 HIV 感染的情况下，才停止用药。

（二）产后管理和随访

1. 建议所有女性产后继续 cART。
2. 应在 4～6 周内进行随访。

（三）母乳喂养

1. 使用配方奶可以消除出生后新生儿感染 HIV 的风险。

2. 如果不是母乳喂养，应考虑使用卡麦角林来回奶。

3. VL<50 拷贝数 / 毫升且依从性良好的 cART 女性可以母乳喂养，但有较低的母婴传播风险。

拓展阅读

BHIVA.Current guidelines.
www.bhiva.org/guidelines.aspx
BASHH.BASHH guidelines.
www.bashh.org/guideline

二十八、妊娠期疫苗接种

接种疫苗

1. 减毒活疫苗（如风疹病毒、脊髓灰质炎、麻腮风三联疫苗、水痘–带状疱疹病毒）在妊娠期禁用。

2. 用特异性人类免疫球蛋白进行被动免疫是安全的，可以提供重要的保护（如水痘–带状疱疹免疫球蛋白）。

3. 在高危人群中，乙肝表面抗原阴性的女性应在妊娠期间接种疫苗。

4. 旅行疫苗接种应根据个人情况进行考虑，与感染疾病的风险相比，接种疫苗的风险较小（表 4–9）。

表 4-9　妊娠期疫苗接种

疫苗种类	接种意见
COVID-19	建议在妊娠的任何阶段
肺炎球菌	灭活病毒，可用于妊娠
霍乱	疗效有限，因此不推荐
甲型肝炎	低风险，考虑短期使用人类正常免疫球蛋白
脑膜炎球菌	安全性未知，存在高风险时考虑使用
狂犬病	暴露后考虑使用免疫球蛋白用于预防
破伤风	妊娠期安全
黄热病	安全性未知，存在高风险时考虑使用

第5章 妊娠期疾病
Medical disorders in pregnancy

冯 燕 译 张雪梅 校

一、癫痫：概述

- 妊娠期女性癫痫的发病率为0.6%。
- 大部分女性妊娠前就已确诊。
- 如果是妊娠期间第一次发作的癫痫，则需要进行全面的鉴别诊断（框5-1）。

框5-1 妊娠期首次癫痫发作的鉴别诊断

- 子痫
- 癫痫
- 感染：脑炎，脓肿
- 代谢性：药物或酒精戒断，药物毒性，低血糖，电解质紊乱（如低钠、低钙）
- 占位性病变
- 血管病变：脑静脉窦血栓形成，血栓性血小板减少性紫癜，脑梗死或出血

注意：所有在妊娠期首次癫痫发作的患者都应该做脑部CT，或者最好是脑部MRI，并由神经科医师进行复核

- 妊娠期癫痫发作的频率37%上升，13%下降，而50%保持不变。
- 癫痫控制不佳和停止用药的女性妊娠期癫痫发作频率上升的风险最大。

注意：胎儿通常能够耐受癫痫发作且不会产生远期后遗症，但胎儿因癫痫持续状态而死亡的风险增加。

（一）胎儿风险

癫痫患者的胎儿先天异常的风险增加2%～5%，这种风险大部分是由抗惊厥药物引起。尽管如此，未服用抗癫痫药物的女性仍比正常人群面临更高的胎儿异常风险。与单药疗法相比，多药疗法的胎儿异常风险更高，并且风险随着剂量增加而增高。药物分剂量使用并降低血药浓度峰值可能是有利的。理想情况下，应在孕前调整抗癫痫药物治疗的方案。

应建议所有女性服用叶酸（每天5mg），因为这会降低一些胎儿先天异常的风险。

（二）抗惊厥治疗的胎儿风险

1. 致畸性：先天性异常或胎儿抗惊厥综合征。
2. 新生儿戒断。
3. 维生素K缺乏（酶诱导剂）和新生儿出血性疾病。
4. 发育迟缓和行为问题。

（三）用于治疗癫痫的药物

这些药物导致先天性异常的风险不同，可以根据它们诱导肝酶的能力进行划分。

1. 酶诱导抗惊厥药：卡马西平，托吡酯，苯巴比妥，苯妥英钠，扑米酮。
2. 非酶诱导抗惊厥药：拉莫三嗪，左乙拉西坦，丙戊酸钠，加巴喷丁，乙琥胺。

（四）育龄女性丙戊酸钠的使用

对于孕妇及可能妊娠的女性，除非其他治疗无效或不耐受，欧盟建议医生不要开丙戊酸钠来治疗癫痫或双相情感障碍。

对于那些只能用丙戊酸钠来治疗癫痫或双相情感障碍的患者，应建议其使用有效的避孕措施，

并且应由经验丰富的医生指导治疗。

二、癫痫：管理

（一）孕前咨询

1. 如果需要明确诊断，请神经科医生参与。

2. 优化治疗，控制癫痫发作，并宣教。

3. 以最少数量和最低剂量的药物来控制癫痫发作，尽量降低胎儿先天异常的发生风险。

4. 如患者癫痫不发作超过 2 年，可与癫痫诊疗小组一起讨论停止用药问题（告知癫痫发作风险和对驾驶的影响）。

5. 所有女性均应在受孕前至少 12 周每天服用 5mg 叶酸，并持续至分娩（可降低神经管缺陷的风险）。

6. 儿童癫痫的风险（如果父母一方患病，则为 4%，如果父母双方均患病，则为 15%）。

（二）产前保健

1. 如果控制得当，妊娠期间不要更换药物，并强调坚持规律服药的重要性。

2. 详细的结构异常筛查（如神经管缺陷、面裂和心脏异常）。

3. 对于需要多种抗癫痫药物的患者，考虑在妊娠 22～24 周时进行胎儿超声心动图检查。

4. 妊娠晚期常规补充维生素 K 的证据不足。

5. 一般建议（相比于盆浴建议淋浴，并避免睡眠不足）。

6. 一些抗癫痫药，特别像拉莫三嗪，在妊娠 12～20 周时的血药浓度可能会急剧下降，通常需要增加 30%～50% 的剂量。

注意：不需要常规监测血药浓度，但对于癫痫发作频率增加、疑似未规律服药、担心药物不良反应、多药治疗的女性可能有用。

（三）产时保健

1. 以阴道分娩为目标（剖宫产按产科指征；癫痫发作不是剖宫产指征，除非处于癫痫持续状态）。

2. 阴道分娩导致癫痫发作风险增加的原因：睡眠不足、药物吸收下降、过度通气。

3. 癫痫患者通常不需要在分娩时额外服用药物。

4. 用苯二氮䓬类药物控制癫痫发作。

5. 确保准时服用原有的抗癫痫药。

（四）产后保健

1. 维生素 K 可降低新生儿出血性疾病的风险。

2. 鼓励母乳喂养。

3. 如果妊娠期间抗癫痫药剂量增加，产后应逐渐减量至妊娠前水平。

4. 使用酶诱导型抗癫痫药物，则注意避孕：①复方口服避孕药含有 50μg 雌激素，用药间隔时间更短；②孕激素类口服避孕药（progestogen-only pill，POP）避孕效果较差；③宫内节育器（intrauterine contraceptive device，IUCD）是理想的避孕选择。

5. 在婴儿洗澡和喂养方面给予产妇一定的建议和指导，以尽量减少产妇癫痫发作对婴儿造成的伤害。

6. 加强对癫痫不明原因猝死风险的认识。

拓展阅读

Epilepsy Foundation
www.epilepsy.com
Epilepsy Society
www.epilepsysociety.org.uk/
Women With Epilepsy
www.womenwithepilepsy.co.uk

三、脑卒中

- 缺血性和出血性脑卒中在育龄女性中很少见，但在产后风险增加。
- 与非妊娠女性相比，产后 6 周内缺血性脑卒中的风险增加了 9 倍，出血性脑卒中的风险增加了 28 倍。
- 症状包括突然出现无力、感觉丧失和失语症。
- 所有年龄段缺血性脑卒中的一般危险因素包括吸烟、糖尿病、高血压和高胆固醇血症（框 5-2）。

框 5-2　妊娠期脑卒中的病因

缺血性

- 子痫前期 / 子痫
- 中枢神经系统血管炎
- 颈动脉夹层
- 栓子：二尖瓣狭窄、围产期心肌病、心内膜炎、反常栓子
- 凝血功能障碍：血栓形成、抗磷脂综合征
- 血栓性血小板减少性紫癜
- 脑静脉窦血栓形成

出血性

- 子痫前期 / 子痫
- 弥散性血管内凝血
- 动静脉畸形
- 动脉瘤破裂
- 中枢神经系统血管炎

（一）隐源性脑卒中

1. 定义为尽管进行了广泛检查但仍无法明确特定病因（如心源性脑栓塞、大动脉粥样硬化或小动脉疾病）的梗死。

2. 多见于年轻人。

（二）妊娠期管理

1. 曾经患过脑卒中的女性在妊娠期间不太可能再发生脑卒中，除非脑卒中由动脉夹层（通常是椎动脉）引起。

2. 缺血性脑卒中：①全妊娠期使用抗血小板药物；②如果存在心房颤动（atrial fibrillation，AF），可能需要抗凝治疗；③寻找潜在病因。

3. 出血性脑卒中：①寻找潜在的器质性病变原因并尽可能治疗；②静脉血栓栓塞（venous thromboembolism，VTE）风险评估，急性情况下禁用低分子肝素。

（三）检查

神经科医生应参与检查和管理：①脑部 MRI 或 CT；②脑血管造影 ± 静脉造影；③超声心动图和发泡实验；④颈动脉多普勒；⑤血栓形成倾向筛查和抗磷脂抗体检测；⑥同型半胱氨酸水平 / MTHFR 筛查。

四、蛛网膜下腔出血

除妊娠外，蛛网膜下腔出血最常见的原因是囊状动脉瘤破裂，但在妊娠期，动静脉畸形可能会因雌激素的作用而扩张，导致其破裂的发生率与囊状动脉瘤相似。

（一）临床表现

1. 头痛。
2. 呕吐。
3. 意识丧失或受损。
4. 颈项强直。
5. 局灶性神经系统体征。

（二）管理

1. 推荐尽早治疗，以降低出血的风险［动静脉畸形（arteriovenous malformation，AVM）高出血风险］。

2. 通常推荐手术，包括切除动静脉畸形、血管内栓塞或手术夹闭。

3. 推荐严格控制血压。

4. 分娩

(1) 产程中是出血的高危时期，因此如果颅内病变无法手术，应建议择期剖宫产（caesarean delivery，CD）。

(2) 如果病变已成功治疗，建议阴道分娩（第二产程延长时尽早阴道助产可能会降低再出血的风险）。

(3) 近期有蛛网膜下腔出血者因颅内压增高，禁用硬膜外麻醉。

五、心脏病：管理

几十年来，妊娠期心脏病的疾病谱发生了变化。先天性心脏病比风湿性心脏病更常见，缺血性心脏病已成为妊娠期心源性死亡的常见原因。

注意： 正常妊娠会导致显著的血流动力学变化，而患有心脏病的女性可能无法耐受这种变化。

（一）产前管理

1. 如果病情需要，由产科医生、心脏病专家、麻醉师和心胸外科医生进行 MDT 管理。

2. 孕前咨询应包括优化母体心血管状况（可能涉及手术）、调整药物、讨论妊娠后可能出现的母胎风险。

3. 女性耐受妊娠的能力取决于：运动耐量（NYHA 分类）；是否存在肺动脉高压或左心梗阻；是否存在发绀。

4. 考虑终止妊娠的合理性（如对于患有肺动脉高压的女性）。

5. 纠正可能导致失代偿的因素（如贫血、感染、高血压和心律失常）。

6. 监测心力衰竭的迹象并考虑完善连续的母体心超。

7. 因为有胎儿生长受限和胎儿宫内死亡的风险，需要连续超声检查以监测胎儿生长情况，尤其当母体有发绀时。

（二）产时和产后管理

1. 分娩前应明确产时护理计划。

2. 如果目标是阴道分娩，通常需要积极处理第二产程。

注意：主动脉根部>4.5cm、左心室射血分数<30% 或主动脉夹层或动脉瘤是剖宫产指征。

3. 在产程中，可能需要母体心脏和（或）侵入性监测（应持续监测胎儿）。

4. 避免主动脉下腔静脉受压。

5. 应通过积极处理第三产程并随后静脉滴注缩宫素最大限度地减少产后出血发生，但应避免使用麦角新碱和 PGF2α（地诺前列酮）。

6. 硬膜外镇痛可能会减少与疼痛相关的心率和血压变化（低剂量硬膜外镇痛通常耐受性良好，但可能会导致心输出量受限的严重并发症）。

7. 因为产后第 1 天发生肺水肿的风险较高，必须严格控制液体平衡。

8. 出院前讨论避孕措施。

注意：如果父母任何一方患病，胎儿患先天性心脏病的风险为 3%～5%。在有些情况下概率更高。母亲患病，胎儿罹患先天性心脏病的风险比父亲患病更高。因此，在妊娠 22 周时进行胎儿超声心动图检查。

（三）正常妊娠的血流动力学变化

1. 外周血管舒张导致全身血管阻力下降。

2. 心输出量增加：妊娠期间增加 40%（心率增加和每搏输出量增加），第一产程增加 15%，第二产程增加 50%。

3. 分娩后，由于下腔静脉压迫解除，以及强有力的子宫收缩（将血液排入全身循环），静脉回流增加，因此心输出量进一步增加。

4. 胶体渗透压下降导致肺水肿可能性增加。

5. 高凝状态。

这些变化在妊娠早期大约 6 周就已经开始。

六、人工心脏瓣膜

有人工心脏瓣膜的女性心功能通常接近正常，因此能够很好地耐受妊娠。母胎的主要风险来自于抗凝治疗，对于具有机械心脏瓣膜的女性，必须在整个妊娠期间维持抗凝治疗，否则就会出现较高的发病率（脑卒中）和死亡率（瓣膜血栓形成）。抗凝血药的选择应与患者讨论后决定。对母体而言，华法林可以更好地防止瓣膜血栓形成；但对胎儿而言，肝素更有利。

注意：有人工心脏瓣膜的女性每次妊娠发生栓塞事件的风险为 4%～12%。

（一）管理

1. 对于使用机械瓣膜的女性，产前有两种选择。

(1) 整个妊娠期间继续服用华法林。

(2) 使用华法林至妊娠，从妊娠 6～12 周改为低分子肝素以尽量减少华法林致畸的风险，然后在 12～36 周继续使用华法林。

2. 使用华法林在分娩时母胎出血的风险很高。

(1) 所有患者应在妊娠 36 周时改为低分子肝素（如果有早产风险，则更早）。

(2) 低分子肝素应在分娩期间停用并在分娩后重新开始。

(3) 如果女性在停用华法林后 2 周内分娩，建议剖宫产。

(4) 应在产后 7～10 天重新开始使用华法林。

3. 发生危及生命的出血时的补救措施：①华法林，立即使用凝血酶原复合物和维生素 K；②低分子肝素，则鱼精蛋白。

4. 哺乳期女性使用肝素和华法林是安全的。

5. 低剂量阿司匹林应与 LMWH 一起使用，因为它具有抗血栓作用且相对安全。

6. 根据抗Ⅹa 因子活性确定 LMWH 最佳剂量，包括波谷（用药前）和 4h 峰值水平，每 2～3 周检查一次抗Ⅹa 因子水平（表 5-1）。

表 5-1　使用肝素的目标（抗Ⅹa 因子水平）

	峰值（使用后 4～6h）	谷　值
主动脉瓣置换	0.8～1.2U/L	≥0.6U/L
二尖瓣或右侧瓣膜置换	1.0～1.2U/L	≥0.6U/L

（二）组织瓣膜

1. 生物瓣膜或同种移植瓣膜不需要抗凝，但建议服用阿司匹林。

2. 生物瓣膜的预期使用寿命比机械瓣膜短，因此妊娠期间可能会发生结构变形。

3. 心律失常（如心房颤动）仍需要抗凝治疗。

（三）抗凝血药和风险

1. 低分子肝素。

(1) 母体出血风险低。

(2) 对胎儿没有风险（不透过胎盘）。

(3) 发生栓塞事件的风险增加。

(4) 瓣膜血栓形成的风险增加，可能需要紧急更换瓣膜，并且死亡率很高。

(5) 骨质疏松症和肝素引起的血小板减少症是非常罕见的不良反应（与普通肝素相比）。

2. 华法林。

(1) 流产风险增加。

(2) 华法林致畸的风险（风险剂量依赖性，如果＞5mg/d，则风险增加）。

(3) 母胎出血的风险（由于胎儿维生素 K 水平下降）。

(4) 半衰期长。

拓展阅读

European Society of Cardiology(2018).2018 ESC Guidelines for the management of cardiovascular diseases during pregnancy https://academic.oup.com/eurheartj/article/39/34/3165/5078465

七、后天性心脏病

（一）二尖瓣狭窄

1. 这是风湿性心脏病最常见的受累部位（90%）。

2. 妊娠期肺水肿的风险，在产程中最高。

(1) 妊娠期心率增加、心室充盈时间缩短和肺血容量增加导致肺水肿风险增加。

(2) 肺水肿的一线治疗应该是利尿药。β 受体拮抗药也可用于降低心率和改善左心房排空（如果有心房颤动，则添加地高辛），但对急性心力衰竭的作用有限。

3. 因为妊娠期肺水肿、心力衰竭或手术，二尖瓣狭窄是最有可能需要治疗的病变。

4. 严重的二尖瓣狭窄，建议在妊娠前进行手术。

5. 妊娠期间血栓栓塞的风险约为 1.5%，伴有左房扩大和心房颤动时风险更高（用 LMWH 治疗）。

6. 妊娠期对二尖瓣反流的耐受性良好，心力衰竭和心内膜炎很少见。

（二）主动脉瓣狭窄

1. 主动脉瓣疾病比二尖瓣疾病少见（因风湿性疾病导致的二叶瓣病变可能性较小，更有可能是由先天性发育所致）。

2. 并发症的严重程度和发生风险取决于跨瓣膜的压力梯度差，非妊娠状态下＞100mmHg 是严重的。妊娠期由于心血管系统的变化会出现跨瓣膜压力梯度增加，如果缺乏这种改变也令人担忧。

注意：相关症状包括胸痛、晕厥和猝死。

（三）肺动脉高压和 Eisenmenger 综合征

1. 原发性肺动脉高压是肺血管系统的特发性异常。

2. Eisenmenger 综合征包括：①肺动脉高压，最初的左向右分流发生反转，随后出现发绀；②固定的高肺血管阻力而无法增加肺血流；③低氧血症慢慢恶化。

注意：孕产妇死亡率很高（25%），但已有所改善。死亡通常发生在产后最初的几天内。

（四）妊娠期肺动脉高压和 Eisenmenger 综合征的管理

1. 应建议女性采取有效的避孕措施，并在妊娠时讨论终止妊娠的问题。

2. 妊娠期间应在肺动脉高压中心进行管理，并由心脏病专家、产科医生和麻醉医师提供多学科综合治疗。

3. 产前护理包括：药物治疗（取决于潜在病因），抗凝、吸氧、连续的胎儿生长超声监测。

4. 避免突然引起迷走神经张力增高（导致心动过缓）或静脉回流的行为，如麦角新碱。

5. 避免使用 PGF2α（与肺血管收缩和肺动脉高压危象相关）。

6. 分娩应在高依赖病房进行，严格管理血压、体液平衡和氧饱和度。

注意：分娩方式和硬膜外麻醉的使用应个体化。

八、心肌梗死

在妊娠期很少见，但由于妊娠年龄的增大和生活方式等因素，发病率有所升高。

注意：死亡率高（直接死亡率为 20%，总体死亡率为 32%），产褥期最高。

- 缺血性心脏病的危险因素包括：①吸烟；②高血压；③糖尿病；④高胆固醇血症；⑤家族史；⑥肥胖。
- 可能有非典型症状，如腹部或上腹疼痛、呕吐或头晕。
- 诊断可基于病史、心电图（electrocardiogram，ECG）变化和肌钙蛋白升高。单次的正常心电图，特别是在无疼痛的患者中，并不能排除心肌缺血，应考虑行动态心电图检测。
- 应由心脏病专科医师在冠心病监护病房进行治疗。
- 经皮冠状动脉介入治疗是孕妇 ST 段抬高型心肌梗死的首选治疗方法。
- 溶栓治疗与更高的胎儿丢失率相关，但如果无法进行经皮冠状动脉介入治疗，则仍应考虑溶栓治疗。

（一）分娩

旨在实现阴道分娩，并缩短第二产程（避免使用麦角新碱，因为它会导致冠状动脉痉挛）。

（二）有既往心肌梗死病史者

1. 应进行孕前心脏功能评估（超声和运动测试），并根据结果提供咨询。

2. 妊娠期间应继续服用阿司匹林。

九、围产期心肌病

- 罕见，发病率<1：2000。
- 发生在妊娠的最后几周和分娩后的前几个月。
- 只有排除其他病因后才能做出诊断。

（一）高危因素

包括高龄、经产妇、多胎妊娠、非裔加勒比人、经济条件差、妊娠期高血压。

（二）临床表现

包括呼吸急促、心悸、浮肿、运动耐量差、栓塞现象。

（三）诊断

超声下心脏四腔全扩张，并且排除心肌病的其他原因。

（四）管理

1. 支持治疗：① ACEI 类药物（分娩后）；②抗凝（可尝试免疫抑制治疗）。

2. 如果产前已诊断，则应立即分娩。

3. 如果已给予最佳药物治疗仍有心力衰竭，可考虑心脏移植。

注意：死亡率25%～50%（如果患者在初次发作后存活，则可能长期存活）。

注意：复发风险高（高达50%）。如果心脏功能未恢复正常，则不建议再次妊娠，再次妊娠的发病率和死亡率更高。

十、先天性心脏病

（一）马方综合征

这是一种常染色体显性遗传病（15号染色体编码的微纤维蛋白基因突变），导致微纤维蛋白合成缺陷（可进行基因检测）。主要风险是主动脉夹层和破裂。如果有破裂家族史和（或）有主动脉根部扩张的证据，则风险增加。

1. 管理

(1) 每月1次主动脉内径超声检查，直至产后8周。

(2) β受体拮抗药可用于治疗高血压或主动脉扩张，可降低主动脉扩张速度和主动脉夹层风险。

(3) 争取阴道分娩，并缩短第二产程（如果存在主动脉根部扩张，则行剖宫产）。

2. 死亡风险

(1) 主动脉根部＜4cm，则＜1%。

(2) 主动脉根部＞4cm，则＞25%。

(3) 主动脉根部＞4.5cm，在主动脉根部置换术前禁止妊娠。

（二）主动脉缩窄

1. 通常在妊娠前就已得到纠正。

2. 主要风险是主动脉夹层；如果存在高血压（通常予以β受体拮抗药治疗），则风险最高。

3. 与颅内囊状动脉瘤有关，囊状动脉瘤可能在妊娠期间出血，导致脑出血。

4. 如果未矫正或复发，缩窄风险包括高血压、心力衰竭和心绞痛。

5. 避免在妊娠期间进行球囊血管成形术（夹层风险增加）。

6. 如果存在相关主动脉扩张，建议行剖宫产术。

（三）法洛四联症

1. 大多数人都已接受手术，风险不仅取决于手术的类型，还取决于手术是否成功。

2. 主要有两个风险：①反常的栓子可以通过分流管导致脑卒中；②发绀对胎儿的影响，包括流产、FGR、早产和宫内死胎的风险增加。

3. 抗凝（预防剂量的LMWH）、卧床休息和吸氧可将风险降至最低。

（四）妊娠期最常见的先天性心脏病

1. 动脉导管未闭。

2. 房间隔缺损。

3. 室间隔缺损。

罹患以上病变的女性通常对妊娠耐受良好。

拓展阅读

European Society of Cardiology(2018).2018 ESC Guidelines on the management of cardiovascular diseases during pregnancy. https://academic.oup.com/eurheartj/article/39/34/3165/5078465

十一、贫血

（一）缺铁性贫血

妊娠期贫血的最常见原因（90%）。

诊断

1. 平均红细胞体积（mean corpuscular volume，MCV）下降、平均红细胞血红蛋白浓度（mean corpuscular haemoglobin concentration，MCHC）下降和铁蛋白下降。

2. 通常无症状，在筛查时被发现。

3. 可通过口服补铁治疗：维生素C（橙汁）可促进吸收，茶可降低吸收。

4. 血红蛋白（Hb）预期增加约每周10g/L。

5. 在多胎妊娠或已知铁储备耗竭的情况下，即使没有贫血，也要考虑预防性铁补充。

6. 对于不能耐受口服制剂的患者，应考虑给予肠外铁剂（纠正贫血更快）。

7. 如果近足月诊断出严重缺铁性贫血（血红蛋白<70g/L），建议肠外补铁，并可能需要输血。

（二）叶酸缺乏

在妊娠期间也很常见。

1. 风险因素

(1) 营养状况不良。

(2) 血细胞快速更新引起的血液系统问题，如溶血性贫血和血红蛋白病。

(3) 药物相互作用影响叶酸代谢，如抗癫痫药。

2. 诊断

(1) MCV 升高、血清叶酸和红细胞叶酸水平下降。

(2) 孕前和妊娠早期服用叶酸可降低神经管缺陷的风险（普通人群每天 400μg）。

(3) 神经管缺陷高风险女性应每天服用 5mg 叶酸，包括正在服用抗惊厥药、曾生育过神经管缺陷的患儿、明显缺乏叶酸、糖尿病、BMI>35kg/m^2 和镰状细胞病。

（三）维生素 B_{12} 缺乏

1. 见于恶性贫血、回肠末端疾病和严格素食者。

2. 在妊娠期新诊断的并不常见。

3. 妊娠期维生素 B_{12} 的正常范围比非妊娠期个体更低，因此在解读妊娠期维生素 B_{12} 结果时需要谨慎。

4. 已诊断的女性应在整个妊娠期继续治疗。

（四）妊娠期生理改变

1. 血容量增加（50%），红细胞数量增加（25%）。

2. 生理性血液稀释导致 Hb 和红细胞压积下降。

3. 妊娠期 Hb<105g/L，则诊断为贫血。

4. 正常妊娠时 MCV 或 MCHC 不应有变化。

5. 妊娠期铁需求量增加 2～3 倍，叶酸需求量增加 10～20 倍。

拓展阅读

Pavord S et al.(2012).UK guidelines on the management of iron deficiency in pregnancy.Br J Haematol.156:588-600.

十二、镰状细胞病

常染色体隐性遗传疾病，最常见于非裔加勒比人，但也见于中东、地中海和印度次大陆地区的人群。该疾病通常在儿童期就被诊断出来，因此在妊娠期新诊断的很少见。

（一）病理生理学

红细胞变形为坚硬的镰刀状，可导致身体任一器官的微血管阻塞、淤滞和梗死。感染、脱水、缺氧和寒冷都会引发危象。

（二）妊娠风险

1. 危象在妊娠期间更为常见。

2. 子痫前期的风险增加。

3. 因胎儿窘迫致急诊剖宫产的风险增加。

（三）管理

1. 由产科医生和血液科医生提供多学科综合治疗。

2. 孕前咨询应包括对配偶的筛查（如果配偶是携带者，建议产前诊断）。

3. 妊娠前停止使用铁螯合剂。

4. 如果有铁超负荷史，行肝脏超声和 MRI 检查。

5. 补充叶酸 5mg/d。

6. 青霉素预防脾功能减退。

7. 监测血红蛋白和镰状血红蛋白（HbS）百分比，必要时输血（多次输血可能产生红细胞抗体）。

8. 每次产检时筛查尿路感染和蛋白尿。

9. 危象的处理包括充分镇痛、吸氧、补液、使用抗生素（如果怀疑感染），以及在严重危象时可能需要血液透析。

10. 定期超声检查评估胎儿生长情况。

11. 鼓励阴道分娩，确保补充水分并避免缺氧（持续胎儿监测，因为胎儿窘迫的风险增加）。

12. 建议产前和产后预防血栓。

（四）镰状细胞病的临床特征

1. 溶血性贫血。

2. 疼痛危象。

3. 脾功能减退（慢性脾脏损伤最终导致脾萎缩）。

4. 感染风险增加（尿路感染、肾盂肾炎、肺炎、产后败血症）。

5. 骨骼的缺血性坏死。

6. 血栓栓塞性疾病（肺栓塞、脑卒中）的风险上升。

7. 急性胸部综合征（发热、胸痛、呼吸急促、白细胞计数升高、肺部浸润）。

8. 铁超负荷：导致心肌病。

9. 孕产妇死亡率 2%。

（五）镰状细胞病的胎儿风险

1. 流产。

2. FGR。

3. 早产。

4. 死胎死产。

注意：围产儿死亡率是正常人群的 4～6 倍。

拓展阅读

RCOG(2011).Management of sickle cell disease in pregnancy.Green-top guideline no.61.
https://www.rcog.org.uk/media/nyinaztx/gtg_61.pdf

十三、珠蛋白生成障碍性贫血

成人血红蛋白（HbA）由两条 α- 珠蛋白链和两条 β- 珠蛋白链与血红素复合物结合而成。α- 珠蛋白链有四个基因，β- 珠蛋白链有两个基因。成人血液通常由 HbA（$\alpha_2\beta_2$，97%）、HbA2（$\alpha_2\delta_2$，1.5%～3.5%）和 HbF（$\alpha_2\gamma_2$，＜1%）组成。珠蛋白生成障碍性贫血是一组遗传性疾病，珠蛋白链的产生受损，导致红细胞血红蛋白不足。HbF 由两条 α 链和两条 γ 链组成，因此胎儿不受 β- 珠蛋白生成障碍性贫血的影响。

（一）α- 珠蛋白生成障碍性贫血

1. 由 1～4 个 α- 珠蛋白基因缺陷引起。

2. 最常见于东南亚人。

3. α- 珠蛋白生成障碍性贫血的遗传特征是具有两个（α0）或三个（α+）正常基因：女性通常无症状，但在妊娠期间可能会出现贫血。

4. 在 HbH 疾病中，有 1 个正常基因和 3 个异常基因，因此：①由 β 链四聚体形成不稳定的血红蛋白；②慢性溶血和铁超负荷很常见；③后代将患有 α0 或 α+ 珠蛋白生成障碍性贫血。

5. 重型 α- 珠蛋白生成障碍性贫血没有功能性 α 基因，不能存活：胎儿通常水肿和早产，妊娠期常发生严重的早发型子痫前期。

（二）β- 珠蛋白生成障碍性贫血

1. β- 珠蛋白生成障碍性贫血的遗传特征是有一个缺陷基因，女性无症状，但可能在妊娠期出现贫血。

2. 最常见于塞浦路斯和亚洲人。

3. 英国的轻型 β- 珠蛋白生成障碍性贫血发病率为 1∶10 000，而塞浦路斯的发病率为 1∶7，其后代有 1∶4 的概率罹患重型 β- 珠蛋白生成障碍性贫血。

4. 重型 β- 珠蛋白生成障碍性贫血有两个缺陷基因，女性通常需要依赖输血而存活。可能发生铁超负荷，青春期经常推迟，生育力低下，只有极少数妊娠的报道。

5. 反复输血会导致铁超负荷，从而造成内分泌、肝脏和心脏功能障碍。心力衰竭是最常见的死亡原因，铁螯合疗法可降低铁超负荷的发生率，可以通过骨髓移植治愈。

（三）妊娠期珠蛋白生成障碍性贫血的管理

1. 妊娠早期检查铁蛋白：只有在缺铁时才补充铁。

2. 女性每天补充叶酸 5mg。

3. 如果女性患有珠蛋白生成障碍性贫血，伴侣需要筛查：如果呈阳性，这对夫妇需要就重型珠蛋白生成障碍性贫血的妊娠风险进行咨询；应提供产前诊断。

（四）妊娠期珠蛋白生成障碍性贫血筛查

1. 在建卡时通过血红蛋白电泳对所有地中海、

中东、印度、亚洲、非洲或西印度裔女性进行筛查。

2. 在 α0 和 α+ 珠蛋白生成障碍性贫血中，不会产生异常 Hb，并且 HbA_2 或 HbF 不会过量：血红蛋白电泳正常，可以通过珠蛋白链合成试验或有核细胞 DNA 分析确诊。

3. 在 α– 珠蛋白生成障碍性贫血中，HbA_2 和（或）HbF 浓度上升。

4. 存在以下情况时需警惕珠蛋白生成障碍性贫血：① MCV 降低；② MCHC 降低；③ MCHC 正常的小细胞性贫血（不同于铁缺乏，铁缺乏时 MCHC 也较低）。

十四、血友病

X 连锁遗传性凝血因子Ⅷ或Ⅸ缺乏，导致出血问题。血友病 A（Ⅷ因子缺乏）的发病率是血友病 B（Ⅸ因子缺乏）的 4 倍。凝血因子水平不同，疾病严重程度也不同，分为轻度（5%～40%）、中度（1%～5%）或重度（<1%）。同一家庭成员之间的严重程度往往相似。从儿童时期开始使用预防性重组因子替代疗法，已极大地改变了患病儿童的前景和预期寿命。

（一）发病率

1. 男性为 15：100 000。

2. 女性携带者有一个异常基因，通常不会有明显的出血问题，但凝血因子水平为正常值的 50% 左右（可能很大程度上因为电离作用）。

3. 女性携带者有 50% 的机会生育患病儿子和 50% 的机会生育携带者女儿。

4. 男性患者将生育血友病基因携带者女儿和正常儿子。

5. 1/3 新诊断的婴儿没有家族史，是新发突变的结果。

（二）产前诊断和产前保健

1. 与血液科医师共同管理。

2. 为患病家庭提供遗传咨询和产前诊断（如果根据家系 DNA 突变是已知的）。

3. 如果突变未知，可以使用母体血液样本中的胎儿游离 DNA 检测来确定胎儿性别。

4. 如果以前接触过血液制品，需检测肝炎血清学。

5. 应当在建卡、28 周和 34 周、有临床指征时（如手术前）检查母体凝血因子活性。

6. 产后出血风险增加，尤其当Ⅸ因子缺乏时（血友病携带者妊娠期Ⅷ因子水平升高，而不是Ⅸ因子）。

7. 分娩后会迅速恢复到孕前水平。

（三）产时和产后护理

1. 以阴道分娩为目标。

2. 检查母体凝血因子活性，必要时给予替代因子。

3. 全血细胞计数、凝血功能筛查，分组并在分娩时保存。

4. 避免对患病胎儿或状况不明的男胎使用胎儿头皮电极、胎儿血液采样、胎吸或转位产钳。

5. 如果凝血功能筛查正常、血小板计数>100×10^9/L、出凝血时间正常、凝血因子水平合适，可以采用硬膜外麻醉。

6. 维持凝血因子水平并在产后 5 天内每天给予氨甲环酸，以降低产后出血风险。

7. 避免对可能出现凝血功能障碍的新生儿进行肌内注射。

8. 送男性新生儿的脐带血检查凝血因子Ⅷ或Ⅸ水平（如果确诊，请咨询血友病中心）。

（四）血管性血友病

1. vWF 可稳定Ⅷ因子，并有助于血小板黏附在血管壁上。

2. 常染色体显性遗传（1 型和 2 型）。

3. 常染色体隐性遗传（3 型），较为罕见且严重。

4. 通过检测血管性血友病抗原、Ⅷ因子和 Ristocetin 辅因子活性而得出诊断。

5. vWF 和Ⅷ因子水平在妊娠期上升，产后迅速下降。

6. 主要风险是产后出血。

7. 去氨加压素可用于某些 1 型病例（刺激内皮细胞释放 vWF）。

拓展阅读

Chalmers E et al.(2011).Guideline on the management of haemophilia in the fetus and neonate.Br J Haematol.154:208–215.

Mumford AD et al.(2014).Guideline for the diagnosis and management of the rare coagulation disorders.Br J Haematol.2014; 167:304–326.

十五、特发性血小板减少性紫癜

- 由血小板表面抗原的抗体引起，导致血小板被破坏。
- 发生率（1～3）/1000。
- 排除血小板减少的其他原因而诊断。
- 妊娠不会影响该疾病，但由于妊娠期血小板计数中位数的下降，特发性血小板减少性紫癜的血小板计数通常会在妊娠期进一步下降。

（一）胎儿风险

1. 抗血小板抗体 IgG 可穿过胎盘并导致胎儿血小板减少症。

2. 很难预测胎儿是否患病（与母体血小板计数无关）。

3. 可导致产前和产时颅内出血。

(1) <2% 的患者在妊娠前有特发性血小板减少性紫癜病史。

(2) 如果以前有生育过患儿，风险更高。

（二）管理

1. 每 2～4 周一次全血细胞计数检测。

2. 如果血小板计数 $>50\times10^9/L$，则出血风险低（不需要治疗）。

3. 出血或血小板计数 $<50\times10^9/L$ 的患者应开始口服类固醇激素，大约 75% 的患者在 3 周内会产生效果。

4. 对类固醇激素没有疗效的患者可以静脉注射免疫球蛋白治疗。

5. 妊娠期很少进行脾切除术。

6. 如果需要快速升高血小板数量，可能需要输注血小板。

7. 分娩时，避免胎儿头皮电极、胎儿血液采样、胎吸助产、转位产钳。

8. 剖宫产不能使胎儿获益，但使产妇风险增加。

9. 应在胎儿出生时检测脐带血的血小板计数。

(1) 计数在产后第 4 天左右达到最低点。

(2) 新生儿可能需要静脉注射免疫球蛋白。

（三）妊娠期血小板减少的原因

1. 假象。

2. 血小板凝集。

3. 妊娠期血小板减少症。

4. 子痫前期。

5. 特发性血小板减少性紫癜。

6. 血栓性血小板减少性紫癜（thrombotic thrombocytopenic purpura，TTP）。

7. 弥散性血管内凝血。

8. 系统性红斑狼疮（systemic lupus erythematosus，SLE）。

9. 骨髓抑制。

10. 叶酸缺乏。

拓展阅读

American Society of Hematology(2018).Clinical practice guide on thrombocytopenia in pregnancy.

www.hematology.org/Clinicians/Guidelines-Quality/Quick-Reference.aspx

十六、哮喘

妊娠期最常见的呼吸系统疾病，育龄期女性的发病率为 1%～4%。它由气道支气管平滑肌可逆性收缩、炎症和黏液过度分泌引起，基于反复发作的喘息、气短、胸闷或咳嗽，以及支气管扩张剂治疗后最大呼气流速（peak expiratory flow rate，PEFR）变化大于 15% 可作出诊断。哮喘患者的妊娠结局通常良好。

（一）妊娠对哮喘的影响

哮喘患者妊娠后，1/3 没有变化，1/3 有所改善，1/3 病情加重。病情加重通常发生在哮喘尚未得到有效控制就妊娠的患者中，最常发生于妊娠 24～36 周，其原因可能是停止维持治疗所致。

（二）哮喘对妊娠的影响

通常对胎儿或妊娠过程没有影响，但哮喘控制不佳可能与低出生体重和（或）早产有关。

（三）管理

1. 应在妊娠期间维持原有的治疗，做好宣教，消除她们对于药物安全性的疑虑，并提醒不要停止治疗。

2. 女性应继续监测其最大呼气流速（白天 PEFR 升高而夜间或清晨 PEFR 下降可能是哮喘恶化的早期迹象）。

3. 慢性和急性重症哮喘应参照非妊娠状态进行治疗（目标是氧饱和度＞95%，并在需要时给予吸氧）。

4. 硫酸镁在产科很常用，当对吸入性支气管扩张药没有良好的初始反应时，硫酸镁可用于治疗急性重症哮喘。

5. 强烈建议戒烟。

6. 应考虑进行胸部 X 线检查以发现气胸或肺部实变。

7. 长期口服类固醇的女性患妊娠期糖尿病的风险增加。

8. 产程中哮喘发作很少见，可以使用吸入性 β 受体激动药（没有证据表明它们会影响子宫兴奋性）。

9. 长期口服类固醇（泼尼松龙＞5mg/d，持续＞3 周）的女性在分娩时有肾上腺危象的风险，因此需要肠外类固醇，最小剂量的氢化可的松 50mg/6h 静脉或肌内注射，直至分娩后 6h（见 NICE 产时指南）。

10. 由于 PGF2α 具有支气管收缩作用，因此仅在危及母体生命的产后出血时使用。

注意：与使用药物导致的风险相比，胎儿因治疗不足受到的影响更大。

（四）哮喘的护理：英国胸科学会的建议

1. 吸入短效 β 受体激动药：沙丁胺醇或特布他林。

2. 吸入类固醇（最多 800μg/d）：倍氯米松、布地奈德。

3. 长效 β 受体激动药：沙美特罗或福莫特罗。

4. 大剂量吸入类固醇（最多 2000μg/d）：口服缓释茶碱、白三烯拮抗药。

5. 口服类固醇：如果开始口服类固醇，需要呼吸内科医生参与诊疗。

注意：白三烯受体拮抗药通常不在妊娠期间初次使用，但对于已证实使用后能显著改善哮喘病情而其他药物无效的女性可以继续使用。

（五）急性重症哮喘

1. 临床表现：心率＞110 次 / 分，呼吸频率＞25/ 分，奇脉＞20mmHg，PEFR＜50% 预测值，需要使用辅助呼吸机，说话呈单字。

2. 药物治疗：雾化吸入沙丁胺醇和异丙托溴铵；静脉注射或口服类固醇；静脉注射氨茶碱或静脉注射硫酸镁；如果有感染证据，则使用抗生素。

注意：哮鸣音减弱甚至消失是哮喘危及生命的征兆，需要紧急医疗 / 重症监护管理。

拓展阅读

British Thoracic Society(2019).British guideline on the management of asthma.
https://www.brit-thoracic.org.uk/quality-improvement/guidelines/asthma/

十七、囊性纤维化

常染色体隐性遗传，是最常见的遗传病之一，欧洲裔的患病率达 1：2000，基因出现的频率约为 1：25，由囊性纤维化跨膜传导调节因子缺陷导致氯通道调节功能障碍，从而致病。该病影响肺、胃肠道、胰腺、肝胆系统和生殖器官。反复的肺部感染会导致支气管损伤和呼吸衰竭。

大多数男性由于先天性输精管缺如而导致不育，女性由于缺乏黏液、BMI 低和不排卵而导致生育力低下。由于治疗方案的发展，一方面对囊性纤维化的治疗可改善肺功能和身体状况，另一方面辅助生殖技术的应用使得更多患有囊性纤维化的女性能够成功妊娠。

（一）产前咨询

子代将从患病母亲那里遗传一半的异常基因，因此应确定父亲的基因状态。虽然有许多不同的基因突变，但筛查可以检测到约 90% 的突变。如果父亲的基因携带状态不明，子代患病的风险为 2%～2.5%。如果父亲的筛查结果为阴性，则子代患病的风险下降至 1∶500。如果父亲是携带者，子代患病的概率是 1∶2。可以行绒毛取样活检以确定胎儿是否有患病基因。

（二）囊性纤维化患者的妊娠期管理

1. 需要提供由胸科医师（囊性纤维化科室）、产科医生、营养师和理疗师组成的多学科综合治疗。

2. 护理原则包括控制呼吸道感染、避免缺氧、维持营养和胎儿监测。

3. 胸部理疗应持续正常进行。

4. 注意肺部感染的迹象，根据痰培养结果采用抗生素积极治疗。

注意：避免使用四环素。

5. 应通过超声心动图检查心脏状况。

6. 在妊娠后期，即使没有感染，孕妇也会变得呼吸困难。

7. 高热量摄入并补充胰酶。

8. 8% 患有囊性纤维化的孕妇妊娠前已患有糖尿病，20% 的孕妇在足月时患糖尿病。

9. 通过定期超声检查进行胎儿监测（胎儿风险包括由于母体低氧血症导致的 FGR 和早产）。

10. 可阴道分娩（控制第二产程，因为长时间或重复屏气用力的动作可能会发生气胸）。

11. 如果可能，避免全身麻醉和吸入镇痛。

12. 同样也避免使用 PGF2α，因为许多患有囊性纤维化的女性都患有阻塞性气道疾病。

（三）囊性纤维化患者母胎不良结局的预测因素

1. 低氧血症：排除感染，PaO_2＜60mmHg。

2. 发绀。

3. 肺动脉高压。

4. 孕前肺功能不佳：FEV_1＜60% 预测值。

5. 胰腺功能不全（尤其是糖尿病）和营养不良。

6. 伯克霍尔德菌肺部定植。

十八、呼吸道感染

（一）肺炎

与非妊娠人群的发病率相同，为（1～2）/1000。

1. 危险因素包括吸烟、慢性肺病和免疫抑制。

2. 临床特征：发热、咳嗽、脓痰、胸痛、气促。

3. 检查：全血细胞计数、CRP、肾功能、肝功能（liver function test，LFT）和胸部 X 线检查；如果缺氧，则进行动脉血气分析（arterial blood gases，ABG）。

如果可能存在军团菌，则行尿军团菌抗原检测。

4. 胎儿风险包括发生早产和 FGR 可能。

5. 治疗根据当地医院的诊疗原则进行，包括充分的给氧、输液和抗生素治疗。

注意：妊娠期间 10% 的水痘感染会导致肺炎，死亡率约为 10%，并且在妊娠晚期最高。妊娠期间患水痘的女性应接受阿昔洛韦治疗；如果出现呼吸道症状，则应住院治疗（在隔离护理的非产科病房）。

（二）结核

1. 英国的结核病发病率呈上升趋势，特别是在免疫抑制（HIV）和移民人群中。

2. 在妊娠期不常见，如果在妊娠 20 周内诊断和治疗，不会对妊娠结局产生不利影响。

3. 临床特征：咳嗽、咯血、发热、体重减轻、胸痛、盗汗。

4. 检查，即筛查活动性或潜伏性感染。

(1) 结核菌素试验（BCG 疫苗接种可能会导致假阳性）。

(2) 基于干扰素 γ 释放测定的体外血液测试（QuantiFERON 或 T-SPOT，BCG 疫苗接种不会导致假阳性）。

(3) 胸部 X 线检查（典型钙化和上叶异常）。

(4) 使用抗酸染色（Ziehl-Nielsen）进行痰显微镜检查（培养可能需要 6 周）。

(5) 如果没有痰则进行支气管镜检查。

(6) 肺外结核病灶行组织活检。

5. 如果治疗不充分或延迟，早产或 FGR 的风险上升。

6. 经胎盘传播的情况很少见。

（三）新生儿注意事项

1. 如果母亲仍然具有传染性（涂片阳性），则可能会在分娩后发生母婴传播（或传染给其他护理人员）。

2. 女性通常在开始治疗后 2 周内传染性降低（涂片检查阴性）。

3. 婴儿应接种卡介苗，如果母亲涂片阳性，则应使用异烟肼预防治疗 3 个月。

（四）妊娠期结核病的管理

呼吸内科医生和微生物学家的参与是必不可少的。应监督治疗以鼓励和确保患者的依从性。疗程至少需要 6 个月。

肺结核的经典治疗方案包括初始阶段使用异烟肼、利福平和乙胺丁醇治疗 2 个月（加或不加吡嗪酰胺），然后继续使用异烟肼和利福平治疗 4 个月（基于药敏试验）。

1. 异烟肼：可引起脱髓鞘和周围神经病变。妊娠期间肝炎风险增加，因此需要每月监测肝功能。

2. 利福平：妊娠期间可安全使用。它是一种肝酶诱导剂，因此，在妊娠的最后 4 周内给母亲补充维生素 K，以预防新生儿出血性疾病。

3. 乙胺丁醇：妊娠期间使用安全。

4. 链霉素：使第Ⅷ对脑神经受损致胎儿耳聋的风险为 10%，因此妊娠期间禁用。

5. 吡嗪酰胺：在妊娠 3 个月后使用是安全的，可在妊娠 14 周之前偶尔使用。

十九、炎症性肠病

溃疡性结肠炎好发于女性。克罗恩病在两性之间平均分布。临床特征是腹泻、腹痛、直肠出血和体重下降。

（一）炎症性肠病（inflammatory bowel disease，IBD）对妊娠的影响

在疾病静止或控制良好的女性中，不孕、流产、死产和胎儿畸形率并未下降。

受孕时处于疾病的活动期、妊娠期第一次发病、结肠疾病（而非单纯小肠疾病）、切除后仍有活动的疾病、需要通过手术治疗的严重疾病都与流产、死产、早产和低出生体重的风险增加相关。

（二）妊娠对 IBD 的影响

1. 如果妊娠时病情处于静止状态，则复发的风险与非孕妇相同。

2. 在疾病活动期受孕与妊娠期间疾病持续活动相关。

（三）妊娠期 IBD 的管理

注意：急性发作可导致母胎不良结局，应积极治疗。

大多数用于治疗 IBD 的药物在妊娠期间使用是低风险的。

注意：妊娠期禁用甲氨蝶呤。

1. 服用柳氮磺吡啶的女性应在受孕前和整个妊娠期间服用叶酸（5mg/d）。

2. 维持治疗包括柳氮磺吡啶、其他 5– 氨基水杨酸衍生物和（或）类固醇（口服或直肠给药）。

3. 活动性结肠炎应做以下评估：粪便培养以排除感染（包括寄生虫）、炎症标志物、粪便钙结合蛋白和乙状结肠镜。

4. 硫唑嘌呤、6– 巯基嘌呤或环孢素可能有助于维持病情稳定。

5. 未发现不良胎儿结局与使用生物疗法相关，如抗 TNF 药物；但是，应建议使用这些治疗的女性在前 6 个月内避免接种活疫苗。

6. 当出现并发症（如肠梗阻、出血、穿孔、

瘘管、脓肿形成或中毒性巨结肠）时，需要在妊娠期间进行手术。

7. 剖宫产按照产科指征，但有以下情况时也可考虑剖宫产：①严重肛周克罗恩病（会阴瘢痕缺乏弹性，撕裂可能导致瘘管形成）；②因溃疡性结肠炎而造瘘的女性；③疾病控制不佳且将来可能需要造瘘的女性。

8. 对于使用类固醇、柳氮磺吡啶、其他 5- 氨基水杨酸衍生物、硫唑嘌呤和生物制剂的女性来说，母乳喂养是安全的。

（四）用于治疗妊娠期 IBD 的药物（欧洲循证共识评级）

1. 安全：口服 5- 氨基水杨酸盐，美沙拉嗪，柳氮磺吡啶，皮质类固醇，硫唑嘌呤，6- 巯基嘌呤。

2. 可能安全：英夫利西单抗，阿达木单抗，依那西普，培塞利珠单抗，环孢素，他克莫司，布地奈德，甲硝唑。

3. 禁用：甲氨蝶呤，托法替布。

拓展阅读

Selinger C et al.(2020).Frontline Gastroenterology Standards for the provision of antenatal care for patients with inflammatory bowel disease: guidance endorsed by the British Society of Gastroenterology and the British Maternal and Fetal Medicine Society.Frontline Gastroenterol.12:182–187.

二十、妊娠肝内胆汁淤积症

在英国，妊娠肝内胆汁淤积症（intrahepatic cholestasis of pregnancy，ICP）的发病率为 0.7%。该病在亚裔女性中更为常见，并且患病率存在地域差异。1/3 的女性有家族史。最常发生在妊娠晚期，并在产后自行消退。

（一）定义

妊娠期瘙痒和胆汁酸升高，排除其他诊断。通常存在肝功能异常。

（二）症状

1. 好发于躯干和四肢瘙痒，通常是手掌和足底，无皮疹（通常在夜间更严重）。

2. 厌食和不适。

3. 上腹不适、脂肪泻和尿色偏深（不太常见）。

（三）风险

1. 孕产妇风险：维生素 K 缺乏（可能导致产后出血）。

2. 胎儿风险：①早产（包括医源性）；②死胎死产（实际风险尚未确定，但可能很小）；③胎粪污染的风险增加（推荐在有诊治经验的医疗机构分娩）。

（四）ICP 的管理

1. 对无皮疹性瘙痒的女性进行肝功能和胆汁酸检查。

2. 如果检查结果正常但症状持续，应每 1～2 周重复检查 1 次，因为瘙痒可能在肝功能异常之前出现。

3. 排除其他原因导致的瘙痒和肝功能异常。

4. 对于有脂肪泻等吸收不良症状的女性，应考虑口服维生素 K。

5. 局部使用润肤剂可能会缓解症状（抗组胺药会产生镇静作用，但不会改善瘙痒）。

6. 熊去氧胆酸（每天 8～12mg/kg，分 2 次服用；安全的最高剂量为每天 20～30mg/kg），在开始治疗后 1～7 天内瘙痒症状可缓解，但尚未证实可改善胎儿不良结局。

7. 超声和电子胎心监护很常用，但并没有被证明有益。

8. 妊娠的任何时期胆汁酸＞100μmol/L 都被认为是重度 ICP，与正常妊娠相比，死胎死产和其他产科并发症（如自发性早产、妊娠糖尿病和子痫前期）的风险增加。

9. 应确定产后症状和肝功能异常的解决方案。

10. 再次妊娠的复发风险为 45%～70%（服用复方避孕药也可能复发）。

（五）ICP 的分娩注意事项

注意：胎儿宫内死亡通常是突发的，无法通过生化结果、胎心监护或超声来预测。

注意：过早干预可能导致母胎并发症风险增加，过迟干预可能导致死胎死产的小概率事件，因此分娩时机的选择应在两者之间寻求平衡，应根据个体情况与孕妇讨论。

重度 ICP，尤其是已经接受治疗但胆汁酸仍大于 100μmol/L 的患者，应咨询早期计划引产（有时早至 35 周）的风险和受益。

（六）ICP 的鉴别诊断

1. 胆石症。
2. 急性或慢性病毒性肝炎。
3. 胆汁性胆管炎（抗线粒体抗体阳性）。
4. 慢性活动性肝炎（抗平滑肌抗体阳性）。

（七）ICP 检查

1. 肝功能：ALT、AST、γGT、ALP。使用妊娠特定的参考值范围。
2. 凝血功能筛查。
3. 胆汁酸。
4. 病毒血清学：甲型、乙型、丙型、戊型肝炎病毒，巨细胞病毒，EB 病毒。
5. 自身免疫筛查：ANA、抗线粒体抗体和抗平滑肌抗体。
6. 肝脏和胆道系统超声。

拓展阅读

Ovadia C et al.(2019).
Association of adverse perinatal outcomes of intrahepatic cholestasis of pregnancy with biochemical markers: results of aggregate and individual patient data meta-analyses.Lancet.393:899–909.

二十一、妊娠期急性脂肪肝

发病率低，为 1∶10 000，通常在妊娠晚期发病，并且可以发生在任何产次。它与双胎妊娠（9%～25%）、男性胎儿（男女比例为 3∶1）和子痫前期（30%～60%）有关。

注意：妊娠期急性脂肪肝（acute fatty liver, AFLP）的孕产妇死亡率为 18%，如果诊断延迟则死亡率更高，胎儿死亡率为 23%。

- 诊断基于 Swansea 标准（框 5–3）。
- 可迅速发展为暴发性肝衰竭、DIC 和肾衰竭。
- 低血糖很常见。
- 有些女性可能有明显的多尿，甚至一过性尿崩症。

框 5–3　AFLP Swansea 诊断标准

在排除其他病因的情况下，至少满足以下六个条件

- 呕吐
- 腹痛
- 烦渴 / 多尿
- 脑病
- 胆红素升高＞14μmol/L
- 低血糖＜4mmol/L
- 尿素升高＞340μmol/L
- 白细胞增多＞11 × 10^9/L
- 超声提示有腹水或高亮的肝脏回声
- AAT 升高或 ALT＞42U/L
- 血氨升高＞47μmol/L
- 肾功能不全，肌酐＞150μmol/L
- 凝血功能障碍，凝血酶原时间＞14s 或活化部分凝血活酶时间＞34s
- 肝脏穿刺活检显示小泡样脂肪变性

（一）检查

全血细胞计数和血涂片、凝血、尿素和电解质、尿酸盐、肝功能和血气检查。

（二）AFLP 和 HELLP 综合征的鉴别诊断

AFLP 的显著特征包括以下方面。

1. 高血压和蛋白尿可能不存在或轻微。
2. 较早出现凝血功能障碍。
3. 严重且持续的低血糖。
4. 显著的高尿酸血症。
5. 肝脏成像时脂肪浸润（也可能正常）。

（三）AFLP 的管理

1. 应该在重症监护病房进行多学科综合治疗。
2. 管理应包括治疗低血糖、纠正凝血功能障碍（如静脉注射维生素 K）、严格控制血压和体液平衡。
3. 应在病情稳定后分娩［血小板减少（＜80 × 10^9/L）或凝血功能紊乱时禁用区域麻醉］。

4. 出血很常见。

5. 可能需要中心静脉置管以维持液体平衡。

6. 分娩后仍需要支持性治疗，大多数女性在分娩后迅速改善，没有远期肝损伤。

7. 一些暴发性肝衰竭患者可能需要转移到肝病专科病房，一旦怀疑此诊断，应立即请会诊。

8. 复发率未知，但可能高于 HELLP。

（四）妊娠期黄疸的原因

1. 非妊娠特有的原因：溶血、Gilbert 综合征（遗传性非溶血性高胆红素血症）、病毒性肝炎（甲型、乙型、丙型、戊型、EBV、巨细胞病毒型肝炎）、自身免疫性肝炎（原发性胆汁性胆管炎、自身免疫性肝炎、原发性硬化性胆管炎）、胆结石、肝硬化、药物引起的肝损伤、肝脏恶性肿瘤。

2. 妊娠特有的原因（10% 的病例）：妊娠剧吐、子痫前期 /HELLP 综合征、AFLP、ICP。

二十二、泌尿系统感染

妊娠期多见，因上泌尿道扩张、尿液淤阻所致。5%～10% 的孕妇会发生无症状菌尿，如果不进行治疗，40% 会发展成有症状的尿路感染。

- 膀胱炎并发症占妊娠的 1%。
- 1%～2% 的孕妇有肾盂肾炎，并且与早产相关。
- 女性应在建卡时取中段尿行无症状菌尿筛查。如果是阴性，妊娠期间发生尿路感染的概率<2%。

（一）症状

1. 膀胱炎：尿频、尿急、排尿困难、血尿、蛋白尿和耻骨上疼痛。

2. 肾盂肾炎：发热、寒战、呕吐、腰部和腹部疼痛。

对于出现妊娠剧吐或先兆早产的女性，需要考虑肾盂肾炎的可能。

（二）检查

1. 尿液分析：最有用的标志物是亚硝酸盐，但它们可能无法预测无症状菌尿的阳性培养结果。

2. 中段尿细菌培养（MSU）：每毫升超过 100 000 个细菌被认为是阳性。混合生长则提示可能存在污染或培养结果不确定，暂不处理并再次行 MSU。

3. 血液检查：血培养、全血细胞计数、尿素和电解质和 CRP。

4. 肾脏超声：单次肾盂肾炎发作或≥2 次尿路感染后行肾脏超声，以排除肾积水、先天性异常和结石。

注意：20% 患有肾盂肾炎的孕妇有泌尿道异常。

5. 建议对尿培养证实尿路感染的患者进行抗生素治疗，并在治疗后复查 MSU，以评估是否已治愈（15% 患者会出现复发性菌尿且需要进一步治疗）。

（三）治疗

1. 无症状菌尿和膀胱炎患者推荐口服抗生素预防肾盂肾炎和早产。

2. 肾盂肾炎初期应使用静脉注射抗生素治疗，还应给予静脉输液和退烧药（因有早产风险，应在医院进行治疗）。

（四）预防

1. 增加液体摄入。

2. 性生活后再次排尿、排空膀胱。

3. 蔓越莓汁：已在非妊娠人群中证实可减少菌尿症。

4. 预防性抗生素：≥2 次尿培养阳性 +1 个高危因素。

（五）尿路感染的危险因素

1. 产前：既往感染（既往妊娠时或非妊娠时）、肾结石、糖尿病、免疫抑制、多囊肾、泌尿道先天性异常（如双集合系统）、神经源性膀胱。

2. 产后（风险主要与导尿相关）：产程过长、第二产程延长、剖宫产、子痫前期。

（六）尿路感染的抗生素选择

药物的选择取决于抗生素敏感性和当地抗生

素使用方案。

1. 抗生素选择

(1) 青霉素，如阿莫西林，耐药性很常见，因此根据经验不建议使用。

(2) 头孢菌素。

(3) 庆大霉素：监测药物水平以尽量减少毒性。

(4) 甲氧苄啶：避免在妊娠早期使用，因为它是叶酸拮抗药。

(5) 呋喃妥因：避免在妊娠晚期使用，因为对于 G6PD 缺乏症的新生儿存在溶血性贫血的风险

(6) 磺胺类药物：避免在妊娠晚期使用，由于存在胆红素结合蛋白的置换，有新生儿核黄疸风险。

2. 禁用的抗生素

(1) 四环素：导致牙齿永久性染色和骨骼发育问题。

(2) 环丙沙星：导致骨骼问题。

二十三、慢性肾脏病

妊娠合并肾病时，母体和胎儿的风险均增加。这取决于病因、肾功能的损害程度、是否存在高血压及病情的控制情况、尿蛋白定量。随着肾功能的恶化，受孕能力和维持妊娠的能力也会下降。

（一）管理

1. 需要由肾脏科医生参与的多学科联合治疗。

2. 基础检查（最好在妊娠前进行）包括全血细胞计数、尿素和电解质、血钙、尿蛋白 / 肌酐比。

3. 孕前咨询（如果有家族性疾病，则进行遗传咨询）。

4. 建议尽早进行定期的产前检查，目标包括：①控制血压（严格控制血压可减少肾功能减退的机会）；②监测肾功能和尿蛋白；③超声监测胎儿生长发育；④尽早发现并发症（如贫血、尿路感染、子痫前期、FGR）。

5. 药物的使用应仔细考量，必要时及时更改。

注意：一旦确认妊娠，应立即停止使用 ACEI 类药物。

6. 患有慢性肾脏病（chronic kidney disease，CKD）的女性应给予阿司匹林（每天晚上 75～150mg）以预防子痫前期。

7. 严重肾功能不全时可能需要促红细胞生成素。

8. 如出现蛋白尿增加、高血压、肾功能恶化或子痫前期症状，应考虑住院。

9. 可阴道分娩，但剖宫产率增加。

注意：寻找肾功能恶化的原因，如尿路感染、梗阻、脱水、子痫前期或肾静脉血栓形成。

注意：鉴别子痫前期和肾功能损害恶化可能很困难。血小板减少、FGR 和肝功能异常提示子痫前期。在这种情况下，基于 PlGF 的检测可能有用，但需要更多关于慢性肾脏病情况下 PlGF 水平的数据。

（二）慢性肾脏病患者的妊娠风险

1. 孕产妇风险

(1) 肾功能恶化加速，甚至可能是永久性的，如果妊娠时同时存在高血压、蛋白尿及明显的肾功能损害，则更有可能出现这种情况。

(2) 高血压。

(3) 蛋白尿。

(4) 并发子痫前期。

(5)VTE（如果蛋白尿已达到肾病水平）。

(6) 尿路感染。

2. 胎儿风险

(1) 流产。

(2) FGR。

(3) 自发性和医源性早产。

(4) 死胎。

（三）慢性肾功能不全的最常见原因

1. 反流性肾病（病情可能是家族性的）。

2. 糖尿病肾病。

3. 狼疮性肾炎。

4. 慢性肾小球肾炎。

5. 多囊肾（成人多囊肾病以常染色体显性遗传方式遗传）。

二十四、肾移植后妊娠

肾移植后月经、排卵和生育力恢复，应告知患者并讨论避孕措施。有生育需求的女性应在肾功能稳定1年后才尝试妊娠。

有以下情况的患者妊娠结局良好：血压控制良好，没有蛋白尿，没有移植排斥，以及血肌酐＜180μmol/L，最好＜125μmol/L。

（一）移植受者的妊娠管理

1. 与肾脏科医生进行多学科联合治疗。

2. 产前检查应每隔2～4周进行1次。目标包括：对肾功能进行连续评估，可能会因为感染、脱水、子痫前期、药物毒性或排斥反应导致肾功能恶化；移植排斥的诊断和治疗；控制血压（避免ACEI类降压药的使用）；贫血的预防、早期诊断和治疗；监测和治疗任何感染；胎儿的持续评估（FGR风险）；如果服用他克莫司，则定期监测药物浓度。

3. 所有女性都将接受免疫抑制治疗，并且即使妊娠后也必须继续治疗，常用的有泼尼松龙、硫唑嘌呤和他克莫司。

4. 可以阴道分娩，但需要持续胎儿监测（由于肾上腺抑制，如产前已常规使用类固醇，根据NICE产时指南，产时需要静脉使用类固醇）。

5. 建议在产科手术中预防性使用抗生素。

6. 移植的肾脏不会在阴道分娩时阻碍产道；剖宫产应基于产科原因，目前的剖宫产率是40%（患有骨盆骨营养不良的女性可能需要择期剖宫产）。

注意：吗替麦考酚酯与胎儿先天性畸形有关，因此应在妊娠前用其他药物替代。

（二）肾移植后妊娠的风险

1. 孕产妇风险

(1) 异位妊娠的风险增加：由于手术、腹膜透析和盆腔感染继发盆腔粘连的结果。

(2) 15%的人出现肾功能显著恶化，并可能是永久性的。

(3) 移植器官排斥反应：约5%，与非妊娠女性相同（妊娠通常对移植器官的存活与否和功能没有影响）。

(4) 高血压、蛋白尿和子痫前期：30%～40%。

(5) 感染，尤其是尿路感染：高达40%。

2. 胎儿风险

(1) 流产和先天畸形率没有变化。

(2) FGR：30%，如果母亲服用环孢素则更高。

(3) 早产：45%～60%，可能是医源性、自发性或继发于胎膜早破。

注意：如果孕妇在28周之前出现并发症，则其获得良好妊娠结局的概率从95%下降至75%。

（三）移植排斥

如果肾功能出现恶化并伴有以下情形，应考虑出现移植排斥：发热、少尿、肾脏肿大和压痛。

诊断困难时，可能需要进行肾活检。

注意：如果可能应避免输血，因为输血导致的过敏反应可能使移植器官排斥成为更大的问题。

（四）肾移植后妊娠的产前检查

1. 每次产检：全血细胞计数、尿素和电解质、中段尿培养、尿蛋白/肌酐比。

2. 每2～4周：超声监测胎儿生长和发育。

3. 每4周：环孢素/他克莫司的血药浓度，血钙、磷酸盐、白蛋白和肝功能，尿蛋白/肌酐比。

二十五、急性肾损伤

以少尿和（或）尿素和肌酐升高为特征，可能伴有高钾血症和代谢性酸中毒。妊娠期罕见，通常在产后并发症中出现。分为三个阶段。

- 少尿期：几天到几周。
- 多尿期：2天至2周，产生稀释的尿液，由于代谢废物仍未排出，肾功能仍恶化。
- 恢复期：尿量恢复正常，肾功能逐渐好转。

（一）急性肾损伤的处理

1. 咨询内科医生或肾病专家。

2. 大多数病例通过适当的治疗是可逆的（永久性问题更有可能与先前存在的肾脏疾病有关）。

3. 评估应包括以下检查。

(1) 全血细胞计数，凝血功能，尿素和电解质，葡萄糖，肝功能。

(2) 血培养，中段尿细菌培养，高位阴道拭子。

(3) 尿液分析寻找血液和蛋白质的存在。

(4) 心电图（寻找 K^+ 增加引起的变化），动脉血气。

(5) 胎心电子监护和超声评估胎儿。

(6) 怀疑梗阻时行肾超声。

4. 如果肾功能改善延迟，可考虑的干预措施包括导尿、中心静脉导管置管和肾活检；只有少数人需要透析。

5. 在患者液体丢失和（或）血容量丢失的情况下注意补充液体，但因为存在肺水肿的显著风险，应避免液体超负荷（准确记录出入量、每天体重，监测中心静脉压可能有益）。

6. 将血压维持在保证肾脏灌注的水平。

7. 仔细研究用药并停用肾毒性药物。

8. 纠正高钾血症、凝血功能障碍，如果怀疑感染，给予抗生素。

9. 持续性高钾血症、酸中毒、肺水肿或尿毒症患者需要透析。

（二）妊娠期肾衰竭的原因

1. 肾前性（低血容量）

(1) 出血：①产前（胎盘早剥、前置胎盘等）；②产后（子宫收缩乏力、生殖道损伤等）。

(2) 妊娠剧吐。

(3) 感染性休克。

(4) 急性脂肪肝。

2. 内在原因

(1) 子痫前期。

(2) HELLP 综合征。

(3) 败血症。

(4) 药物反应。

(5) 羊水栓塞。

3. 肾后性

(1) 梗阻。

(2) 输尿管损伤。

(3) 盆腔或阔韧带血肿。

注意：非妊娠相关问题也可能是病因。

（三）高钾血症的治疗

1. 缓慢静脉推注 10% 葡萄糖酸钙，保护心脏。

2. 静脉注射胰岛素和葡萄糖。

3. 考虑使用聚苯乙烯磺酸钙。

注意：这些只是临时措施，可能需要透析。

二十六、系统性红斑狼疮

女性比男性更常见（9∶1），加勒比非洲裔人群的患病率高于白种人（5∶1）。发病率为 1∶1000，育龄期女性常见。它是一种复发（活动）和缓解交替发生的结缔组织疾病。诊断基于美国风湿病学会标准中至少四个连续或同时出现的特征（框 5-4）。

框 5-4　美国风湿病学会系统性红斑狼疮分类标准

需要满足以下 4 个或更多特征（同时或依次）

- 蝶形红斑（脸上的“蝴蝶”样皮疹）
- 盘状红斑
- 浆膜炎，如胸膜炎或心包炎
- 口腔或鼻咽部溃疡
- 关节炎
- 非侵蚀性，两个或多个关节的转移
- 光敏性
- 神经系统特征，如癫痫发作、精神病
- 血液学特征：溶血性贫血、白细胞减少（$<4\times10^9$/L）、淋巴细胞减少（$<1.5\times10^9$/L）、血小板减少（$<100\times10^9$/L）
- 免疫学特征：抗双链 DNA 抗体、ANA

引自 Aringer M et al. (2019). 2019 European League Against Rheumatism/ American College of Rheumatology classification criteria for systemic lupus erythematosus. *Arthritis Rheumatol.* 71(9):1400–1412. https://onlinelibrary.wiley.com/ doi/ 10.1002/ art.40930

（一）监测妊娠期疾病的严重程度

1. 发作很难诊断，因为正常妊娠时也会出现类似症状，如疲劳、脱发、关节疼痛、贫血。

(1) 正常妊娠时 ESR 升高，CRP 也不是疾病活动的标志物。

(2) C3 下降或抗双链 DNA 水平升高是疾病活动的客观指标。

2. 肾脏疾病与子痫前期也很难鉴别，因为高血压、蛋白尿和血小板减少症在这两种情况下都很常见。

(1) 尿酸盐和肝脏转氨酶升高不是 SLE 的特征。

(2) C3 下降和抗双链 DNA 水平升高提示狼疮性肾炎。

(3) 肾活检具有诊断作用，但在妊娠期间很少进行。

(4) 基于 PlGF 的检查可用于鉴别 SLE 发作或合并子痫前期毒血症（PET）。

（二）孕产妇风险

1. 妊娠不影响疾病的远期预后。

2. 疾病暴发风险增加，尤其是在产褥期。

3. 高血压、子痫前期和胎盘早剥更为常见。

注意：不要停止使用羟氯喹，因为这可能会导致病情加重。

（三）胎儿风险

1. 流产、早产、胎膜早破、FGR 和胎死宫内的风险增加：风险由抗心磷脂抗体、狼疮抗凝物、肾功能不全或高血压引起；如果所有这些都不存在，风险就很低。

2. 先天性心脏传导阻滞可能发生在携带抗 - Ro（或抗 - La）抗体的女性中，这些抗体可以穿过胎盘：抗 - Ro 阳性的发生率为 2%；如果曾生育患儿，则发生率为 18%。

3. 抗 - Ro/La 母亲所生婴儿中，有 5% 的新生儿（通常在出生后 1～2 周内）可能会出现类似于皮肤狼疮样短暂的皮肤病变。

（四）妊娠期 SLE 的管理

1. 多学科联合治疗。

2. 根据血压、肾功能、抗 Ro 和抗磷脂抗体状态对母胎风险进行孕前咨询。

3. 治疗高血压，必要时调整药物。

4. 建议在疾病缓解期间妊娠：减少狼疮活动的风险。

5. 获取狼疮活动的客观证据。

6. 疾病暴发时应增加药物剂量或服用类固醇激素来治疗。

7. 评估胎儿的宫内生长情况和状态（24 周时的子宫动脉多普勒是一项有用的筛查）。

8. 参考胎儿心脏病学指南监测胎儿心律失常。

二十七、抗磷脂抗体综合征

该疾病的诊断基于一种或多种临床特征加上一种或多种阳性实验室检查结果，可能并发高血压、肺动脉高压、癫痫、血小板减少症、腿部溃疡和瓣膜病变。如果不存在结缔组织疾病的特征，则称为原发性抗磷脂抗体综合征，对于已存在确定的结缔组织疾病，则称为继发性抗磷脂抗体综合征。

狼疮抗凝物是凝血通路的抑制药，抗心磷脂是抗细胞壁磷脂成分的抗体。

（一）孕产妇风险

1. 包括血栓形成、血小板减少和子痫前期。

2. 既往不良的产科病史是预后的重要预测指标（若仅仅是复发性流产，则风险较小）。

（二）胎儿风险

1. 风险包括早期和晚期流产、胎儿宫内死亡、胎儿生长受限、胎盘早剥。

2. 胎儿结局可通过以下方式改善。

(1) 多学科联合治疗。

(2) 胎儿监测（包括超声动态监测胎儿的生长、脐动脉和子宫动脉血流）。

(3) 适当的药物治疗。

(4) 及时终止妊娠。

3. 实验室指标双阳或三阳、既往血栓栓塞疾病史的女性发生妊娠并发症的风险最高。

4. 导致胎儿受损的可能机制是复发性胎盘梗死和直接细胞损伤。

（三）妊娠期抗磷脂抗体综合征的治疗

1. 无血栓形成或流产病史

不治疗或阿司匹林 75～150mg。

2. 既往有血栓形成

阿司匹林 + 低分子肝素（LMWH，治疗剂量）。

3. 既往反复早期流产

阿司匹林 + LMWH（预防剂量）。

4. 既往胎儿宫内死亡或 FGR 或子痫前期重度

阿司匹林 + LMWH（预防剂量）。

证实妊娠后开始使用阿司匹林和低分子肝素。

如果该女性正在接受 LMWH 治疗（预防性肝素剂量 12h 内和治疗剂量 24h 内禁止区域麻醉），需与麻醉医师沟通麻醉方式。

注意： 以往认为，联合使用低分子肝素和阿司匹林与单独使用阿司匹林相比，能改善妊娠结局，但是近期的一些研究得出不同的结论，认为如果 24 周子宫动脉多普勒血流正常，可考虑停用低分子肝素。因为联合使用低分子肝素和阿司匹林后活产率的增加，主要是因为早期流产率的下降。

注意： 不推荐使用类固醇激素，效果较差且不良反应较多。

（四）抗磷脂抗体综合征诊断标准

1. 临床标准

(1) 血栓形成（动脉或静脉）。

(2) 连续 3 次及以上流产（<10 周）。

(3)1 次或多次>10 周胎儿宫内死亡。

(4) 由于子痫前期或胎盘功能不全导致一次或多次<34 周早产。

2. 实验室标准

(1) 抗心磷脂抗体（IgG 或 IgM）中高滴度（滴度>第 99 百分位数），至少 2 次间隔 12 周以上。

(2) 抗 β_2- 糖蛋白 -1 抗体（IgG 或 IgM）处于中高滴度（滴度>第 99 百分位数），至少 2 次间隔 12 周以上。

(3) 狼疮抗凝物至少出现 2 次，间隔 6 周以上。

二十八、类风湿关节炎

该疾病女性比男性更常见，发生率为 1∶2000～1∶1000，以对称性慢性炎症和滑膜关节破坏为特征。患者的自身抗体形成免疫球蛋白，免疫球蛋白作为免疫复合物可沉积在滑膜液和其他部位。80%～90% 患者类风湿因子阳性，20%～30% ANA 阳性。它是一种多系统疾病，具有许多关节外特征，包括贫血、结节、腕管综合征、眼睛和肺部受累。

（一）孕产妇风险

50% 的病例在妊娠期间病情会有所改善，但在产褥期发作的情况并不少见。在这个年龄段，很少因寰枢椎半脱位引起插管问题。

（二）胎儿风险

疾病通常对胎儿没有不利影响，除非抗 Ro/La 阳性，或者有抗磷脂抗体（5%～10%）阳性。

（三）用于治疗自身免疫性疾病的药物

1. 可以安全地继续妊娠和哺乳的药物

(1) 对乙酰氨基酚。

(2) 类固醇。

(3) 羟氯喹。

(4) 柳氮磺吡啶（每天补充 5mg 叶酸）。

(5) 硫唑嘌呤。

(6) 生物制剂，如依那西普、阿达木单抗和英夫利西单抗（见有关妊娠晚期使用的国家指南）。

2. 妊娠期间应停止或避免的药物

(1) 非甾体抗炎药：羊水过少、动脉导管过早闭合和新生儿出血，尤其是在妊娠晚期使用。

(2) 金：仅在动物中有致畸作用。

(3) 青霉胺：仅在高剂量时才会出现结缔组织异常。

(4) 环磷酰胺（烷化剂）：如果没有合适的替代品，可以在妊娠 3 个月后使用。

(5) 甲氨蝶呤（叶酸拮抗药）：导致流产和先天性畸形。

二十九、重症肌无力

不常见，育龄女性发病率最高。它是由于骨骼肌运动终板烟碱型乙酰胆碱受体的自身免疫性破坏，导致的肌肉无力和疲劳。90% 患者有乙酰胆碱受体抗体。受影响的肌肉包括眼睛（上睑下垂、复视）、面部、颈部、四肢和躯干。通过鉴定病理性抗体（如抗 AChR 或抗 MuSK）来确诊。感染、低钾血症、运动、情绪和药物（氨基糖苷类、硫酸镁、局部麻醉药、β 受体拮抗药、β 受体激动药、麻醉药和神经肌肉阻滞药物）可能会使病情恶化。

（一）妊娠对肌无力的影响

1.60% 无变化，20% 改善，20% 恶化。

2. 不同孕次之间影响不一致。

3. 症状通常在产后恶化。

4. 既往接受过胸腺切除术对妊娠的影响较小。

5. 妊娠剧吐、胃排空延迟、药物分布容积增加，肾脏清除率增加可导致血药浓度低于治疗水平。

6. 随着妊娠孕周的增加，抗胆碱酯酶药物的需求量可能需要增加，最好通过缩短用药间隔时间来实现。

7. 分娩时应给予静脉注射抗胆碱酯酶以避免出现该时期药物吸收不足的问题。

（二）肌无力对妊娠的影响

1. 早产、羊水过多和 FGR 风险都增加。

2. 第一产程不延长（子宫平滑肌不受影响）。

3. 第二产程可能出现骨骼肌疲劳，为防止产妇疲惫，可能需要使用器械助产。

4. 10%～20% 的婴儿可能出现新生儿肌无力。

(1) 它是母体抗体经胎盘传递的结果。

(2) 新生儿病情与母体疾病活动情况或抗体水平之间的相关性较差。

(3) 临床表现为全身肌张力减退、吸吮 / 喂养不良和哭声微弱。

(4) 24h 内发病，2 个月内消退。

(5) 治疗是给予抗胆碱酯酶。

注意：肌无力患者子痫时禁止使用硫酸镁。

（三）妊娠期重症肌无力的治疗

1. 应告知神经科医生、儿科医生和麻醉医生妊娠的情况。

2. 类固醇剂量增加可能导致呼吸系统恶化，因此在未与神经科医生讨论的情况下请勿更改剂量。

3. 常规的治疗方案都可在妊娠期间使用。

(1) 长效抗胆碱酯酶（如吡斯的明）。

(2) 免疫抑制药：类固醇，硫唑嘌呤。

(3) 免疫球蛋白。

(4) 血浆置换术。

(5) 胸腺切除术。

拓展阅读

Norwood F et al.(2014).Myasthenia in pregnancy:best practice guidelines from a U.K.multispecialty working group.J Neurol Neurosurg Psychiatry.85:538–543.

三十、糖尿病合并妊娠

1. 发病率为 1%～2%。

2. 如果血糖控制不佳，胎儿和新生儿发病率和死亡率增加。

3. 应进行多学科联合治疗，包括产科医生、内科医生 / 糖尿病学专家、糖尿病专科护士 / 助产士和营养师。

4. 妊娠会影响糖代谢。

5. 许多妊娠相关激素会导致糖尿病（人胎盘催乳素、皮质醇、胰高血糖素、雌激素和孕激素）。

6. 胰岛素需求量在整个妊娠期逐渐增加并在足月时达到峰值。

（一）糖尿病对妊娠的影响

1. 母体高血糖：导致胎儿高血糖。

2. 胎儿高血糖：导致高胰岛素血症（通过胎儿胰腺细胞中的 B 细胞增生），而胰岛素作为生长促进剂，导致巨大儿、器官肿大、红细胞生成增加、胎儿多尿（羊水过多）。

3. 新生儿低血糖症：因胎儿在出生时去除母体高葡萄糖供应，体内高胰岛素血症引起。

4. 呼吸窘迫综合征：更常见于糖尿病母亲所生的婴儿，这是由于肺泡表面活性物质缺乏导致肺磷脂生成障碍。

（二）妊娠对糖尿病的影响

1. 酮症酸中毒：罕见，但可能与妊娠剧吐、感染、宫缩抑制药（β 受体激动药）或类固醇治疗有关。

2. 视网膜病变：现有疾病发生或进展，则视网膜病变发生的风险增加 2 倍（血糖的快速升高会导致视网膜血流量增加，从而导致视网膜病变）。所有患有糖尿病的女性都应在妊娠期接受视网膜病变评估，增殖性视网膜病变需要治疗。早期的视网膜病变通常会在分娩后恢复正常。

3. 肾病：5%～10% 的糖尿病女性患者妊娠后出现肾脏病变，肾功能和蛋白尿在妊娠期间可能会恶化，但这通常是暂时的。该人群母体子痫前期和 FGR 的风险增加，因此需要加强监测。

4. 缺血性心脏病：妊娠期心脏负荷增加，有症状的女性应在妊娠前接受心脏病专家的评估。

（三）妊娠期糖尿病并发症

1. 母体

(1) 尿路感染。

(2) 复发性外阴阴道念珠菌病。

(3) 妊娠期高血压 / 子痫前期。

(4) 难产。

(5) 手术产：剖宫产和阴道助产。

(6) 视网膜病变（增加 15%）。

(7) 肾病增加。

(8) 心脏疾病。

2. 胎儿

(1) 流产（控制不佳的糖尿病患者）。

(2) 先天畸形（控制不佳的糖尿病患者）：神经管缺陷，小头畸形，心脏异常，骶骨发育不全，肾脏异常。

(3) 早产。

(4) 羊水过多（25%）。

(5) 巨大儿（25%～40%）。

(6) FGR。

(7) 不明原因的胎儿宫内死亡。

3. 新生儿

(1) 红细胞增多症。

(2) 黄疸。

(3) 低血糖。

(4) 低钙血症。

(5) 低镁血症。

(6) 低体温。

(7) 心脏肥大。

(8) 产伤：肩难产、骨折、臂丛神经损伤、窒息。

(9) 呼吸窘迫综合征。

三十一、糖尿病：产前管理

（一）孕前咨询

对育龄期糖尿病女性提供孕前咨询。

1. 控制血糖：血糖控制不佳流产和先天性畸形风险增加。使用连续胰岛素泵和连续血糖监测设备对大多数患有糖尿病的女性来说非常有益。

2. 糖尿病严重程度的评估：高血压、视网膜病变（眼底镜检查、眼科评估）、肾病（尿素和电解质、尿液分析、PCR）、神经病变（临床评估）和心脏病。

3. 宣教：确保患者了解高血糖对胎儿的影响，以及严格控制血糖的必要性，告知其在确认妊娠后立即告知医生；可能需要停用某些药物（ACEI、他汀类药物）。

4. 一般处理：戒烟、控制体重（目标是正常的 BMI）、减少饮酒。

5. 叶酸：胎儿神经管缺陷风险增加，所以建议每天补充 5mg 叶酸。

6. 风疹：如果没有风疹免疫，则应接种风疹疫苗。

7. 避孕：确保有效避孕，直至血糖控制良好时可妊娠。

（二）产前管理

由包括糖尿病专科医生参与的多学科联合治疗。

1. 血糖监测：妊娠前的目标是血糖正常。每天至少监测4次血糖，通常是空腹和餐后，以便进行更严格的控制。患者可以根据自己的血糖调整胰岛素用量。胰岛素可以通过皮下注射每天4次或通过胰岛素泵进行持续泵入的形式给予。

2. HbA1c：可以客观反应最近2个月的血糖控制情况。

3. 营养师建议：低糖、低脂肪、高纤维饮食（低升糖指数）。

4. 超声：确认是否妊娠和胚胎是否存活。

5. 胎儿畸形排查：胎儿先天性异常的风险增加5～10倍，风险取决于妊娠前和妊娠早期的血糖控制情况。

6. 胎儿超声心动图：妊娠20～24周。

7. 产前监测：个体化管理。每2～4周进行一次超声检查，以评估是否存在羊水过多、巨大儿或FGR；若发现问题，则加强监测。在胎儿生长速度未达到预期的病例中使用脐动脉多普勒监测胎儿宫内安危情况。

8. 低血糖：要意识到，低血糖可能会被漏诊。对患者和家人宣教并监测胰高血糖素。

三十二、糖尿病：产时和产后管理

基于估计胎儿体重、产科因素（既往分娩方式、孕次、血糖控制情况和产前并发症）、产妇意愿，对糖尿病孕妇的分娩时机和分娩方式进行个体化处理。

（一）分娩方式

1. 提供阴道分娩与剖宫产优缺点的个性化咨询。

2. 建议在分娩过程中持续进行电子胎心监护（electronic fetal monitoring，EFM）。

3. 如果EFW＞4.5kg，则考虑择期剖宫产，并使用适当的抗生素预防感染并预防血栓形成。

注意：不管胎儿出生体重多少，糖尿病孕妇胎儿肩难产的风险都比没有糖尿病的女性更高。应该由有经验的产科医生进行器械助产。

（二）分娩期血糖控制

1. 胰岛素泵：应继续使用胰岛素泵，直至孕妇的血糖控制达到理想范围。

2. 基础－餐时胰岛素：继续使用长效胰岛素，如果血糖过高，可能需要可变速率静脉胰岛素输注（variable rate intravenous insulin infusion，VRIII）。

注意：避免孕妇出现高血糖，因为这会导致胎儿低血糖。

注意：如果孕妇因先兆早产而给予类固醇治疗，需密切监测血糖水平，应预见到可能出现的高血糖，并且可能需要静脉胰岛素输注。

（三）产后管理

1. 鼓励母乳喂养。

注意：二甲双胍和胰岛素均可在哺乳期使用。

2. 新生儿需要早期喂养和血糖监测。

（四）避孕

1. 如果是母乳喂养或产妇出现血管并发症，避免使用复方口服避孕药。

2. 基于孕酮的避孕方法是安全的。

3. 长效避孕药（long-acting reversible contraceptive，LARC）可能是避孕的最佳选择，应与产妇探讨这种避孕方式。

4. 使用宫内节育器避孕没有禁忌。

（五）产后胰岛素需要量

1. 胎盘娩出后，胰岛素需求量急剧下降。

2. 先将静脉胰岛素输注减半，然后在恢复正常饮食时改回皮下注射胰岛素，从孕前剂量开始。

3. 如果妊娠前剂量未知，使用分娩时剂量的50%。

4. 如果是母乳喂养，胰岛素使用剂量可能需要进一步下降（分娩时剂量的20%～30%）。

三十三、妊娠期糖尿病

WHO已将妊娠期糖耐量受损纳入妊娠期糖尿

病（GDM）的范畴。实际上，一部分（20%～30%）在妊娠期间被诊断为糖尿病的女性在孕前已有1型或2型糖尿病，只是未被诊断。WHO不提倡全民筛查，应根据风险因素进行选择性筛查（框5–5）。

框 5–5　妊娠期糖尿病的高危因素

- BMI＞30kg/m^2
- 既往巨大儿分娩史，胎儿出生体重≥4.5kg
- 既往妊娠期糖尿病史
- 一级亲属患有糖尿病
- 糖尿病患病率高的家族史（南亚、加勒比黑种人和中东）

基于口服葡萄糖耐量试验（oral glucose tolerance test，OGTT）（框5–6）进行诊断，通常在妊娠26～28周时进行。妊娠早期结果正常并不意味着不会发展为妊娠期糖尿病，如果妊娠早期结果正常，应在24～28周重复1次OGTT。

框 5–6　口服葡萄糖耐量试验

- 隔夜禁食（最少8h）：在此期间只能喝水，禁止吸烟
- 250～300ml水中加入75g葡萄糖
- 测定空腹和2h血浆葡萄糖水平

结果

- 妊娠期糖尿病：空腹≥5.6mmol/L（92mg/dl），2h≥7.8mmol/L（153mg/dl）

注意：只需要一个值异常即可做出诊断

GDM 管理

1. 多学科联合治疗。

2. 每天测量血糖4～6次（监测餐后1h血糖可能比餐前血糖更能有效地预防巨大儿）。

3. 饮食控制应该是一线治疗：①目标是控制血糖正常并避免酮症；②如果遵循饮食疗法，体重应保持稳定；③依从性不佳的孕妇可能需要营养师的参与。

4. 如果出现以下情况，建议服用二甲双胍和（或）胰岛素：①空腹血糖＞5.3mmol/L；②餐后1h血糖＞7.8mmol/L；③尽管测量的血糖值在正常范围内，但胎儿腹围＞第95百分位数。

5. 流产或先天畸形的风险并不增加，其他胎儿和新生儿风险与孕前糖尿病类似。

6. 产前和产时管理与孕前糖尿病相同。

7. 产后：①停止二甲双胍、胰岛素和葡萄糖输注；②出院前检查血糖以确保正常（识别孕前未确诊的2型糖尿病患者）；③产后6周复查OGTT；④宣教，未来25年内患2型糖尿病的风险为50%（可以通过保持体力活动和避免肥胖来降低这种风险）；⑤ 40%的GDM在再次妊娠中复发。

拓展阅读

NICE(2015, updated 2020).Diabetes in pregnancy:management from preconception to the postnatal period.
https://www.nice.org.uk/guidance/ng3

三十四、甲状腺功能亢进症

发病率为1∶500，最常见的原因是Graves病（95%），是一种自身免疫性疾病，其特征是促甲状腺素受体抗体（TRAb）的产生。大多数女性在妊娠前已确诊，并可能正在接受治疗。正常妊娠时会出现许多症状和体征，最典型的特征是体重减轻、震颤、持续性心动过速和眼部症状。可根据低TSH和高游离T_4或游离T_3水平进行诊断。

不同阶段分别使用特定的参考范围（表5–2）。

（一）妊娠对甲亢的影响

1. 通常在妊娠中期和妊娠晚期改善。

2. 妊娠是一种相对免疫耐受的状态，但随着产褥期免疫力恢复正常，甲亢可能会恶化。

（二）甲亢对妊娠的影响

1. 如果疾病得到控制，母婴结局通常良好。

2. 未经治疗或控制不佳的甲亢与生育力低下（体重减轻导致闭经）、流产、FGR和早产风险有关。

3. 因促甲状腺素受体抗体通过胎盘，目前或

表 5-2　不同孕周甲状腺功能的参考范围

	非妊娠期	妊娠早期	妊娠中期	妊娠晚期
TSH（mU/L）	0.3～4.2	0～5.5	0.5～3.5	0.5～4
游离 T_4（pmol/L）	9～26	10～16	9～15.5	8～14.5
游离 T_3（pmol/L）	2.6～5.7	3～7	3～5.5	2.5～5.5

注：1pmol/L = 1×10^{-9}mmol/L

既往患有 Graves 病的女性所生婴儿中，高达 10% 的概率会出现新生儿 / 胎儿甲状腺功能亢进症。

检查有 Graves 病史女性的抗体水平。

4. 如果孕妇存在 TRAb 阳性，则建议通过胎心率和连续超声检查监测胎儿的生长发育情况，一些医疗中心还会评估是否存在胎儿甲状腺肿（治疗包括根据胎心率调整抗甲状腺药物的剂量，或者终止妊娠）。

注意：由于感染、分娩或手术等诱因，甲亢治疗效果不佳的女性可能会出现甲状腺危象。这是危及生命的急重症，以高热、精神状态改变和心力衰竭为特点。

（三）治疗

1. 抗甲状腺药物：卡比马唑和丙硫氧嘧啶（propylthiouracil，PTU）。
2. 以最低的药物剂量达到临床甲状腺功能正常，T_4 处于正常上限。
3. 这两种药物都会通过胎盘，并可能导致胎儿甲状腺功能减退症。
4. 因为致畸风险较低，PTU 是妊娠早期首诊病例的第一选择。
5. β 受体拮抗药用于缓解甲亢的心动过速症状是安全的。
6. 手术：妊娠期可以安全地进行甲状腺切除术；适应证包括吞咽困难、喘鸣、疑似癌，以及对两种抗甲状腺药物过敏。

注意：放射性碘治疗在妊娠和哺乳期禁用。

（四）甲亢的原因

1. Graves 病。
2. 毒性多发性结节性甲状腺肿。
3. 毒性腺瘤。
4. 甲状腺癌。
5. 亚急性甲状腺炎。
6. 胺碘酮。
7. 锂。

注意：妊娠剧吐或葡萄胎的女性可能会出现类似生化甲亢的情况，因为高水平的 hCG 会刺激 TSH 受体。然而，这些患者通常没有甲亢的临床症状，因此不需要治疗。

（五）妊娠期 Graves 病的治疗

1. Graves 病通常在妊娠期有所改善，但产后复发。
2. 经过治疗的母胎结局良好。
3. 未经治疗的甲亢对母胎来说是危险的。
4. PTU 和卡比马唑可作为治疗药物，两者都可透过胎盘。
5. 检测 TSH 受体抗体。
6. 在新发病例中每 4～6 周监测 1 次甲状腺功能，病情稳定后可减少监测频率。
7. 通过胎心率和连续超声检查监测胎儿的生长发育情况，以及是否存在胎儿甲状腺肿。

三十五、甲状腺功能减退症

甲状腺功能减退约占妊娠的 1%。大多数患者在妊娠前已被确诊，并且正在接受替代治疗。妊娠期新诊断的甲状腺功能减退症很少见。最常见的原因是自身免疫性疾病，可能与其他自身免疫性疾病有关。

- 正常妊娠时可能会出现典型的症状和体征。
- 最具特征性的表现是畏寒、心动过缓和肌腱反射缓慢松弛。
- 根据低游离 T_4 水平可作出诊断。
- TSH 也会升高，但单凭高 TSH 并不能诊断。

不同孕周使用妊娠特定的参考范围（表 5-2）。游离 T_4 水平通常在妊娠中期和晚期更低，TSH 水平最有意义。

（一）妊娠对甲状腺功能减退的影响

一般情况下没有影响。大多数女性不需要改变左甲状腺素的剂量。增加左甲状腺素的最常见原因是孕前剂量不足。

（二）甲状腺功能减退对妊娠的影响

1. 未经治疗的甲状腺功能减退症与无排卵性不孕症有关。

2. 严重或未经治疗的甲状腺功能减退症与流产、胎儿丢失、子痫前期和低出生体重风险增加相关。

3. 甲状腺功能减退症也跟妊娠糖尿病相关。

4. 胎儿在 12 周之前需要母体的 T_4 来维持正常的大脑发育（补充不足可能会导致后代智力低下）；此后，T_3/T_4/TSH 不再透过胎盘。目标是在孕前达到最佳控制状态。

5. 接受足够剂量替代药物治疗的女性如果在确认妊娠时甲状腺功能正常，母胎结局良好。

6. 新生儿 / 胎儿甲状腺功能减退症非常罕见，因 TSH 受体阻断抗体经胎盘转移引起，可见于萎缩性甲状腺炎。

（三）妊娠期甲状腺功能减退症的管理

1. 大多数女性妊娠后应继续维持左甲状腺素剂量，仅当 TSH 水平提示替代不足时剂量才应增加。

2. 孕前和妊娠期间的每个阶段都需要检查 TSH 水平，若进行剂量调整，应在 4～6 周内重复检查。

3. 妊娠期间新诊断的病例，如果孕妇没有心脏病，建议以左甲状腺素 25～50μg/d 作为起始剂量。

4. 实际上，妊娠早期的 TSH 水平目标值为 < 2.5～3mU/L。

5. 哺乳期可以安全服用左甲状腺素。

（四）甲状腺功能低下的原因

1. 桥本甲状腺炎。

2. 萎缩性甲状腺炎。

3. 先天性无甲状腺。

4. 医源性：甲状腺切除术、放射性碘、药物（胺碘酮、锂、碘、抗甲状腺药物）。

5. 垂体原因（罕见）。

三十六、其他甲状腺疾病

（一）产后甲状腺炎

1. 导致破坏性甲状腺炎的自身免疫性疾病。

2. 产后由于妊娠期相对免疫抑制状态解除，免疫力恢复正常而发病。

3. 预先生成的 T_4 被释放，这可能会导致短暂的甲状腺功能亢进症，之后随着 T_4 储备耗尽而出现甲状腺功能减退。

4. 可能会在产后 1 年内出现，但通常发生在产后 3～4 个月。

5. 发生率 5%～10%，可表现为短暂性甲状腺功能减退（40%）、甲状腺功能亢进（40%）或双相性（先是甲状腺功能亢进，然后是甲状腺功能减退）（20%）。

6. 25% 的病例可能有甲状腺疾病家族史。

7. 许多女性没有症状，有的症状也不典型，可能归因于产后状态。

8. 是否开始治疗应根据临床症状而不是生化检验结果。

9. 有些女性可能不需要任何治疗。

10. 大部分会自愈。

11. 再次妊娠复发的风险为 70%。

12. 对于抗体阳性的女性，持续性甲状腺功能减退症的风险为每年 5%（90% 的患者有甲状腺过氧化物酶抗体阳性）。

13. 甲状腺功能亢进期应使用 β 受体拮抗药治疗（不是抗甲状腺药物）。

鉴别诊断：Graves 病。

14. 甲状腺功能减退状态应使用甲状腺素治疗，6 个月后停药以检查恢复情况。

鉴别诊断：甲状腺功能减退症或 Sheehan 综合征。

15. 每年检测甲状腺功能（thyroid function tests，TFT），长期随访。

（二）甲状腺结节

1. 甲状腺结节很常见，生育年龄女性的发病率为 5%。

注意： 小部分甲状腺结节是恶性的。

2. 鉴别诊断是孤立性毒性结节、亚急性甲状腺炎或囊性病变出血。

3. 检查：甲状腺功能和甲状腺抗体，甲状腺球蛋白水平；如果＞100μg/L，则提示恶性肿瘤；超声，囊性结节比实性结节更有可能是良性的；细针抽吸细胞学检查（囊性病变）；活检（实性病变）。

4. 恶性病变可以在妊娠中、晚期手术，术后可以安全地给予甲状腺素以彻底抑制 TSH 依赖性肿瘤中的 TSH。

注意： 妊娠期间禁用放射性碘治疗。

（三）甲状腺结节：提示恶性的症状或体征

1. 既往有颈部或胸部放射史。
2. 固定的肿块。
3. 淋巴结肿大。
4. 无痛性结节快速生长。
5. 声音改变。
6. 神经系统受累，如 Horner 综合征。

拓展阅读

De Groot L et al.(2012).Management of thyroid dysfunction during pregnancy and postpartum:an Endocrine Society clinical practice guideline.J Clin Endocrinol Metab.97:2543–2565.

Stagnaro-Green A et al.(2011).Guidelines of the American Thyroid Association for the diagnosis and management of thyroid disease during pregnancy and postpartum.Thyroid.21:1081–1125.

三十七、嗜铬细胞瘤

这是一种肾上腺髓质肿瘤，会导致儿茶酚胺分泌过多。10% 的病例为双侧，10% 为恶性。在非妊娠期的高血压女性中，发病率约为 1∶1000；在妊娠期间极为罕见。临床高度怀疑下可做出诊断，如果女性高血压患者存在非典型特征，则应考虑（框 5–7）。

框 5–7　症状和体征

- 高血压，焦虑，出汗，头痛，心悸，呕吐

注意： 症状可能类似于子痫前期，可能是阵发性的

如果不进行治疗，死亡率很高：孕产妇死亡率约为 17%，胎儿死亡率约为 26%。治疗后孕产妇死亡率可降至 4% 左右。

（一）检查

1. 24h 尿儿茶酚胺或其代谢物［如香草扁桃酸（vanillylmandelic acid，VMA）］升高可以确诊，高于正常水平 2 倍提示嗜铬细胞瘤可能，高于正常水平 3 倍可确诊（甲基多巴和拉贝洛尔可能干扰结果）。

2. 血浆肾上腺素也可用于筛查。

3. 需要影像学检查来定位肿瘤（超声、CT 或 MRI 都可以使用，但在妊娠期间推荐使用 MRI）。

（二）管理

1. 包括内分泌医师和外科医生在内的多学科综合治疗。

2. 主要风险是潜在致命的高血压危象，可能导致脑卒中、充血性心力衰竭和心律失常。

3. 患者应先开始使用 α 受体拮抗药（酚苄明）来控制血压，然后使用 β 受体拮抗药（普萘洛尔）来控制心动过速。

注意： 在使用 α 受体拮抗药几天后再开始使用 β 受体拮抗药，否则可能会发生高血压危象。

4. 手术是治疗该病的唯一方法，并且只有在 α 受体拮抗药和 β 受体拮抗药都使用后才可进行（如

果在妊娠24周后诊断的，则应推迟手术直至胎儿成熟）。

5. 剖宫产是首选的分娩方式，因为它可以最大限度地减少潜在的儿茶酚胺激增（肾上腺肿瘤的切除可以在剖宫产同时或之后进行）。

6. 麻醉经验至关重要，因为如果α或β受体药物拮抗不充分，患者在分娩过程中可能会出现儿茶酚胺激增的情况。

三十八、先天性肾上腺皮质增生症

这是一种常染色体隐性遗传疾病，影响糖皮质激素和盐皮质激素的合成。为了应对这些激素水平低下的情况，脑垂体会产生大量ACTH，从而导致性类固醇的过量产生。许多酶缺乏都会导致这种情况，最常见的是21-羟化酶缺乏。该疾病存在许多不同的基因突变，从而导致不同的临床表现。治疗方法是用皮质类固醇 ± 氟氢可的松替代。

患病的个体临床表现多样：新生儿失盐危象，女胎男性化（出生时生殖器不明确），男孩性早熟。

如果一对夫妇已经有一个患病的孩子，则再次妊娠生育患儿的风险是1/4。

（一）母胎风险

在已经妊娠的女性中，很难在婴儿期即诊断出患有先天性肾上腺皮质增生症（congenital adrenal hyperplasia，CAH），多数人是成年后由于无排卵导致不孕而诊断；一些人有性心理和情感障碍，或存在与男性化矫正手术相关的解剖学问题。

1. 流产、子痫前期和FGR风险增加。

2. 因为男型骨盆而导致剖宫产风险增加。

（二）管理

1. 整个妊娠期继续用相同剂量的类固醇治疗。

2. 在患儿出生后，应向所有夫妇提供遗传咨询；再次妊娠可以不进行产前诊断，但有女胎男性化的风险。

在妊娠5周内，一旦确认妊娠后立即开始使用地塞米松，剂量为1.5mg/d（地塞米松可透过胎盘并抑制胎儿产生过多的ACTH，从而防止女胎男性化和对神经内分泌的影响）。

3. 现在可以在妊娠10周左右通过非侵入性产前诊断进行胎儿性别鉴定。

4. 胎儿性别通常可以在16周时通过超声确定。

5. 如果胎儿是男性或是未患病的女胎，停止使用地塞米松。

6. 如果胎儿是患病的女胎，可选择全妊娠期继续使用地塞米松或终止妊娠。需要监测母亲的血糖和血压。

7. 用地塞米松抑制女胎男性化并不一定有效，夫妻双方均应该得到适当的知情告知。

8. 产程中，需要注射类固醇。

9. 孩子出生后，需要由儿科医生检查，并寻找男性化的证据；应继续糖皮质激素和盐皮质激素替代治疗。

（三）产前诊断

1. NIPT：分析母血中的胎儿游离DNA以确定胎儿性别。

2. 羊膜腔穿刺术（≥16周）：胎儿性别；羊水中17-OHP和雄激素水平；羊膜细胞的HLA分型。

3. 绒毛取样（≥10周）：胎儿性别，21-羟化酶特定突变的基因探针。

拓展阅读

NICE(2019).Intrapartum care for women with existing medical conditions or obstetric complications and their babies.NICE guideline[NG121].
https://www.nice.org.uk/guidance/ng121

三十九、Addison病、醛固酮增多症和库欣综合征

（一）Addison病

肾上腺皮质功能衰竭伴糖皮质激素和盐皮质激素缺乏，可能与其他自身免疫性疾病（如恶性贫血、糖尿病或甲状腺疾病）有关。在英国，最常见的原因是肾上腺的自身免疫性破坏。在世界

范围内，结核病是一个重要原因。在妊娠期间新诊断的病例是很少见的。

1. 诊断基于皮质醇水平低下、ACTH 低下、对替可克肽（合成 ACTH）反应不佳。皮质醇测量值通常在妊娠期升高，因此解释结果时应谨慎。

2. 妊娠不会影响 Addison 病的病程，如果病情得到治疗，不会对胎儿产生不利影响。

3. 患者应继续使用常用的类固醇剂量（氢化可的松、泼尼松龙或氟氢可的松），但通常需要在妊娠晚期增加糖皮质激素剂量。

4. 在应激时期，如感染、妊娠剧吐、产时或手术时，需要增加类固醇剂量或静脉使用类固醇。

5. 在产褥期，生理性多尿可能引起严重低血压，可以维持数天类固醇的剂量。

（二）Addison 病的临床特征

1. 体重下降。

2. 呕吐。

3. 体位性低血压和晕厥。

4. 虚弱。

5. 色素沉着过度（皮肤褶皱、瘢痕、口腔）。

（三）醛固酮增多症

1. 妊娠期高血压的罕见原因。

2. 原发性醛固酮增多症由肾上腺醛固酮分泌腺瘤或癌或双侧肾上腺皮质增生引起。

3. 临床特点：低钾血症（K^+<3.0mmol/L，发生率约为 40%），高血压。

4. 诊断基于低钾血症（没有并不排除诊断）、血浆醛固酮升高、肾素下降。

5. 常规治疗高血压（但避免使用螺内酯）并补充钾。

（四）库欣综合征

1. 糖皮质激素过量的状态。

2. 在妊娠期非常罕见，因为不排卵会导致不孕。

3. 妊娠合并该疾病的原因包括垂体 ACTH 分泌过多（44%）、肾上腺腺瘤（44%）、肾上腺癌（12%）。

4. 诊断基于皮质醇升高，并且大剂量地塞米松抑制试验失败（ACTH 水平取决于病因）。

5. 孕产妇发病率和死亡率升高，特别是子痫前期、糖尿病和切口愈合不良。

6. 胎儿丢失、早产和围产儿死亡率升高。

7. 新生儿可能发生肾上腺皮质功能不全。

8. 可以选择手术切除肾上腺和垂体病变，解除病因，并且可以在妊娠期进行手术。

9. 药物治疗包括抑制皮质醇产生（美替拉酮）或抑制 ACTH 活性（赛庚啶）的药物。

注意：妊娠期用药的经验有限。

（五）库欣综合征的临床特征

包括瘀斑、肌病、高血压、体重过度增加 / 水肿、多毛、皮肤条纹过多、头痛、痤疮、肥胖、葡萄糖耐量受损 / 糖尿病。

四十、泌乳素瘤

泌乳素瘤是妊娠期最常见的垂体肿瘤。根据其大小可分为泌乳素微腺瘤（≤1cm）和泌乳素大腺瘤（＞1cm）。非妊娠期，诊断基于血清泌乳素水平升高结合 CT 或 MRI 进行的垂体窝影像学检查。在妊娠期间，泌乳素水平较正常值升高 10 倍，因此泌乳素水平检测在诊断或随访中没有价值。

（一）妊娠对泌乳素瘤的影响

1. 妊娠期泌乳素瘤很可能会增大并引起相应症状。

2. 妊娠晚期的泌乳素腺瘤风险最高（15%）。

3. 妊娠期应继续药物治疗缩小肿瘤体积，这可将妊娠后泌乳素瘤增大并引起症状的风险降至 4%。

4. 泌乳素微腺瘤的风险很小（1.6%）。

（二）泌乳素瘤对妊娠的影响

1. 未经治疗的高泌乳素水平会导致不孕。

2. 通过孕前治疗，生育力可以恢复。

3. 大部分病例在妊娠期没有并发症。

4. 母乳喂养并非禁忌。

（三）管理

1. 非妊娠期，多巴胺受体激动药（卡麦角林和溴隐亭）可降低泌乳素水平；这些药物可以在确诊妊娠后停止。

2. 若患者出现头痛、视力障碍、口渴和多尿等提示肿瘤可能增大的相关症状，应告知医护人员，并行头颅 CT，或者最好垂体 MRI 检查。

3. 建议患有泌乳素大腺瘤的女性在妊娠期间进行正规的视野检查。

4. 如果担心肿瘤增大，可以安全地重新开始服用溴隐亭或卡麦角林，并且可以在母乳喂养期间继续使用，但可能会抑制母乳量。

5. 药物治疗仍不能缩小的泌乳素大腺瘤可考虑手术治疗，但通常需推迟到分娩后。

（四）泌乳素瘤的临床特征

包括闭经、溢乳、头痛、视野缺损（双颞侧偏盲）、尿崩症。

四十一、垂体功能减退

垂体前叶功能衰竭，诊断基于垂体前叶和靶器官激素水平的下降，如甲状腺素、TSH、皮质醇、ACTH、FSH、LH 和生长激素。在胰岛素应激试验中，因为生长激素、ACTH 和泌乳素水平不上升导致无反应。

注意：应通过 MRI 或 CT 对垂体区域进行成像，以排除占位性病变。

- 可妊娠，但可能需要使用促性腺激素诱导排卵。
- 一旦妊娠，胎儿胎盘单位可以通过产生足够的雌二醇和黄体酮来维持妊娠。
- 如果病情得到充分治疗，母婴结局是良好的。
- 治疗不充分的患者不良妊娠结局的风险增加，包括母体低血压、低血糖、死亡、流产和死胎。
- 治疗包括用左甲状腺素和氢化可的松替代治疗（分娩时需要额外静脉注射氢化可的松）。

（一）Sheehan 综合征

1. 由严重低血压导致垂体缺血性坏死引起，通常继发于产后出血。

2. 由于垂体的大小在妊娠期间增加 2～3 倍，因此特别脆弱。

3. 可能会发生部分或完全性垂体衰竭。

4. 垂体后叶不受影响，因为它具有不同的血液供应。

5. 治疗方法同上。

6. 诊断后再妊娠的病例有所报道。

（二）Sheehan 综合征的临床特征

1. 无泌乳。
2. 持续性闭经。
3. 阴毛和腋毛脱落。
4. 甲状腺功能减退。
5. 肾上腺功能不全（呕吐、低血压、低血糖）。

（三）尿崩症

发生率 1∶15 000，由于缺乏 ADH 引起。

1. 四种类型

(1) 中枢型：肿瘤增大导致垂体后叶分泌 ADH 不足。

(2) 肾源型：肾脏中的 ADH 抵抗。

(3) 短暂型：胎盘产生一种酶，导致 ADH 分解增加，与子痫前期或妊娠期急性脂肪肝有关。

(4) 心因性：强迫性饮水。

2. 临床表现

过度口渴和多尿；妊娠可能会暴露病情或使病情恶化（60%）；治疗方法是使用去氨加压素（首选鼻内制剂），但对于短暂性尿崩症很少需要这样做，并且在妊娠期间应谨慎使用。

（四）垂体功能减退的原因

1. 垂体手术。
2. 放射治疗。
3. 垂体或下丘脑肿瘤。
4. 产后垂体梗死（Sheehan 综合征）。
5. 自身免疫性淋巴细胞性垂体炎。

四十二、妊娠期肥胖：孕产妇风险

肥胖是发达国家日益严重的问题。

WHO 对正常体重的定义是 BMI 在 18.5～24.9kg/m^2，BMI 为 25.0～29.9kg/m^2 即为超重，BMI≥30kg/m^2 为肥胖。

英国有 1/5 的孕妇肥胖。

MBRRACE-UK 2021 年快速报告指出，肥胖会带来孕产妇死亡和不良围产期结局的风险。

（一）与肥胖相关的孕产妇风险

1. 高血压和子痫前期：发生妊娠期高血压的风险增加 2 倍以上；BMI＞30kg/m^2 显著增加子痫前期的风险；在已经超重的女性中，妊娠期体重过度增加与子痫前期发生率上升相关。
2. 妊娠期糖尿病：与 BMI 正常的女性相比，患 GDM 的风险高出 3 倍以上。
3. 血栓栓塞：肥胖女性妊娠期间血栓栓塞性疾病的发病率加倍。

（二）肥胖女性的产前要求

1. 受孕前至妊娠 12 周每天服用 5mg 叶酸。
2. 补充维生素 D。
3. 静脉血栓栓塞风险评估。
4. 推荐营养指导。
5. 麻醉会诊。
6. 在妊娠 24～28 周行糖耐量试验。

注意：肥胖女性可能难以触诊子宫，从而导致漏诊臀位、FGR 或巨大儿，以及臀位外倒转术失败。

注意：超声检查在技术上也很困难并且可能不准确。

（三）与肥胖相关的产后并发症

1. 术后并发症的发生率增加，包括切口感染和子宫内膜炎、下呼吸道感染、产后出血。
2. 与母乳喂养频率的下降相关。

（四）与肥胖相关的围产期风险

1. 由于体态原因，难以行区域麻醉定位。
2. 如果需要全身麻醉（general anesthesia，GA）：插管技术难度更大，误吸风险增加。
3. 胎儿和子宫收缩监测困难。
4. 催引产、催引产失败及剖宫产概率更高。
5. 阴道分娩时，器械助产、肩难产和Ⅲ/Ⅳ度会阴裂伤概率增加。
6. 孕前高 BMI 和妊娠期体重增加可将前次剖宫产后阴道分娩的成功率降低 50%。

（五）肥胖女性妊娠管理策略

1. 理想的做法是在孕前咨询减肥和改变生活方式。
2. 提高对子痫前期的早期识别：通过尿液试纸分析进行定期产前检查（定量蛋白尿的阈值低），测量臂围以确保使用正确尺寸的血压袖带。
3. 提高对糖尿病的警惕：建卡时测量随机血糖，每次产检时的尿液试纸分析尿糖，24～28 周葡萄糖耐量试验（NICE 指南）。
4. 提高对巨大儿和 FGR 的警惕：可能需要连续超声检查来监测生长，因为宫底高度测量可能不准确。
5. 如果无法准确触诊胎儿，可能需要在妊娠 36 周时进行超声检查（以防止漏诊臀位）。
6. 女性应以妊娠期体重适度增长为目标。

拓展阅读

NICE(2010).Weight management before, during and after pregnancy. Public health guideline[PH27].
www.nice.org.uk/guidance/ph27
RCOG(2018).Care of women with obesity in pregnancy.Green-top guideline no.72.
https://obgyn.onlinelibrary.wiley.com/doi/epdf/10.1111/1471-0528.15386

四十三、妊娠期肥胖：胎儿风险

（一）流产

早期流产率增加（自然妊娠和试管婴儿妊娠），这被认为与胰岛素敏感性下降有关。

（二）胎儿先天性异常

注意：关于胎儿先天性异常的风险有相互矛

盾的证据。

一些研究报道了胎儿神经管缺陷、心脏和肠道异常的发生率增加，血清胰岛素、甘油三酯、尿酸和雌激素水平升高；除了胰岛素抵抗外，缺氧和高碳酸血症也被认为是引起胎儿先天异常发生的机制。

（三）死胎

1. 死胎的风险随着妊娠前的BMI的增加而增加。

2. 病态肥胖女性死胎的可能性是BMI正常女性的3倍。

（四）巨大儿

妊娠期肥胖的女性，即使没有糖尿病，巨大儿的风险也增加，继而导致器械助产、剖宫产、会阴Ⅲ/Ⅳ度裂伤、产后出血的风险增加。

（五）胎儿的远期风险

1. 母亲体重是儿童肥胖的独立危险因素。

2. 巨大儿有青少年和成人肥胖的风险，与代谢综合征发生概率增加相关。

第6章　临产与分娩
Labour and delivery

刘亚敏　译　　王芳芳　校

一、分娩：概述

分娩是指妊娠24周以后胎儿娩出的过程。产程启动的标志是有规律宫缩、宫颈管消退和宫口扩张，临床很难界定产程启动的确切时间。临床产程管理主要是观察临产后产程持续时间，而不包括孕妇在家中伴有疼痛的宫缩持续时间。见红和胎膜破裂可能与临产相关，但并不是产程启动的特征。

产程具有以下特点。

- 规律宫缩，随产程逐渐增强，宫缩频率、持续时间和强度增加。
- 宫颈管消退和宫口扩张。
- 胎膜破裂、阴道流液（羊水）。
- 胎先露下降。
- 胎儿娩出。
- 胎盘和胎膜娩出。

（一）分娩的机制

胎头通常以枕横位衔接，胎头和胎体以良好的姿势通过产道（图6-1）。不是胎头所有的径线都能通过正常骨盆，产程中胎头需要旋转以适应骨盆各平面的形态。

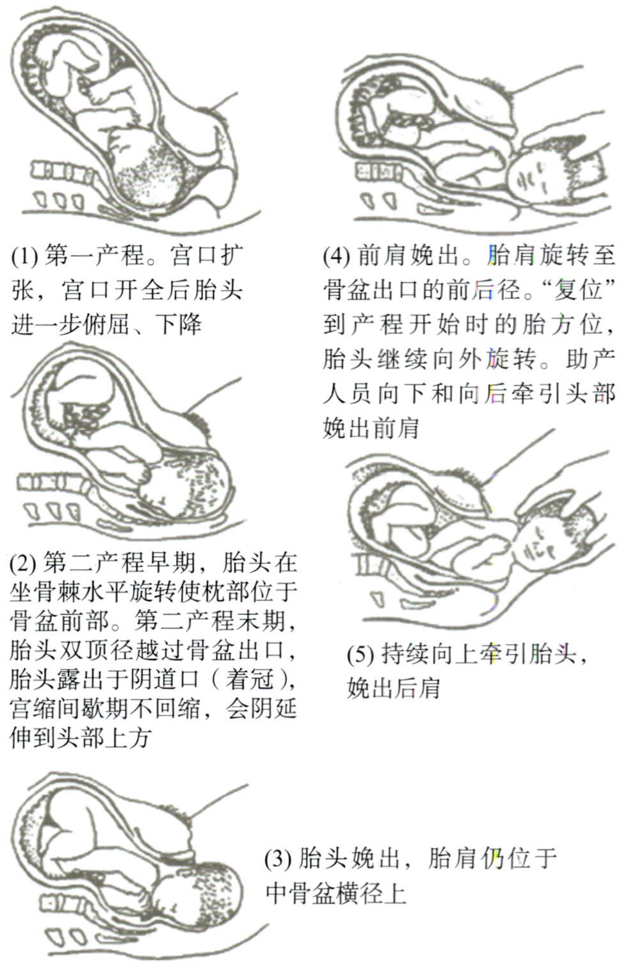

(1) 第一产程。宫口扩张，宫口开全后胎头进一步俯屈、下降

(2) 第二产程早期，胎头在坐骨棘水平旋转使枕部位于骨盆前部。第二产程末期，胎头双顶径越过骨盆出口，胎头露出于阴道口（着冠），宫缩间歇期不回缩，会阴延伸到头部上方

(3) 胎头娩出，胎肩仍位于中骨盆横径上

(4) 前肩娩出。胎肩旋转至骨盆出口的前后径。“复位”到产程开始时的胎方位，胎头继续向外旋转。助产人员向下和向后牵引头部娩出前肩

(5) 持续向上牵引胎头，娩出后肩

▲ 图6-1　分娩机制

经Oxford University Press许可转载，引自Collier J, Longmore M, Brinsden M. (2003). *Oxford Handbook of Clinical Specialties*, 6th edn. Oxford: OUP. By permission of Oxford University Press.

（二）正常头位分娩中胎先露通过骨盆的顺序

1. 衔接和下降：胎头以枕横位进入骨盆，胎头下降时伴随胎头俯屈。

2. 内旋转至枕前位：在坐骨棘水平，肛提肌的收缩力向前、向下使胎头发生内旋转。

3. 着冠：胎头仰伸、会阴膨隆至胎头双顶径越过骨盆出口。宫缩间歇期胎头不回缩。

4. 复位：胎头旋转，使胎儿枕部与胎儿脊柱在同一轴线上。

5. 外旋转：肛提肌收缩，胎肩旋转，直到双肩径与骨盆出口前后径一致（头部同样向外旋转）。

6. 前肩娩出：躯干向后侧屈娩出前肩。

7. 后肩娩出：躯干向前侧屈娩出后肩，随后胎体其他部位娩出。

二、第一产程

产程是连续的过程，分为三个阶段。

第一产程从临产开始到宫口开全，分为潜伏期、活跃期。

潜伏期：子宫颈管完全消退，宫口扩张至4cm（NICE，2020）。

活跃期：规律宫缩伴有疼痛感、宫口扩张4～5cm 至宫口完全扩张（宫口扩张 10cm）。

注意：近年来，WHO 建议活跃期的起点为 5cm。

1. Braxton Hicks 收缩

可发生在妊娠 30 周（36 周后更常见），无进展、不规律、强度弱的宫缩，常与临产混淆。临产后宫缩伴有疼痛感，频率、强度和持续时间逐渐增加；如果产程正常进展并且母胎无异常表现，不应该实施干预。

2. 进展缓慢

(1) 4h 宫口扩张＜2cm（在 4h 的产程图中，描记进展的标记位于处理警戒线右侧）。

(2) 经产妇进展缓慢。还应考虑宫颈管消退和胎头下降的情况。

(3) 如果产程从一开始就缓慢，则是原发性的产程异常。

(4) 如果之前产程进展顺利，然后出现产程进展缓慢或没有进展，则为继发性的产程停滞。

在产程图上观察到的这些警示标记并不能说明产程进展缓慢的原因。

3. 第一产程中产程进展缓慢的原因

(1) 无有效的宫缩（最常见的原因是宫缩强度弱）。

(2) 胎位异常，胎先露异常，巨大儿（胎儿因素）。

(3) 由于骨骼问题（如既往骨盆骨折）或其他原因（如子宫肌瘤）导致产道异常（产道因素）。

(4) 包含以上≥2 项。

4. 产程监测（绘制记录产程图）（图 6–2）

(1) 胎心监测，每 15 分钟 1 次（或连续监测）。

(2) 宫缩评估，每 30 分钟 1 次。

(3) 孕妇心率监测，每小时 1 次。

(4) 孕妇血压和体温监测，每小时 4 次。

(5) 阴道检查，评估产程进展，每 4 小时 1 次。

(6) 孕妇尿酮体和尿蛋白监测，每 4 小时 1 次。

5. 第一产程进展缓慢

(1) 评估：①病史回顾；②腹部触诊，了解宫缩频率和持续时间；③评估胎儿状况，胎心率和羊水性状 / 羊水量；④评估孕妇状况，包括补液和分娩镇痛；⑤阴道检查，评估宫颈管消退、宫口扩张、产瘤、胎头塑形、胎方位和胎先露高低。

(2) 处理：①人工破膜，每 2～4 小时再次评估；②人工破膜＋静脉滴注缩宫素，在正常有效宫缩的情况下，2～4h 后重新评估。初产妇尤其需要持续关注；③子宫下段剖宫产（如果有胎儿窘迫）。

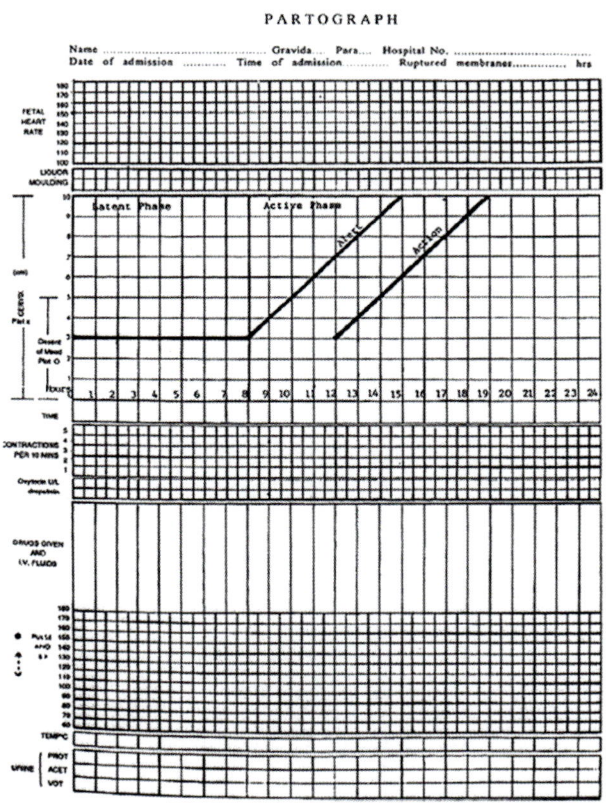

▲ 图 6–2　产程图示例

注意：经产妇和既往有剖宫产史的孕妇静脉滴注缩宫素，应由经验丰富的产科医生评估。

拓展阅读

NICE.Intrapartum care overview
http://pathways.nice.org.uk/pathways/intrapartum-care

三、第二产程

第二产程是从宫口开全到胎儿娩出。

如果孕妇有分娩镇痛，胎心监护无异常，进入第二产程后可以观察 1h 胎先露下降情况，1h 后孕妇再开始主动屏气。

- 在这 1 小时内，重要的是要确保有正常宫缩（3～5 次 /10 分，每次持续时间＞40s）。
- 如果已经开始使用缩宫素，并发生子宫过度刺激，需要降低缩宫素剂量。
- 宫缩欠佳时，如胎心无异常且没有明显的头盆不称，考虑使用缩宫素。

第二产程，初产妇应＜3h，经产妇＜2h。

（一）正常第二产程

1. 第二产程孕妇开始主动用力，屏气加腹压用力，配合 Valsalva 动作“用力下推”。

2. 孕妇可以选择不同的姿势：①蹲位、站位、胸膝位或仰卧位；②阴道助产可能需要膀胱截石位。

3. 胎头下降时，会使会阴膨隆和肛门松弛：可以用保护垫来托住会阴并覆盖肛门，另一只手则协助胎头俯屈，防止胎头突然仰伸，并控制胎头娩出速度（这有助于减缓会阴膨隆，防止快速分娩导致会阴撕裂伤）。

4. 如果担忧会阴裂向肛门括约肌，可行会阴切开术，但不应常规行会阴切开术。

5. 在下一次宫缩时，向会阴方向轻柔牵引胎头，直到前肩在耻骨联合下娩出。

6. 轻柔向上和向前牵引胎头有助于将胎儿后肩和胎体娩出。

7. 双重钳夹脐带并剪断。延迟断脐 2～3min 可提高新生儿的血容量和红细胞压积，并且有近远期获益。

8. 只要新生儿状况良好，应该尽快母婴早接触。

9. 1min、5min 和 10min 时 Apgar 评分，以评估了解新生儿状况。

（二）第二产程延长

1. 初产妇

(1) 主动用力 1h 后，评估不能立即分娩：阴道检查，如果未破膜应行人工破膜。

(2) 如 2h 内仍未分娩：应由产科医师评估，考虑阴道助产或剖宫产分娩。

2. 经产妇

主动用力 1h 后，评估不能立即分娩：应由产科医师评估，考虑阴道助产或剖宫产分娩。

注意：经产妇第二产程延长，通常原因是疑似头盆不称或胎位异常。

四、第三产程

第三产程是从胎儿娩出后到胎盘和胎膜娩出。

（一）积极处理第三产程

包括：①使用宫缩药；②钳夹脐带和断脐；③控制性牵拉脐带。

1. 获益

(1)＞1000ml 的产后出血（PPH）发生率降低。

(2) 平均失血量和产后贫血率降低。

(3) 第三产程时长缩短。

(4) 输血率降低。

2. 不良反应

(1) 恶心和呕吐。

(2) 头痛。

（二）第三产程常规处理

1. 不使用缩宫素和 Syntometrine®（麦角新碱 0.5mg+ 缩宫素 5U）。

2. 脐血管停搏后再钳夹脐带和断脐，NICE（2020）建议 1min 内不应钳夹脐带，除非新生儿心率＜60 次 / 分且没有加快。

3. 产妇床旁设备齐全，以便在未断脐时可以进行新生儿复苏。

4. 在分娩 5min 后钳夹脐带。

5. 产妇用力娩出胎盘（非人工剥离胎盘）。

注意：不要牵拉脐带，也不要在任何方向推压子宫帮助胎盘娩出。

在发生以下情况时，应将原计划常规处理第三产程改为积极处理第三产程：①产后出血；②胎盘 1h 内未娩出；③产妇希望缩短第三产程。

（三）积极处理第三产程

1. 胎儿前肩娩出后给予 Syntometrine® 肌内注射（麦角新碱 0.5mg+ 缩宫素 5U）或缩宫素 10U 肌内注射或卡贝缩宫素 100μg。

2. 在阴道口下方放置聚血器，收集胎盘和所有失血，左手放在腹部子宫底上方。

3. 子宫收缩到约妊娠 20 周大小时，基底蜕膜海绵层与子宫壁分离后胎盘剥离。

4. 子宫质地会感觉更硬，脐带延长，并且常伴有少量鲜血流出（剥离出血）。

5. 右手控制牵拉脐带，同时左手置于宫底（Brandt-Andrew 技术）。随机对照试验显示，控制牵拉脐带不是积极处理第三产程的必要措施。

注意：必须排除多胎妊娠后才能予以宫缩药。

NICE 建议使用 10U 缩宫素，而不是 Synometrine®，因为其疗效相似，但缩宫素不良反应较少。

Cochrane 网络 Meta 分析表明，缩宫素联合米索前列醇，或者缩宫素联合麦角新碱，或者单独使用热稳定的卡贝缩宫素，均优于单用缩宫素。与联合用药相比，卡贝缩宫素不良反应更小。

（四）产后即刻处理

1. 大多数并发症发生在分娩后的前 2h，包括：①产后出血；②子宫内翻；③血肿形成。

2. 通常，在此期间产妇应留在产房观察：脉搏、血压、体温、子宫大小和宫缩情况、出血、外阴和阴道或会阴的肿胀和疼痛。

3. 如果存在产后出血风险（如多胎妊娠），可预防性静脉滴注缩宫素 3～4h。

4. 应鼓励母婴皮肤早接触，并且产后 1h 内不应母婴分离。

5. 支持母乳喂养，并应在产后 1h 内早吸吮。

6. 如果在分娩后 2h 内没有出现并发症，那么产妇可以转送到产后病房。一些产妇可能再继续观察 3～4h 后出院。

五、催引产：指征

- 10%～20% 的孕妇需要催引产。
- 足月妊娠催引产的总体成功率为 60%～80%。
- 34 周前催引产（induction of labour，IOL）阴道分娩的概率＜35%。
- 催引产指征可以是产科指征或其他医学指征。

注意：应避免孕妇要求的催引产，因为催引产对母胎都有风险。

（一）产科指征

1. 胎盘功能不良（最常见的指征之一）。

2. 过期妊娠（妊娠 41～42 周）。

3. FGR。

4. 羊水过少或无羊水。

5. 子宫或脐动脉多普勒血流异常。

6. CTG 反应可疑。

7. 胎膜早破（prelabour rupture of membranes，PROM）。

8. 重度子痫前期或子痫（孕妇情况稳定后）。

9. 胎死宫内。

10. 足月妊娠不明原因产前出血。

11. 绒毛膜羊膜炎。

注意：对于疑似巨大儿，催引产证据不足。有学者主张妊娠 40～41 周催引产，目的是防止宫内继续过度生长和与之带来的相关风险，如肩难产或分娩时产道裂伤。

（二）医学指征

1. 如果孕妇有潜在的医学指征，计划性早期催引产可能会减少与妊娠相关的母体风险。

2. 需要谨慎评估催引产时机，以平衡母体最大获益与早产潜在相关风险。

3. 这些指征可能包括：①严重高血压；②糖尿病血糖控制不佳；③肾脏疾病伴有肾功能恶化；④恶性肿瘤（以利于最后的治疗）。

六、促宫颈成熟

（一）引产成功的相关因素

1. 引产时孕周越大成功率越高。

2. 产次越多成功率越高。

3. 改良宫颈 Bishop 评分（表 6–1），提示宫颈"成熟"（得分越高成功率越高）。

（二）促宫颈成熟的机械方法

子宫颈剥膜可以刺激局部前列腺素释放。

1. 常见的方法是人工剥膜（"拉伸宫颈和剥离胎膜"）。

(1) 要求宫颈口能容手指进入，手指将胎膜与子宫颈剥离数次。

(2) 剥膜会引起孕妇不适，也可能导致出血。

(3) 30% 剥膜孕妇将在 7 天内自然临产。

(4) 在大多数情况下，剥膜更利于宫颈成熟。

2. 球囊的成功率与 PGE2（地诺前列酮）相似，但没有子宫过度刺激风险。

(1) 将球囊导管（通常使用 Foley）经宫颈管插入，球囊充盈膨胀后，将其向宫颈内口牵拉。

(2) 放置球囊没有子宫过度刺激风险，门诊可安全放置。

(3) 当宫口扩张 2cm 后，球囊会自行脱落。

（三）药物方法

1. 前列腺素（PGE2）

(1) 通常经阴道置于后穹隆。有凝胶和片剂两种剂型。

(2) 凝胶吸收较好。

(3) 如果出现子宫过度刺激（5%～7%），片剂更容易取出。

(4) 阴道前列腺素（片剂 3mg，凝胶剂 2mg）可以增加 24h 内阴道分娩率，不增加手术分娩率。

(5) 欣普贝生®是 PGE2 缓释剂，形状像一个带尾小型扁平卫生棉条，方便取出，可放置 24h。结果表明，引产的产程时长缩短，阴道助产率略下降，但剖宫产率无明显差异。

(6) WHO 建议口服米索前列醇 25μg/2h，或者阴道给药每 6 小时 1 次。

注意：米索前列醇可以增加阴道分娩成功率，但有子宫过度刺激和羊水粪染风险。

注意：在所有国家，米索前列醇未取得引产许可，并禁用于剖宫产术后再次妊娠阴道试产孕妇的引产。

2. 静脉滴注缩宫素

(1) 已证实可提高宫颈前列腺素水平。

(2) 由于大多数受体位于子宫肌层，因此更适合诱发宫缩。

表 6–1　改良 Bishop 评分：引产可行性评估。总分＞ 8 分表示宫颈条件良好

评　分	0	1	2
宫颈位置	前	中	后
宫颈长度	2cm	1cm	＜0.5cm
宫颈硬度	硬	软	软、有弹性
宫口扩张	0cm	1cm	＞2cm
先露高低（与坐骨棘的距离）	–2cm	–1cm	0cm

引自 Kennedy JH, et al. (1982). Induction of labor with a stable- based prostaglandin E2 vaginal tablet. *Eur J Obstet Gynecol Reprod Biol.* 13(4):203–208.

(3) 更适用于胎膜已破的孕妇，无论是自然破膜还是人工破膜。

（四）促宫颈成熟的可替代方法

虽然经常向孕妇推荐以下方法，但没有证据表明其对促宫颈成熟或引产有效：①性生活；②草药（覆盆子叶茶）；③刺激乳头；④针灸；⑤蓖麻油。

七、引产：方法

（一）人工破膜

1. 人工破膜可以局部释放前列腺素，促宫颈成熟和诱发宫缩。

2. 破膜 2h 后宫颈无变化或无正常有效的疼痛性宫缩，应予以静脉滴注缩宫素。

3. 已证明人工破膜同时静脉滴注缩宫素，可缩短引产产程的时长，降低母胎并发败血症风险。

4. 不推荐单用人工破膜引产。

（二）前列腺素

1. 使用前列腺素前后 30min 行 CTG，以确认胎儿状况和是否有子宫过度刺激。

2. 6h 后阴道检查。

(1) 如宫颈条件不好，可以再追加给药 1 次（> 2 次需要有经验的产科医生评估）。

(2) 经产妇很少需要给药>1 次。

3. 为了降低子宫过度刺激风险，6h 内不应使用缩宫素。

（三）缩宫素用于引产或加强宫缩

1. 低剂量开始（1～4mU/min）。

2. 每次 30min 追加药物剂量（通常加倍），直到有效正常宫缩（3～4 次 /10 分，触诊强度适中，每次持续 40～60s）。

3. 连续 CTG 监测。

(1) 产程中子宫肌层对缩宫素敏感性增加，随着产程进展，可能需要降低输注速度。

(2) 应使用输液泵谨慎控制给药量和减小子宫过度刺激风险。

注意：应告知孕妇，使用缩宫素会缩短产程时长，但是否会减少因难产导致的手术分娩和影响新生儿结局，有待进一步研究。

（四）引产并发症和风险

1. 早产

(1) 医源性早产（如重度子痫前期）。

(2) 胎龄估算错误导致的早产。

2. 脐带脱垂

胎膜破裂时胎先露未衔接。

3. 药物不良反应

(1) 孕妇疼痛或不适。

(2) 子宫过度刺激。

(3) 胎儿窘迫。

(4) 子宫破裂（罕见，常见于多胎妊娠或瘢痕子宫）。

(5) 虽然少见，但前列腺素可引起其他平滑肌的非选择性刺激，导致：①恶心和呕吐；②腹泻；③支气管收缩（哮喘患者慎用）；④可能由于下丘脑的体温调节受到影响，引起孕妇发热。

4. 剖宫产

引产失败。

5. 产后出血

宫缩乏力。

6. 宫内感染

引产时间过长。

注意：缩宫素有 ADH 的特性，如果使用> 12h，孕妇应检测尿常规和电解质，罕见引起稀释性低钠血症。

注意：WHO 建议对计划引产孕妇提供适当咨询。如果她们使用一个疗程前列腺素引产后没有分娩，那么不要认定这些孕妇引产失败，而是建议孕妇在几天内使用相同或不同方法再次引产。

八、引产：特殊情况

（一）胎膜早破

如果宫颈条件不佳，可以使用前列腺素促宫颈成熟后，静脉滴注缩宫素引产。

（二）引产时固定胎先露

如果在引产时胎先露未衔接或胎位不稳定，要防止脐带脱垂。

1. 助手将胎头“固定”在耻骨上，如果可能的话，将胎头推入骨盆边缘。

2. 排除脐带先露后破膜。

3. 排除脐带脱垂，开始静脉滴注缩宫素。

通常在产房引产，如发生脐带脱垂紧急情况，有手术团队在场可及时行剖宫产。

（三）多次经产妇（产次≥5 次）

注意：子宫破裂风险上升，引产要谨慎。

注意：不应使用前列腺素凝胶。

1. 人工破膜后最多等待 4h 内开始引产。

2. 无宫缩可开始静脉滴注缩宫素，宫缩调至 3～4 次 /10 分，触诊强度中到强。

3. 一旦宫缩规律，应停止静脉滴注缩宫素，因为大多孕妇会产程进展正常并分娩。

注意：必须排除胎先露异常（防止梗阻性难产），再静脉滴注缩宫素。

（四）足月死胎引产

WHO 和 RCOG 指南建议每 2～4 小时口服 25μg 米索前列醇。

1. 因英国没有这种剂型，故可以用 200μg 片剂溶解在 40ml 水中，5ml 等量给药。

2. 虽然不能保证浓度均匀，但它可能比使用较高剂量更安全。

（五）既往剖宫产孕妇再次妊娠引产

既往子宫手术瘢痕破裂风险：自然临产 5∶1000，静脉滴注缩宫素 8∶1000，前列腺素 24∶1000。

应告知孕妇子宫破裂风险，有宫缩时就开始监测 CTG，整个引产过程持续监测 CTG。

如果出现子宫瘢痕破裂和胎儿心动过缓，应立即剖宫产。

拓展阅读

NICE(2021).Inducing labour.NICE guideline[NG207].
https://www.nice.org.uk/guidance/ng207
RCOG(2010).Late intrauterine fetal death and stillbirth.Green-top guideline no.55.
https://www.rcog.org.uk/media/0fefdrk4/gtg_55.pdf
WHO(2018).WHO recommendations:induction of labour at or beyond term.
https://apps.who.int/iris/bitstream/handle/10665/277233/9789241550413-eng.pdf

九、产程中胎儿监护：概述

据估计，10% 的脑瘫是由产时缺氧引起的（其余可能归因于产前因素）。

宫缩时胎儿侧的脐带受到压迫或母体侧的血流减少，胎盘血供会受到限制（尤其第二产程，宫缩更频繁、持续时间更长），从而对胎儿造成生理压力。

胎儿承受压力的能力，取决于胎儿储备能力：胎儿储备能力下降见于 FGR 和过期妊娠；胎儿在临产前可以代偿，但如储备能力不足，可能会在产程中失代偿。

（一）产时监测

1. 间歇性听诊胎心。

2. 持续 CTG，也称为电子胎心监护。

3. 对于疑似临产或已确定临产的低风险孕妇，不建议常规检测 CTG（NICE，2017）。

4. 如听诊胎心有困难或胎心异常，应行 CTG。

如果监测 20min CTG 正常，则可以停止监测。

（二）监测评估

1. 入院时已临产，应全面评估，以确定母胎是否有高危因素（框 6–1 和框 6–2）。

2. 胎心应听诊 1min，并作为单次胎心记录。

3.CTG 可以识别胎儿健康（加速）或异常（变异减少或减速）征象。

4. 应同时检测孕妇心率，以确保与胎心率不重合。

5. 如果孕妇没有高危因素，应间歇性听诊胎心：宫缩后听诊 1min。

(1) 在第一产程至少每 15 分钟 1 次。

(2) 在第二产程每 5 分钟 1 次或每次宫缩后。

(3) 听诊到的任何胎心加速或减速应记录。

(4) 如果疑似胎死宫内，应行超声检查。

框 6–1 产程中以下情况需要行电子胎心监护

- 静脉滴注缩宫素加强宫缩
- 分娩镇痛
- 产程中阴道出血
- 发热，体温＞37.5℃
- 新出现的羊水粪染
- 间歇性听诊胎心异常
- 产程延长

框 6–2 产程中需要行电子胎心监护的产前风险因素

母体因素

- 既往剖宫产分娩史
- 心脏疾病
- 子痫前期
- 过期妊娠（＞42 周）
- PROM（＞24h）
- 引产
- 糖尿病
- 产前出血
- 孕妇有其他医学指征

胎儿因素

- FGR
- 早产
- 羊水过少
- 超声多普勒血流异常
- 多胎妊娠
- 羊水粪染
- 臀先露

十、电子胎心监护

1. 结果：①增加干预和手术分娩率；②脑瘫没有明显下降。

2. 最可能的原因：① CTG 的特异性不足以检测出胎儿缺氧；②未结合临床实际情况；③对 CTG 解读不当；④处理延迟；⑤产时缺氧导致脑瘫较罕见。

3. 需要进一步检查以提高特异性，如产程中胎儿头皮血液取样（fetal scalp blood sampling，FBS）。

4. 不应仅凭 CTG，决定是否采取干预措施。

注意：一些分娩中心用胎儿心电图 ST 波形图分析（ST waveform analysis，STAN），以提高 CTG 的阳性预测值。

注意：Cochrane 综述提示，STAN 降低 FBS 检测率和总手术分娩率，但对降低剖宫产率和改善新生儿不良预后没有影响。

十一、胎儿监护：胎心监护

（一）EFM 中使用的术语及定义

1. 基线率：胎心平稳时平均胎心率，排除加速和减速后监测胎心率＞10min。

2. 基线变异：基线变化的幅度，即排除加速和减速后的基线变异。5～25 次 / 分为正常变异，0～5 次 / 分为微小变异，＞25 次 / 分为显著变异。

3. 加速：在稳定的基线基础上，胎心率短暂升高≥15 次，持续时间≥15s（图 6–3）。

4. 减速：基线降低≥15 次，持续＞15s。

（二）基线率和基线变异

评估确定胎儿健康特征。

1. 胎心正常变异＞5 次 / 分（反映自主神经系统功能正常）。

2. 胎儿静止（睡眠）和胎儿活动交替“循环”。

3. 有胎心加速（反映躯体神经系统正常）。

注意：如果基线无法判定，持续监测 CTG。

（三）导致基线变异减少原因

1. 胎儿缺氧。

2. 胎儿睡眠周期（应＜50min）。

3. 胎儿畸形（中枢神经系统、心脏发育异常）或心律失常。

4. 孕妇使用下列药物：①哌替啶；②甲基多巴；③硫酸镁；④阿片类镇痛药；⑤皮质类固醇；⑥镇静药；⑦巴比妥类药物；⑧全身麻醉。

5. 超早产。

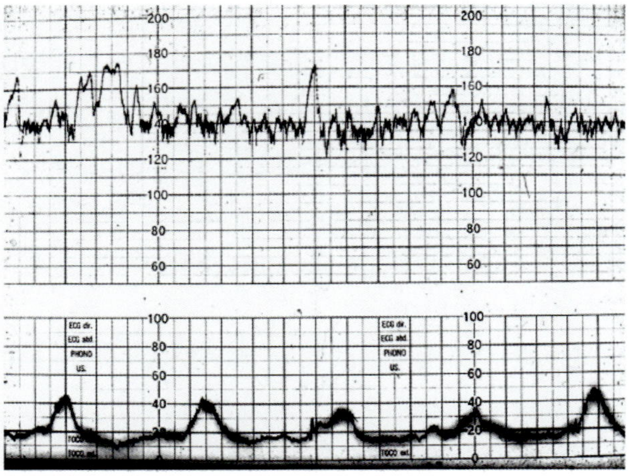

▲ 图 6-3 胎心监护显示，基线为 140 次 / 分，有几次加速和基线变异正常，宫缩时无减速，提示胎儿非缺氧状态

6. 胎儿心脏传导阻滞。
7. 胎儿异常。
8. 胎儿感染 / 绒毛膜羊膜炎。
9. 胎儿脑出血。
10. 胎儿贫血（与正弦曲线图形相关）。

十二、胎儿监护：胎心监护异常

（一）胎心基线异常

1. 心动过缓

(1) 胎心基线＜110 次 / 分。

(2) 100～110 次 / 分为中度心动过缓，如果变异正常且有加速，则不认为与胎儿缺氧有关。

(3) 基线＜100 次 / 分应考虑缺氧或其他病因。

注意：胎心率＜110 次 / 分时，需警惕孕妇心率被误记为胎心率。

2. 心动过速

(1) 胎心基线＞160 次 / 分，与母体发热、心动过速、早产相关，特别是合并减速应考虑胎儿酸中毒可能。

(2) 160～180 次 / 分是中度心动过速，如果变异正常且有加速，提示可能不是胎儿缺氧。

(3) 基线＞180 次 / 分常疑似有潜在病因。

（二）其他异常

正弦波

(1) 较为罕见，图形似起伏波浪（正弦波），基线无变异或基线变异减少。

(2) 提示可能胎儿严重贫血，但持续较短时间（＜10min）也可能是胎儿（吮指）活动。

注意：应重视正弦波。进一步检测血型抗体、酸洗脱染色试验和超声检测胎儿大脑中动脉流速联合评估有无胎儿贫血。

（三）可能导致 CTG 异常的母体原因

1. 孕妇体位：建议左侧卧位。
2. 孕妇低血压。
3. 阴道检查。
4. 排空膀胱或大便。
5. 呕吐。
6. 迷走神经兴奋。
7. 分娩镇痛和追加药物剂量。

（四）胎儿血样检测

1. FBS 用于提高 CTG 检测胎儿缺氧的特异度。
2. 如果 CTG 提示是病理性的，则应进行 FBS 检测，以确定是否立即终止妊娠（例如，胎儿心动过缓＜80 次 / 分，持续＞3min，并且无恢复迹象）。
3. 孕妇应左侧卧位。

对 FBS 结果的解读。

(1) 正常（pH≥7.25）：如果 CTG 仍异常，则在 1h 内重复 FBS。

(2) 临界（pH 7.21～7.24）：如果 CTG 仍异常，则在 30min 内重复 FBS。

(3) 异常（pH≤7.20）：立即终止妊娠。

注意：有人质疑 FBS 的有效性和实用性，但 NICE 仍建议使用 FBS。

注意：计算机辅助 CTG 解读新技术，实用性尚未被证实（一项纳入 45 000 例婴儿研究）。

十三、减速

（一）早期减速

1. 胎心下降波谷值与宫缩波峰值对应。
2. 减速开始和恢复与宫缩开始和消退同步（图 6-4）。

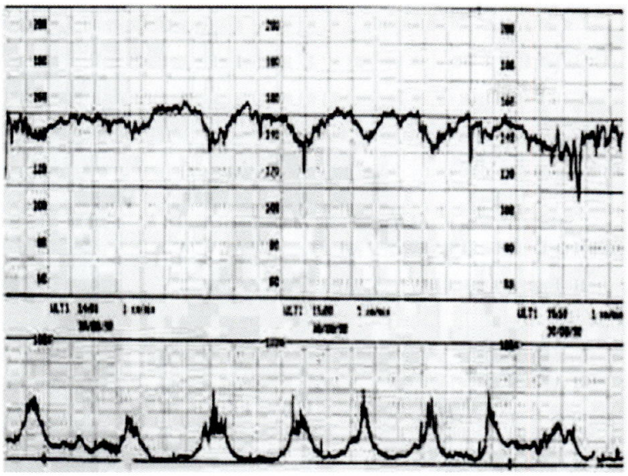

▲ 图 6-4 早期减速

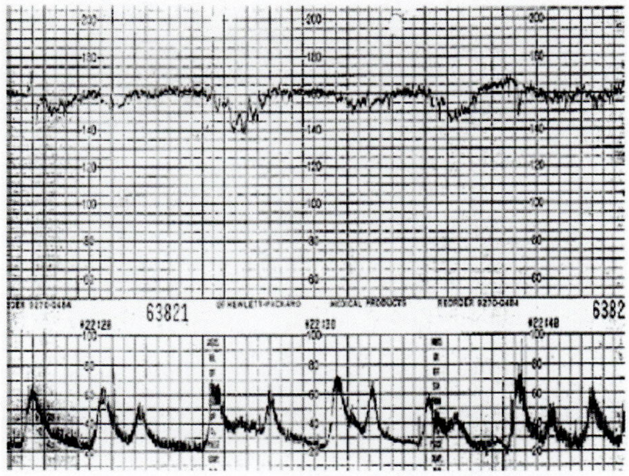

▲ 图 6-5 晚期减速

这与胎头受压有关，因此应在第一产程末期或第二产程出现。

（二）晚期减速

胎心减速最低点与宫缩峰值，至少滞后 20s（图 6-5）。

注意： 提示可能酸中毒，特别是伴有心动过速和基线变异减小。

注意： 在基线变异减小的无反应型 EFM 中，如出现小的晚期减速应该引起重视，甚至可能是终末期表现，特别是有相关临床高危因素，如 FGR、胎动消失、出血、感染、过期妊娠或重度子痫前期。

（三）变异减速

变异减速的时间、大小和形态，与脐带受压有关（图 6-6）。

1. 无须特别关注的图形（或“典型”图形）

(1) 变异图形似 U 形或 V 形。

(2) 胎心快速下降和快速恢复。

(3) 常伴有“肩峰”。

(4) 常与缺氧无关，如果：①胎心随宫缩开始下降，并随宫缩消退恢复到基线；②减速间隔时间比减速持续时间长；③胎心基线率正常，变异正常。

2. 需要重点关注的图形（或“非典型”）

(1) 胎心减速持续时间＞60s。

(2) 胎心减速较基线下降＞60 次 / 分。

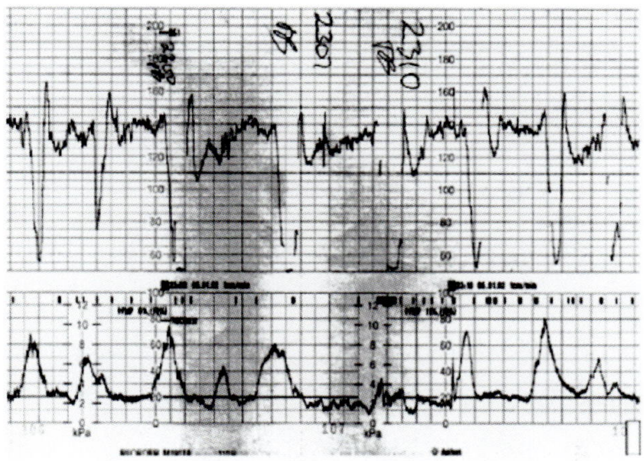

▲ 图 6-6 变异减速

(3) 恢复缓慢。

(4) 组合（多种）变异。

(5) 伴有晚期减速，即宫缩消退之后减速恢复到基线。

(6) 随着缺氧进行性加重，减速变为：①减速更深宽且 2 次减速间隔变短；②基线上升。

注意： 这种图形基线变异减小持续 1～2h 提示可能胎儿酸中毒。

十四、胎儿监护：胎心监护分类

为了解决评估 CTG 时遇到的困难，将 CTG 分为正常、可疑或异常（表 6-2）。

CTG 分类管理

管理应基于表 6-2。

表 6-2　胎心率特征分类

描　述	基线（次 / 分）	变异（次 / 分）	减　速	加　速
正常	110～160	5～25	• 无 • 无特异性的早期减速，持续＜90min	有
可疑	100～110[a] 或 161～180	＜5 持续 30～50min 或 ＞25 持续 15～25min	• 无特异的变异减速，持续 90min • 或＞50% 宫缩有特异性[b]的变异减速持续 30min • 或＞50% 宫缩伴变异减速，持续 30min • 或＞50% 宫缩伴晚期减速持续 30min，不伴母胎高危因素，如阴道出血或羊水粪染	
异常	＜100 ＞180 或 正弦波	＜5 持续＞50min 或 ＞25 持续＞25min	• ＞50% 宫缩伴有特异的变异减速持续≤30min 有母胎高危因素（同上） • 或晚期减速 30min（如有母胎高危因素，可＜30min）或急性心动过缓或单次延长减速≥3min	

a. 尽管基线 100～109 次 / 分令人担忧，但如果基线变异正常，不伴变异或晚期减速，则继续常规处理

b. 变异减速特点如下：持续时间＞60s，减速过程中基线变异减少，胎心不能恢复到基线，双相（W）型，无肩峰

1. 正常 CTG

包含这四个征象（基线、变异、减速、加速）都正常。

(1) 间歇性听诊胎心，没有持续高危因素，不应进行持续 CTG。

(2) 与孕妇及家属沟通目前情况。

2. 可疑 CTG

包含一个可疑和两个正常的征象。

(1) 纠正任何潜在风险，如孕妇低血压或子宫过度刺激。

(2) 全面观察孕妇。

(3) 启动≥1 个保守治疗措施。

(4) 通知产科医生或高级助产士。

(5) 全面记录临床病史和 CTG 结果。

(6) 与孕妇及家属沟通目前情况，并充分考虑孕妇选择意愿。

3. 异常 CTG

包含一个异常或两个可疑的征象。

(1) 由产科医生和高级助产士检查。

(2) 排除突发紧急情况（如脐带脱垂，疑似胎盘早剥，或者疑似子宫破裂）。

(3) 纠正所有潜在病因，如孕妇低血压或子宫过度刺激。

(4) 启动≥1 项矫正性治疗措施。

(5) 与孕妇及家属沟通目前情况，并充分考虑孕妇选择意愿。

(6) 如果在采取保守治疗措施后 CTG 仍然是异常的，请产科医生和高级助产士行进一步检查。

(7) 胎儿头皮刺激并记录结果。

(8) 如果胎儿头皮刺激后 CTG 仍然是异常的，则考虑 FBS 或尽快终止妊娠。

(9) 充分考虑孕妇选择意愿。

拓展阅读

NICE.Fetal monitoring during labour:pathway. https://pathways.nice.org.uk/pathways/intrapartum-care/fetal-monitoring-during-labour

十五、羊水粪染

胎便由水、胆汁、黏液和羊水残渣组成。对羊水进行检测常引发孕妇焦虑，因为其与围产儿发病率和死亡率上升相关；胎儿可能吸入粪染的羊水。

羊水粪染（meconium-stained amniotic fluid，MSAF）在早产儿中很少见（＜5%），与感染（如

李斯特菌）和绒毛膜羊膜炎有关。

MSAF 的发生率在妊娠 36～42 周逐渐上升。

排出胎便是胎儿中枢神经系统和胃肠道系统成熟的标志。

有时缺氧会引起肠蠕动和肛门括约肌松弛，导致 MSAF。

使用 PGE1（米索前列醇）引产与羊水粪染有关。

（一）胎粪吸入综合征

1. 在欧洲发生率为 1∶1000。

2. 胎儿宫内呼吸运动将羊水吸入气道时可能发生：胎儿宫内喘息样呼吸被认为与延长减速（> 2min）有关，导致瞬时缺氧。

3. 产时未发生酸中毒的胎儿可发生胎粪吸入综合征。

4. 胎粪：①引起气道机械阻塞；②化学刺激物，引起肺炎和肺泡塌陷；③易继发细菌感染。

注意：如果新生儿活力和哭声好，目前不建议出生后立即行新生儿口腔和上呼吸道吸引。

注意：如果新生儿呼吸困难，应吸引口腔和鼻咽部粪染羊水，必要时通过喉镜经气管吸引以清除胎便。

如果新生儿在宫内已吸入了含胎便的粪染羊水，这些措施均无效。

（二）MSAF 描述

记录羊水是否粪染，非常重要。

羊水深绿色或黑色粪染，性状黏稠或含有胎粪块，均具有重要意义。

（三）羊水粪染的管理

1. 主要考虑羊水的性状和羊水量。

2. 轻度羊水粪染且羊水量多，可能是由中枢神经系统和肠道成熟所致；而羊水粪染黏稠且羊水少或头先露胎儿刚排出的新鲜胎便，对提示宫内缺氧非常重要，特别是伴 CTG 异常。

3. 胎膜早破考虑引产。

4. 建议持续胎心监护。

5. 产程进展缓慢时需要静脉滴注缩宫素，如果羊水粪染黏稠，则应考虑终止妊娠，因为子宫过度刺激和延长减速可能导致胎儿吸入胎粪。

6. 如果孕妇发热或有绒毛膜羊膜炎、羊水少且黏稠，羊水粪染很可能引起严重胎粪吸入综合征。

7. 建议在能够提供 FBS 和新生儿高级生命支持的医疗机构分娩。

(1) 如果新生儿生命体征不稳，医务人员（受过高级新生儿生命支持培训）需要在喉镜下检查并吸引胎粪。

(2) 如果新生儿出生后活力好，仍然需要密切监测 12h。

十六、阴道助产分娩：概述

第二产程剖宫产增加产妇发病率和随后再次妊娠的早产风险。

阴道助产有助于降低母胎发病率和死亡率以及紧急剖宫产率。

在英国，阴道手术助产率稳定在 10%～15%。

产钳和胎吸是相辅相成的，临床中选用哪种助产方式，取决于术者的技能和经验、临床情况。

如有疑问，应该呼叫经验丰富的高年资医师。

（一）阴道助产指征

1. 母体

(1) 极度疲劳。

(2) 第二产程延长：经产妇正常宫缩>1h 和主动用力 1h，初产妇正常宫缩>2h 和主动用力 1h。

(3) 避免屏气的医学指征，如严重心脏病、高血压危象、未矫正的脑血管畸形、无法用力（截瘫或四肢瘫痪）。

2. 胎儿

(1) 胎儿窘迫。

(2) 臀位后出头困难（产钳）。

需与孕妇沟通：助产指征、助产方式、成功可能性、可替代方案（急诊剖宫产）。

注意：必须经沟通后，取得孕妇及家属知情同意（口头或书面），并记录在案。

（二）阴道手术助产的并发症

1. 产钳增加产妇产道裂伤（包括肛门括约肌裂伤）。

2. 旋转产钳可能导致阴道螺旋撕裂伤。

3. 产钳对胎儿的损伤少见（主要由于钳叶使用不当），包括：①面神经麻痹；②颅骨骨折；③眼眶损伤；④颅内出血。

4. 胎吸对胎儿损伤，包括：①头皮裂伤和撕脱伤（罕见，长期脱发）；②头部血肿；③视网膜出血；④罕见声门下出血和（或）颅内出血。

注意：胎先露下降不明显，序贯使用助产器械（通常是先使用胎吸，后使用产钳），增加胎儿损伤的风险。

当胎头位于阴道口时，胎吸可能滑脱，此时可用产钳助产。因此，在 Cochrane 综述中，胎吸助产失败率较高，但与随后使用产钳助产相比，剖宫产率较低。

十七、阴道助产：器械

（一）产钳

由环绕胎儿头部的弯曲钳叶组成，可以沿头部的“俯屈点”（枕骨前 3cm）进行牵引。常用于缩短第二产程，臀位分娩时也可以用来控制胎头娩出速度（图 6–7）。

1. 低位产钳（Wrigley）

(1) 短而轻。

(2) 剖宫产时也可使用的产钳。

2. 中位钳（Neville-Barnes，Haig Ferguson，Simpson）

(1) 当矢状缝位于骨盆正前时使用［常为正枕前位（occipito-anterior，OA）］。

(2) 胎方位异常时可以在宫缩间歇期，手转胎方位［枕横位（occipito-lateral，OL）］，转成 OA 位后可以使用产钳。

3. 中位旋转产钳（Keilland）

(1) 产钳无盆弯，以便产钳围绕手柄的轴线旋转。

(2) 有助于纠正胎头倾势不均和胎方位异常。

(3) 需经验丰富者操作。

（二）真空抽吸（胎吸）

- 工作原理是制造“负压”，让头皮组织被负压吸入胎吸杯里。这就形成了“发髻”的胎头凸起。
- 靠大气压力对胎吸杯产生的负压，保持胎吸杯在适当位置。

注意：不能用于＜34 周妊娠（图 6–7）。

1. 金属杯

(1) 有 60mm、50mm 或 40mm 标准前杯（用于 OA 位置）或后杯［用于 OL 或枕后（occipito-

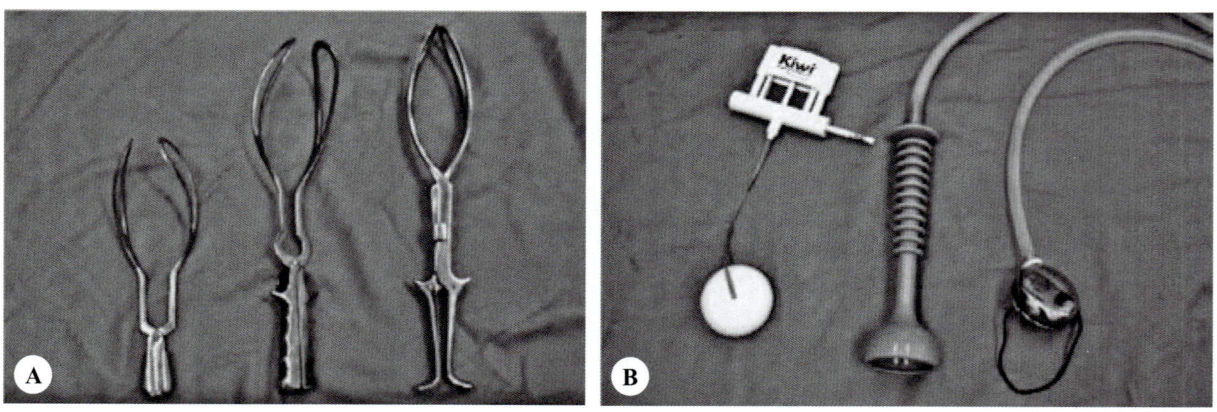

▲ 图 6–7 A. 产钳（从左至右：Wrigley，Neville-Barnes，Keilland）；B. 胎吸杯（从左至右：Kiwi Omni Cup™，Silc Cup，Bird Cup）

经许可转载，引自 Clinical Innovations Europe Ltd, 2008, and Menox AB, Goteborg, Sweden, 2008.

posterior，OP）位置]。

(2) 抽吸泵产生负压。

(3) 过度牵拉容易损伤胎儿。

2. 软杯

(1) 柔软，更适用于正枕前位（适用于没有分娩镇痛的孕妇）。

(2) 胎吸杯大面积覆盖胎儿头部表面。

(3) 头皮擦伤少见。

3. Kiwi Omni 杯 ™

(1) 一次性杯。

(2) 手动泵产生负压（在紧急情况下快速产生压力）。

(3) 可用于 OL 和 OP 位，应用于胎头屈曲点（矢状缝上枕前 3cm）。

（三）产钳与胎吸对比

1. 胎吸助产失败率更高。

2. 胎吸损伤胎儿可能性更大，如胎头血肿和视网膜出血。

3. 孕妇更担忧胎吸可能损伤胎儿。

4. 产钳导致产妇严重产道损伤可能性更高。

5. 存在以下情况。

(1) 与产钳相比，胎吸失败后中转剖宫产风险更低（如果助产难度高，术者更可能选择产钳，因此数据可能会出现偏差）。

(2) 两者间 5min 低 Apgar 评分风险无差异。

(3) 新生儿是否需要光疗无差异。

最重要的是，产钳可能对胎儿更安全，而胎吸似乎对孕产妇更安全。

十八、阴道手术助产：适应证

目前有专门设计的用于培训胎吸和产钳的人体模型。大多数采用结构化培训，运用技术技能的客观结构化评估（Objective Structured Assessment of Technical Skills，OSATS）以评估术者操作能力。术者在无监督的独立实施操作之前，允许在经验丰富的资深医师监督带领下操作前几个病例。

在准备阴道助产之前，应满足下列要求。最好可记为“FORCEPS”。

1. F：宫口开全（即确认进入第二产程）。

2. O：排除产道梗阻（头部≤腹部可触及的 1/5）。

3. R：胎膜已破，回顾操作流程（如果产钳无法扣锁，或者孕妇配合 3 次宫缩时主动用力，胎头没有旋转或下降）。

4. C：签同意书，导尿（术前必须移除导尿管），术前检查助产器械。

5. E：向孕妇及家属沟通手术流程；硬膜外镇痛（或阴部阻滞麻醉）；检查产道，排除产道损伤。

6. P：检查胎方位和胎先露（在使用任何助产器械之前必须确认）；产力，宫缩是否正常有效；必要时考虑静脉滴注缩宫素（泵入比静脉滴注好）；正确放置产钳钳叶或胎吸杯（确保没有母体组织嵌入）。

7. S：胎先露骨质部分位置（不高于坐骨棘）；必要时，及时呼叫经验丰富的上级医师（图 6–8）。

拓展阅读

RCOG(2020).Assisted vaginal birth.Green-top guideline no.26. https://obgyn.online library.wiley.com/doi/epdf/10.1111./1471–0528.16092

十九、阴道手术助产：试产

当没有足够把握阴道助产能成功时，使用“试产”这一术语。阴道助产应该在手术室进行，因为阴道助产失败后可以立即行剖宫产，以避免在产房失败后行剖宫产，会延误时间影响胎儿。

应充分告知孕妇阴道助产成功的可能性，并签署“阴道助产试产 ± 紧急剖宫产”同意书。

如果放弃阴道助产，胎头可能深陷骨盆，剖宫产时可能需要助手从阴道“上推胎头”。

注意：建议在第二产程中转剖宫产，尤其是在阴道助产失败后，有经验丰富的高年资产科医师参与。

（一）什么时候放弃阴道助产和行紧急剖宫产

1. 没有证据表明，每次阴道助产牵拉胎先露

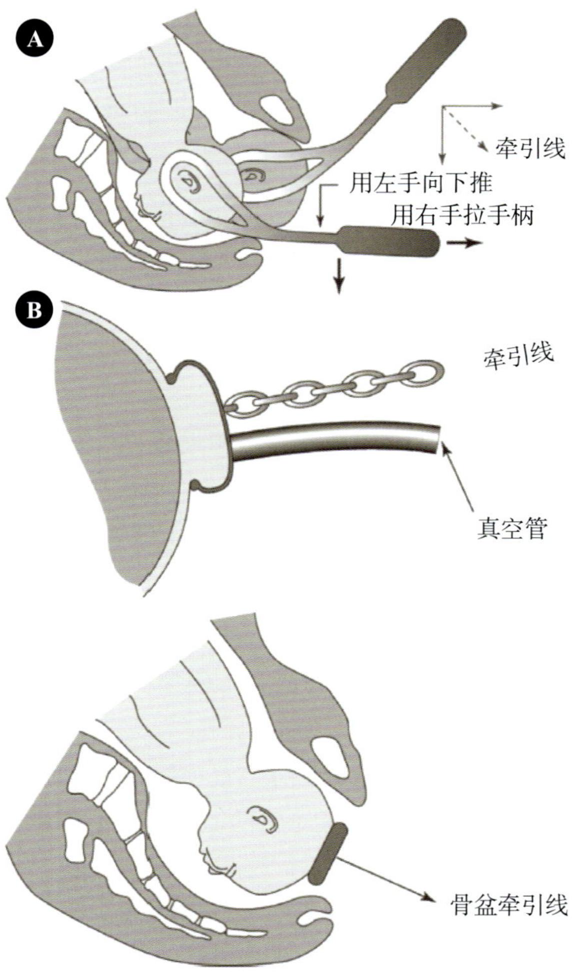

▲ 图 6-8 助产技术

A. 产钳分娩；B. 胎吸分娩（经 BMJ Publishing Group Ltd 许可转载，引自 Chamberlain G, Steer P. (1999). ABC of labour care: operative delivery. *Br Med J*. 318:1260–1264.）

是逐渐下降的（必须谨慎，不要将产瘤增大理解为胎头下降）。

2. 对于助产经验丰富的术者，正确使用器械阴道助产牵拉3次，仍不能立即分娩，应立即剖宫产。

（二）阴道手术助产失败危险因素

1. BMI＞30kg/m^2。
2. EFW＞4000g 或临床评估胎儿偏大。
3. OP 位。
4. 中位产钳或腹部可触及头部＞1/5。

二十、会阴切开术

在英国，超过 85% 阴道分娩的产妇会有会阴裂伤。会阴切开术是一种扩大阴道出口的手术。是否进行会阴切开术是由助产士决定的。全世界范围内会阴切开术的比率不相同（英国 14%，荷兰 8%，美国 50%）。有明确证据建议限制使用会阴切开术。

（一）WHO 建议在下列情况时应考虑会阴切开术

1. 复杂的阴道分娩：①臀位；②肩难产；③产钳助产；④胎吸助产。

2. 下生殖道有广泛瘢痕：①女性生殖器切除（割礼）；②会阴三度或四度裂伤后愈合不良。

3. 胎儿窘迫。

如果评估会发生广泛会阴损伤，如阴道/会阴多发撕裂或会阴“纽扣孔”样裂伤，建议进行会阴切开术。

（二）会阴切开术的类型

会阴侧切术，切口从阴唇系带向外延伸（降低肛门括约肌损伤风险）。

会阴正中切开术，切口从阴唇系带向肛门延伸（在美国常见，但在英国不推荐）。

应尽早麻醉，为麻醉起效提供足够时间。

会阴切开术会导致出血，所以不能切开太早，应尽快缝合。

注意：应检查是否有切口延裂伤或其他撕裂（肛门指检，以确保肛门括约肌没有损伤）。

注意：既往行生殖器切割（female genital mutilation，FGM）的孕妇应在分娩前进行检查，并讨论外阴切开术。如果已临产，建议行会阴切开术，切口应选择向前和向上。

（三）如何行会阴切开术（图 6-9）

1. 如果孕妇区域麻醉（硬膜外阻滞麻醉）无效，建议用利多卡因（利诺卡因）行会阴浸润麻醉。

2. 两手指置于胎头和会阴之间（以保护胎儿）。

3. 用锐剪在会阴处切开 3～4cm 长的切口（理想情况下宫缩最强时会阴最薄，此时胎先露在宫缩间歇期没有回缩）。

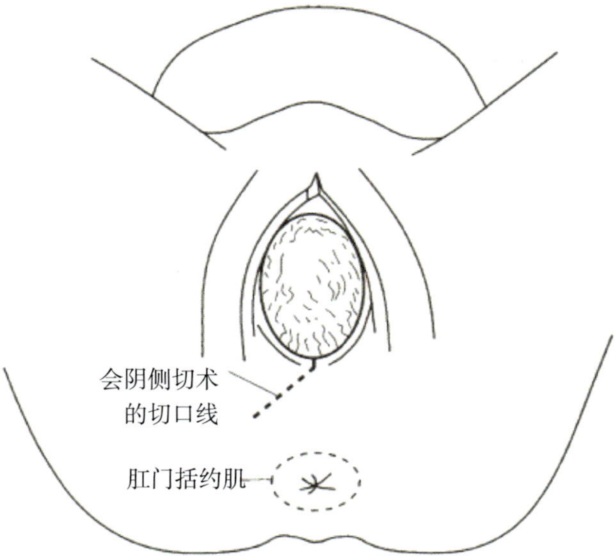

▲ 图 6–9 行会阴切开术

经 Oxford University Press 许可转载，改编自 Wyatt JP, Illingworth RN, Graham CA, et al. (eds) (2020). *Oxford Handbook of Emergency Medicine*. Oxford: OUP. By permission of Oxford University Press.

（四）会阴裂伤（包括会阴切开术）的常见并发症

包括出血、血肿、疼痛、感染，可能导致解剖结构破坏形成瘢痕，性生活困难，极少见瘘管形成。

二十一、会阴撕裂

（一）会阴撕裂的分类

1. 一度：仅损伤皮肤。

2. 二度：会阴裂伤，累及会阴肌肉（包括会阴切开术）。

3. 三度：会阴裂伤，累及肛门括约肌。

(1) 3a：肛门外括约肌撕裂深度＜50%。

(2) 3b：肛门外括约肌撕裂深度＞50%。

(3) 3c：肛门内括约肌撕裂。

4. 四度：会阴裂伤，包括肛门括约肌（肛门外括约肌和肛门内括约肌）和肛门 / 直肠黏膜。

（二）会阴修补基本原则（图 6–10）

1. 尽快缝合，减少出血和感染风险。

2. 建议在修补前检查直肠，以确保肛门括约肌没有损伤。

3. 助产人员应受过良好的各类撕裂伤修补培训：复杂裂伤应在手术室，由经验丰富的医生在区域麻醉或全身麻醉下修复。

4. 产妇体位最好是膀胱截石位。

5. 光源良好且麻醉充分。

6. 用快速吸收的聚乳酸缝线可明显缓解疼痛。

7. 确认切口顶端并超过切口顶端开始缝合。

8. 与传统的间断缝合相比，各层采用松弛、连续的非锁边缝合可减少近期疼痛。

9. 会阴皮肤应采用皮内缝合，可以减轻疼痛。

10. 尽可能准确恢复解剖，并考虑美容效果。

11. 缝合完成后，直肠检查确保没有缝线穿透直肠或肛管。

注意：术毕必须清点针头和纱布（纱布遗留是产科诉讼常见原因）。

二十二、会阴三度和四度裂伤

1%～3% 的阴道分娩会导致肛门括约肌裂伤，难以提前预测和预防。

（一）肛门括约肌裂伤的危险因素

1. 产钳助产。

2. 初产妇。

3. 肩难产。

4. 第二产程＞1h。

5. 持续性枕后位。

6. 会阴正中切开。

7. 新生儿出生体重＞4000g。

8. 硬膜外麻醉。

9. 催引产。

（二）会阴三度和四度裂伤处理

1. 所有产道损伤的产妇，在缝合之前应仔细检查（包括直肠检查）。

2. 由经验丰富的高年资医生在手术室充分麻醉下缝合。

3. 用 PDS 或 Vicryl 缝线缝合肛门外括约肌，可端 – 端缝合或重叠缝合。

4. 肛门内括约肌用 Vicryl 间断缝合。

5. 产妇使用广谱抗生素和大便软化剂。

6. 产妇应接受物理治疗。

7. 理想情况下，产妇应在 6 周后由妇产科医生检查。

8. 必须提醒产妇存在大小便失禁、排气异常的风险：在 6 周内出现上述症状的产妇，应转诊到妇科专科医生或肛肠外科医生，进行直肠超声检查。

9. 60%～80% 的患者结局良好，术后 12 个月恢复正常。

10. 再次妊娠分娩，应该告知患者如果再次损伤后修复，可能预后不良。如果有症状，应该建议剖宫产分娩。

拓展阅读

RCOG(2015).The management of third and fourth degree perineal tears.Green-top guideline no.29.
www.rcog.org.uk/globalassets/documents/guidelines/gtg-29.pdf.

二十三、女性生殖器（外阴）切除

1. 在预约就诊时应询问女性生殖器（外阴）切除病史，如果确定应记录在病历中。

2. FGM 对产程和分娩的影响应与孕妇和其丈夫充分讨论并记录在病历中。

3. 因为分娩时可能出现并发症，建议由经验丰富高年资医师主导照护；正常的阴道分娩可以由助产士指导护理。

4. 当确定孕妇有 FGM 病史时，应将孕妇转介给受过全面培训和管理女性生殖器切除方面的指定医师和助产士。

5. 应告知孕妇和其丈夫，将行外阴切开术，但不会再次行生殖器（外阴）切除，因为这违反了英国法律。

6. 在预约或检查乙肝、梅毒和 HIV 时，筛查丙型肝炎。

7. 提供心理评估和治疗。

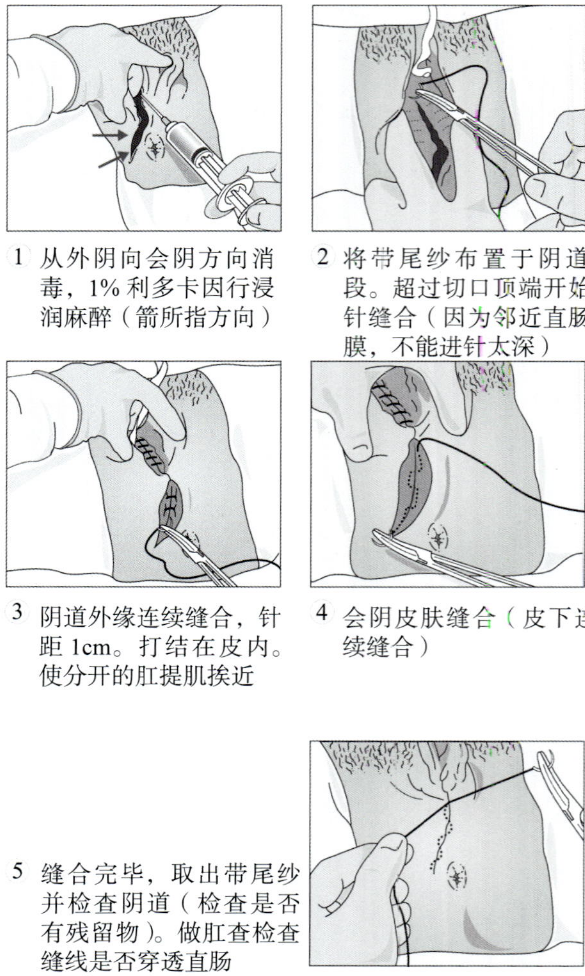

1 从外阴向会阴方向消毒，1% 利多卡因行浸润麻醉（箭所指方向）

2 将带尾纱布置于阴道上段。超过切口顶端开始起针缝合（因为邻近直肠黏膜，不能进针太深）

3 阴道外缘连续缝合，针距 1cm。打结在皮内。使分开的肛提肌挨近

4 会阴皮肤缝合（皮下连续缝合）

5 缝合完毕，取出带尾纱并检查阴道（检查是否有残留物）。做肛查检查缝线是否穿透直肠

▲ 图 6-10　会阴切开术后缝合

经 Oxford University Press 许可转载，引自 Collier J, Longmore M, Brinsden M. (2006). *Oxford Handbook of Clinical Specialties*, 7th edn. Oxford: OUP. By permission of Oxford University Press.

外阴切开术

1. 检查外阴以确定女性生殖器切除的类型，并决定是否有必要行外阴切开术。

(1) 如果可见尿道口，并且阴道检查时无不适感，可能不需要外阴切开。

(2) 如果小阴唇的两侧缝合在中线，则需要会阴切开。

2. 手术医师应接受适当的手术培训。

3. 可在产前区域麻醉下实施。

(1) 从阴唇融合中线开口处向上切开，直到尿道口清晰显露。

(2) 将阴唇切开的新切缘分开缝合，以达到止血和保持阴唇分开的目的。

4. 这可以在第一产程或第二产程实施：如果孕妇有分娩镇痛，可能会有助于缓解疼痛和焦虑。

5. 如果孕妇剖宫产，则可以在手术时切开；如果不行，应进行随访预约，在下次妊娠前切开。

6. 产后阴唇 / 会阴撕裂处理方法，同无生殖器（外阴）切除术的产妇。

7. 出院时，助产士应检查所有法律法规程序是否已完成并记录在案。

拓展阅读

RCOG(2015).Female genital mutilation and its management.Green-top guideline no.53.
https://www.rcog.org.uk/media/au0jn5of/gtg-53-fgm.pdf

二十四、剖宫产：概述

（一）背景

1. 剖宫产是经腹壁和子宫的切口直接娩出胎儿。

2. 不同国家和人群的剖宫产率有所不同。

3. 英国初产妇剖宫产率上升约为 24%。

(1) 对于既往无剖宫产史的经产妇，剖宫产率＜5%。

(2) 对于至少有过一次剖宫产的孕妇，剖宫产率上升为 67% 左右；大多数是选择性剖宫产。

（二）剖宫产

1. 以下并发症发病率较高：①腹痛；②深静脉血栓（deep venous thromboembolism，DVT）；③膀胱或输尿管损伤；④子宫切除；⑤产妇死亡罕见。

2. 以下并发症发病率较低：①会阴疼痛；②小便失禁；③子宫阴道脱垂。

注意：后两者的远期影响存在争议。

（三）控制剖宫产并发症的措施

1. 术前检查血红蛋白和纠正贫血。

2. 切开皮肤前预防性使用抗生素。

3. 风险评估和合适的血栓预防（弹力袜、补液、早活动和使用低分子肝素）。

4. 术中留置导尿。

5. 术前使用抑酸药和 H_2 受体拮抗药。

6. 适当用止吐药。

7. 区域麻醉而不是全身麻醉。

8. 可以通过以下方式来控制低血压：①静脉滴注麻黄碱或去氧肾上腺素；②补充晶体或胶体液；③孕妇侧倾 15°。

9. 急诊剖宫产和全身麻醉应包括吸氧和快速序贯诱导麻醉，以降低误吸风险。

（四）剖宫产术后再次妊娠阴道分娩（VBAC）

1. 子宫破裂非常罕见，但其发生率上升与 VBAC 有关：VBAC 的孕妇自然临产时发生子宫破裂率为 50∶10 000，接受再次剖宫产的孕妇子宫破裂率为 1∶10 000。

2. 产时新生儿死亡罕见，比率为 1∶1000，与初产妇相同。

3. 建议在产程中行胎心监测，因为胎心率变化可能是子宫瘢痕破裂的最早征象。

4. 孕妇应在有条件急诊剖宫产和输血的分娩中心分娩。

5. 催引产，子宫破裂风险增加：静脉滴注缩宫素子宫破裂率 8∶1000，使用前列腺素子宫破裂率 24∶1000。

6. 既往有剖宫产史同时有阴道分娩史的孕妇，阴道分娩成功率更高。

二十五、剖宫产：指征

剖宫产主要指征包括：①再次剖宫产；②胎儿窘迫；③产程停滞；④胎位异常。

注意：孕妇要求剖宫产占 7%，但这本身并不是剖宫产指征。

根据决定剖宫产时间进行的分类

- 直接威胁到孕妇或胎儿生命时（即刻，“紧急剖宫产”）。
- 母体或胎儿的手术指征，不会立即危及生命（急诊剖宫产）。

• 没有母体或胎儿的手术指征，但需要提前分娩（计划剖宫产）。

• 孕妇和医务人员决定分娩时间（选择性剖宫产）。

注意：在疑似或确诊急性胎儿窘迫时，应尽快终止妊娠。第一类（即刻）剖宫产可接受的时限是在 30min 内。

1. 1 类（即刻）剖宫产指征

(1) 胎盘早剥伴胎心异常或子宫激惹。

(2) 脐带脱垂。

(3) 子宫瘢痕破裂。

(4) 胎心延长减速。

(5) 胎儿头皮血 pH<7.20。

2. 2 类（急诊）剖宫产指征

第一产程出现异常 CTG。

3. 3 类（计划）剖宫产指征

(1) 重度子痫前期。

(2) FGR 伴胎儿宫内储备能力下降。

(3) 引产失败。

4. 4 类（选择性）剖宫产指征

(1) 足月单胎臀位(如外倒转是禁忌证或失败)。

(2) 双胎妊娠，第一胎为非头位。

(3) 母体 HIV。

(4) 妊娠晚期首发生殖器疱疹。

(5) 前置胎盘。

(6) 既往有子宫穿透性切开手术史或经典剖宫产。

如果没有医学指征，应在 39 周后行选择性剖宫产，因为在<39 周时剖宫产，会增加新生儿发生呼吸系统疾病（新生儿短暂性呼吸急促）风险。

二十六、剖宫产：类型

1. 皮肤切口

皮肤切口主要是两种类型。

(1) Pfannenstiel 切口：耻骨联合上方 2cm 的横切口，美容效果更佳。

(2) Joel-Cohen 切口：一个平直的横切口，但更高，在髂前上棘以下约 3cm，可以更快地进腹。

2. 子宫横切口

90% 以上剖宫产是子宫下段横切口，因为可以减少以下风险：①粘连；②出血；③再次妊娠后子宫瘢痕破裂。

如果子宫下段形成不良、横切口过低，切口横向延伸到子宫血管区域，有出血的风险。

胎儿及胎盘胎膜娩出后，子宫下段最好分层缝合。

3. 经典子宫纵切口

(1) 子宫体部垂直纵切口。很少运用，其指征包括：①子宫结构异常；②由于子宫肌瘤或严重粘连而难以显露子宫下段；③孕妇死后剖宫产（如果胎儿可以存活）；④前置胎盘，子宫下段血管异常或疑似胎盘植入；⑤病理性缩复环；⑥超早产儿分娩（尤其是臀位），其子宫下段形成不良；⑦选择性剖宫产子宫切除术；⑧胎儿横位且胎膜已破。

(2) 为了快速分娩，同时降低膀胱损伤风险。

(3) 缝合更复杂和耗时，并且感染和粘连率较高。

注意：当再次妊娠时，子宫破裂风险更大，胎儿被排出到腹腔风险也更大。由于这些原因，经典子宫纵切口是 VBAC 试产的绝对禁忌证。

二十七、剖宫产：并发症

（一）术中并发症

主要并发症最常见于急诊剖宫产。

与麻醉有关的孕产妇死亡，多发生于全身麻醉孕产妇。

1. 术中并发症发生率为 12%～15%，包括：①子宫或宫颈撕裂伤（5%～10%）；②失血量>1000ml（7%～9%）；③膀胱撕裂伤（0.5%～0.8%）；④输血（2%～3%）；⑤子宫切除（0.2%）；⑥肠道损伤（0.05%）；⑦输尿管损伤（0.03%～0.09%）。

2. 易导致子宫颈撕裂伤的高危因素包括：①宫口开全，胎先露过低；②新生儿体重>4000g；③高龄孕妇；④紧急剖宫产。

3. 术中出血危险因素包括：①前置胎盘或胎盘早剥；②胎儿体重过大；③ BMI>25kg/m^2。

（二）术后并发症

1. 术后并发症发生率高达 1/3，包括：①子宫内膜炎（5%）；②切口感染（3%～27%）；③肺不张；④静脉血栓栓塞；⑤尿路感染。

2. 与感染相关的独立危险因素包括：①术前其他部位感染；②绒毛膜羊膜炎；③孕妇患严重全身性疾病；④子痫前期；⑤ BMI 高；⑥初产妇；⑦术中出血增多。

（三）剖宫产分娩的远期并发症

再次妊娠，出现以下情况的风险更高。

1. 子宫破裂（自然临产 1∶200）。

2. 前置胎盘（背景风险升高 47%）。

3. 胎盘植入性疾病。

4. 死胎（临产前）：绝对风险比之前的剖宫产增加 1 倍。

孕妇多次剖宫产（≥3 次）患以下疾病的风险更高。

1. 出血过多（8%）。

2. 胎儿娩出困难（5%）。

3. 致密粘连（46%）。

4. 任何重大并发症的风险都更高（9%）。

5. 并发症增多与剖宫产分娩次数增多有关：第 2 次 4%，第 3 次 8%，第 4 次 13%。

二十八、足月胎膜早破

（一）定义

足月胎膜早破是在妊娠 37 周后没有宫缩时出现阴道流液（羊水）。

（二）发病率

足月妊娠的发生率 8%（妊娠 37 周前 2%～3%）。

（三）病因学

1. 病因未知。

2. 临床或亚临床感染。

3. 羊水过多。

4. 多胎妊娠。

5. 胎先露异常。

（四）临床评估

制订合理的诊疗计划对进一步治疗很重要。

如果采取不必要干预措施，增加母胎发病率。

（五）病史

孕妇有阴道突然流液、反复外阴潮湿或持续阴道流液（羊水）的病史。

（六）体格检查

1. 如确定胎膜已破，在衬垫或内裤上看到了液体，无须进行阴道窥诊。

2. 如果病史不确定，应行阴道窥诊检查（可见阴道后穹隆液体积聚或有液体从宫颈口流出）。

(1) 咳嗽或用力（Valsalva 手法）可能有助于证实是羊水流出。

(2) 注意液体的性状（血性或粪染）。

3. 体温、脉搏和血压。

4. 产科腹部专科检查（包括胎方位和胎先露）。

5. CTG。

如果拟行保守治疗，应避免过多阴道检查，因为这可增加绒毛膜羊膜炎、产后子宫内膜炎、新生儿感染的发生率。

注意：任何与胎儿健康相关的风险因素，都是终止妊娠的指征。

注意：有绒毛膜羊膜炎症状应及时给予抗生素治疗并积极终止妊娠。

（七）绒毛膜羊膜炎临床特征

包括胎儿心动过速、母体心动过速、母体发热、WBC 上升、CRP 升高、子宫激惹或子宫压痛。

二十九、胎膜早破：处理

如果没有继续期待的禁忌证，应根据孕妇意愿选择立即引产或期待治疗。

（一）期待治疗与立即引产

- 60% 孕妇将会在 24h 内自然临产。
- 没有证据表明两者有分娩方式差异。

• 新生儿严重感染风险为 1%（孕妇胎膜完整的为 0.5%）。

期待治疗

(1) 孕妇期待治疗＞24h，绒毛膜羊膜炎和子宫内膜炎发生率更高。

(2) 新生儿 NICU 入住率更高，没有证据表明期待治疗＜24h，新生儿最终结局（发病率 / 死亡率）有差异。

NICE 指南建议 24h 后引产。

（二）保守治疗的管理建议

如果孕妇选择继续期待治疗，建议措施如下。

1. 监测体温每 4 小时 1 次（孕妇未入睡时）。
2. 及时汇报任何羊水变化，包括羊水性状或异味。
3. 禁性生活（可以淋浴）。
4. 如有胎动减少，要汇报。
5. 在有新生儿照护的医疗机构分娩，并在分娩后住院观察＞12h，便于密切观察新生儿。
6. 如果 24h 内没有临产，考虑引产。
7. 如果分娩后 5 天内（特别是出生后 12h），对新生儿健康状况有任何担忧，需要就医。

注意：抗生素使用存在争议。即使孕妇破膜＞24h，NICE 不建议无症状的母胎预防性使用抗生素。

在产程中定期监测孕妇，可及早发现感染。应监测 FHR，因为感染可能出现胎儿心动过速。

注意：如果有感染的临床表现，应行血液培养后开始静脉滴注全疗程广谱抗生素。

（三）GBS 携带者胎膜早破

1. GBS 携带者（高风险）

(1) 如果孕妇有以下情况，应将孕妇视为高危携带者，并在产程中予以抗生素预防（intrapartum antibiotic prophylaxis，IAP）：①生育过患有早发性或晚发性 GBS 感染的新生儿；②本次妊娠携带 GBS。

(2) 标准 IAP 是从临产开始使用氨苄青霉素，直到分娩：①头孢菌素可作为替代药物；②如果对青霉素过敏，建议使用万古霉素。

(3) 水中分娩，不是 GBS 携带孕妇的禁忌证，但应给予 IAP。

注意：孕妇发热＞38℃应给予可以覆盖 GBS 的广谱抗生素治疗。

2. 妊娠＜34 周

(1) 因为早产儿风险可能更大，＜34 周的胎膜早破可以期待治疗，应服用红霉素 7～10 天。

(2) 早产临产后 GBS 携带状态未知，应予以 IAP。

3. 妊娠≥34 周

(1) 应鼓励立即引产。

(2) 按孕妇住院属地各自的方案进行引产，尚不明确前列腺素凝胶是否增加感染风险。

4. 新生儿

(1) 应在出生后尽快进行筛查，并且应在出生后 1h、2h 和 12h 内（2h/ 次）监测是否有败血症的征象。

(2) 感染症状包括体温过高或过低、心率增快、呼吸急促、不能进食、肌张力差、肤色改变。

(3) 除非有感染症状，否则不常规使用抗生素。

(4) 如果有早发性 GBS 感染征象，应在出生后 1h 内使用青霉素和庆大霉素联合治疗。

拓展阅读

RCOG(2019).Care of women presenting with suspected preterm prelabour rupture of membranes from 24+0 wks of gestation.Green-top guideline no.73.
https://obgyn.onlinelibrary.wiley.com/doi/10.111/1471–0528.15803
RCOG(2017).Prevention of early onset Group B streptococcal disease. Green-top guideline no.36.
https://obgyn.onlinelibrary.wiley.com/doi/full/10.111/1471–0528.14821

三十、胎位异常

横位和斜位

横位和斜位发生率为 1∶300，可导致胎肩、胎肢体或脐带先露。如果胎位持续不变，不能经阴道分娩（图 2–4）。

1. 诊断

(1) 孕妇腹围较宽，宫底低于相应妊娠孕周。

(2) 盆腔内不能触及胎头、胎臀。

(3) 腹部一侧可触及胎头。

(4) 阴道检查时，盆腔空虚。

(5) 肢体或脐带可能会从宫颈口脱出。

2. 处理

当临产后发现横位或斜位，应确定胎儿的状况，同时超声检查以明确原因。

注意：阴道检查前应排除前置胎盘。

(1) 所有病例都有剖宫产指征。

(2) 仅由于多胎而导致的胎位异常，满足以下条件时可尝试轻柔外倒转：①胎膜完整；②产程无进展；③没有胎儿窘迫的征象。

(3) 如果外倒转成功，在临产前应排除脐带先露或脐带脱垂。

(4) 尤其是横位伴前置胎盘或子宫肌瘤，剖宫产时应由经验丰富的产科医生实施并交叉合血。

(5) 为了安全娩出胎儿，可能需要垂直或J形子宫切口或横切口尽快娩出胎儿。

三十一、产程中异常胎先露：概述

足月胎儿>95%为顶骨先露（包括两个顶骨隆起、前囟门和后囟门区域），因此顶骨为正常先露。

宫颈内口处除顶骨以外的任何胎先露均称为胎位异常，包括臀（最常见的异常胎位，足月时发生率为3%～4%）、额、面、肩、手臂、脐带。

胎位异常的原因

1. 母体原因

(1) 多胎。

(2) 盆腔肿瘤。

(3) 先天子宫发育异常。

(4) 骨盆狭窄。

2. 胎儿原因

(1) 早产。

(2) 多胎妊娠。

(3) 胎死宫内。

(4) 巨大儿。

(5) 胎儿异常，包括：①脑积水；②无脑畸形；③水囊瘤。

3. 胎盘

(1) 前置胎盘。

(2) 羊水过多。

(3) 羊膜带。

三十二、胎先露异常：额先露和面先露

（一）额先露

发生率在1∶3500～1∶1000。头部处于完全俯屈（顶骨）和完全仰伸（面部）之间的中间位置。它可以恢复为面先露或顶先露，但如果持续额先露，通常不能经阴道分娩（图6-11A）。

1. 诊断

(1) 常在第一产程活跃期时诊断（腹部触诊扪及胎儿枕骨和下巴，要考虑额先露）。

(2) 胎头在坐骨棘水平以上。

(3) 经阴道检查触及额缝、前囟门、眼眶嵴、眼和鼻根，可诊断。

2. 处理

(1) 观察和期待：可能转为顶先露或面先露。

(2) 如果产程进展缓慢或持续额先露，是剖宫产指征。

（二）面先露

发生率为1∶1500～1∶600，是由胎儿颈部过度仰伸所致（图6-11B）。

1. 诊断

(1) 产程中经阴道检查可诊断面先露。

(2) 可以明确为眼眶、鼻、颧骨、牙床、牙龈和口唇。

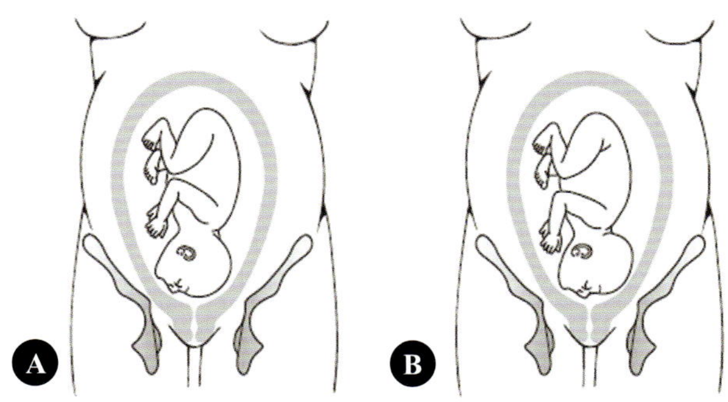

▲ 图6-11 先露异常
A. 额先露；B. 面先露

可能被误认为是臀先露，但触及牙龈缘有助于区分胎儿口唇和肛门。

2. 处理

(1) 90% 是颏前位（mentoanterior，MA），头部可以俯屈通过产道分娩。

(2) 20%～30% 颏后位（mentoposterior，MP）到达盆底时会旋转，因此可以考虑期待处理。

(3) 因为胎头下降需要通过骨盆前部的狭窄空间，持续颏后位面先露无法经阴道分娩。

(4) 如产程进展缓慢或旋转失败，是剖宫产指征。

(5) 胎儿监护应该是外监护，胎儿头皮采样是禁忌。

(6) 胎吸助产是绝对禁忌，但在颏前位胎先露远低于坐骨棘水平时，可以使用产钳助产。

注意：尝试手转面先露为顶先露或用产钳旋转持续颏后位，可导致脐带脱垂和胎儿颈髓损伤（图 6-6 和图 6-7）。

（三）脐带先露

当胎膜完整时，有一个或数个脐带环位于胎先露下方，诊断为脐带先露。它与先露异常、胎位异常和胎头高浮有关。当胎膜破裂时，有脐带脱垂风险。这是产科急诊。

诊断

(1) 脐带先露通常由超声诊断，但产程中也可经阴道检查发现脐带先露。

(2) 尤其是在产程早期发生胎心延长减速时，应怀疑脐带先露。

(3) 人工破膜是禁忌，因为会导致脐带脱垂。

三十三、胎盘滞留

胎儿娩出后积极处理第三产程，30min 内胎盘未娩出，常规处理第三产程 1h 内胎盘未娩出，应考虑胎盘滞留。

注意：因为血液可能积聚在胎盘后，需警惕严重隐性出血，注意因血液积聚而导致宫底升高！

（一）胎盘滞留处理

1. 静脉补液、全血细胞计数和交叉合血。
2. 如果是常规处理第三产程，则恢复到积极处理第三产程：给予 Synometrine® 或缩宫素，尝试控制性牵拉脐带。
3. 如果使用缩宫素 30min 内无效，则将孕妇转至手术室在区域阻滞麻醉下人工剥离胎盘。
4. 术中应预防性使用抗生素。

注意：静脉滴注缩宫素 40U 以利于胎盘娩出是有争议的。NICE 指南不建议胎盘娩出前使用缩宫素。

（二）如何人工剥离胎盘

1. 一只手放在腹部以固定子宫（减少穿孔的风险）。
2. 另一只手经宫颈口轻柔进入宫腔。
3. 手指辨别胎盘和子宫壁之间的界限，并通过手的剪切轻轻地将其分离。
4. 完整取出胎盘并检查，以确保其完整性。
5. 再次探查宫腔，以确保其完全剥离。
6. 预防性静脉滴注缩宫素，持续 4h。
7. 静脉滴注抗生素。
8. 通过观察阴道出血、宫底高度、脉搏、血压、体温、尿量和血红蛋白的变化，来观察产妇是否出血或感染。

三十四、产后出血

早期 PPH 定义为分娩后 24h 内产道失血量≥500ml。

晚期 PPH 定义为分娩后 24h 至 6 周发生的“过多”失血。

产后出血是孕产妇发病率和死亡率的主要原因，全球每年有超过 75 000 名产妇死于 PPH；是英国产妇死亡的主要原因（通常发生于剖宫产产妇），在英国发病率为 2%～11%。

低 BMI 和（或）低 Hb，＜500ml 的出血可能导致孕妇血流动力学不稳定，需要及时和恰当的处理。

（一）早期 PPH 的原因（4T：宫缩、创伤、胎盘、凝血）

1. 宫缩：子宫收缩乏力（80%）

分娩后子宫不能正常有效收缩。

可能由多种因素造成：①双胎或羊水过多导致子宫过度膨胀；②产程延长；③感染；④未积极处理第三产程；⑤胎盘早剥罕见（弥漫性出血浸入子宫肌层影响子宫收缩）。

2. 创伤：产道裂伤（15%）

包括：①裂伤、会阴切开和宫颈裂伤；②子宫内翻和（或）破裂。

3. 胎盘组织

包括：①残留胎盘 / 胎盘组织、胎膜；②前置胎盘；③胎盘植入性疾病。

4. 凝血：凝血功能障碍

包括：①重度子痫前期；②胎盘早剥；③败血症；④自身免疫性疾病；⑤肝脏疾病；⑥遗传性或获得性凝血功能障碍；⑦医源性（使用抗凝血药）。

（二）早期 PPH 的病因

包括：①宫缩乏力；②产道损伤；③凝血功能障碍；④胎盘过大；⑤胎盘位置异常；⑥胎盘滞留；⑦子宫内翻；⑧子宫破裂。

（三）PPH 的产前高危因素

包括：①既往 PPH；②既往胎盘滞留；③分娩时母体 Hb≤8.5g/dl；④ BMI 增大；⑤产次≥4 次；⑥ APH（产前出血）；⑦子宫过度膨胀（多胎妊娠或羊水过多）；⑧子宫异常 / 肌瘤；⑨胎盘位置低；⑩孕妇年龄>35 岁。

注意：如果存在 PPH 的任何危险因素，应建议孕妇在有条件输血和外科治疗 PPH 的分娩中心分娩。

（四）产时 PPH 高危因素

包括：①引产；②第一、第二或第三产程延长；③静脉滴注缩宫素；④急产；⑤阴道助产；⑥剖宫产。

三十五、家中分娩：概述

在家分娩对低风险的孕妇来说是安全的，并且孕妇和她的家人能得到情感上满足。对于已确定有高危因素的孕妇，在医院分娩更安全。关于家中分娩安全性的争议集中在可预防的围产期发病率和死亡率风险、筛查和转诊的问题。

（一）数据

1. 在家分娩比例从 1930 年 80% 下降到 1990 年 1%。

2. 根据英国政府委员会建议（1993），应提供包括家中分娩在内的全部选择，随后是政府白皮书“产妇问题”（2007），英国在家分娩率增加，目前为 2%～3%。

3. 研究表明，如果有机会，10%～14% 孕妇会选择在家分娩。

4. 在一些距离医院较远的地区，在家分娩率可达 10% 左右。

5. 预约在家分娩的孕妇，转入医院治疗的比例接近 29%。产程中转入医院的经产妇中约占 15%，初产妇约占 30%。这些转诊入院的孕妇，多数是因产程无进展或疼痛难忍。

6. 在合适选择的低风险孕妇中，产时胎儿死亡风险为 1：1000。

7. 因为较复杂的分娩是在医院，因此难以直接比较家庭分娩和医院分娩的围产期死亡率。

8. 最近前瞻性研究表明，在家分娩围产期死亡率略有上升。

（二）选择在家分娩，需关注以下内容

1. 如有明确的高危因素（高血压、糖尿病、前置胎盘），建议必须在医院分娩。

2. 应向有意愿在家中分娩的低风险孕妇，充分告知围产期死亡率略有上升和产程中有转诊到医院等可能性。

3. 如果在分娩前出现高危因素，应更改预约。

4. 主治医师应该给低风险孕妇和她的家人机会，让他们审视自己的选择，并尊重他们的决定。

（三）孕妇选择在家分娩的原因

1. 希望在熟悉环境里，感到放松和可控。

2. 害怕医院环境。

3. 与认识的助产士保持联系。

4. 更多与家人在一起，他们会予以支持。

5. 既往在家分娩。

6. 避免医疗干预。

三十六、家中分娩：风险和全科医生参与

在家分娩的潜在风险很少见，但应与孕妇沟通告知这些风险，帮助她们做出决策。

如果出现并发症，可能需要转入医院。

如果转送延迟，对急性并发症（如产时胎儿缺氧或 PPH）的响应处理可能会延迟，尽管这种并发症很少见，但可能会导致更不良结局。

新生儿复苏设施有限，助产士应接受良好新生儿初步复苏基础培训。

照明和镇痛不良可能使会阴裂伤程度难以判断，需要转送入院。

沟通讨论风险和其他因素，包括可用的镇痛方式，将有助于孕妇做出明智的选择。对于孕妇充分考虑后自己做出的选择和出于医疗法律的原因，必须明确记录产前沟通内容。

全科医生的作用

1. 全科医生应充分了解当地可以选择的分娩中心，向孕妇提供的选择能够清晰、易懂和不偏倚。

2. 不希望提供在家分娩医疗照护的全科医生，应将孕妇转介给社区助产士或提供这种护理的全科医师。

3. 在产程中发生任何由全科医生照护的孕妇不良事件，如果案件进入诉讼，全科医生将不会根据产科顾问医生的标准来评判，而是根据具有类似技能和地位的全科医生标准（Bolam 测试）来评判。

4. 即使孕妇已接受全科医生的全面产科护理，全科医生也不必参与在家分娩，除非助产士提出要求。

5. 全科医生应向孕妇和助产士提供支持，帮助确定产程中任何异常，并安排住院治疗。

6. 如果助产士觉得全科医生能提供足够的支持，转入医院的可能性会降低。

7. 在当前临床实践中，很少有全科医生提供在家分娩的产程和分娩服务。

拓展阅读

Bandolier.The GP's guide to home birth. www.bandolier.org.uk/band32/b32–8.html

三十七、家中分娩：证据

对几项方法学上可靠的观察性研究进行 Meta 分析，比较了具有相似特征的孕妇计划在家分娩（无论最终出生地点如何）和计划在医院分娩的结局。结果显示，产妇死亡率没有上升。一般产妇死亡率较低，良好的助产和救护车服务有助于避免孕产妇死亡。偶有孕产妇死亡病例报道。

英国的家中分娩研究表明以下结果。

1. 围产期死亡率略上升，对文献中的所有研究进行分析，围产期死亡率几乎没有统计学上的显著差异。部分是由于此类研究的复杂性，此外有些研究是回顾性或前瞻性的描述性研究。

2. 在家分娩的医疗干预（包括转到医院的孕产妇）明显减少。

3. 在家分娩几乎没有新生儿低 Apgar 评分、但有呼吸系统问题和产伤的案例。

需要进一步的随机对照试验，来解决关于家中和医院分娩，哪个相对安全的争议。由于低风险孕产妇和围产期死亡率及发病率非常低，为了观察这些初始结局指标的差异，需要大量数据进行研究。

三十八、家中分娩：常见要点

全科医生和助产士有责任为安全和满意家庭分娩创造合适的环境。

1. 选择低风险因素孕妇。

2. 建立安全产科护理的基础设施，包括：①分娩期卫生；②新生儿保暖；③眼部护理。

3. 在分娩、产时和产后期间提供支持和护理。

4. 发生非预期并发症时安排转到医院。

5. 应根据预先安排的协议提供护理，该协议提供分娩指导，以及在孕产妇需要帮助时予以相应处理。

第7章　产科麻醉
Obstetric anaesthesia

王芳芳　译　　刘亚敏　校

一、分娩镇痛

产程中子宫收缩引起宫缩痛，医务人员在产前可以为孕妇提供详细、准确的镇痛信息，减少她们对分娩的恐惧。这其中就包括医疗机构所提供的镇痛方法。

（一）理想的分娩镇痛方法

应该：①具有良好的镇痛效果；②确保母胎安全；③镇痛效果可预测且稳定；④必要时可停止；⑤实施简便。

不应该：①干扰子宫收缩；②影响孕妇活动能力。

（二）非药物方法

1. 提前进行宣教，让孕妇了解产程中可能发生的情况，减少她们对分娩的恐惧感。

2. 产程中有可信赖的陪伴者可减少对镇痛的需求。

3. 水疗、针灸、催眠和顺势疗法也有帮助。

4. 经皮神经电刺激疗法（transcutaneous electrical nerve stimulation，TENS）：有助于缩短产程，并延迟对强力镇痛方法的需求，但在产程进展时可能效果欠佳。

（三）药物方法

1. NO（Entonox®）

Entonox® 是预混的一氧化氮和氧气，比例为 50∶50。可自行使用，起效快，半衰期短。不良反应包括晕眩、恶心和呕吐。

2. 麻醉药物

(1) 哌替啶(Pethidine):50～150mg，肌内注射，起效时间为 15～20min。持续时间为 3～4h，可重复使用。常与抗呕吐药物一起使用。如果在使用后 2h 内分娩，可导致新生儿呼吸抑制而需使用纳洛酮。

(2) 二醋吗啡（Diamorphine）：2.5～5mg，肌内注射。对新生儿呼吸抑制的程度和时间尚存争议，可能持续 3～4h。

(3) 美普他酚（Meptazinol）：是一种较少引起呼吸抑制的阿片类药物。起效时间为 15min，持续时间为 2～7h。

（四）皮下注射无菌水治疗产程中的腰背疼痛

1. 约 30% 的产妇会出现持续剧烈的腰背疼痛。

2. 这与腰骶神经丛的拉伸和内脏的压迫有关。

3. 常与胎儿枕后位相关。

疼痛刺激实际上并不在下背部，而是由于腰骶神经丛和内脏的传入纤维与下背部皮肤的 Aδ 传入纤维在脊柱背角之间的相互交流而“传递”至下背部。

4. 无硬膜外镇痛时，这种疼痛让产妇在分娩过程中感觉非常痛苦甚至无法忍受。

5. 在 Michaelis 菱形窝区域注射皮下无菌水已被证明可有效减轻这种疼痛。

（五）坐骨神经阻滞和局部会阴浸润

1. 坐骨神经阻滞用于阴道手术助产，由产科医生实施：利多卡因注射于距坐骨棘右侧和左侧向内 1～2cm 处，由特殊设计的针经阴道注射。

2. 分娩时在行会阴切开或缝合裂伤前在会阴浸润局部麻醉药，如利多卡因。

二、硬膜外镇痛：概述

绝大多数产妇无法获得安全有效的分娩镇痛。尽管产程中硬膜外镇痛是当前分娩镇痛的最大进展之一，但仍存在着较低比率的并发症发生风险。

（一）分娩镇痛知情同意

由于疼痛、疲劳或曾使用镇痛药物等各种因素，部分产妇很难得到充分的知情同意告知。

在理想状态下，麻醉医师应于产前向孕妇解释硬膜外镇痛的风险和益处。

（二）解剖结构

1. 硬膜外间隙位于硬脊膜和椎管之间（图 7–1）。

2. 上缘为枕骨大孔，下缘为骶尾膜。

3. 后方为黄韧带和椎弓板的前部表面，前方为后纵韧带。

4. 硬膜外间隙内有脊神经根、脊髓动脉和硬膜外静脉。

5. 成年人腰椎区皮肤与硬膜外间隙之间的距离通常为 4～5cm。

认识硬膜外间隙在背部连续走行尤为重要。选择腰椎区提供分娩镇痛是因此处有参与分娩痛的神经根。

6. 第一产程中分娩痛是由子宫收缩引起，主要通过 Aδ 和 C 神经纤维经 T_{10}～L_1 传入，第二产程中会阴扩张引起的痛感主要经 $S_{2\sim4}$ 传入。

三、硬膜外镇痛：优势与劣势

（一）优势

1. 是有效的产程中镇痛方式。

2. 减少母体儿茶酚胺分泌（对胎儿有益）。

3. 可涵盖手术助产或其他并发症（如胎盘滞留或困难的会阴修复）处理所需的麻醉需求。

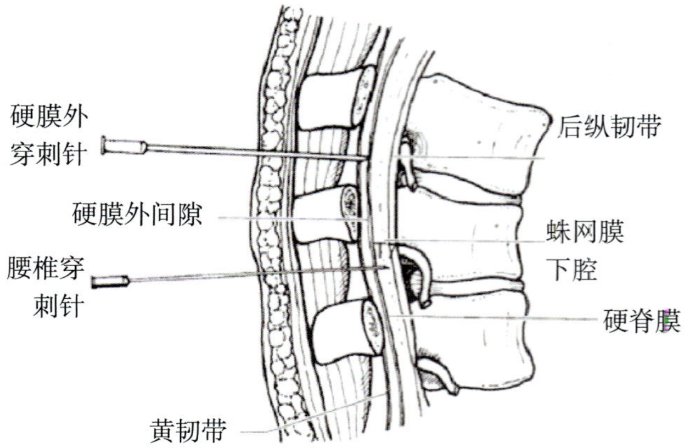

▲ 图 7–1　蛛网膜下和硬膜外间隙

经 Oxford University Press 许可转载，引自 Allman KG, McIndoe A, Wilson I. (2011). *Oxford Handbook of Anaesthesia*, 3rd edn. With permission from Oxford University Press.

4. 是有效的术后镇痛方式。

5. 可作为子痫前期血压控制的辅助方案。

（二）劣势

- 可能发生定位失败、局部或不完全的神经阻滞。
- 阻断交感神经从而引起低血压。
- 产妇活动能力下降。
- 穿刺部位疼痛。

并发症

(1) 意外穿透硬脊膜：①发生率<1∶200；②可引起硬膜穿刺后头痛，在坐位或立位时症状加重；③可能需行硬膜外注血治疗。

(2) 呼吸抑制：①因导管进入蛛网膜下腔后注射大剂量局部麻醉药（全脊髓麻醉）；②因硬膜外给药的阿片类药物蓄积。

(3) 极少见并发症致神经功能缺陷：①硬膜外脓肿；②硬膜外血肿；③对个别神经或脊髓本身的损伤。

(4) 增加手术助产的风险。

（三）硬膜外镇痛的替代选择：芬太尼或瑞芬太尼患者自控性镇痛

少数女性存在硬膜外镇痛禁忌证，并且无法从更传统的方法（如一氧化氮）获得足够的镇痛效果。芬太尼或瑞芬太尼是两种强效的阿片类药物，可以通过患者自行控制静脉输液系统（患者自控性镇痛）来实现。

（四）硬膜外镇痛的禁忌证

1. 败血症。

2. 穿刺部位感染。

3. 凝血功能异常 / 血小板减少症（血小板计数<70×10^9/L）。

注意： 近期血小板计数下降情况，必要时应定期检查血小板计数。如果血小板计数在（70～100）$\times 10^9$/L，应在硬膜外镇痛前进行凝血功能检查。

4. 颅内压增高。

5. 大出血、血流动力学不稳定、低血容量。

6. 已知对酰胺类（利多卡因型）局部麻醉药溶液或阿片类药物过敏。

7. 存在心输出量不足的危重情况，如严重主动脉狭窄、肥厚型梗阻性心肌病（hypertrophic obstructive cardiomyopathy，HOCM）。

（五）硬膜外穿刺技术

1. 应解释操作流程并取得患方知情同意。

2. 无凝血功能异常。

3. 建立大静脉通道。

4. 孕妇行侧卧位或坐位，弯曲背部以打开椎间隙。

5. 遵循无菌原则。

6. 选择适当的脊椎间隙（通常是 L_3/L_4）后注射 1% 的利多卡因。

7. 进针到注射生理盐水时阻力消失的界面以确定硬膜外间隙。

8. 硬膜外间隙确定后置入导管并拔出针套，将导管固定于皮肤上。

9. 给予丁哌卡因等局部麻醉药的试验剂量，以确认硬膜外导管是否意外置入蛛网膜下腔。

10. 有多种静推或静脉滴注输注局部麻醉药的方案。

11. 予硬膜外补充剂量后密切监测，每 5 分钟测量血压，共 20min。

12. 记录阻滞平面的高度和运动阻滞的程度。

13. 硬膜外穿刺后需持续行胎心监护。

拓展阅读

How to perform epidural spinal anesthesia.
https://www.youtube.com/watch?v=rM1aQC-HAX0
North Bristol NHS Trust.Epidural-patient information.
https://www.nbt.nhs.uk/maternity-services/pain-management-options/epidural-anaesthesia

四、剖宫产术的麻醉技术：腰麻

区域性麻醉技术是手术助产的理想选择，而大多数麻醉师会建议剖宫产孕妇选择神经轴阻滞技术。然而，麻醉技术的选择可能会受到剖宫产的紧急程度和患者病史的影响。需准备转为全身麻醉所需的药物和气管插管设备，因为如果手术过程中阻滞效果欠佳、平面太高或患者因疼痛不适，有更改为全身麻醉可能。

（一）腰麻

1. 在英国，绝大多数剖宫产麻醉方式为腰麻。

2. 理想状态下应采取禁食和抗酸的预防措施，若阻滞效果欠佳，需更改为全身麻醉可能。

3. 建立良好的静脉通道以供快速补液对纠正可能出现的低血压至关重要。必要时需予血管升压药物，如酚妥拉明或麻黄碱。

4. 通常使用 0.5% 高比重丁哌卡因 12.5～15mg 联合阿片类药物，如芬太尼（约 15μg）或二醋吗啡（约 300μg）。

（二）优势与劣势

1. 优势

(1) 相较硬膜外麻醉，技术上相对容易。

(2) 允许母胎早期接触。

(3) 是双侧阻滞麻醉的最可靠选择。

2. 劣势

(1) 可能导致严重低血压。

(2) 如手术时间延长，有麻醉效果减退风险。

注意： 常见的低血压是由于交感神经阻滞和主动脉下腔压力不足，须经补液、左侧卧位及必要时使用血管升压药来进行预防。

必须提前告知患者手术中可能出现的疼痛风险、改为全身麻醉等小概率事件发生可能。

手术开始前，麻醉医生须对阻滞的程度进行测试和记录。

五、剖宫产术的麻醉技术：硬膜外麻醉

如果孕妇需要行手术助产，并且有充足的操作时间（约 20min 或更久），可将已行的硬膜外镇痛转为硬膜外麻醉。

优势和劣势

1. 优点

(1) 如手术时间延长，可追加药物。

(2) 术后镇痛效果良好。

2. 劣势

(1) 与腰麻相比，更易产生不均匀或单侧阻滞。

(2) 需要更长的时间行麻醉诱导。

(3) 技术上要求更高，并且意外刺透硬膜时发生头痛的风险更高。

(4) 导管可能移位至蛛网膜下或硬膜下腔，如注射大剂量局部麻醉药物可能会造成无法预测且具有致命风险的并发症。

(5) 需较大剂量的局部麻醉药物，如导管移位至静脉内，可致中毒。

六、剖宫产术的麻醉技术：腰麻联合硬膜外麻醉

通常经硬膜外针套中插入腰麻针来进行，但也可以进行两处单独的注射。

腰麻联合硬膜外麻醉，结合了腰麻（即起效速度快、阻滞深度大）的优势与硬膜外延长麻醉和镇痛时间的优势。

优势和劣势

1. 优势

(1) 硬膜外部分可用来补充阻滞效果。

(2) 可经腰麻给予小剂量的局部麻醉药，经硬膜外麻醉逐渐延长阻滞效果（可能减少血流动力学的不稳定性，对合并心脏疾病的女性有益）。

(3) 硬膜外麻醉可提供术后镇痛。

2. 劣势

(1) 腰麻失败的风险较高。

(2) 该技术中硬膜外穿刺未经测试时，任何局部麻醉药物仅可小剂量给药，以避免置管于蛛网膜下腔的相关风险。

七、剖宫产术的麻醉技术：全身麻醉

在发达国家，使用全身麻醉进行剖宫产的案例已经逐渐减少。然而，在有禁忌证或需要迅速提供有效麻醉的紧急情况下，仍需采用全身麻醉。

（一）全身麻醉中的问题

1. 潜在的气道困难：妊娠女性气管插管失败率约为 1∶300，而一般外科人群仅为 1∶3000。

2. 肺部误吸胃内容物。

3. 意识存留：现代麻醉技术中很少发生，但若使用吸入药物的量不足就可能会发生，尤其是妊娠女性。

（二）妊娠期全身麻醉技术

1. 对气道进行充分评估，并询问相关的医疗、产科和药物治疗、过敏情况。

2. 行预防性抗酸药治疗。

3. 保持左侧卧位，以防止主动脉、下腔静脉受压。

4. 无论是因何种产科指征行剖宫产术，均须在全身麻醉诱导前进行充分的吸氧。

5. 监测心电图、脉搏血氧饱和度和呼末二氧化碳。

6. 关于剖宫产术全身麻醉的详细讨论，请阅读专业的麻醉学文献。

注意：紧急全身麻醉与产妇并发症的发病率和死亡率升高相关。

基本不存在剖宫产全身麻醉的绝对适应证。

第 8 章　新生儿复苏
Neonatal resuscitation

王芳芳　译　　刘亚敏　校

大多数新生儿在出生后都能自行建立正常的呼吸和循环。尽管如此，所有新生儿仍应在出生时接受评估。足月、羊水清、呼吸好、哭声响亮、肌张力好的新生儿只需要擦干保暖即可，但有不到 1% 的新生儿需要复苏。在产前预测可能出现的问题是成功复苏的关键。

谨慎起见，对分娩时可能出现下述情况的新生儿呼叫熟练的专业人员复苏至关重要。这些情况包括：①早产儿分娩；②紧急剖宫产；③臀位阴道分娩；④羊水稠厚粪染；⑤严重胎儿异常；⑥其他问题（多胎、严重胎儿窘迫征象）。

所有经训练的助产者均需具备在新生儿出生时启动复苏的知识和技能，并能在新生儿出生后的 10～20min 内给予充分有效的复苏管理。环境应温暖、通风、敞亮，有用于复苏的辐射台。应每天检查一次设备，并在分娩前再次检查。

重要的物品准备：①辐射台（Resuscitaire 新生儿辐射加热床）（图 8-1）；②具有限压输送的气源和氧源；③合适尺寸的面罩、喉罩和气管导管（endotracheal tube，ETT）；④带有不同尺寸抽吸导管的吸引设备；⑤听诊器；⑥带有直型喉镜片的喉镜；⑦用于夹闭和剪断脐带的器械；⑧用于高级复苏的应急复苏箱；⑨时钟或秒表。

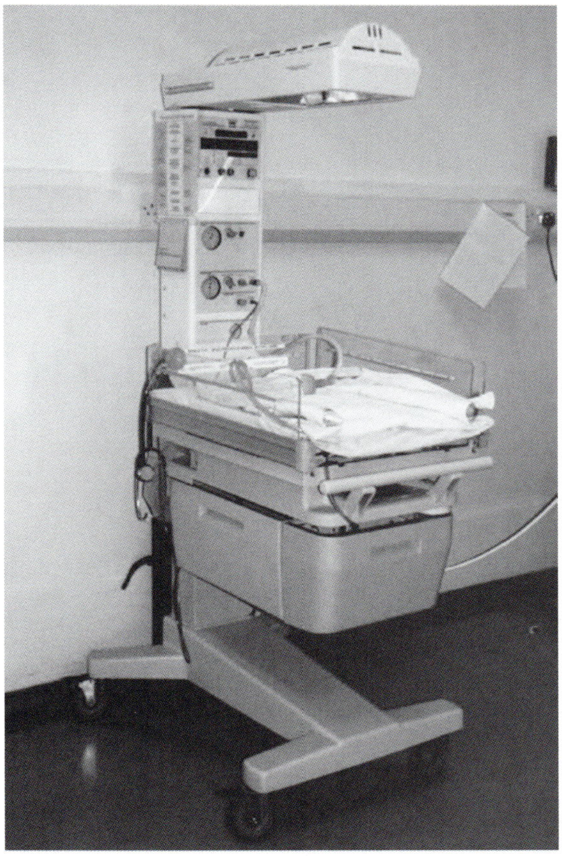

▲ 图 8-1　新生儿辐射台（Resuscitaire®）

一、操作流程

（一）温度的控制

低温可使新生儿的氧分压降低，导致代谢性酸中毒、低血糖，同时抑制肺表面活性物质的产生。低温与新生儿预后不良相关。

应采取以下措施防止热量丢失。

1. 避免风吹。

2. 保持产房温暖。

3. 出生后立即擦干足月新生儿，用预热的毛巾包裹头部和身体，以防身体进一步散热。

4. 如需复苏，将新生儿放于辐射台上。

对于在妊娠 28 周之前分娩（出生体重＜1kg）

的极早产儿，新生儿保暖的最有效方法是将其置于辐射台上，用塑料膜包裹其除面部外的头部和身体，而不是擦干并用预热的毛巾包裹。因此，所有极早产儿的分娩场所处均应备好（塑料）膜。

（二）分娩时的初步评估

即刻评估包括评估新生儿的肤色、肌张力、呼吸和心率。Apgar 评分仅用于新生儿的初步评估，由于其回顾性与高度主观性而无法有效识别需即刻复苏的新生儿。

1. 肤色：新生儿可呈向心性红润、发绀或苍白（周围性发绀常见，但并不提示低氧血症）。

2. 肌张力：肌张力显著降低的新生儿可能处于昏迷或需呼吸支持。

3. 呼吸：应注意呼吸的频率、深度与对称性，以及有无异常呼吸模式，如呻吟和喘息。

4. 心率：建议使用听诊器评估心率（虽触诊脐带也常有效，但存在误诊可能）。

经初步评估后，新生儿大致可分为四组，并据此进行下一步处理（表 8–1）。

拓展阅读

About the Apgar score.
https://www.youtube.com/watch?v=98ikG8a9JKs

二、气道、呼吸和循环（ABC）

注意： 确诊后，应立即呼叫专业团队共同参与抢救。

（一）气道

将新生儿头部置于居中位。这与成人复苏时的头部位置不同，因新生儿枕骨相对较大，颈部过度俯屈可阻塞气道。上抬下颌可能有效，但需注意不要压迫下颌下方的气道。可以考虑使用合适尺寸的 Guedel 气管导管，尤其是对具有小下颌的新生儿。只有在口咽部存留血液或颗粒物时才需要吸引气道。应避免过度吸引口咽部，并且吸引气道应始终在喉镜下直视操作。

表 8–1　新生儿出生时的分类及相应的处理方法

分　类	评　估	临床症状与体征	处理方法
第一类	健康	• 活力佳 • 哭声响亮 • 肤色红润 • 肌张力良好 • 心率＞100 次 / 分	• 擦干保暖 • 与母亲进行皮肤接触
第二类	初期窒息	• 呼吸暂停或不充分 • 肤色发绀 • 肌张力下降 • 心率＞100 次 / 分	• 擦干保暖 • 触觉刺激 • 面部给氧 • 若未改善，则面罩通气
第三类	终期窒息	• 呼吸暂停 • 肤色发绀或苍白 • 肌张力显著下降 • 心率＜100 次 / 分	• 擦干保暖 • 面罩给氧 • 若未改善，则需行插管通气；若心率未改善，则需行胸外按压
第四类	刚发生的死产	• 呼吸暂停 • 肤色苍白 • 肌张力显著下降 • 未触及心跳	全套心肺复苏流程

注意：即使是在羊水粪染的情况下，盲目的气道吸引也无益处。因为它可能导致损伤气道而诱发心动过缓或喉痉挛。

（二）呼吸

若新生儿出现呼吸暂停、呼吸不规则或心动过缓，可能需行面罩通气，目的是使肺部充分扩张并促进氧气交换。在初始复苏阶段，面罩通气在大多数情况下与插管同样有效。

使用适当尺寸的面罩至关重要。面罩应覆盖鼻子和嘴巴，但不应超出下巴或越至眼眶。可用气囊和面罩通气，或者通过 T 组合系统持续给氧（图 8–2）。

新生儿肺部在刚出生时仍充满液体，实施的前 5 次呼吸应保持约 30cmH_2O 的充气压力（对于足月新生儿）持续 2～3s（膨胀呼吸）。这些长呼吸可以促进肺部液体吸收并扩张肺部。若有效，

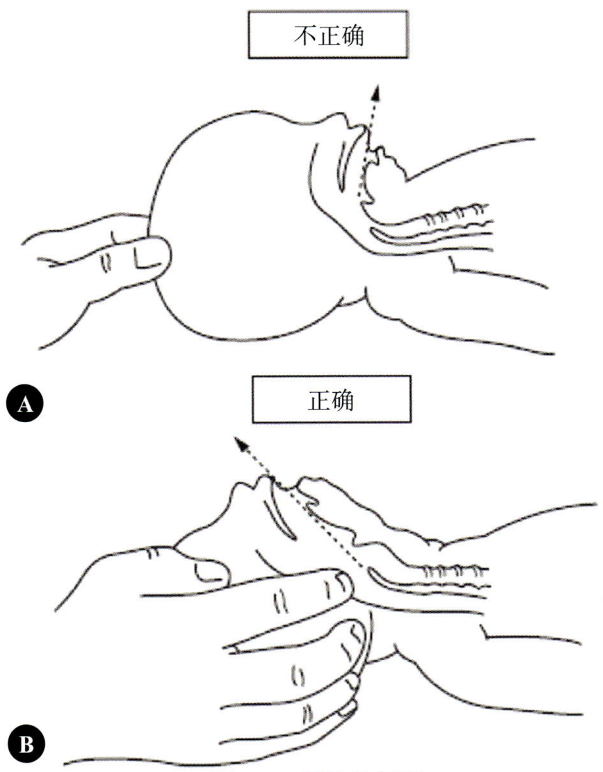

▲ 图 8–2　新生儿复苏

A. 错误的头部位置，新生儿的枕骨突出，在仰卧位头部将自动变为俯屈姿势而影响气道通畅；B. 正确的头部居中位，头部居中位时既不过度仰伸也不过度俯屈，开放气道以供有效通气

应看到胸壁运动和心率改善。如果心率上升，但新生儿仍未呼吸，继续以 30～40 次 / 分的频率进行通气（每次呼吸维持膨胀约 1s）。

注意：如果仍未改善，应再次检查气道。酌情尽早寻求外援支持。

（三）循环

注意：只有当肺部成功膨胀后，胸外按压才会有效。

胸外按压的目的是向心脏输送含氧血液，使循环恢复。若通气充分，新生儿仍心动过缓，应开始胸外按压。

（四）如何对新生儿进行胸部按压

1. 施救者双手环绕患儿胸部，拇指均置于胸骨下 1/3 处，其他手指置于新生儿背后提供支撑。

2. 胸廓压缩至前后径的 1/3 深度是一次有效的胸外按压，允许胸壁在按压间期反弹至放松状态。

3. 按压和通气比例为 3∶1，即 90 次按压和 30 次呼吸 / 分，每次呼吸持续 1s。

4. 按压和通气的质量比速度更重要。

5. 在 30s 后及每过 30s 均应评估心率。

三、药物

在新生儿复苏中极少使用药物。只有在充分通气和有效胸外按压均未能使心率达到 60 次 / 分以上时，才应考虑用药。

在复苏情况下应经脐静脉导管给药。

（一）新生儿复苏中使用的药物

1. 肾上腺素：1∶10 000，剂量为 0.1～0.3ml/kg，相当于 10～30μg/kg；经脐静脉导管或静脉给药。

不应经气管插管进行肾上腺素的给药。

2. 碳酸氢钠（$NaHCO_3$）：剂量为 1～2mmol/kg（4.2% $NaHCO_3$ 2～4ml/kg），经静脉或脐静脉导管给药。纠正循环中存在的酸中毒可能有助于重启心跳。

在没有血气分析支持代谢性酸中毒的情况下，应避免反复使用碳酸氢钠。

3. 葡萄糖 10%：每次给药剂量按 2ml/kg（200mg/kg），经静脉或脐静脉导管给药。当存在低血糖时，应给予葡萄糖。

4. 扩容补液：如果新生儿出现休克症状，首选晶体液（0.9% 生理盐水，每次给药按 10ml/kg）。如存在低血容量和急性失血，应予输血。

5. 纳洛酮：不再常规置于抢救车上。

（二）如果复苏效果不佳时的操作步骤

1. 检查技术问题

(1) 气流是否连接正常？

(2) 回路中是否有泄漏？检查管道。

(3) 气管插管是否正确置入气管？若不确定，移除气管导管，用面罩进行通气，并在必要时重新置入气管导管。

(4) 气管导管是否堵塞？若不确定，移除气管导管，用面罩进行通气，并在必要时重新置入气管导管。

(5) 检查通气压力（足月儿 $30cmH_2O$）。

2. 检查新生儿是否具有其他病理问题

(1) 气胸。

(2) 先天性肺部异常，如膈疝。

(3) 肺发育不良。

(4) 胎儿水肿。

(5) 围生期窒息。

四、最新进展

（一）延迟断脐

目前推荐对于情况良好的新生儿，从完全娩出后至少延迟 1min 断脐。

（二）羊水粪染的新生儿

现有证据表明，在新生儿头部娩出后但肩部未娩出前，清除新生儿气道中的胎粪并无益处，因此不再推荐。

如新生儿肌张力正常、活力好、哭声响，无须行胎粪吸引。

如新生儿合并胎粪稠厚、娩出后出现肌张力低下、活力差，可由熟练的专科医生直接用喉镜检查喉部，并吸引口咽和气道。无须行支气管冲洗。

（三）早产儿

将早产儿置于食品级塑料膜或袋中（无须擦干，不包裹面部），而后放在辐射台上，更易为早产儿保暖。对于胎龄<28 周的新生儿，这比擦干和包被更有效。早产儿产房温度的设置应至少为 26℃。

另外，早产儿通常仅需较低的通气压力，因此复苏仪上的通气压力阀初始设定为 20～$25cmH_2O$（而不是足月新生儿的 $30cmH_2O$）。对于呼吸窘迫的早产儿，起初可借助持续气道正压通气提供呼吸支持，而不是进行插管。

（四）复苏时使用空气还是氧气

注意：尽管尚存较大争议，已有证据表明在复苏近足月儿和足月新生儿时使用空气与氧气的效果相似。因此，复苏时使用空气是合理的，必要时也可补充氧气，并根据脉搏血氧饱和度指导其使用。

（五）确认气管导管位置

为了确认气管插管是否正确，建议在新生儿自主循环的情况下，除临床评估外还应监测呼末二氧化碳，这是最可靠的方法。

（六）亚低温治疗

对于足月或近足月并出现中至重度缺氧缺血性脑病的新生儿，应尽可能予以亚低温治疗。这并不影响即刻复苏，并且对于复苏后治疗非常重要。

五、与患儿家长的沟通

（一）复苏决策

如需进行复苏，应该向患儿父母充分告知所进行的处理流程和目的。

对于极早产儿的复苏决策，应该是父母、儿科和产科医生共同制订的。这是一次艰难选择，应尽早进行。对所有早产高风险的孕妇，产科医生均需尽早参与并提出可能存在问题，积极与儿科团队进行合作。关于复苏的决策也应该影响到产程中对胎儿的管理。英国围产期医学协会（British Association of Perinatal Medicine，BAPM）已经发布了一个实践指南，概述了在英国≤27^{+6} 周孕龄围产保健和早产决策制订的方法。

停止复苏的决策人应包含资深的儿科医生。在严重先天性畸形的情况下，应安排适当的分娩计划。所有与父母的沟通结果均应记录于母亲的病历中，并在分娩后记录于新生儿的病历中。

（二）终止复苏

1. 在予以 10min 持续有效的复苏后，仍没有发现生命迹象，则应考虑停止尝试，因这常提示极差的围产儿结局。

2. 应由复苏团队和现场最高级别的医务人员做出决策。

3. 当地和国家的指南对该决策制订提供帮助。

拓展阅读

BAPM (2019). Perinatal management of extreme preterm birth: a framework for practice.
www.bapm.org/resources/80–perinatal–management–of–extreme–preterm–birth–before–27–weeks–of–gestation–2019
European Resuscitation Council (2015). European Resuscitation Council guidelines for resuscitation 2015. Section 7: Resuscitation and support of transition of babies at birth.
https://ercguidelines.elsevierresource.com/european–resuscitation–council–guidelines–resuscitation–2015–section–7–resuscitation–and–support

第9章 产后护理

Postnatal care

张雪梅 译 刘亚敏 校

一、正常产褥期

产褥期是指胎盘娩出一直持续到生殖器官恢复至非孕时的状态，通常约 6 周。

（一）激素

1. 人胎盘催乳素和 β-hCG：产后迅速下降，10 天后恢复到非妊娠期水平。

2. 雌激素和孕酮：产后 7 天恢复到非妊娠期水平。

（二）生殖道

1. 子宫：快速复旧。分娩后子宫重量约为 1000g，1 周后降到 500g 左右。产后 2 周，子宫回到盆腔内，腹部不可触及。

2. 阴道：分娩后阴道壁肿胀，但很快恢复弹性，在产后 1～2 周内肌张力仍然较低。随着充血和水肿消退，产后 4 周时，阴道皱襞重新出现，但不如未生育者明显。

3. 子宫颈：宫颈口在分娩后逐渐闭合。产后 4～6 天可容 2～3 指，产后 10～14 天宫颈口≤1cm。

（三）会阴

会阴水肿会持续数天。如果有第二产程延长，特别是长时间的用力、阴道助产或会阴撕裂，可能水肿会持续更长时间。

（四）恶露

恶露由坏死脱落蜕膜和血液混合而成。最初为红色（红色恶露），随着出血减少颜色变淡（浆液恶露），最后变成黄白色（白色恶露）。恶露持续时间为 3～6 周。

（五）乳房

产后 2～4 天，乳房充血，血管形成增加，乳晕色素沉着明显。乳腺腺泡数量和大小增加导致小叶增大。

（六）心血管系统

第三产程后，子宫收缩使大量血液回流进入体循环增加了心排出量。血浆容量在妊娠期增加 40%，产后由于利尿作用其迅速减少，并在产后 2～3 周恢复正常。心率下降恢复到妊娠前水平，部分原因是心输出量的减少。引起血容量变化的主要原因，包括分娩失血、细胞外液排出、因激素水平改变引起的血浆容量的变化。

二、主要的产后问题

产后三个主要的并发症包括晚期产后出血（框 9-1）、静脉血栓栓塞（框 9-2）、产褥期发热。

产妇在分娩后 14 天内出现体温≥38℃称为产褥期发热。

三、产褥期脓毒症：概述

在 20 世纪 30 年代中期之前，产褥期脓毒症是孕产妇死亡最常见的原因，占孕产妇死亡总数的 40% 以上。

通过洗手和遵循无菌、消毒原则，脓毒症引起的产妇死亡已有下降。1935 年开始，第一批磺胺类药物的使用，进一步控制和治疗了产褥

框 9-1 晚期产后出血

- 产后 24h 至 6 周内出现的任何“异常”出血
- 在发达国家，2% 的产妇因此入院：50% 需接受手术清除
- 在发展中国家，它是孕产妇死亡的主要原因
- 常见原因为胎盘滞留、子宫内膜炎或产道撕裂
- 病因决定治疗方式

框 9-2 静脉血栓栓塞

注意：英国产妇直接死亡的第二大原因。出现肺栓塞前可能无症状，但体征和症状可能包括以下情况

深静脉血栓

- 腿部疼痛或不适（尤其是左腿）
- 肿胀
- 紧张感
- 出现红斑、皮温升高和水肿
- 下腹部疼痛（近心端深静脉血栓）
- 白细胞计数升高

肺栓塞

- 呼吸困难
- 昏倒
- 胸痛
- 咯血
- 眩晕
- 颈静脉压升高
- 胸部局灶性征象
- 与深静脉血栓相关的症状和体征

注意：产妇产后出现上述任何症状应高度怀疑静脉血栓栓塞，需要立即连接脉搏血氧仪、进行心电图和胸部 X 线等检测

期感染。然而，据最近英国孕产妇死亡保密调查（2006—2008 年和 2009—2012 年）报道，产褥期感染再次成为孕产妇直接死亡的主要原因。

早期识别和及时恰当的处理产褥期脓毒症可以挽救孕产妇生命。

年轻、健康的孕产妇能够耐受重要生命体征的轻微变化和突然的失代偿，严密、定期监测脉搏、血压、呼吸频率和体温（见改良早期产科预警表）将有助于及早发现病情的恶化。

（一）警惕“脓毒症”

1. 警惕身体不适的孕妇或近期妊娠的孕妇发生“脓毒症”，尤其是当其出现几次身体不适时。

2. 早期诊断、立即使用广谱抗生素、资深医生和助产士的检查、“脓毒症护理集束化流程”的实施可以决定患者的生死。

3. 当第一种药物无效时，多学科会诊和微生物学家的建议至关重要。

（二）脓毒症的定义

脓毒症被定义为机体对感染反应失调引起的危及生命的器官功能障碍（见英国脓毒症信托基金会：https://sepsistrust.org/）。

“危重脓毒症”（红色预警）

脓毒症 3.0 国际共识建议对患者进行序贯（或脓毒症相关）器官衰竭评分［Sequential（or Sepsis-related）Organ Failure Assessment Score，SOFA］，评分达到 2 分作为诊断脓毒症的“官方”定义，因为该评分是目前可用来正确识别器官功能障碍的最合适的方法。然而，这是一个复杂的床旁评分系统。“危重脓毒症”是由英国脓毒症信托基金会与英国国家医疗服务体系（National Health Service，NHS）和皇家学院合作开发的，是一种实用、可操作的床旁解决方案（图 9-1）。

拓展阅读

RCOG (2012). Sepsis in pregnancy, bacterial. Green-top guideline no. 64a
www.rcog.org.uk/en/guidelines-research-services/guidelines/gtg64a/
The UK Sepsis Trust.
https://sepsistrust.org/

（三）脓毒症危重征象

1. 新发或精神状态变化的客观证据。
2. 收缩压≤90mmHg（或较正常下降>40mmHg）。
3. 心率≥130 次 / 分。
4. 呼吸频率≥25 次 / 分。
5. 吸氧状态下 SpO_2≥92%。
6. 压之不褪色 / 斑驳 / 灰白 / 青紫的皮疹。
7. 乳酸≥2mmol/L（在正常分娩时和分娩后，乳酸可能会升高）。

脓毒症筛查工具急性评估　　适用于怀孕或产后 6 周内的妇女

患者详情：

日期：　　时间：
姓名：
职称：
签名：

01 如果患者看起来不舒服或改良早期产科预警系统图表（MEWS）已触发，开始填写此表

脓毒症的风险因素包括：
- □ 免疫力受损（例如，糖尿病、使用类固醇、化疗）
- □ 近期创伤 / 手术 / 侵入性操作
- □ 留置导管 / 静脉注射吸毒 / 皮肤破损

是

02 这可能是由感染引起的吗？

可能的来源：
- □呼吸道
- □尿液
- □感染的剖宫产 / 会阴伤口
- □乳房脓肿
- □腹痛 / 腹胀
- □绒毛膜羊膜炎 / 子宫内膜炎

否 → 不太可能是脓毒症，考虑其他诊断

是

03 是否存在任何红色警示标志？
- □ 新发或精神状态变化的客观证据
- □ 收缩压≤90mmHg（或比正常下降＞40mmHg）
- □ 心率≥130 次 / 分钟
- □ 呼吸频率≥25 次 / 分钟
- □ 吸氧状态下血氧饱和度（SpO_2）≥92%
- □ 压之不褪色 / 斑驳 / 灰白 / 青紫的皮疹
- □ 乳酸≥2mmol/L（在正常分娩时和分娩后，乳酸可能会升高）
- □ 18 小时内无尿[如果留置导尿管，＜0.5ml/(kg·h)]

是 → 红色警示 – 脓毒症

启动
“脓毒症 6.0”

否

04 是否存在任何琥珀色警示标志？
- □ 功能能力急性恶化
- □ 呼吸频率 21～24 次 / 分钟
- □ 心率 100～129 次 / 分钟或新发心律失常
- □ 收缩压 91～100mmHg
- □ 在过去 6 周内进行过侵入性操作（例如，剖宫产、产前助产、清宫术、宫颈环扎术、绒毛取样、流产、终止妊娠）
- □ 体温＜36°C
- □ 患有糖尿病或妊娠期糖尿病
- □ 与 A 组 β – 溶血性链球菌（GAS）密切接触
- □ 胎膜破裂时间长
- □ 出血 / 伤口感染
- □ 阴道分泌物有异味
- □ 无反应型胎心监护 / 胎儿心动过速＞160 次 / 分钟
- □ 行为 / 精神状态改变

是 → 需要进一步评估：
- 抽血并查看结果
- 确保在 1 小时内进行高级临床评估

评估时间：□□：□□

是否需要抗生素：

□是　　□否

无琥珀色警示标志 = 常规护理 / 考虑其他诊断

英国脓毒症信托基金会

英国脓毒症信托基金会 2020 年版 1.4，第 1 页，共 2 页

▲ **图 9-1　英国脓毒症信托基金会的妊娠特异性脓毒症筛查内容示例（https://sepsistrust.org/）**

脓毒症筛查工具 – 脓毒症 6.0

适用于怀孕或产后 6 周内的妇女

患者详情：

日期：　　　　时间：
姓名：
职称：
签名：

在一小时内完成所有操作

01 确保高年资医生到场
并非所有具有危急征象的患者都迫切需要启动“脓毒症 6.0”流程。上级医生可能会进行鉴别诊断或降低护理级别。在下方记录决策
姓名：　　　　成绩：
时间：□□:□□

02 必要时吸氧
如果血氧饱和度低于 92%，开始吸氧 – 维持血氧饱和度为 94%～98%
有高碳酸血症风险者，目标血氧饱和度维持在 88%～92%
时间：□□:□□

03 建立静脉通道，采血
血培养、血糖、乳酸、全血细胞计数、肾功能、电解质、C 反应蛋白和凝血功能。如有指征，进行腰椎穿刺
时间：□□:□□

04 静脉使用抗生素
最大剂量广谱抗生素治疗
考虑：当地政策 / 过敏状况 / 抗病毒药物
时间：□□:□□

05 给予静脉补液
16 岁以下患者按 20 ml/kg 计算液体量，16 岁及以上患者给予 500ml
英国国家卫生与临床优化研究所（NICE）建议根据乳酸水平指导进一步的液体治疗
时间：□□:□□

06 监测
使用改良早期产科预警系统图表（MEWS）。留置尿管监测尿量。如果初始乳酸水平升高或病情变化，至少每小时复测一次乳酸
时间：□□:□□

一小时后仍有危急征象 – 进一步向上级医生汇报

在此记录额外信息：
例如，过敏状况、专科团队到达情况、降低治疗强度、延迟的抗菌药物决策、差异

英国脓毒症信托基金会

英国脓毒症信托基金会 2020 年版 1.4，第 2 页，共 2 页

▲ 图 9–1（续）　英国脓毒症信托基金会的妊娠特异性脓毒症筛查内容示例（**https://sepsistrust.org/**）

8. 18h 无尿［导尿＜0.5ml/（kg・h）］。

如果有任何可能被诊断为危重感染的征象，必须在 1h 内启动“脓毒症 6.0”。

（四）“脓毒症 6.0”（英国脓毒症信托基金会）

在确诊脓毒症后 1h 内需要启动脓毒症 6.0 护理集束化流程。

1. 确保高年资医生到场

(1) 并非所有具有危急征象的患者都迫切需要启动“脓毒症 6.0”流程。

(2) 上级医生可能会进行鉴别诊断或降级护理级别。

2. 必要时吸氧

(1) 血氧饱和度低于 92%。

(2) 维持 94%～98% 血氧饱和度。

(3) 如果有高碳酸血症风险，目标血氧饱和度维持在 88%～92%。

3. 建立静脉通道，抽血

(1) 血培养。

(2) 血糖。

(3) 乳酸。

(4) 全血细胞计数、肾功能、电解质、CRP 和凝血功能。

(5) 腰椎穿刺（如有指征）。

4. 静脉使用抗生素

最大剂量广谱抗生素治疗（考虑：当地政策 / 过敏状况 / 抗病毒药物）。

5. 给予静脉补液

(1) 16 岁以下按 20ml/kg 计算液体量，16 岁以上直接给予 500ml。

(2) NICE 建议根据乳酸情况指导进一步的液体治疗。

6. 监测

(1) 使用改良早期产科预警系统图表。

(2) 留置尿管监测尿量。

(3) 如果初始乳酸水平升高或病情变化，至少每小时重复测 1 次乳酸。

四、产褥期感染：生殖系统原因

（一）子宫感染（子宫内膜炎）

1. 诱因

(1) 剖宫产，更多是由于没有预防性使用抗生素。

(2) 胎膜早破，随着产程启动的延迟，发病率增加。

(3) 产时绒毛膜羊膜炎。

(4) 产程延长。

(5) 多次阴道检查。

(6) 胎儿宫内监测，使用头皮电极 / 宫内压力导管。

(7) 其他风险因素，如贫血、社会经济地位低。

2. 体征和症状

(1) 发热通常与感染程度成正比。

(2) 恶臭、大量血性分泌物。

(3) 子宫复旧不良。

(4) 腹部检查发现子宫软、体积大。

（二）会阴伤口感染

1. 包括会阴切口和撕裂伤缝合修复后的感染。
2. 会阴疼痛并出现红肿。
3. 可能导致伤口裂开。

（三）盆腔感染并发症

1. 伤口裂开。
2. 附件感染。
3. 盆腔脓肿。
4. 感染性血栓性静脉炎。
5. 败血症。
6. 继发生育功能受损。

（四）产褥期发热的诱因

1. 产前

(1) 贫血。

(2) 破膜时间长。

2. 产时

(1) 产程长。

(2) 阴道检查过程中的细菌污染。

(3) 器械助产。

(4) 创伤，如会阴切开术、阴道撕裂、剖宫产。

(5) 血肿。

五、产褥期感染：非生殖系统原因

（一）乳腺原因（乳腺炎、乳腺脓肿）

1. 约 15% 的产妇因乳房涨奶而发热。

2. 发热，体温可能高达 39℃。

3. 伴有乳房疼痛和硬结。

4. 感染时可能需要使用抗生素。

5. 应继续母乳喂养。

6. 必要时脓肿需要手术引流。

（二）泌尿系统感染

1. 2%～4% 的产妇在产后出现泌尿系统感染。

2. 膀胱功能减退可能导致尿潴留和尿液反流。

3. 导尿、分娩创伤、产程中阴道检查。

4. 症状：尿频、排尿困难和（或）尿急，可能会出现高热、刺痛、腰痛和压痛。

5. 肾盂肾炎。

6. 最常见病原微生物：大肠埃希菌、变形杆菌和克雷伯杆菌。

（三）血栓性静脉炎

1. 腿部浅表或深静脉血栓可能导致发热。

2. 由静脉淤滞引起。

3. 通过观察腿部体征如疼痛、肿胀进行诊断，通常伴有小腿压痛。

注意：对产后深静脉血栓和肺栓塞高风险人群应提高警惕，一旦发现应立即进行适当的检查。

（四）呼吸系统并发症

1. 常见于产后 24h 内。

2. 几乎均发生于剖宫产产妇。

3. 肺不张、误吸和（或）细菌性肺炎引起的并发症。

（五）腹部切口感染

1. 剖宫产术后发病率约为 6%。

2. 预防性使用抗生素，感染率可能＜2%。

3. 近期指南建议在皮肤切开前使用抗生素（如头孢呋辛 1.5g，静脉注射；如果过敏，则使用克林霉素 900mg，静脉注射。最好避免使用阿莫西林克拉维酸钾，以减少新生儿坏死性小肠结肠炎的发生）。

4. 风险因素包括：①肥胖；②糖尿病；③皮质类固醇治疗；④手术止血不良，继发血肿。

注意：深静脉血栓也可导致低热，注意鉴别诊断。

六、产褥期感染：处理

（一）查找原因

查找原因的目的是确定最可能的感染源、病原体和筛选敏感性抗生素，包括：①全血细胞计数；②血培养；③检测中段尿；④取宫颈和恶露拭子检查衣原体和细菌培养；⑤伤口拭子；⑥咽拭子；⑦痰培养和胸部 X 线检查。

（二）处理

1. 支持治疗

(1) 非甾体抗炎药。

(2) 感染伤口的护理。

(3) 冰敷缓解因会阴或乳腺炎导致的疼痛。

2. 抗生素

(1) 选择对脆弱拟杆菌群和其他耐青霉素厌氧菌均敏感的抗生素疗效更佳。

(2) 除了头孢菌素发生腹泻的风险更低外，没有证据表明任何一种治疗方案的不良反应更少。

(3) 对已预防性使用抗生素的剖宫产，但术后仍发生子宫内膜炎的情况，目前没有特定的治疗建议。

(4) 克林霉素联合氨基糖苷类药物（如庆大霉素）适用于治疗子宫内膜炎。

(5) 哺乳期女性应避免使用四环素类药物。

(6) 对抗生素不敏感的产妇需要微生物学家参与制订治疗方案。

3. 手术

(1) 乳房脓肿切开引流。

(2) 裂开伤口的二次缝合。

(3) 盆腔血肿和脓肿引流。

（三）预防

1. 产前怀疑尿路感染的孕妇应进一步检查，积极治疗任何感染。

2. 产前提供关于母乳喂养和乳房护理的建议。

3. 预防和治疗已有的贫血（对发展中国家的女性尤其重要）。

4. 产程中和分娩期，严格的消毒有助于消除感染。

(1) 助产士和医生在检查患者之前洗手和使用酒精洗手液。

(2) 在无菌环境中使用无菌器械进行检查。

(3) 使用无菌霜和乳液。

(4) 有明确指征才导尿，并在导尿操作时严格消毒。

5. 剖宫产要预防性使用抗生素。

6. 等待培养结果的同时使用广谱抗生素治疗。

拓展阅读

Cochrane (2015). Antibiotic regimens for postpartum endometritis. www.cochrane.org/CD00 067/PREG_antibiotic-regimens-postpartum-endometritis

七、其他产后问题

（一）疼痛

1. 子宫收缩引起的产后疼痛主要是产后前 3～4 天下腹部中央区疼痛。

2. 会阴疼痛可能很严重，特别是在器械助产、会阴切开或阴道裂伤后。

(1) 进行性加重的疼痛提示可能有血肿或感染。

(2) 根据血肿的部位、大小、症状和体征，决定采用保守治疗或手术治疗。

(3) 如果感染，根据当地政策使用抗生素。

随机对照试验表明，关于会阴疼痛口服镇痛药物对乙酰氨基酚和非甾体抗炎药与口服麻醉药物一样有效。有些研究发现，局部麻醉（如 1% 利多卡因凝胶）的应用可能有助于缓解疼痛。

（二）膀胱的问题

1. 尿潴留

(1) 常见于硬膜外麻醉后，麻醉使膀胱感觉减弱，还会掩盖尿意。

(2) 阴道助产或阴道广泛撕裂（特别是尿道周围）、会阴疼痛和水肿均可引起尿潴留。

(3) 安慰剂和镇痛药在大多数情况下是有用的。

(4) 偶尔需要留置尿管以防止膀胱过度充盈，留置 24～48h。

注意：建议在椎管麻醉后留置尿管直到感觉完全恢复，以保护膀胱功能。

2. 尿路感染

疑似病例：送检中段尿样本并使用恰当的抗生素和大量口服补液。

（三）肠道问题

1. 产程中摄入液体和食物不足以及脱水会导致便秘，并可能持续到产褥期。

2. 会阴裂伤后的疼痛和对伤口裂开的担忧、阿片类镇痛药的使用会进一步加重肠道问题。

3. 建议产妇增加摄入纤维素和液体。

4. 可以使用渗透性泻药，如乳果糖缓解肠道问题。

5. 三度或四度裂伤的产妇应服用大便软化剂和泻药。

（四）耻骨联合不适

1. 症状包括严重的耻骨和腹股沟疼痛，因负重而加重。

2. 大多数病例在产后 6～8 周内缓解。

3. 保守治疗包括休息，用骨盆带包裹股骨粗隆以防止分离，减轻负重和镇痛。

4. 罕见情况时需要手术。

（五）母体产伤性麻痹

1. 这种情况非常罕见，分娩时胎头在骨盆边缘压迫腰骶干，导致产时足下垂。

2. 产妇膀胱截石位时，在腓骨头区域没有保护的情况下可能会压迫腓神经导致其麻痹。

3. 主要病理是脱髓鞘，通常在 5 个月内完全恢复。

4. 建议转诊神经内科进行评估。

（六）心理健康问题的识别

1. 产褥期缺乏社会和心理支持是一个常见问题，在发达国家，7%～30% 的产妇可能会出现这种情况。

2. 产后应仔细地连续评估产妇心理健康状况。

3. 应询问产妇心理健康状况病史。

4. 助产士、全科医生和产科医生之间密切沟通合作对提供恰当的护理至关重要。

注意：精神疾病是英国产妇死亡主要原因之一。在 2015—2017 年，占孕产妇死亡人数的 10%。

1. 大多数是因为自杀，自杀本身与围产期抑郁症的关系最为密切。

2. 超过一半的自杀发生在产前 6 周至产后 12 周，并且是突发、暴力性质的，因此需要适当的治疗以避免此类事件的发生。

八、其他产后护理问题

（一）生活方式

所提供的护理和信息都应符合文化需求。少数民族女性的文化习俗应纳入她们的产后护理。应就饮食、锻炼、母乳喂养、体重和体型、休息、应对变化等方面提供支持性建议。

（二）产后避孕

1. 产后护理应常规讨论避孕措施。

2. 根据医疗准则，WHO 建议将长效可逆避孕法（如宫内节育器或皮下埋置等）作为产后女性的首选避孕措施。

3. 产后前 3 周不需要避孕。

4. 母乳喂养（哺乳期闭经）可作为避孕措施。

5. 母乳喂养的女性在没有额外避孕措施保护的情况下，可以开始口服孕酮避孕药。

6. 哺乳期女性应避免使用复方口服避孕药，因为它会影响乳汁成分并可能增加母乳喂养失败的风险。

7. 采用人工喂养的女性可以在产后 21 天开始使用复方口服避孕药。

较早使用复方口服避孕药可能增加静脉血栓栓塞的风险。

（三）母体免疫

1. 风疹

(1) 产前风疹筛查血清阴性的女性应在分娩后、从产科出院前接种风疹疫苗。

(2) 母乳喂养不是风疹免疫接种的禁忌证。

(3) 在理论上接种风疹疫苗有风险，因此应告知产妇接种后 3 个月内避免妊娠。

2. 抗 –D 免疫球蛋白

RCOG 建议未致敏的 RhD（–）产妇在分娩 RhD（+）胎儿后 72h 内给予 500U 抗 –D 免疫球蛋白。

3. 乙型肝炎

(1) 没有关于产后乙肝疫苗接种的具体建议。

(2) 因生活方式或职业原因有潜在感染乙肝风险的孕妇，建议接种乙肝疫苗。

(3) 妊娠和哺乳期均不是易感人群乙肝疫苗接种的禁忌。

(4) 建议高危女性或已感染乙肝病毒女性所生婴儿接种乙肝疫苗。

(5) 乙肝表面抗原阳性孕妇所生的婴儿应接受主动免疫接种；母亲核心 e 抗原阳性者应接受主动及被动免疫。

九、母乳喂养：概述

母乳喂养对新生儿有很多益处，并得到了医疗机构的支持。WHO 和 UNICEF 于 1992 年发起了“爱婴医院倡议”（Baby-Friendly Hospital Initiative，BFHI），以强调和支持产妇母乳喂养。BFHI 的基石是“保护、促进和支持母乳喂养：WHO/UNICEF 联合声明”中描述的成功母乳喂养的十个步骤。母乳喂养给婴儿带来巨大的生理和心理的益处。英格兰从 2019 年第三季度到 2020 年全年的总母乳喂养率为 48.2%。

（一）初乳

(1) 妊娠20周左右开始产生的浓稠黄色液体。

(2) 含有高浓度分泌型IgA。

(3) 富含蛋白质，在婴儿肠道成熟和免疫中发挥重要作用。

(4) 随婴儿出生后的时间推移。分泌量逐渐减少。

母乳：产后5天，产奶量迅速增加至约500ml/d，热量为57～65kcal/dl（2.4～2.7mJ/L），比配方奶更有营养。

（二）开奶和频率

1. 开奶

(1) 产后应尽早开始皮肤接触，并从出生开始"袋鼠式育儿护理"。

(2) 与延迟接触≥4h相比，早接触促进产后的2h内泌乳，增加泌乳持续时间。

2. 频率

(1) 差异很大。

(2) 鼓励按需哺乳，因为它能促进母体尽快减轻体重并延长母乳喂养的时间。

(3) 在新生儿早期，有效的喂养频率可减少高胆红素血症。

(4) 对于产妇来说，按需哺乳有助于防止涨奶，母乳喂养更容易成功。

（三）按需哺乳：事实和数据

1. 纯母乳喂养的足月婴儿平均每天喂养8次：白天6次，晚上2次。

2. 出生后24～48h内，喂养往往不频繁，在最初的24h内可能只有3次喂奶（已满足健康婴儿的需求）。

3. 其后频次逐渐增加，并在产后第5天左右达到峰值。

4.WHO建议纯母乳喂养4～6个月，并在此后适当添加辅食。

拓展阅读

WHO (2011). Exclusive breast feeding for six months best for babies everywhere.
https://www.who.int/news/item/15-01-2011-exclusive-breastfeeding-for-six-months-best-forbabies-everywhere

十、母乳喂养：益处

母乳中含有许多预防感染性疾病的保护因子，可能会影响婴儿免疫系统的发育。

包括初乳对免疫力的影响，减少腹泻疾病，ω-3脂肪酸对婴儿视觉发育的益处，改善亲子关系，以及降低母亲患乳腺疾病的风险。

（一）对于婴儿

1. 胃肠道疾病

纯母乳喂养6月龄的婴儿比混合喂养3—4月龄的婴儿胃肠道感染的发病率更低。

2. 尿路感染

母乳是抵抗尿路感染的天然防御措施。

3. 呼吸道感染

纯母乳喂养可以防止肺部感染。

4. 过敏性疾病

母乳喂养的婴儿患湿疹和哮喘等过敏性疾病的概率较低。

5. 白血病

母乳喂养与降低儿童急性白血病、急性淋巴细胞白血病、霍奇金病和儿童神经母细胞瘤的风险相关。

6. 贾第鞭毛虫病

与有免疫力母亲母乳喂养的儿童相比，无免疫母亲所生的儿童感染贾第鞭毛虫和发展为贾第鞭毛虫病并出现更严重症状的风险更高。

7. 智力

尽管母乳喂养是提供理想营养的极佳方式，但目前尚不清楚母乳喂养是否会影响孩子的智力。

（二）对产妇

1. 子宫复旧

母乳喂养有助于子宫复旧，降低产后出血风险。

2. 闭经和避孕

(1) 哺乳期闭经，长达6个月纯母乳喂养作为避孕措施的有效性接近99%。

(2) 在母乳喂养12个月时，闭经期间的避孕有效性下降到97%。

(3) 闭经对发展中国家的贫血症有帮助。

3. 其他益处

母乳喂养可以降低母亲绝经前乳腺癌、卵巢癌和骨质疏松症的风险。

十一、母乳喂养：潜在问题

（一）奶量不足

<1% 的产妇因生理原因出现产奶量不足。

奶量不足的治疗包括提供充足的液体、营养、安全和私密的环境、多巴胺拮抗药、促甲状腺素释放激素和催产素。

（二）乳汁排出问题

1. 乳房肿胀，乳腺炎，乳房脓肿

(1) 限制喂养频率和时间。

(2) 喂养的婴儿姿势问题。

(3) 让婴儿自由体位接触乳房是最有效的治疗方法（框 9-3）。

框 9-3　乳房问题

乳腺炎（非感染性）

- 乳房某一部位的乳汁排出受阻，这可能是由于：①喂养受限；②婴儿姿势不佳；③乳腺管堵塞；④手压迫乳房或胸罩穿得过小造成挤压
- 以乳房肿胀、红肿、疼痛、心动过速、发热和流感样症状为特征，常伴有寒战
- 通过纠正母乳喂养姿势以缓解阻塞

乳腺炎（感染性）

- 如果非感染性乳腺炎处理不当，可能会感染
- 金黄色葡萄球菌是最常见的病原微生物
- 使用的抗生素包括耐青霉素酶青霉素（如氯唑西林、氟氯西林、复方阿莫西林）或头孢菌素类（头孢氨苄、头孢拉定、头孢克洛）
- 应继续母乳喂养

乳房脓肿

- 感染性乳腺炎管理不当可能并发乳房脓肿
- 可能需要麻醉下手术引流
- 病情严重时，受累侧乳房可能要停止母乳喂养

2. 乳头疼痛或皲裂

(1) 这可能是因为婴儿衔接乳头姿势不正确。

(2) 需要让乳房休息并手动排出母乳，直到裂口愈合。

（三）乳腺癌后的哺乳

1. 在妊娠期间，患侧乳房很少或没有增大。

2. 正常侧的乳房分泌乳汁和哺乳的能力仍然正常。

3. 他莫昔芬抑制产奶量。

（四）导致奶量减少的药物

包括：孕激素、雌激素、乙醇、溴隐亭、麦角胺、卡麦角林、伪麻黄碱。

十二、药物和母乳喂养

在某种程度上，几乎所有的药物都会通过母乳。药物的作用取决于进入乳汁的多少、婴儿摄入的奶量、药物的吸收、药物对婴儿的影响。仅有有限的人体研究提供建议，哪些药物在妊娠期是禁忌。

只有在绝对需要时才能开具药物处方。选择半衰期较短、毒性较小、婴儿常用和生物利用度较低的药物。只有少数药物是不安全的。

（一）生物利用度低、风险低的药物

包括：肝素、胰岛素、氨基糖苷类抗生素、第三代头孢菌素、奥美拉唑和兰索拉唑、吸入类固醇和 β 受体激动药。

（二）母乳喂养中母亲常用药物禁忌

包括：胺碘酮、抗肿瘤药物、氯霉素、麦角胺、卡麦角林、麦角生物碱、碘化物、甲氨蝶呤、锂、四环素、伪麻黄碱。

（三）乳母应避免服用的药物

包括：乙酰丁醇、ACEI 类（卡托普利除外）、酒精、咖啡因、可卡因、大麻、氟西汀、碘、磺酰胺。

十三、病毒和母乳喂养

1. HIV

HIV 可以通过母乳传播。风险因素包括：

①母体病毒载量；②母乳喂养的时长；③婴儿口腔破损和母亲乳房破损。

注意：在发达国家，应避免感染 HIV 的母亲进行母乳喂养。

2. HTLV-1

感染 HTLV-1 的母亲，如果进行母乳喂养，婴儿很可能被感染，特别是长时间的母乳喂养。

注意：HTLV-1 血清阳性的女性不建议母乳喂养。

3. 乙型肝炎病毒

HBV 表面抗原阳性母亲分娩的新生儿，在分娩过程中已经暴露于母体血液、羊水和阴道分泌物中，因此可以母乳喂养。

所有 HBV 表面抗原阳性孕妇分娩的新生儿，在出生时应进行免疫接种。HBV e 抗原阳性孕妇分娩的新生儿还应额外给予免疫球蛋白。

母乳喂养似乎并没有增加婴儿的感染率。

4. 单纯疱疹病毒

如果母亲乳房没有病变，则应鼓励母乳喂养。

5. 水痘

如果母亲在母乳喂养期间感染了水痘，她应该继续母乳喂养，因为母乳中的抗体会赋予婴儿对水痘的免疫力。这种被动免疫甚至可以使婴儿不会出现水痘症状。

6. 巨细胞病毒

巨细胞病毒可能是人乳中最常检测到的病毒。母乳喂养的新生儿未见严重疾病或临床症状的报道。

7. 风疹

如果母亲有活动性感染，会传染给婴儿，但婴儿不会发病。因为母体的抗体是一种天然疫苗，可以传播给婴儿。如果母亲产后接种风疹疫苗，母乳喂养的婴儿不会出现风疹症状。

第 10 章 产科急症

Obstetric emergencies

董晓静 译　栗宝华 校

一、孕产妇猝死

（一）孕产妇即刻复苏至关重要，需要立即进行紧急呼救。

1. 气道：头部后仰，抬起下巴，开放气道；需要下推下颌（如果可疑颈椎受伤，该动作必须小心）。

2. 呼吸：评估胸部运动（感觉呼吸），听呼吸音 10s；如果没有呼吸，立即呼叫并开始心肺复苏（cardiopulmonary resuscitation，CPR）。

如果进行心肺复苏时孕周＞20 周，需在原地（发生心搏骤停地点）5min 内实施剖宫产，这对孕妇心肺复苏至关重要。

3. 循环：观察毛细血管再充盈、脉搏和血压，积极静脉输液和有指征的输血可以稳定循环。

4. 药物：维持循环、抗感染，药物过量时使用解毒剂、大面积栓塞时使用抗凝血药。

5. 环境：避免创伤（子痫时），确保患者和工作人员的安全。

6. 胎儿：如果需要在＞20 周时进行 CPR，除非病情即刻逆转，否则必须立即进行剖宫产。如果不需要 CPR，并且评估胎儿状况良好，可在母体状况稳定后酌情计划分娩。

（二）一般检查

1. 病史：由患者或其亲属提供。

2. 观察：每 15 分钟测量一次血压、脉搏、呼吸、血氧饱和度、体温和尿量。

3. 血液检查：全血细胞计数、凝血功能、尿常规、肝功能、尿酸、定血型或交叉配血、血糖检测。

（三）特殊检查

1. 可疑心肺疾病：心电图、胸部 X 线、动脉血气分析。

2. 可疑肺栓塞：下肢静脉彩超、通气（Q）扫描或通气 / 灌注（V/Q）扫描或 CT 肺血管造影。

3. 可疑颅内病变：脑成像（CT/MRI）。

（四）治疗

1. 具体治疗方法取决于病因。

2. 确保多学科专家团队及早介入，以优化治疗效果。

3. 急需麻醉师和重症监护室的协助。

4. 如果出现局灶性神经体征，及早进行神经外科手术可挽救生命。

（五）导致孕产妇猝死的病因

1. 产科

(1) 产科大出血（可能是隐性的）：前置胎盘，胎盘早剥，严重产后出血，子宫破裂，生殖道创伤后的肛提肌上血肿。

(2) 重度子痫前期合并颅内出血。

(3) 子痫。

(4) 羊水栓塞。

(5) 子宫内翻导致的神经源性休克。

(6) 手术并发症：剖宫产后出血，骨盆 / 阔韧带血肿。

(7) 严重败血症，如绒毛膜羊膜炎。

(8) 心力衰竭，如围产期心肌病。

2. 内科 / 外科

(1) 大面积肺动脉栓塞（pulmonary embolism，PE）。

(2) 心力衰竭：既往心脏病史，心肌梗死。

(3) 休克：过敏性休克，败血症。

(4) 腹腔内出血：肝、脾、主动脉破裂。

(5) 颅内出血。

(6) 药物过量或滥用药物。

(7) 代谢 / 内分泌：糖尿病性昏迷。

(8) 脑部感染：脑炎，脑疟疾。

二、肩难产：概述

1. 定义：无论何种分娩情况下，轻柔牵引胎头不能娩出胎肩，而需要其他产科操作。

2. 并发症：发生率约为分娩的 1∶200，有可能导致严重的胎儿并发症。

（一）肩难产的并发症

1. 胎儿

(1) 缺氧和脑瘫。

(2) 臂丛神经麻痹。

(3) 锁骨或肱骨骨折。

(4) 颅内出血。

(5) 颈椎损伤。

(6) 胎儿死亡（较罕见）。

2. 产妇

(1) 严重产后出血。

(2) 生殖道损伤，包括三度和四度会阴撕裂。

（二）发生机制

1. 通常情况下，由于肩部不能完成内旋转，造成前肩嵌顿于耻骨联合上方。

2. 在极少数情况下，后肩可能会嵌顿于骶岬，导致双肩嵌顿，从而造成分娩困难。

3. 由于脐带受压和损伤，大部分胎儿的情况会迅速恶化，但通常脐血血气分析没有酸中毒。

（三）危险因素

尽管存在一些已知的危险因素，但这些因素对预测肩难产价值很低。据统计，只有 50% 的肩难产与胎儿出生体重>4000g 有关。因此，了解产前和产时的风险因素更重要，这样就可以预测一部分肩难产并采取进一步的措施。

胎头娩出缓慢或受阻常预示肩难产，可以采用 McRoberts 体位预防肩难产。然而，在下一次宫缩前不应尝试娩胎头。

（四）肩难产的危险因素

1. 产前

包括：巨大儿，孕妇肥胖，妊娠期体重增加过多，糖尿病，过期妊娠，高龄产妇，既往肩难产史，既往巨大儿分娩史，宫内死胎。

2. 产时

包括：活跃期延长或停滞，第二产程延长；阴道器械助产（尤其伴旋转胎方位）。

三、肩难产：处理

快速、熟练和经过充分演练的操作可以改善预后。

主要目的是促进前肩（或后肩）进入骨盆，并确保肩部旋转至骨盆更大的斜径或横径。

（一）肩难产的处理

1. 避免预防性操作，例如，在胎头娩出后第一次宫缩前不要轻易诊断肩难产或尝试进行相关操作。

2. 诊断肩难产：沿产轴轻柔牵引（不是向下）无法娩出胎儿。

3. 呼救（包括其他助产士、高年资产科医生、新生儿科医生、麻醉师）。

4. 双腿摆成 McRoberts 体位（髋部极度屈曲并外展大腿）。

5. 在耻骨联合上方加压，使胎儿前肩向后移至更宽的斜径上。

6. 1min 后，如果失败：尝试阴道内操作。

7. 为了更方便进行操作，评估是否需要进行会阴切开术。

8. 操作者手进入盆腔进行内操作，将整只手放在胎头后方。这些操作包括：①在胎儿胸部水平找到胎手，握住胎儿后上肢沿阴道娩出后臂，从而协助后肩娩出，弯曲胎儿肘部有利于触及胎手；②压前肩和后肩（Rubin Ⅱ法、Wood Screw 法等），尝试将胎肩旋转到更大的斜径上。

9. 将孕妇翻转成“四肢着地”位，通过改变骨盆大小（Gaskin 手法）来帮助分娩。

10. 尝试再次操作或尝试腋窝后牵引 / 吊带。

实际上，80% 的胎儿通过耻骨联合上加压和 McRoberts 手法即可娩出。如果这些方法都失败了，更好的方法是娩后臂。

（二）最后的处理方法

如果处理得当，一般很少采用以下措施。

1. 耻骨联合切开术：当骨盆不够宽大时，该操作可以“打开”骨盆带。行切开术时应使用金属导尿管定位尿道，以避免尿道损伤。

2. 胎头复位法（Zavanelli 法）：按照分娩机制的反方向旋转胎头（如屈曲和“反复位”）将胎头回纳入阴道内，然后进行剖宫产。在操作过程中需要使用宫缩抑制药。

（三）发生肩难产时的其他注意事项

1. 牵引应轻柔、牵引方向不是向下。

2. 时间记录非常重要，应指派一名团队成员（“记录员”）记录事件发生的时间表。

3. 如果需要进行新生儿复苏，应该紧急呼叫儿科团队。

4. 预计会发生产后出血时，应采取预防措施，如输注 40U 缩宫素。

5. 仔细检查生殖道有无损伤。

6. 事后及时仔细记录事件发生的时间和顺序、参与人员和每个人所做的事情。

7. 在事情发生后应向孕妇及其丈夫解释分娩过程并与其沟通可能的结局。

8. 填写事故报告表，以便进行风险管理。

9. 如果发生了损伤，可能会涉及医疗法律问题，因此记录就显得更加重要。

（四）腋窝后牵引或吊带

这些操作旨在娩出后臂，当后肩被卡在骶岬时，这些操作会有帮助。

1. 牵引：医生将手沿着骶骨凹陷伸入，将手指放在胎儿腋窝处，先娩出后肩，再娩出手臂。

2. 吊带：用一根柔软的导管从胎儿腋窝下环绕后肩，尝试通过向下牵引的方式娩出后肩。

注意：这两种操作都有很高的肱骨骨折风险。

拓展阅读

PROMPT Maternity Foundation. www.promptmaternity.org

四、产科大出血

产科大出血是孕产妇疾病率和死亡率的一个重要原因。

识别风险因素，采取预防措施，对失血进行及时和适当的处理，都有可能改善预后。需要警惕的是有些出血可能是隐匿性的。

注意：产科大出血是指失血量≥1500ml，如果失血仍在持续，则需要紧急处理。对于 BMI 很低的女性，应将失血量＞1000ml 作为大出血的临界值。

原因

1. 产前

(1) 胎盘早剥。

(2) 前置胎盘。

(3) 严重绒毛膜羊膜炎或败血症。

(4) 重度子痫前期（包括肝脏破裂）。

(5) 滞留的死胎。

2. 产时

(1) 产时胎盘剥离。

(2) 子宫破裂。

(3) 羊水栓塞。

(4) 剖宫产并发症，宫角或阔韧带撕裂。

(5) 异常胎盘粘连（胎盘植入 / 胎盘穿透）。

3. 产后

(1) 原发性产后出血，常见原因包括：①子宫收缩乏力；②生殖道损伤；③凝血功能障碍；④妊娠组织物残留。

(2) 继发性产后出血，原因包括：①感染（通常与妊娠组织物残留有关）；②少见于妊娠滋养细胞疾病或子宫动静脉畸形（包括假性动脉瘤）。

五、产科大出血：病理生理

妊娠伴随血容量增加。足月时流入妊娠子宫的血流量为 500～800ml/min，胎盘循环约为 400ml/min。因此，孕产妇很容易在短时间内损失大部分循环血量。

低血容量和严重贫血引起的器官灌注不足会导致子宫缺氧而失去张力，随之而来的凝血功能障碍使病情恶化。

体重适中的健康年轻女性通过有效的代偿机制能维持心血管参数，从而能很好地耐受 500～1000ml 的失血量（占血容量的 10%～15%），但当失血量为 30%～40% 时，这种耐受机制被打破（表 10–1）。

相对血压来说，脉率在评估失血程度时更有用，尤其是对于隐性失血，如隐性胎盘早剥或瘢痕破裂。在这些情况下，血流动力学不稳定的程度可能与肉眼估计出血量（estimated blood lose，EBL）不成比例。

如果大出血发生在产前或产时，胎儿会迅速缺氧并死亡，可能因为母体失血时血液重新分配，绕过了非重要器官（包括子宫），也可能是胎盘早剥等情况引起。

六、产科大出血：处理

产科大出血是一种危及生命的紧急情况，需要给予迅速且恰当的处理。大多数医院都有自己的处理指南，包括详细的方案和医院预警系统，一旦失血量持续超过 1500ml 就会启动。

产科大出血方案应该只需呼叫就可以启动实验室预警，召集关键工作人员，及时送达血液和血液制品。

在产前或产时，胎心监护是必不可少的，但如果胎儿不能以最快的方式分娩，大量失血将导致胎儿迅速死亡。除非产妇宫口开全，并且满足阴道分娩的条件，否则应该通过剖宫产分娩。

（一）处理原则

1. 立即恢复循环血容量进行复苏。
2. 如果患者情况不稳定或估计出血量＞1500ml 且持续出血，为维持氧合和预防 DIC，应使用红细胞和新鲜冰冻血浆（fresh frozen plasma，FFP）。
3. 如果胎儿窘迫或估计出血量＞1500ml，应及时娩出胎儿。
4. 快速纠正出血的主要原因。
5. 支持性治疗和监测相关指标。
6. 静脉注射氨甲环酸 1g。

（二）后果

1. 急性低血容量。
2. 心血管系统快速失代偿。
3. 如果是产前，会导致胎儿窘迫或死亡。
4. DIC。
5. 与输液和多次输血相关的医源性并发症。
6. 肺水肿。
7. 成人呼吸窘迫综合征。

表 10–1　失血和心血管参数

失血量	心　率	收缩压	组织灌注
10%～15%	↑	正常	体位性低血压
15%～30%	↑ +	正常	外周血管收缩
30%～40%	↑ ++	70～80mmHg	面色苍白、少尿、意识障碍、烦躁不安
40%+	↑ +++	＜60mmHg	虚脱、无尿、呼吸困难

8.Sheehan 综合征（垂体功能减退症）。

（三）弥散性血管内凝血

DIC 的主要原因是大量失血，但也可能发生在其他情况，如羊水栓塞。随血液消耗或丢失，纤维蛋白原、血小板和凝血因子的消耗引起 DIC。输入的液体进一步稀释了剩余的凝血因子，以及低血压介导的内皮损伤会引发 DIC。

最有用的诊断 DIC 的检测是纤维蛋白原、部分凝血活酶时间和活化凝血活酶时间。血液科专家的早期参与对于指导合理应用血液制品至关重要。

1. 血液制品

(1) 新鲜冰冻血浆：含有所需的所有凝血因子。理想情况下，快速输注 1U 的红细胞应给予 1U 的 FFP。

(2) 冷沉淀：含有较多的纤维蛋白原，但缺乏抗凝血酶Ⅲ，在产科大出血中抗凝血酶通常会耗尽。

(3) 浓缩血小板：很少使用，但如果行计划手术可能需要使用。

(4) 重组活化因子Ⅶ：严重凝血功能障碍时使用效果好，但价格昂贵，不容易获得。

2. 辅助治疗

考虑静脉注射氨甲环酸 1g。

（四）预防产科大出血

1. 对产科出血风险进行分级。

2. 常规预防。

(1) 阴道分娩：麦角新碱®（缩宫素和麦角新碱）或单用缩宫素（若有高血压或心脏病）。

(2) 剖宫产：缩宫素 5U 静脉注射，并考虑重复使用。

3. 对于少量出血的早期识别和适当处理。

七、产科大出血：急救

需要急救的最常见情况是发生在分娩后。在产前或产时的情况下，处理原则是相同的，一旦母亲情况稳定应尽快分娩。

可能需要在止血的同时采取抢救措施。

（一）如果 EBL＜1000ml 且没有休克的临床症状

1. 寻求帮助。

2. 建立大的静脉通道，采血进行血型鉴定，查血常规和凝血功能。

3. 静脉输注晶体。

4. 每 15 分钟监测 1 次脉搏、血压和呼吸。

（二）如果 EBL＞1000ml 或出现休克临床症状

除上述措施外，还应包括以下处理。

1. 联系 / 呼叫麻醉师。

2. 平躺保暖。

3. 吸氧。

4. 查纤维蛋白原。

5. 静脉输注晶体（最大 3500ml）。

（三）如果 EBL＞1500ml 且持续发生产科大出血

除上述措施外，还应采取以下措施。

1. 启动产科大出血方案，包括：① 4U 红细胞和 4U FFP；②召集麻醉师和产科专家；③现场采集、运输血样；④记录抢救时间表；⑤邀请血液科专家紧急会诊。

2. 红细胞：FFP 维持在 1：1。

3. 不能依赖血红蛋白分析仪（HemoCue™）或床旁快速 Hb 检测。

4. 如果红细胞用量＞6U 或纤维蛋白原＜2g/L，则输注冷沉淀。

5. 如果血小板＜75×10^9/L，则输注血小板。

（四）产科大出血处理的一般干预措施

1. 与其他工作人员，特别是麻醉师进行详细的沟通。

2. 抢救，包括使用血液和凝血制品恢复血容量。

3. 排空子宫：娩出胎儿，娩出胎盘或清理残留组织。

4. 双手按压或从上方按压子宫。

5. 给予子宫收缩药物。

(1) 输注缩宫素 40U。

(2) 麦角新碱 500μg 静脉注射或肌内注射。

(3) 米索前列醇 800～1000μg。

(4) 卡前列素 250μg 肌内注射或宫体注射。

6. 缝合生殖道损伤（包括宫颈裂伤）。

7. 用 Rusch/Bakri 球囊填塞子宫。

8. 剖宫产术。

(1) 如果胎盘着床部位出血，需要缝合并安放 Rusch/Bakri 球囊。

(2) 如果子宫收缩乏力，对药物治疗无反应，压迫止血后出血量减少，应行 B-Lynch 缝合术或垂直压迫缝合术。

(3) 子宫动脉栓塞术可能有助于止血，但在紧急情况下并不一定是最佳选择。

(4) 全子宫或次全子宫切除术。

上述治疗无效时，主动脉（外部或内部）的压迫可用于临时控制出血。

（五）主动脉压迫的具体操作

1. 外部压迫：操作者的右拳牢牢地压在腹部脐上方的正中线上（在这里很容易触及主动脉），手掌方向指向足端，并向后按压脊柱来压迫主动脉。

2. 内部压迫：操作者一只手戴上手套从患者左侧进入胸腔将主动脉压在脊柱上。

注意：此操作很容易损伤下腔静脉，并且很难修复，因此只有经验丰富的外科医生才能压迫主动脉。

八、产科大出血：止血

（一）一般措施

合理的抢救可纠正凝血功能障碍，有助于防止进一步出血。

1. 给予氨甲环酸 1g 静脉滴注。

2. 考虑病因：4T。

3. 子宫收缩乏力比较常见，产后应常规按摩子宫或双手按压子宫，并使用缩宫素。

（二）4T

1. Tone：子宫收缩乏力。

2. Tissue：胎盘或部分胎盘残留。

3. Trauma：腹腔内或生殖道损伤。

4. Thrombin：凝血功能障碍。

（三）产科大出血的原因

1. 胎盘因素

(1) 胎盘全部或部分残留。

(2) 胎盘着床部位出血。

(3) 胎盘植入 / 穿透性胎盘。

2. 软产道损伤

(1) 会阴切开术 / 撕裂。

(2) 阴道旁血肿（常有产后严重直肠疼痛）。

(3) 子宫破裂。

(4) 剖宫产术中引起的子宫 / 宫颈损伤。

(5) 阴道分娩时宫颈撕裂（较少引起产后大出血）。

(6) 阔韧带血肿（慢性出血，无疼痛）。

3. 宫缩乏力

(1) 一般因素：既往发生过产后出血，BMI 增加。

(2) 子宫扩张：多胎妊娠，羊水过多。

(3) 感染。

(4) 解剖结构变化，如子宫肌瘤。

(5) 功能性问题：急产、难产。

(6) 松弛子宫药物，如硫酸镁、宫缩抑制药。

(7) 母体失血和凝血功能障碍。

（四）子宫收缩乏力的处理

注意：应用促进子宫收缩的物理方法，如按摩子宫和双手按压子宫，这是非常快速有效的方法，同时进行以下操作。

1. 静脉注射 500μg 麦角新碱（如果静脉注射有困难，可以肌内注射）。

2. 静脉滴注缩宫素（40U）。

3. 如果出血没有停止，可以静脉推注 10U 缩宫素。

4. 如果出血仍然持续（或有麦角新碱禁忌证），则经直肠给予 800μg 米索前列醇（片剂）。

5. 如果宫缩乏力持续存在，给予卡前列素

250μg 肌内注射：①如果是剖宫产，最好直接宫体注射；②每隔 15 分钟重复 1 次，共 4 次。

6. 如果以上措施都失败了，则立即在麻醉下进行检查并建议尽快行手术治疗。

九、产科大出血：外科治疗

（一）麻醉状态下进行检查

首先检查阴道和宫腔。

1. 阴道：①检查 / 触摸阴道上段裂伤；②检查宫颈和缝合部位裂伤；③检查 / 触摸阴道旁血肿。

2. 检查宫腔，确保无残留组织。

（二）剖腹探查术

注意：如果在宫腔无组织残留且无阴道创伤的情况下仍有持续出血，则需行剖腹探查术。如果是剖宫产患者或前次剖宫产患者，应尽早考虑开腹手术。

1. 评估子宫收缩力并给予促宫缩药物。

2. 确保宫腔无残留组织，因为即使是很小的残留组织也会导致宫缩乏力。

3. 检查子宫是否破裂，包括子宫后壁。

4. 剖宫产时检查容易漏缝的地方（通常是切口两侧角）。

5. 检查腹壁和腹膜是否有出血部位。

6. 如果出血点未确定，要考虑罕见情况，如脾动脉瘤、主动脉破裂、肝包膜破裂。

7. 如果出血来自胎盘着床部位，则缝合植入面，亦可放置 Rusch/Bakri 球囊压迫止血。

8. 如果出血由对药物治疗无效的子宫收缩乏力引起，可考虑暂时采用手法压迫控制出血，并尝试 B-Lynch 缝合或垂直压迫缝合（可提供持续的压迫，并减少子宫供血）。

9. 通过结扎子宫动脉、卵巢的输卵管分支和髂内动脉前支实现系统性的盆腔血管阻断：①结扎子宫动脉和子宫 – 卵巢动脉吻合支，无法控制供应子宫下段的出血，因为其供血来自于髂内动脉阴道支；②髂内动脉结扎将有助于控制子宫动脉和阴道支出血（双侧结扎可使血管内压力下降 85%，血流下降 50%，出血量下降 50%）。

10. 子宫切除术是最后的选择：①次全子宫切除术比全子宫切术能更安全、更快速地治疗宫缩乏力；②如果出血来自下段（前置胎盘、胎盘植入或子宫撕裂），则行全子宫切除术。

11. 动脉栓塞术。

注意：子宫切除术的决定不应过迟，因为这可能导致产妇死亡。

（三）阴道旁血肿

1. 阴道分娩后严重的直肠 / 阴道出血。

2. 产钳术 / 会阴切开术后常发生阴道旁血肿，但自然分娩也可能发生。

3. 肉眼经常看不见，但做阴道内检可发现。

4. 麻醉状态下检查。

5. 清除血肿，缝合阴道壁。

6. 阴道填塞并引流。

7. 失血量多于肉眼观察量，需考虑产科大出血。

（四）产科大出血的动脉栓塞治疗

1. 优点

(1) 侵入性小于开腹手术。

(2) 有助于保护生育力。

(3) 针对性处理出血血管。

2. 缺点

(1) 仅少数医疗机构可提供。

(2) 可能无法将所需设备送到产科手术室或无法将产妇转移到放射科。

(3) 必须配备经过培训的介入放射科医生。

3. 方法

(1) 将导管插入股动脉，绕过主动脉分叉上方，并注射对比剂识别出血血管。

(2) 将导管引导至出血血管，并用明胶海绵栓塞血管，明胶海绵通常在大约 10 天内被吸收。

如果预计出血量大（如前置胎盘伴胎盘植入），可提前行预防性介入手术，如果需要栓塞，可以提前在髂内动脉或子宫血管中放置球囊。

十、静脉血栓栓塞：概述

（一）背景

静脉血栓栓塞是发达国家孕产妇发病率和死亡率的主要原因。血栓栓塞包括大腿、小腿或盆腔的深静脉血栓和肺栓塞。

1. 妊娠相关 VTE 的发生率为 1∶1000～2∶1000。

2. DVT 的发病率是 PE 的 3 倍。

3. 相对于选择性剖宫产或阴道分娩，急诊剖宫产与 DVT 的发生率更相关。

4. 血栓栓塞性疾病可发生在妊娠期的任何时候。

5. 在未经治疗的患者中，16% 的 DVT 可发展为 PE。

（二）有 VTE 病史的女性

注意：既往有 VTE 病史的女性在妊娠期发生 VTE 的风险更高。

1. 对于无已知血栓形成倾向，但既往有单一血栓形成的孕妇，其妊娠期 VTE 的风险从 0.1% 左右升高至 3%。

2. 如果孕妇有血栓形成倾向，或者之前的 VTE 发生在不寻常部位或不明原因，风险会更高。

3. 既往有 VTE 病史的女性应在妊娠前进行血栓风险评估。

（三）VTE 的妊娠相关危险因素

妊娠本身是 VTE 的一个危险因素，原因如下。

1. 下肢静脉淤滞。

2. 分娩时可能对盆腔静脉造成损伤。

3. 凝血系统的变化，包括：①促凝血因子增加（凝血因子Ⅹ、Ⅷ和纤维蛋白原）；②内源性抗凝活性下降；③纤维蛋白溶解抑制；④蛋白 S 活性显著降低。

从妊娠早期到产后至少 6 周，所有孕妇都有血栓形成的风险。有些女性有一个或多个额外的风险因素，其在妊娠期的血栓形成风险将会更高。

（四）VTE 的其他风险因素

1. 既往存在的风险因素

(1) 有 VTE 病史。

(2) 先天性血栓形成倾向：抗凝血酶缺乏，蛋白 C 缺乏，蛋白 S 缺乏，因子Ⅴ Leiden 突变，凝血酶原基因突变。

(3) 获得性血栓形成倾向（抗磷脂综合征）：狼疮抗凝物，抗心磷脂抗体阳性。

(4) 年龄＞35 岁。

(5) 妊娠前或妊娠早期肥胖（BMI＞30kg/m^2）。

(6) 产次＞4 次。

(7) 静脉曲张。

(8) 截瘫。

(9) 镰状细胞病。

(10) 炎症性疾病，如炎症性肠病。

(11) 内科疾病，如肾病综合征、心脏病。

(12) 骨髓增生性疾病，如原发性血小板增多症、真性红细胞增多症。

2. 新发或暂时性风险因素

(1) 卵巢过度刺激综合征。

(2) 呕吐。

(3) 脱水。

(4) 长途旅行。

(5) 严重感染，如肾盂肾炎。

(6) 行动不便（卧床休息 4 天以上）。

(7) 子痫前期。

(8) 长期劳动。

(9) 中高位阴道助产。

(10) 失血过多。

(11) 妊娠期或产褥期的外科手术，如清除残留妊娠组织物、产后绝育。

(12) 产后制动。

拓展阅读

RCOG(2015).Reducing the risk of venous thromboembolism during pregnancy and the puerperium.Green-top guideline no.37a. www.rcog.org.uk/globalassets/documents/guidelines/gtg-37a.pdf

十一、静脉血栓栓塞：预防

- 低分子肝素是产前血栓预防的首选药物。
- 在妊娠期使用低分子肝素与普通肝素一样

有效，并且更安全，更易于监测。

- 在使用 LMWH 进行血栓预防时，通常不需要监测抗Xa 水平。

在分娩前、分娩期间和分娩后必须使用评估表（通常是电子表）重新评估女性 VTE 的风险因素。

以下评估分数用于指导治疗：产前评估工具示例见图 10–1，产后评估工具示例见图 10–2。

其他注意事项

1. 所有女性都应在妊娠早期接受 VTE 风险评估。

2. 妊娠期间出现任何其他问题或生产后应再次评估。

3. 既往有 VTE 病史的女性，最好在妊娠前进行遗传性和获得性易栓症筛查。

4. 避免长时间制动和脱水。

5. 产前血栓预防应尽早开始。

6. 产后预防应在分娩后尽快开始（使用椎管内麻醉后采取预防措施）。

7. 失血过多和输血是 VTE 的危险因素，因此一旦出现出血风险，应立即或重新进行血栓预防。

拓展阅读

RCOG(2015).Reducing the risk of venous thromboembolism during pregnancy and the puerperium.Green-top guideline no.37a. www.rcog.org.uk/globalassets/documents/guidelines/gtg-37a.pdf

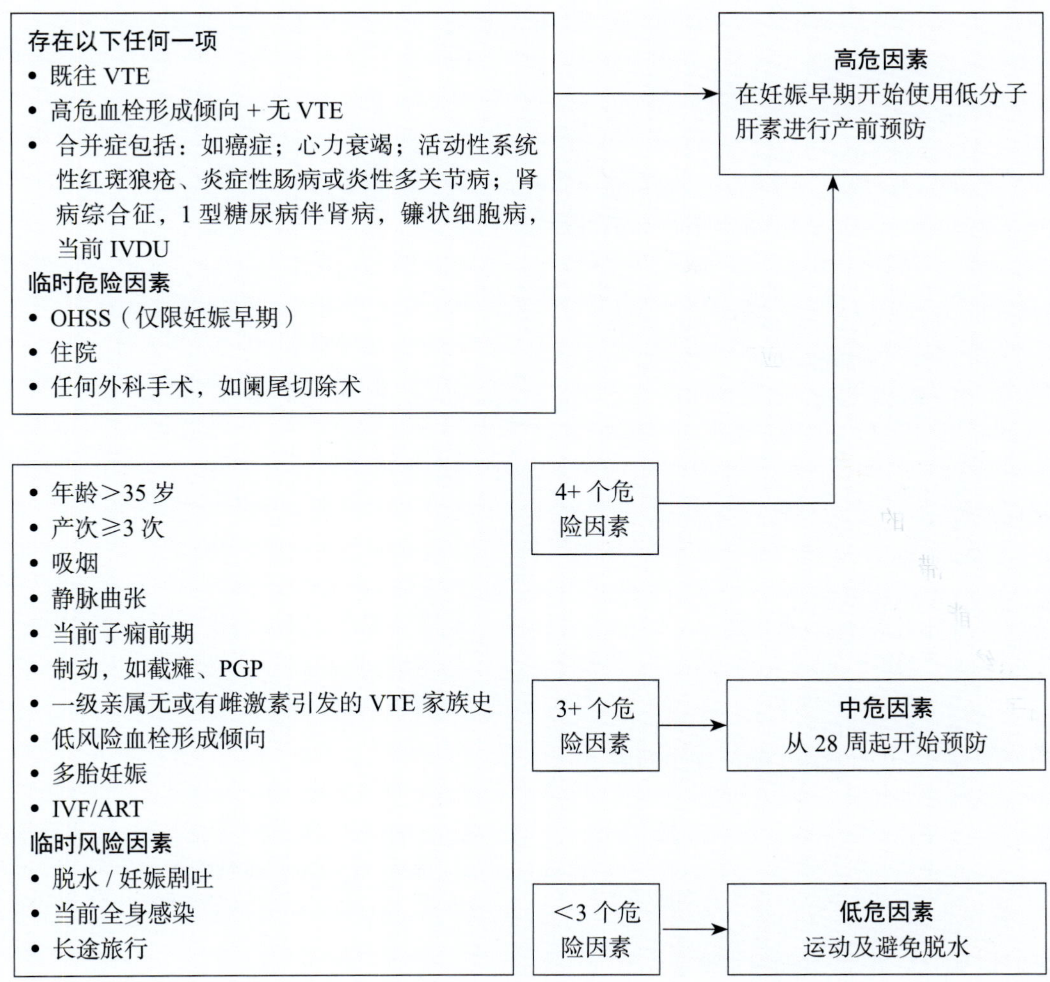

▲ 图 10–1　血栓预防的产前评估和管理

ART. 辅助生殖技术；IVDU. 静脉注射吸毒者；IVF. 体外受精；OHSS. 卵巢过度刺激综合征；PGP. 骨盆痛；VTE. 静脉血栓栓塞

十二、静脉血栓栓塞：诊断

（一）VTE 的症状和体征

1. 深静脉血栓：①腿部疼痛或不适（尤其是左腿）；②肿胀；③压痛；④发热；⑤红斑、皮肤温度升高和水肿；⑥下腹疼痛（高位 DVT）；⑦白细胞计数升高。

2. 肺栓塞：①呼吸困难；②昏倒；③胸痛；④咯血；⑤晕眩；⑥颈静脉压升高；⑦胸部有局部体征；⑧ DVT 相关的症状和体征。

注意：在妊娠期，如果孕妇出现上述任何症状应高度警惕并立即进行紧急检查。如果怀疑 VTE，应在等待辅助检查的同时开始治疗。

（二）检查

1. 血栓形成倾向筛查。

2. 全血细胞计数，尿常规和电解质检查，肝功能检查。

3. 凝血功能检查。

4. 心电图。

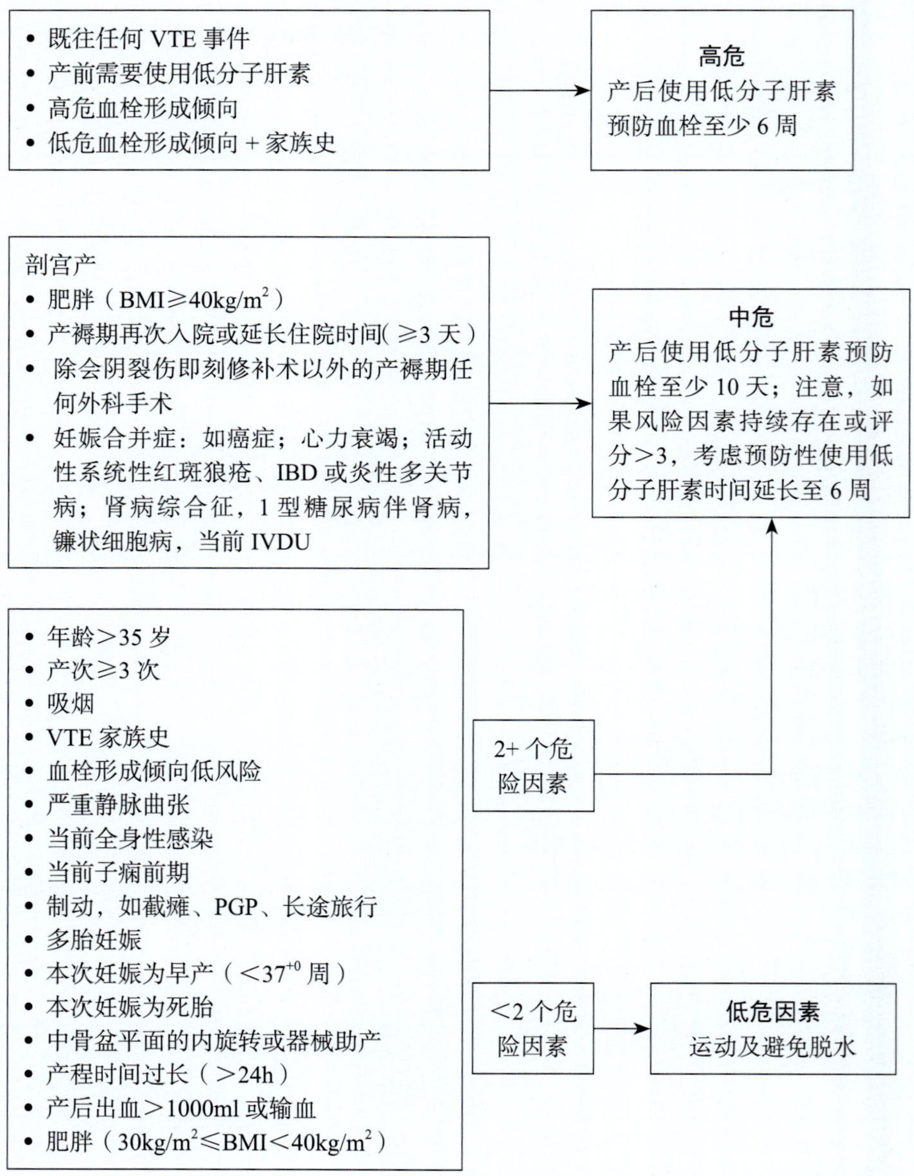

▲ 图 10-2 产后和分娩时的评估及管理

IBD. 炎症性肠病；IVDU. 静脉注射吸毒者；PGP. 骨盆痛

（三）影像学

1. 上肢 / 盆腔超声。

2. 做好子宫辐射防护后，行血管静脉造影。

如果怀疑 PE，可考虑进行以下检查：①胸部 X 线检查；②动脉血气；③超声心动图可能有助于诊断右心的损伤 / 衰竭；④肺通气 / 灌注扫描（V/Q 或 Q 扫描）；⑤螺旋 CT；⑥双侧下肢血管彩超检查。

诊断和管理指南见图 10–3 和图 10–4。

注意：因为一些症状和体征在正常妊娠中也常见，所以在临床上怀疑 VTE 的女性中，<50% 的患者被确诊。

十三、静脉血栓栓塞：治疗

（一）抗凝

1. 普通肝素：普通肝素目前几乎不用于 VTE 的治疗。

2. 低分子肝素。

(1) 低分子肝素与普通肝素对 PE 的治疗同样有效。

(2) 在妊娠期 VTE 的治疗中，推荐低分子肝素每天 2 次给药方案（依诺肝素 1mg/kg，每天 2 次；达肝素钠 100U/kg，每天 2 次，最高可使用至 18 000U/24h）。

(3) 长期使用低分子肝素的患者骨质疏松症和骨折的风险低于使用普通肝素的患者。

(4) 应测量抗Ⅹa 活性峰值（注射后 3h），以确保孕妇抗凝治疗剂量合适。

(5) 抗Ⅹa 水平的目标范围为 0.35～0.70U/ml。

（二）其他注意事项

1. 抗凝治疗应持续至少 6 个月。

2. 分娩后，治疗应至少持续 6 周。

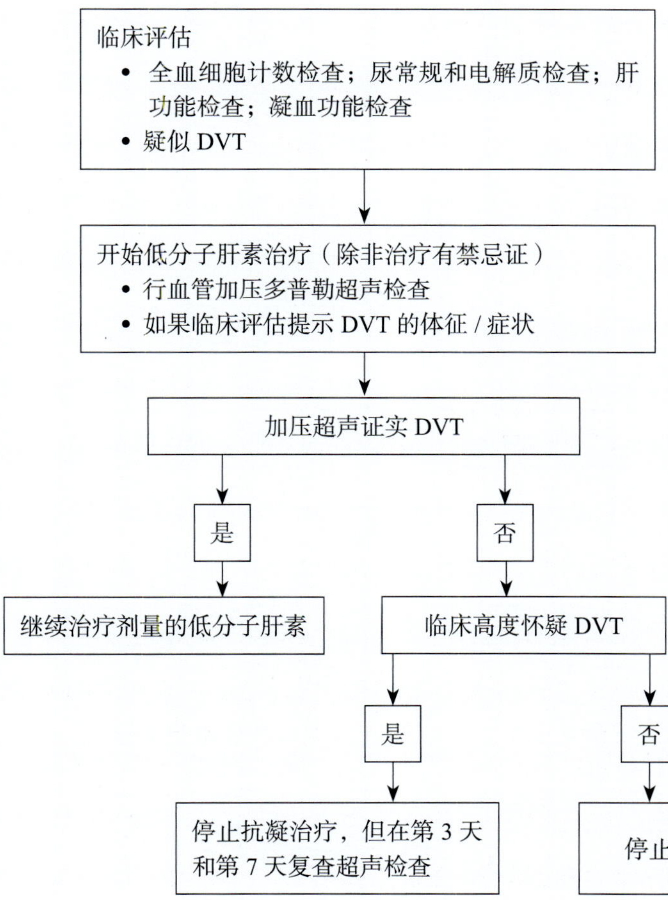

◀ **图 10–3　妊娠期和产褥期疑似 DVT 的评估和初步处理**

3. 华法林可以在产后使用，其对母乳喂养是安全的。

4. 建议抬高腿部，并使用分级弹力袜来减少水肿；建议活动。

5. 尽管进行了充分的抗凝治疗，或者存在抗凝治疗的禁忌证（较少情况发生），导致 PE 反复发作可考虑安放下腔静脉滤器。

6. 在危及生命的大面积 PE 溶栓治疗中，可能需要经皮导管血栓碎裂术或外科取栓术。

7. 当 DVT 损害腿部功能时，可考虑行手术取栓或溶栓治疗。

诊断和治疗指南见图 10–3 和图 10–4。

拓展阅读

RCOG(2015).Reducing the risk of venous thromboembolism during pregnancy and the puerperium.Green-top guideline no.37a. www.rcog.org.uk/globalassets/documents/guidelines/gtg-37a.pdf.

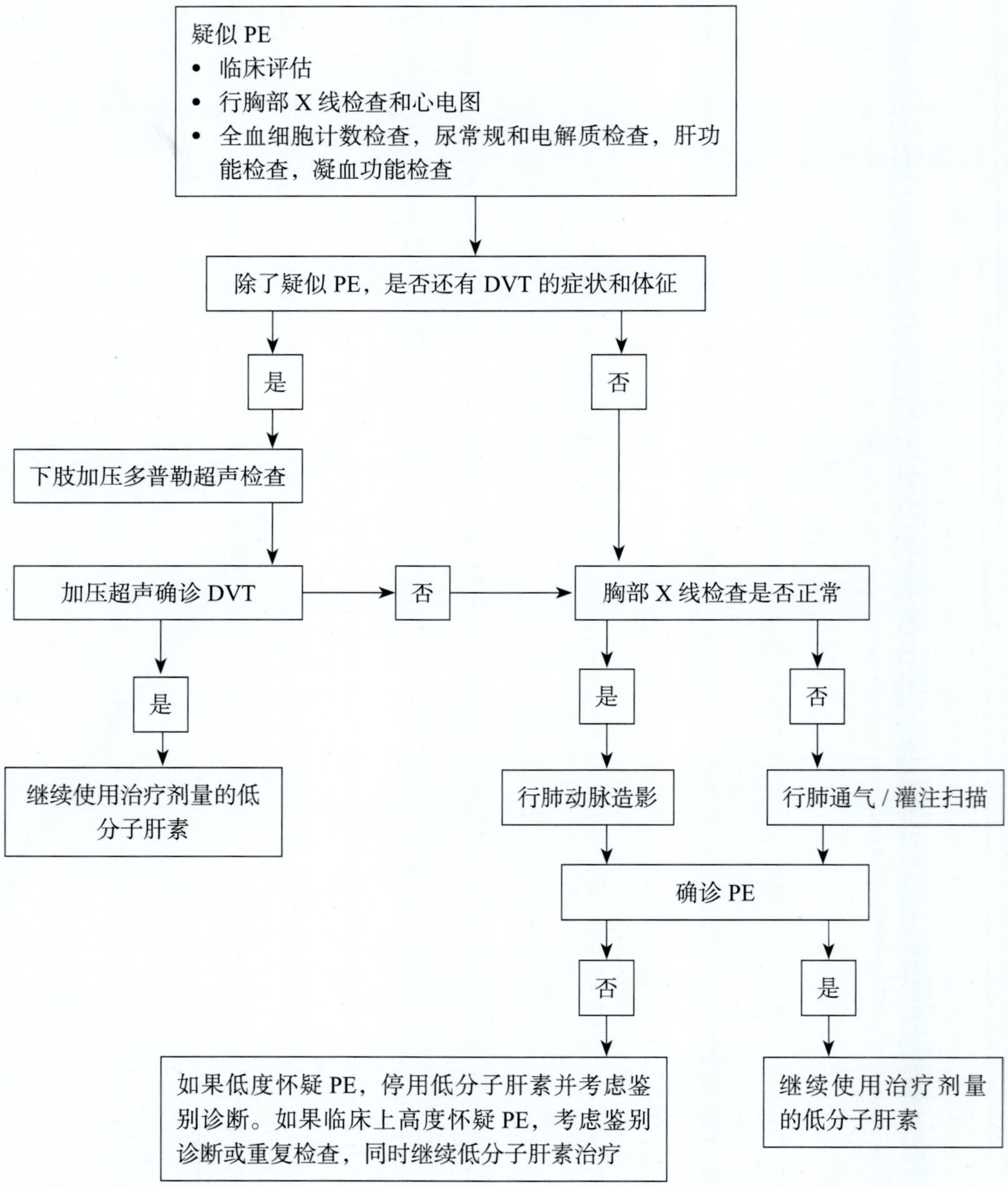

▲ 图 10–4 妊娠期和产褥期疑似 PE 的评估和初步处理

十四、静脉血栓栓塞：分娩

（一）产程中和分娩时的抗凝

1. 应告知孕妇，一旦她自己认为临产了，就不应再注射任何低分子肝素。

2. 避免硬膜外血肿的风险。

(1) 至少在 LMWH 末次给药后 12h 内（如果使用治疗剂量，则在 24h 之后）避免硬膜外麻醉。

(2) 硬膜外导管取出后至少 4h 内不应给予 LMWH。

(3) 硬膜外导管不应在注射 LMWH 后 10～12h 内取出。

3. 剖宫产术后伤口血肿的风险增加。

4. 应考虑行创口引流。

（二）大面积肺栓塞的心肺复苏

1. 必要时进行心搏骤停的复苏。

2. 需要及时响应的医疗团队。

3. 早期行超声心动图或 CTPA（＜1h）。

4. 静脉注射肝素。

5. 若出现血流动力学障碍或缺血的并发症，则考虑行溶栓治疗（近期分娩包括剖宫产并非其禁忌证）。

6. 在极端情况下考虑取栓。

拓展阅读

RCOG(2015).Reducing the risk of venous thromboembolism during pregnancy and the puerperium.Green-top guideline no.37a. www.rcog.org.uk/globalassets/documents/guidelines/gtg-37a.pdf.

十五、羊水栓塞：概述

羊水栓塞是一种罕见且致命的母体并发症。它是不可预测和不可预防的，而且通常进展迅速。它仍然是导致孕产妇直接死亡的重要原因。发病率为 1 :（8000～30 000）。报道的死亡率在 13%～80%。从出现症状到死亡的时间从几分钟到 32h 不等。可能发生在自发性胎膜破裂或人工破膜（70%）、剖宫产术（19%）、产程中或分娩后 48h 内（11%），有极少部分发生在人工流产术中或术后、手取胎盘或羊膜腔穿刺术。

（一）病因

可能的病因主要包括：强烈的子宫收缩、羊水过多和子宫血管的破坏。

（二）羊水栓塞的特点

以急性发作为特征：①缺氧和呼吸骤停（27%～51%）；②低血压（13%～27%）；③胎儿窘迫（17%）；④惊厥（10%～30%）；⑤休克；⑥精神状态改变；⑦心搏骤停；⑧凝血障碍引起的出血，通常在羊水栓塞发生后 30min 内出现。

（三）羊水栓塞的危险因素

包括：①多胎妊娠；②高龄孕妇；③剖宫产或经阴道手术助产；④子痫；⑤羊水过多；⑥前置胎盘；⑦胎盘早剥；⑧宫颈裂伤；⑨子宫破裂；⑩医源性引产。

十六、羊水栓塞：诊断和处理

（一）诊断

羊水栓塞属于临床诊断，本质上是排除诊断。鉴别诊断应包括：①肺栓塞；②过敏反应；③败血症；④子痫；⑤心肌梗死。

注意： 在一些患者中，首发症状可能是伴有 DIC 的严重出血。从母体肺动脉抽吸物和痰中发现胎儿成分可支持临床诊断。然而，只有在尸检时肺血管中存在胎儿鳞状细胞和碎片才能明确诊断。

（二）辅助检查

1. 动脉血气分析。

2. 电解质，包括钙和镁水平。

3. 全血细胞计数（白细胞计数升高）。

4. 凝血功能检查。

5. 胸部 X 线检查（肺水肿）。

6. 心电图（缺血和梗死）。

（三）处理

1. 快速 CPR 并入住 ICU，由产科、麻醉科和血液科组成 MDT 团队进行支持。

2. 肺动脉楔压监测有助于血流动力学管理，

可以使用通过导管抽吸的血液进行检查以协助诊断。

3. 氧饱和度维持接近100%（有助于预防缺氧引起的神经功能损伤）。

4. 液体复苏是阻止低血压和血流动力学不稳定的必要措施。

5. 对于顽固性低血压，使用具有直接作用的血管升压药，如去甲肾上腺素，其可以维持最好的灌注压。

6. 可能需要正性肌力药物。

7. 应在血液学专家的帮助下进行DIC的处理。

8. 血浆置换将有助于清除循环中的纤维蛋白降解产物。

9. 如果尚未分娩，则需要持续的胎儿监护：建议在心搏骤停1min内通过剖宫产分娩，以利于母亲进行CPR。

十七、子宫内翻

子宫内翻可导致孕产妇发病率或死亡率增加。发病率为1∶3000～1∶2000。孕产妇死亡率可高达15%。

（一）子宫内翻的危险因素

1. 脐带牵引力强且宫底过度加压。
2. 异常胎盘附着。
3. 子宫发育异常。
4. 宫底部胎盘植入。
5. 脐带过短。
6. 既往子宫内翻。

（二）症状和体征

1. 出血（94%的病例会出现）。

2. 第三产程出现严重的下腹痛。

3. 休克与失血不成比例（神经源性，由迷走神经张力增高引起）。

4. 经腹部摸不到子宫底（或只是感觉到子宫底部有凹陷）。

5. 阴道检查时发现阴道内有肿块。

（三）子宫内翻的处理

- 用手掌通过宫颈向上推宫底，立即进行复位（Johnson手法）。
- 呼救（包括高年资产科医生和麻醉师）。

若手法复位失败，则进行以下操作。

1. 使用大内径输液器建立两个静脉通道。

2. 完善全血细胞计数、凝血功能，交叉配血4～6U。

3. 立即补液。

4. 持续监测生命体征。

5. 转移患者至手术室并行适当镇痛。

6. 如果胎盘仍然附着在子宫，则将其原位保留以尽量减少出血，只有在复位后才能尝试取出。

7. 使用宫缩抑制药（如特布他林或挥发性麻醉药）有利于复位。

8. 若手法复位失败，可尝试经阴道水压复位（Sullivan技术）：①用一只手将温生理盐水注入阴道，封闭阴唇（可以使用硅胶透气杯来改善密封效果）；②首先应排除子宫破裂。

9. 若手法复位和经阴道水压复位都失败了，则需要开腹手术进行矫正（Haultain或Huntingdon手术）。

十八、脐带脱垂

脐带脱垂是指当胎膜破裂后脐带突出于先露部位的下方。这可能会导致脐带被先露部位压迫及脐带显露引起血管痉挛。脐带脱垂能引起胎儿急性循环障碍，若不立即分娩，可能导致胎儿神经系统后遗症或胎儿死亡。

（一）脐带脱垂的危险因素

1. 异常胎产式或胎先露（横产式或臀位）。
2. 多胎妊娠。
3. 羊水过多。
4. 早产。
5. 胎头未衔接。
6. 脐带过长。

（二）预防

当先露过高或羊水过多时，要稳妥的进行引产。在人工破膜过程中，如果检查到脐带先露（即脐带出现在羊膜完整部位的下方），应放弃人工破膜，并寻求上级医师帮助。

（三）处理

通过器械助产或剖宫产使胎儿尽快娩出。

1. 中转剖宫产时应防止脐带进一步受压。

(1) 胸膝卧位。

(2) 用大约 500ml 的温生理盐水充盈膀胱，使先露部向上移位（在剖宫产进腹之前，需记得松开导管）。

(3) 如果可行，用一只手在阴道里向上推先露部位。

2. 为了预防脐带痉挛，应避免脐带外露。

将脐带放入阴道以保持温度，并插入温热的生理盐水棉签，防止脐带再次脱出。

注意：要尽量避免处理脐带，因为这会引起进一步的痉挛。

3. 宫缩抑制药（特布他林 250μg）可用于抑制子宫收缩和改善胎儿的供氧：由于子宫收缩乏力可能导致剖宫产术后的产后出血；如需使用子宫兴奋剂，可给予普萘洛尔 1mg，静脉滴注。

4. 分娩时新生儿团队必须在场。

十九、双胎第二胎儿的胎儿窘迫

双胎第二胎儿发生窘迫的常见原因

1. 胎盘早剥（表现为大量出血）。

2. 脐带脱垂。

3. 子宫过度收缩。

注意：双胎第二胎儿的胎儿窘迫可能是医源性的，如缩宫素使用过多、分娩过急、过早破膜或主动脉腔静脉受压。该问题出现的常见原因是对双胎中的第二个胎儿监测不够仔细。可以行胎心监护，如果有必要，可以借助超声定位最佳监测位置或借助胎儿头皮电极来辅助监护。

双胎第二胎儿必须通过最快的方式安全分娩。

1. 如果是头位分娩，并且先露部在坐骨棘及其以下部位，则可以尝试行器械助产经阴道分娩：对于早产儿（34 周前），应避免阴道分娩。

2. 对于臀位，经验丰富的临床医生可以尝试“臀牵引术”。

(1) 抓住胎儿的脚，并在母亲的配合下轻轻地将脚从阴道中拉出来。

(2) 手臂往往会嵌顿于颈部，这时需要 Løvset 手法助产。

(3) 在目前产科操作中，臀牵引术唯一的指征是双胎第二胎儿存在胎儿窘迫。

3. 第二胎为横位时，可尝试内倒转术配合臀牵引术。

4. 如果不能经阴道分娩，应行即刻剖宫产（1 级）。

5. 如果操作者没有行臀牵引术的经验，应行即刻剖宫产（1 级）。

第 11 章　孕产妇及围产儿死亡

Maternal and perinatal mortality

栗宝华　译　　董晓静　校

一、孕产妇死亡：概述

孕产妇死亡是指妊娠或分娩相关并发症导致的母亲死亡。

2000—2017 年，全球每 10 万例活产中孕产妇死亡数由 342 例降至 211 例，孕产妇死亡率下降了 38%。

（一）孕产妇死亡的国际疾病分类标准（ICD-MM）

为了孕产妇死亡信息收集统一，便于更好地进行分析和解读，国际上采用基于 ICD-10 编码规则的 ICD-MM 对孕产妇死亡进行分类。

（二）孕产妇死亡相关术语定义

1. 孕产妇死亡率：每 10 万例活产中孕产妇的死亡人数。

2. 妊娠相关死亡：在妊娠期或妊娠终止后 42 天内所有的孕产妇死亡。

3. 孕产妇死亡：在妊娠期或妊娠终止后 42 天内，因妊娠相关疾病或妊娠使疾病恶化导致的孕产妇死亡，但不包括意外事故致死。

4. 孕产妇死亡被细分为三种类型。

(1) 直接产科原因死亡：产科并发症本身或由于工作人员疏忽或处理不当导致的孕产妇死亡。

(2) 间接产科原因死亡：死亡源于既往存在的基础疾病，或者是由于妊娠期生理性的影响使原有基础疾病恶化而导致的孕产妇死亡，并不是直接产科原因导致的。

(3) 未明原因死亡：死因不明的孕产妇死亡。

5. 孕产妇死亡也可以不考虑死亡类型，按照以下组别进行归类。

(1) 流产相关孕产妇死亡。

(2) 高血压疾病。

(3) 产科出血。

(4) 妊娠相关感染。

(5) 其他产科并发症。

(6) 意料之外的诊治并发症。

(7) 非产科并发症。

(8) 不明死因。

(9) 意外死亡。

拓展阅读

WHO(2012).The WHO application of ICD-10 to deaths during pregnancy, childbirth and puerperium: ICD MM. https://apps.who.int/iris/handle/10665/70929

二、英国保密调查：孕产妇死亡率和发病率

（一）背景

英国的孕产妇死亡保密调查始于 1952 年，但其起源可以追溯到 19 世纪中叶。

报告最初每 3 年发布一次，涵盖的孕产妇死亡人数相对较少。调查使用了 3 年的监测数据进行分析，不仅确定孕产妇的死亡趋势，而且以此为基础吸取“经验教训”提高孕产妇的医疗护理能力；同时，其匿名性和保密性也避免对这些家庭带来负面影响。

自 2014 年以来，英国母婴审计和保密调查合作组织（MBRRACE-UK）负责对保密调查报告的内容进行更新。MBRRACE-UK 每年发布一份调查报告，内容涵盖过去 3 年的孕产妇死亡趋势分析，分章节讨论孕产妇死亡原因并吸取经验教训，以提高未来的医疗护理能力。

死亡数据由管理孕产妇的医护人员提供。MBRRACE-UK 将报告的死亡案例获得法医、检察官或媒体人员的确认，并与国家统计局的数据进行交叉核对，以确保数据的完整性和准确性。

（二）方法学

1. 收集死亡个案的完整医疗记录，并在审查前进行匿名处理。

2. 由病理科医生、产科医生和（或）内科医生共同确认死亡原因。

3. 随后由 10～15 名专家对医疗记录进行审查，主要是评估诊治是否符合当前的国家标准和指南规范。

4. 每位死亡个案的医疗护理情况，分为以下几类：①良好的医疗护理；②提高医疗护理能力，但对于结局无明显改变；③提高医疗护理能力，可以改善不良结局。

5. 多学科讨论确定死亡个案的具体原因，并提取可获得的经验教训。

6. 各章节的内容包括国家指南推荐的医疗护理建议，并提供可获得的链接。

7. 图 11–1 是方法学概要。

三、孕产妇死亡（2015—2017）：监控数据

2015—2017 年，英国的孕产妇死亡率为 9.16/10 万（95%CI 7.96～10.5）。在此期间，总计有 2 280 451 名孕产妇，236 名死亡，其中 27 例被归为意外死亡。因此，共有 209 名孕产妇死亡个案使用 ICD-MM 进行分类。

孕产妇死亡率趋势分析

1. 与 2003 年相比，孕产妇死亡率下降了 1/3，比率（RR）=0.66（95%CI 0.55～0.79）。

2. 与 2012—2014 年相比，孕产妇死亡率有所升高，但无显著差异。2012—2014 年孕产妇死亡率为 8.54/10 万（95%CI 7.40～9.81）。

3. 在孕产妇直接产科原因死亡中（占 42%），VTE 是最主要原因，这种趋势已经持续了 20 多年。

4. 孕产妇自杀是第二大直接产科死亡原因。

5. 虽然 2014—2016 年报道产后出血死亡人数略有上升，但总体呈逐年下降趋势（图 11–2）。

6. 在孕产妇间接产科原因死亡中（占 58%），心血管和神经系统疾病分别是第一和第二大原因，与之前的报告相比，这一结论保持不变。

7. 种族：黑种人和亚裔女性的孕产妇死亡率分别是白种人女性的 5 倍和 2 倍。

8. 关键信息如图 11–3 所示。

四、心血管疾病孕产妇的医疗护理

心血管疾病是英国孕产妇的首位死因，部分原因可能归因于高龄孕妇人数日益增多，这导致心血管疾病患病风险增加（表 11–1 和图 11–4）。

（一）MBRRACE-UK 医疗护理建议

1. 胸痛、端坐呼吸、心动过速和呼吸频率加快是心脏疾病的重要症状和体征。

注意：运动时晕厥提示可能是心源性病因。

注意：反复出现胸痛，特别是需要阿片类药物止痛，是心脏疾病的一个危险信号，需要进行评估明确诊断。

注意：如果产妇因身体原因无法照顾婴儿，也可能是心脏疾病的一个危险信号。

2. 对于无法解释胸痛原因的孕产妇应行 12 导联心电图及肌钙蛋白检查排除心脏疾病。

3. 建议对提示有心脏疾病相关症状的孕产妇进行超声心动图检查。

4. 避孕和孕前咨询。

(1) 患有高危心脏疾病的女性需要意识到意外妊娠的风险。

(2) 当心脏疾病患者从儿童过渡到成人期有生

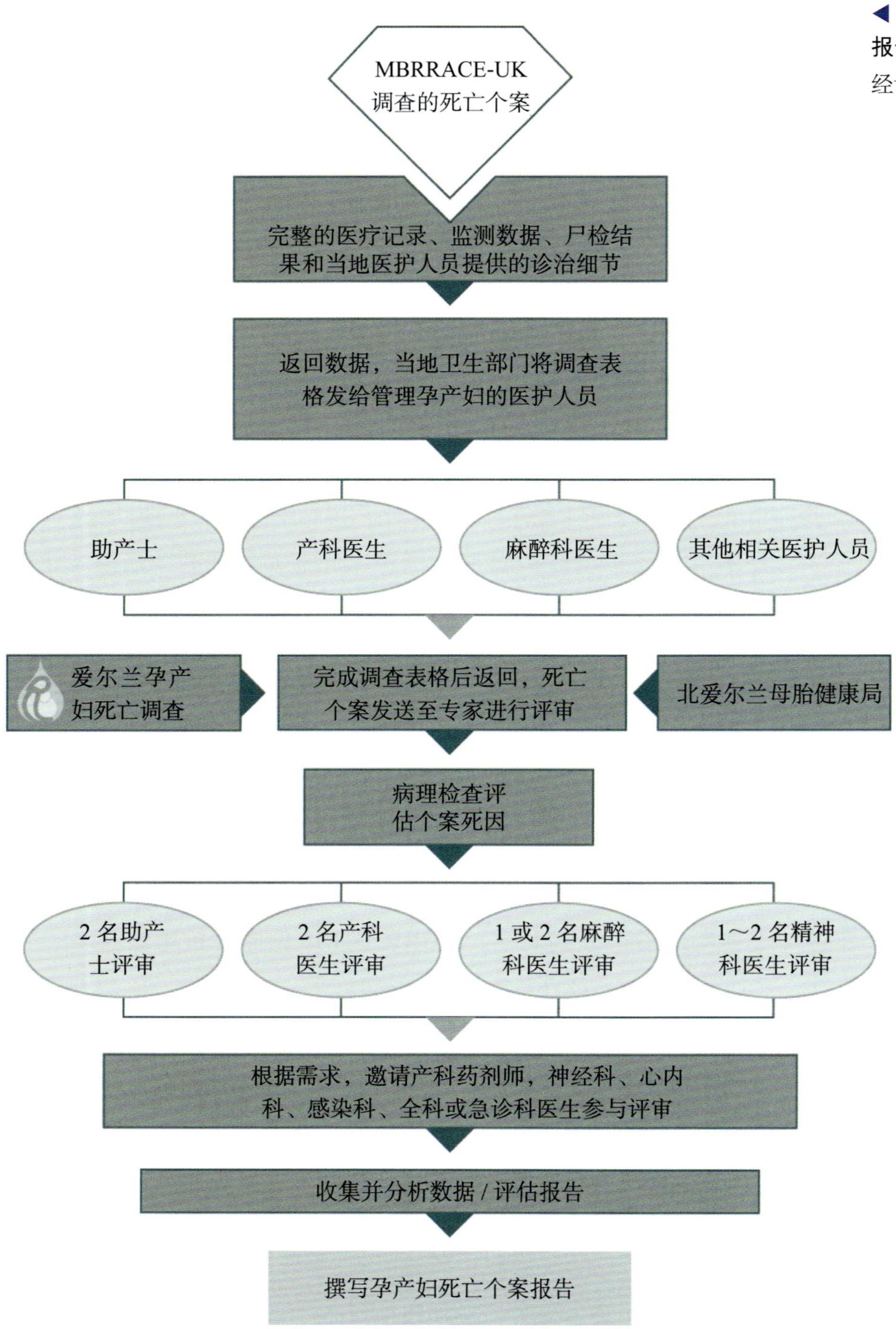

◀ **图 11-1 MBRRACE-UK 调查和报告英国孕产妇死亡率的方法流程**
经许可转载，引自 MBRRACE-UK

育要求时，应提供避孕和孕前风险咨询。

（二）主动脉夹层

大多数育龄女性的主动脉夹层发病与妊娠有关（50% 发生在妊娠晚期，33% 发生在产后），表现为突然发作的胸部、背部、颈部或腹部的剧烈疼痛。

注意：孕产妇突然出现剧烈疼痛伴有新发的神经系统症状应立即考虑主动脉夹层可能。

（三）建议 1：立即明确诊断

1. 反复出现的临床症状需要医生对此迅速做出准确诊断。

2. 仅排除诊断是不够的，应进一步深入分析并明确诊断。

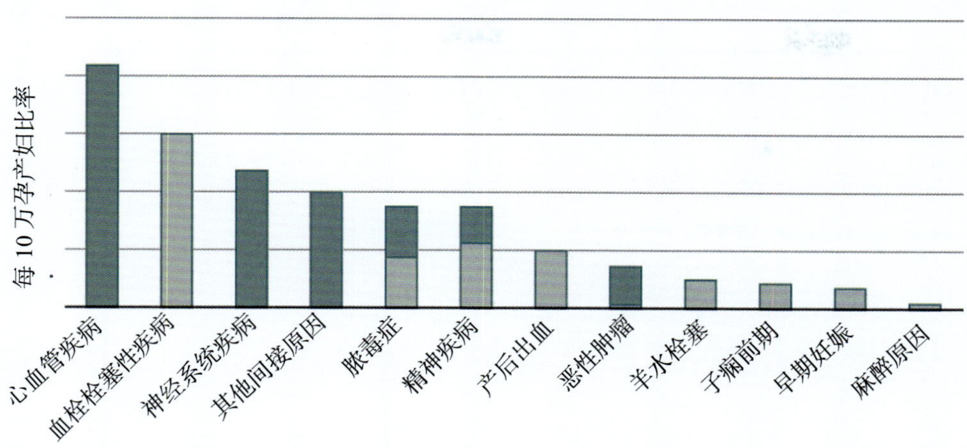

◀ 图 11–2 使用 ICD-MM 分类的孕产妇死亡个案分析（2015—2017）

经许可转载，引自 MBRRACE-UK

拓展阅读

MBRRACE-UK(2019):www.npeu.ox.ac.UK/

（四）建议 2：医院外的心搏骤停抢救

- 急救人员不应尝试在医院外抢救；相反，在紧急转运到最近医院的急诊室并提前通知产科团队参与。
- 濒死剖宫产（也称为围死亡期剖宫产）是妊娠 20 周后心搏骤停孕妇复苏的重要组成部分。
- 如果心输出量没有恢复，为最大限度提高母亲复苏成功率，应该在 5min 内实施剖宫产术结束分娩。

拓展阅读

MBRRACE-UK(2019):www.npeu.ox.ac.UK/

五、乳腺癌孕产妇的医疗护理

- 妊娠相关乳腺癌是指在妊娠期间或产后 1 年内确诊的乳腺癌。
- 1/3 病例在妊娠期间诊断，2/3 在产后诊断，产后的发病风险短暂性升高。
- 见表 11–2。

（一）MBRRACE-UK 医疗护理建议

注意：疑似患有乳腺癌的女性应转诊至肿瘤专科就诊，按照肿瘤治疗周期随访，如英国 NHS 建议每两周随访 1 次。

1. 在妊娠晚期诊断的乳腺癌，如果该患者在足月分娩前可接受至少 2 个疗程的化疗，继续妊娠较终止妊娠对母胎更为有利。因此，一般不建议为避免延误治疗而终止妊娠。

2. 化疗药物从乳汁中完全清除需要 14 天。因此，产妇用药 14 天后用未患肿瘤的乳房喂养婴儿是安全的，但如果治疗重新开始，应该停止母乳喂养。

3. 应根据每位女性制订个性化的妊娠计划。

4. 乳腺癌治疗后复发风险在 2 年内最高，因此建议大多数乳腺癌患者在治疗后至少避孕 2 年。

5. 建议接受乳腺癌治疗的女性采用非激素类的避孕方式。

（二）建议 3：放射性检查

除少数情况外，X 线、CT 或核医学成像技术暴露的辐射剂量不会对胎儿造成明显伤害。

注意：如果超声或 MRI 无法提供足够的诊断信息，而放射性检查对明确诊断又是必要的，则孕产妇可以进行相关检查项目。

拓展阅读

ACOG(2017).Committee opinion no.723: guidelines for diagnostic imaging during pregnancy and lactation.https://pubmed.ncbi.nlm.nih.gov/28937575/

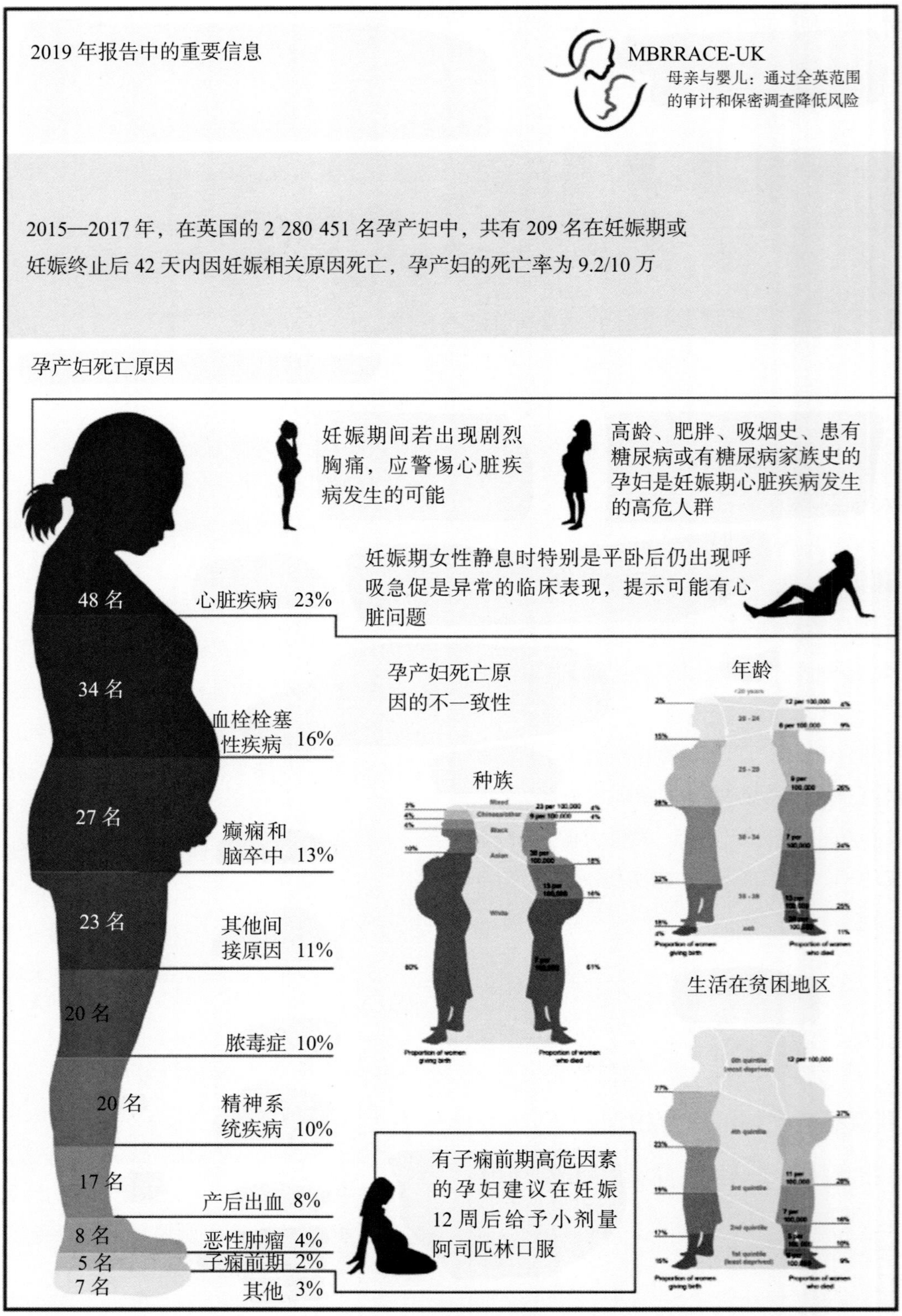

▲ 图 11–3　**2015—2017 年孕产妇死亡人数：MBRRACE-UK 的关键信息（2019）**

经许可转载，引自 MBRRACE-UK

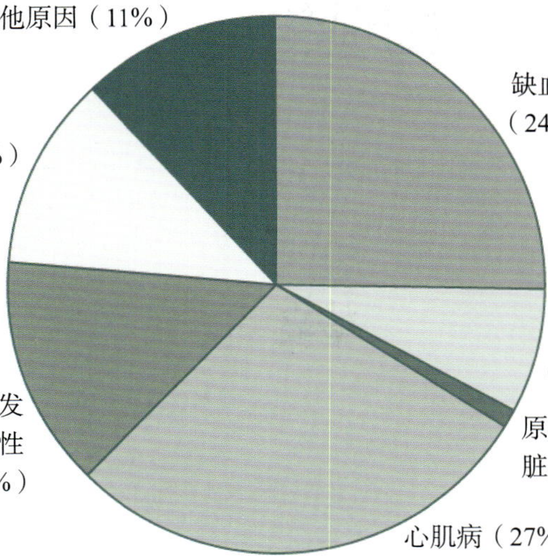

◀ 图 11-4　英国和爱尔兰心血管疾病死因分析（2015—2017）
经许可转载，引自 MBRRACE-UK

表 11-1　心血管疾病导致的死亡	
医疗护理分类（2015—2017）	孕产妇死亡例数，n（%）
良好的医疗护理	35（43）
提高医疗护理条件，对于结局无明显改变	17（21）
提高医疗护理条件，可以改善不良结局	22（27）

（三）建议 4：妊娠期癌症患者的血栓预防

癌症是公认的血栓栓塞性疾病的高危因素，根据 RCOG 指南推荐，应当对妊娠期乳腺癌患者进行血栓预防。

拓展阅读

RCOG(2015).Reducing the risk of thrombosis and embolism during pregnancy and the puerperium.Green-top guideline no.37a. www.rcog.org.uk/globalassets/documents/guidelines/gtg-37a.pdf

六、妊娠期高血压疾病女性的医疗护理

- 2015—2017 年，有 6 名孕产妇死于妊娠期高血压疾病（表 11-3）。
- 2 例死于 HELLP 引起的暴发性肝衰竭，3 例死于脑出血或蛛网膜下腔出血。
- 没有子痫导致的死亡病例。

（一）MBRRACE-UK 医疗护理建议

1. 具有高危因素的孕产妇服用小剂量阿司匹林可降低子痫前期的发病风险，改善新生儿预后，并降低早产儿和小于胎龄儿的发病率。

2. 高血压：①≥140/90mmHg 需要降压治疗，目标血压控制在＜135/85mmHg；②重度高血压（≥160/110mmHg）需要立即启动降压治疗；③血压应至少每 30 分钟测量 1 次，直至低于 160/110mmHg。

3. 患有妊娠期高血压疾病的女性产后仍需监测血压：①产后 2 天内每天监测；②产后 3～5 天，至少监测 1 次；③根据临床需要调整降压治疗方案。

4. 建议已分娩的女性：①如必要，继续妊娠期的降压治疗方案；②产后治疗的疗程可能与产前相似（也可能持续更久）；③如果血压低于 130/80mmHg，应减少降压药物的剂量。

拓展阅读

NICE(2019).Hypertension in pregnancy: diagnosis and management. www.nice.org.uk/guidance/ng133

（二）建议 5：妊娠期阿司匹林的使用

1. 建议子痫前期发病高危或中危的女性从妊娠 12 周到分娩期间，每天服用 75～150mg 阿司匹林。

表 11-2　乳腺癌相关死亡

医疗护理分类（2015—2017）	孕产妇死亡例数，*n*（%）
良好的医疗护理	10（33）
提高医疗护理条件，对于结局无明显改变	18（60）
提高医疗护理条件，可以改善不良结局	2（7）

表 11-3　妊娠期高血压疾病导致的死亡

医疗护理分类（2014—2016）	孕产妇死亡例数，*n*（%）
良好的医疗护理	0
提高医疗护理条件，对于结局无明显改变	2（33）
提高医疗护理条件，可以改善不良结局	4（67）

2. 如果女性有≥1 种以下情况，则视为高危人群：①既往妊娠发生妊娠期高血压疾病史；②慢性肾脏病史；③自身免疫性疾病史，如系统性红斑狼疮或抗磷脂综合征；④ 1 型或 2 型糖尿病史；⑤慢性高血压病史。

3. 如果女性有≥2 种以下情况，则视为中度风险：①初次妊娠；②年龄≥40 岁；③ 2 次妊娠时间间隔>10 年；④首次就诊时 BMI≥35kg/m^2；⑤子痫前期家族史；⑥多胎妊娠。

拓展阅读

NICE(2019).Hypertension in pregnancy: diagnosis and management. www.nice.org.uk/guidance/ng133

七、PPH 女性的医疗护理

- 在高收入人群中，PPH 的发病率升高。
- 在英国 2015—2017 年的报告中指出，自 2013—2015 年以来由于使用了胎盘植入性疾病诊断和管理专家共识，该疾病导致的死亡人数下降（表 11-4）。

表 11-4　产科大出血导致的死亡

医疗护理分类（2012—2013）	孕产妇死亡例数，*n*（%）
良好的医疗护理	4（12）
提高医疗护理条件，对于结局无明显改变	5（15）
提高医疗护理条件，可以改善不良结局	25（74）

（一）MBRRACE-UK 医疗护理建议

1. 活跃期剖宫产与子宫切口延长撕裂的发生风险相关：①术中很难控制其发生，并可能导致术后隐匿性腹腔内出血；②这类手术应由产科主任医生进行，或由具有该手术资质的其他级别的医生完成。

2. 经验丰富的医疗团队参与 PPH（>1000ml）的抢救过程，他们应从 4T 法则明确 PPH 的发生原因：①子宫收缩乏力（tone）；②组织残留（tissue）；③软产道裂伤（trauma）；④凝血功能异常（thrombin）。

3. 对于失血量≥1500ml 的女性，产科主任医生应亲自参与抢救。

（二）建议 6：宫腔填塞

注意：如果药物治疗无法控制产后出血时，应尽早采取手术操作止血。

1. 对于因子宫收缩乏力引起的产后出血，大多数孕产妇可优先选择宫腔内球囊填塞作为一线的“手术操作”止血方案。

2. “阳性检测”（宫腔球囊膨胀后 PPH 得到控制）表明不需要剖腹探查止血，而“阴性检测”（宫腔球囊膨胀后仍持续 PPH）则表明需要进行剖腹探查采用其他手术操作方案止血。

注意：不应等孕妇处于濒死状态时才行子宫切除术。

拓展阅读

RCOG(2011).Prevention and management of postpartum haemorrhage. Green-top guideline no.52.
www.rcog.org.uk/en/guidelines-research-services/guidelines/gtg52/

（三）建议 7：胎盘植入性疾病

1. 既往有剖宫产史且此次为低置胎盘的女性发生 PAS 风险增加。

2. 既往有剖宫产史且此次妊娠 20 周时胎盘覆盖宫颈内口的女性均需由具有 PAS 诊断经验的超声科专家进行影像学评估。

3. 既往有剖宫产史且此次妊娠 32 周时为前置胎盘或前壁胎盘覆盖既往陈旧性子宫下段手术瘢痕的女性发生 PAS 风险增加，需要由具有 PAS 诊治经验的产科专家评估。

4. 任何怀疑是 PAS 的女性应在有 PAS 诊治经验的医疗中心进行 MDT 讨论，目的如下。

(1) 讨论可选择的治疗方案及相关风险。

(2) 择期手术，设计皮肤及子宫切口，以及术中确诊 PAS 后，决定胎盘处理是保守治疗或是直接行子宫切除术。

(3) 讨论术前是否行子宫动脉栓塞介入治疗或术中是否采用自体血回输。

(4) 既往有剖宫产史的前置胎盘或前壁胎盘覆盖既往陈旧性子宫下段手术瘢痕的所有患者均需接受 PAS 治疗包。

(5) 怀疑 PAS 的女性需要有 PAS 诊治经验的 MDT 团队参与手术。

(6) 如果是急诊分娩，值班的产科专家和麻醉科医生需要立即参与手术。

拓展阅读

RCOG(2018)Placenta previa and accreta.Green-top guideline no.27a. www.rcog.org.uk/en/guidelines-research-services/guidelines/gtg27a/

八、女性静脉血栓栓塞的医疗护理

- VTE 仍然是孕产妇死亡的首位原因，这种情况已经持续了 20 多年。
- 2014—2016 年，共有 39 名孕产妇死于 VTE，其中 35 人死于肺动脉栓塞。
- 证据表明，医生和助产士应用现有的 VTE 风险评分系统时有困难，因此迫切需要设计一种简单、重复性高的 VTE 风险评估工具（表 11-5）。

表 11-5　VTE 导致的死亡

医疗护理分类（2014—2016）	孕产妇死亡例数，n（%）
良好的医疗护理	6（16）
提高医疗护理条件，对于结局无明显改变	6（16）
提高医疗护理条件，可以改善不良结局	25（68）

（一）MBRRACE-UK 医疗护理建议

1. 所有女性在妊娠早期应进行 VTE 风险评估，并在以下情况下再次评估。

(1) 需要住院治疗。

(2) 妊娠期间出现了 VTE 风险增加的因素。

(3) 流产或异位妊娠后，VTE 风险评估与产后的重新评估同等重要。

2. 部分女性，妊娠初期就需要启动 VTE 预防方案。

注意： 应该有可获取预防血栓药物的途径。

3. 入院时评估为 VTE 中风险的孕妇，需进行产前 VTE 预防。

4. BMI＞30kg/m^2 的女性应询问有无 VTE 相关症状。

5. BMI≥40kg/m^2 的女性在 RCOG 的 VTE 风险评分系统中得 2 分，因此无论分娩方式或是否存在其他 VTE 风险因素，都应在产后预防 VTE 发生。

拓展阅读

RCOG(2015).Reducing the risk of thrombosis and embolism during pregnancy and the puerperium.Green-top guideline no.37a
www.rcog.org.uk/globalassets/documents/guidelines/gtg-37a.pdf

（二）建议 8：妊娠期急性危及生命的肺动脉栓塞的管理

注意： 妊娠期或产褥期突然发生晕厥或休克的女性应当由包含产科专家在内的经验丰富的多学科医疗团队进行评估和救治。

1. 女性应进行个体化治疗方案，包括静脉注射低分子肝素、溶栓治疗或行开胸外科栓子取出术。

2. 由包括高年资内科医生、产科医生和放射科医生组成的 MDT 团队进行管理。

3. 累及心血管的大面积 PE 的首选初始治疗方案是静脉注射低分子肝素。

4. 产科单元应制订静脉注射低分子肝素的使用指南。

5. 应立即联系值班的临床医疗团队。

6. 应在临床症状出现后 1h 内完成超声心动图或 CTPA 检查。

7. 如果确诊为大面积 PE，或者在确诊前已处于濒死状态，应考虑立即溶栓，妊娠相关因素（如临近分娩）不应成为延迟治疗的理由。

拓展阅读

RCOG(2015)Reducing the risk of thrombosis and embolism during pregnancy and the puerperium.Green-top guideline no.37a www.rcog.org.uk/globalassets/documents/guidelines/gtg-37a.pdf

九、精神疾病女性的医疗护理

- 2014—2016 年，有 71 名女性在妊娠期间自杀身亡（表 11–6）。
- 如果将酗酒和使用毒品导致死亡的女性包括在内，共有 114 名女性死因与心理健康相关，死亡率为 4.57/100 000（95%CI 3.77～4.58）。
- 尽管估计有 10% 的女性在妊娠期或产褥期出现心理健康问题，但英国各地区在提供心理健康支持服务方面存在着巨大差距（见第 13 章）。

（一）MBRRACE-UK 医疗护理建议

1. 妊娠期或产褥期死于自杀的女性大多数都有精神疾病史。

表 11–6　自杀导致的死亡

医疗护理分类（2014—2016）	孕产妇死亡例数，n（%）[a]
良好的医疗护理	10（15）
提高医疗护理条件，对于结局无明显改变	21（31）
提高医疗护理条件，可以改善不良结局	37（54）

a. 3 名女性无法获取相关临床资料

2. 妊娠期或产褥期抑郁症复发是自杀女性最常见的精神疾病。

3. 既往双相性、产后发作或非情感性的精神病性障碍在自杀女性中相对罕见。

（二）建议 9：心理健康风险评估

注意：有以下“危险信号”的女性需要立即进行心理健康风险评估。

1. 精神状态近期显著恶化，或者出现新的精神症状。

2. 新出现的自伤自残想法或行为。

3. 新出现或持续出现的自觉作为母亲不称职或疏远自己的婴儿。

4. 如果具有以下“危险信号”女性的精神状态显著恶化时需要密切关注并及时转诊至精神科医生：①既往有双相情感障碍或产后抑郁症病史；②任何伴随精神疾病的抑郁症病史。

拓展阅读

MBRACE-UK(2018)www.npeu.ox.ac.uk/

（三）建议 10：母婴同室

如果有下列情况，可考虑母婴同室。

1. 快速恶化的精神状况。

2. 女性有自杀倾向（尤指暴力性质），或者出现内疚感或绝望感。

3. 明显疏远自己的婴儿，新出现或持续存在对自身作为母亲能力的怀疑。

4. 出现精神疾病的相关证据。

拓展阅读

MBRRACE-UK(2018)www.npeu.ox.ac.uk/

（四）建议 11：医疗人员之间应信息共享

1. 卫生保健人员有责任将影响妊娠期间医疗护理的相关精神疾病信息告知医护人员。

2. 全科医生向产科医生提供患者既往的精神疾病史，产科医生应与全科医生共同制订此类女性的妊娠和医疗护理计划。

3. 所有调查问卷包含的问题必须能够识别下列人群：①发生早期产后严重精神疾病的高风险女性；②目前已有精神健康问题的女性。

拓展阅读

RCOG(2009).Good practice statement no.14: management of women with mental health issues during pregnancy and the postnatal period.
www.rcog.org.uk/globalassets/documents/guidelines/management womenmental health good practice 14.pdf

（五）建议 12：评估精神承受能力

1. 卫生保健人员有责任评估患者自身的精神承受能力。

2.《精神能力法》（Mental Capacity Act，MCA）制定了两阶段的精神承受能力评估法。

(1) 患者是否因疾病或酗酒吸毒等外部因素造成精神或大脑的损伤?

(2) 这种损伤是否意味着患者无法在需要时做出关键决定？

3. 如果患者缺乏做出关键决定的能力，当需要为他们做决定时，MCA 规定该决定必须符合患者的最大利益。

拓展阅读

NHS Digital(2021).Making decisions for someone else.Mental Capacity act.
www.nhs.uk/conditions/social-care-and-support-guide/making-decisions-for-someone-else/mental-capacity-act/

十、患有神经系统疾病女性的医疗护理

- 癫痫是妊娠期女性最常见的神经系统疾病，国家层面应将提高妊娠期癫痫医疗护理能力作为一项优先事项。
- 脑卒中是导致孕产妇死亡的另一项主要神经系统疾病。
- 见表 11-7。

表 11-7　神经系统疾病导致的死亡

医疗护理分类（2014—2016）	孕产妇死亡例数，n（%）
良好的医疗护理	14（48）
提高医疗护理条件，对于结局无明显改变	3（10）
提高医疗护理条件，可以改善不良结局	12（42）

（一）MBRRACE-UK 医疗护理建议

1. 癫痫

(1) 患有癫痫的女性在病情得到有效控制前，应告知她们妊娠可能带来的风险，并提供适当的避孕措施。

注意：孕母使用丙戊酸钠与胎儿出生缺陷的发生有关，因此使用丙戊酸钠的女性应该绝对避孕。

(2) 患有癫痫的孕妇应接受包括高年资神经科医生、产科医生和癫痫专科护士在内的 MDT 团队的规范化诊治。

(3) 应就产前筛查方案、妊娠期停药相关风险、药物和癫痫发作对胎儿影响等方面为患者提供专业咨询。

2. 脑卒中

注意：出现头痛伴有下述“危险信号”的患者应立即行影像学检查并转诊至神经科医生。

(1) 突发头痛，自觉为“有史以来最严重的头痛”。

(2) 伴随有其他一些少见的临床症状，如颈项强直、发热、虚脱、复视、嗜睡。

(3) 一次或多次癫痫发作。

(4) 反复呕吐。

(5) 头痛持续时间比平时更长或持续时间>48h。

对孕产妇进行评估的医生应该能够进行相关神经系统检查，包括评估颈项强直和眼底检查。

（二）建议 13：癫痫孕妇的医疗护理建议

1. 全科医生、有经验的照护人员和卫生健康专业人员应该通力合作，确保癫痫女性在妊娠前、妊娠期和产后获得神经专科的医疗护理。

2. 建议为癫痫女性提供全面的孕前咨询，但目前运行仍不够完善，因此应在所有医疗保健机

构大力推广癫痫女性的孕前咨询。

3. 所有产前服务机构应拥有一名癫痫专科护士，并让其参与常规的产前检查服务。

4. 所有疑诊为新发癫痫的女性都应立即至神经科医生处就诊，应由神经科医生、产科医生和产科助产士共同为癫痫孕妇提供医疗护理服务。

5. 癫痫本身并不作为择期剖宫产或催引产的指征。

6. 产前和产后应与夫妻双方就产后安全建议和管理策略进行充分讨论，重点涉及母乳喂养、癫痫病情加重，以及抗癫痫药物安全使用等相关问题。

拓展阅读

RCOG(2016)Epilepsy in pregnancy.Green-top guideline no.68.
www.rcog.org.uk/en/guidelines-research-services/guidelines/gtg68/

十一、脓毒症女性的医疗护理

1. 孕产妇脓毒症死亡是指来自生殖道、流感或肺炎等其他部位的细菌引起孕产妇脓毒症而导致的死亡。

2. 2015—2017 年，20 例孕产妇因脓毒症死亡；而 2014—2016 年有 19 例患者死亡。

3. 尽管 2011—2013 年与 2012—2014 年相比，流感相关脓毒症引起死亡的病例出现了显著的下降，但其他非流感原因引起的脓毒症致死亡的案例确持续上升。

4. 见表 11-8。

表 11-8　脓毒症导致的死亡

医疗护理分类（2013—2015）	孕产妇死亡例数，*n*（%）
良好的医疗护理	5（26）
提高医疗护理条件，对于结局无明显改变	5（26）
提高医疗护理条件，可以改善不良结局	9（47）

（一）MBRRACE-UK 医疗护理建议

1. 英国脓毒症信托基金会提供了能识别并管理妊娠期和产褥期脓毒症的工具包。

2. 在确诊患有脓毒症时，应立即使用工具包进行下列操作。

(1) 静脉血气分析，测定乳酸含量。

(2) 微生物培养。

(3) 尽早使用静脉抗菌药物治疗。

3. 产科病房应制订符合当地脓毒症管理规范的操作指南，包括抗菌药物的使用信息，以及如何尽快获得临床微生物学家和重症监护工作人员的专业建议。

4. 源头控制至关重要，这意味着应尽快行影像学检查指导临床医生行外科手术或放射介入方法促进脓液引流。去除感染源对改善脓毒症患者的临床症状非常重要。

5. 及时的控制感染源包括通过催引产尽早终止妊娠（适用于患有绒毛膜羊膜炎的早产女性），但当胎儿出生后具备存活能力时，剖宫产更为适宜。

拓展阅读

RCOG(2012)Sepsis in pregnancy, bacterial.Green-top guideline no.64a
www.rcog.org.uk/en/guidelines-research-services/guidelines/gtg64a/
The UK Sepsis Trust.
https://sepsistrust.org/

（二）建议 14：季节性或大流行性流感孕产妇的管理

1. 应遵循卫生部 /RCOG 制订的季节性或大流行性流感孕产妇管理指南。

2. 遵循国家指南，有流感样症状的女性应尽早使用神经氨酸酶抑制药治疗。

3. 宣传妊娠期接种流感疫苗的益处，并告知孕妇在妊娠任何阶段均可接种灭活流感疫苗。

拓展阅读

UK Government.Annual flu programme.
www.gov.uk/government/collections/annual-flu-programme

十二、围产儿死亡

（一）概述

1. 在英国，围产儿死亡指妊娠期间的胎儿死亡（妊娠 24 周后的死胎）或新生儿出生后 7 天内的死亡（早期新生儿死亡）。

2. 新生儿死亡是指出生后 28 天内的新生儿死亡，分为早期新生儿死亡和晚期新生儿死亡。

3. 英国监测数据报道的是扩展的围产儿死亡率，即包括所有死胎和新生儿死亡的病例。

4. 自 1986 年以来，围产儿死亡率从 9.6‰ 下降到 2017 年的 5.4‰，2017 年共有 3686 例围产儿死亡。

5. 1992 年英国死胎法修订了死胎的定义，将死胎的胎龄从 28 周下降到 24 周。

（二）围产儿死亡：定义

1. 晚期胎儿丢失：妊娠 22^{+0}～23^{+6} 周分娩的无生命迹象的胎儿，不论死亡发生的时间。

2. 死胎［可以发生在产前（分娩开始前）或产时（分娩过程中）］：妊娠 24^{+0} 周或之后分娩的无生命迹象的胎儿，不论死亡发生的时间。

3. 新生儿死亡［新生儿早期死亡（出生后 7 天内死亡）或新生儿晚期死亡（出生 7 天后至 28 天内死亡）］：活胎分娩（妊娠 20^{+0} 周及之后出生，或孕周不明但出生后体重≥400g）的婴儿在出生后 28 天内死亡。

4. 围产儿死亡：死胎或早期新生儿死亡病例。

5. 扩展的围产儿死亡：死胎或新生儿死亡病例。

6. 妊娠终止：在胎儿能够独立存活之前，计划性终止妊娠。

7. 围产儿死亡率：每 1000 例出生胎儿中死胎 + 早期新生儿死亡数。

8. 扩展的围产儿死亡率：每 1000 例出生胎儿中死胎 + 新生儿死亡数。

十三、英国保密调查：围产儿死亡

从 2013 年起，该项目由 MBRRACE-UK 负责，每年发布一份调查报告。

（一）方法学

1. MBRRACE-UK 使用线上数据系统收集同期所有晚期胎儿丢失、死胎和新生儿死亡病例的相关信息。

2. 同时获得英国出生婴儿的相关信息，作为计算围产儿死亡率的分母。

3. 在国家层面，通过绘制图表比较英国各地区或各医疗健康部门间的围产儿结局。

4. 粗略死亡率特指在不同地区或不同医疗健康部门间对比是何种因素显著影响了死亡率水平，更适用于对以下人群进行描述：①死亡率明显低于英国平均水平；②与提供的医疗保健质量无关，在全人群或各亚组中风险分布显示影响死亡率水平（如社会经济极度贫困地区）（图 11-5）。

（二）结局指标

1. 使用“稳定死亡率”和“稳定校正死亡率”确保对比的公平性。

2. 稳定死亡率考虑到由于死亡病例少而产生偶然性变化的影响。与粗略死亡率相比，稳定死亡率更好地反映了“平均”死亡率水平。

3. 进一步根据影响死亡率的重要因素，例如婴儿的种族或性别，以及出生时的胎龄（针对新生儿死亡），进行稳定校正死亡率。

4. 稳定校正死亡率确保死亡率估算中充分考虑了围产期死亡率上升这一关键混杂因素。数据适用于群体中所有的新生儿，并受母体年龄、社会经济状况（使用居住地评估）、婴儿的性别和种族、出生时的胎龄、是否为多胎妊娠所影响。校准过程无法对母亲是否吸烟或其 BMI 水平进行调整。

5. 稳定校正死亡率提供了围产儿结局的重要信息，但不能作为人群内及不同亚组间医疗护理质量的决定性衡量标准。

6. 本章总结了 2019 年报道中强调的要点，以及对产前和产时死胎的保密调查结果。

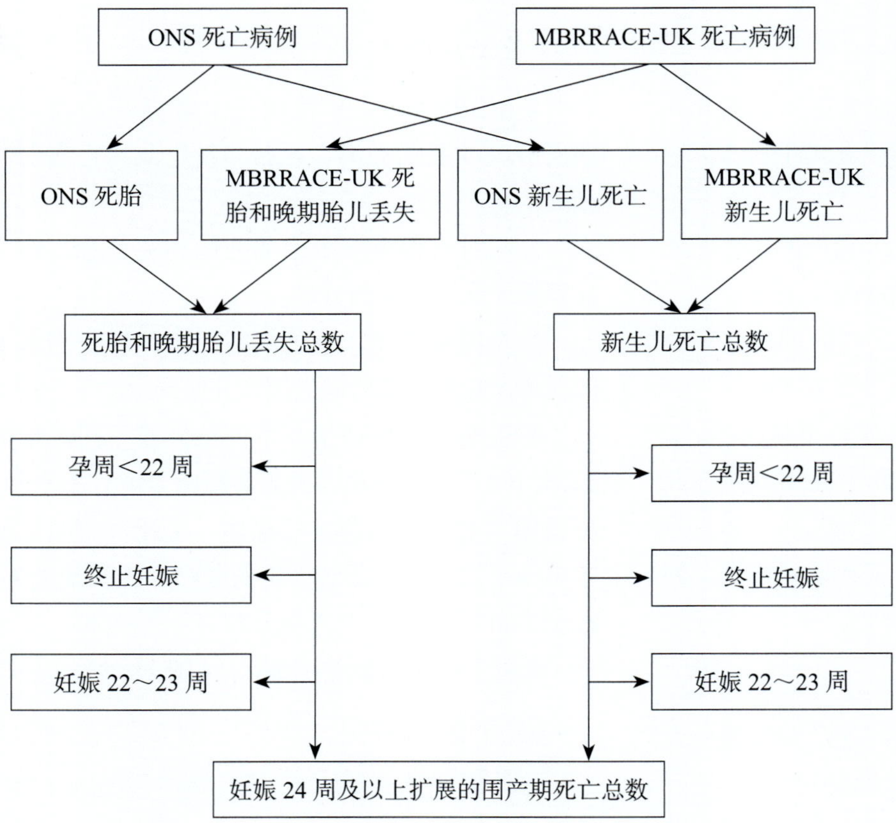

◀ **图 11-5 MBRRACE-UK 用于调查和报告英国围产期死亡的方法流程**

ONS. 国家统计局。在苏格兰，这些数据由苏格兰国家统计局（NRS）提供

十四、围产儿死亡（2017）：监测数据

2017 年，英国扩展的围产儿死亡率为 5.40‰，较 2016 年的 5.64‰ 有所下降。

- 黑种人胎儿中死胎发生的概率是白种人胎儿的 2 倍以上，RR=2.0（95%CI 1.83～2.36），黑种人新生儿死亡的概率较白种人新生儿高出 60%，RR=1.67（95%CI 1.35～2.06）。
- 亚裔胎儿中死胎发生的概率较白种人胎儿高出约 60%，RR=1.59（95%CI 1.44～1.75）；亚裔新生儿死亡的概率较白种人新生儿高出 70%，RR=1.73（95%CI 1.50～1.98）。
- 最贫困社会经济状况母亲所分娩的胎儿较普通人群死胎发生的概率高 70% 以上，RR=1.72（95%CI 1.6～1.86）；新生儿死亡的概率高 60% 以上，RR=1.57（95%CI 1.4～1.76）。

（一）单胎妊娠（2013—2017）

1. 扩展的围产儿死亡率降低了 12%，相当于 2017 年死亡人数减少了 500 人。

2. 死胎率从 4.20‰ 下降到 3.73‰，因此 2017 年的死胎减少了 350 例。

3. 新生儿死亡率从 1.84‰ 下降到 1.67‰，这意味着新生儿死亡人数减少了 150 人。

4. 分娩时死产大幅下降，从 2014 年的 189 例（5.8%）降至 2017 年的 51 例（1.4%）。

5. 单胎妊娠死胎的原因：胎盘原因约占 33%，原因不明占 35%。

（二）多胎妊娠（2013—2017）

1. 死胎率下降了 1/4，从 9.03‰ 下降至 6.99‰。

2. 新生儿死亡率下降了 1/3，从 8.01‰ 下降至 5.45‰。

3. 与单胎妊娠相比，在双胎妊娠中具有以下特点。

(1) 死胎风险高出 1.93 倍。

(2) 新生儿死亡风险高出 3.53 倍。

(3) 随着孕母年龄升高或社会经济状况低下，死胎和新生儿死亡率明显上升；双胎中女胎死胎和新生儿死亡率显著高于男胎。

(4) 早产双胎较足月双胎死胎率降低。

(5) 在妊娠 28^{+0}～31^{+6} 周，双胎的新生儿死亡率为 56%。

4. 双胎妊娠死胎的原因：胎盘原因约占 40%，先天畸形约占 10%。

关键信息如图 11-6 所示。

拓展阅读

Frøen JF et al.(2009).Causes of death and associated causes(CODAC)—a classification system for perinatal deaths.BMC Pregnancy Childbirth.9:22.
https://bmcpregnancychildbirth.biomedcentral.com/articles/10.1186/1471-2393-9-22

十五、自然妊娠的足月单胎产前死胎原因调查

英国自然妊娠的单胎孕妇产前死胎率高于欧洲其他地区，一项保密调查纳入 85 例排除先天畸形后足月产前死胎的病例，对其原因进行分析（表 11-9）。

（一）未来医疗护理建议

1. 妊娠期糖尿病：孕妇未进行 GDM 高危筛查的比例较高。50% 以上具有≥1 个 GDM 高危因素的女性中，只有约 33% 的接受了 GDM 筛查。

2. 胎儿生长测量：这些孕妇近 2/3 未遵循国家指南规定的胎儿生长发育监测方案，因此近 1/3 的死胎发生在有胎儿生长受限（FGR）的孕妇中。

这些病例中约 50% 会自觉胎动减少；女性应该意识到胎动减少与死胎发生有关，应予重视。

医疗机构应按照国家指南推荐提供医疗护理服务。

（二）建议 15：妊娠期糖尿病的筛查

1. 前次妊娠为 GDM 的女性应做到：①妊娠早期自我监测血糖；②口服 75g OGTT 检查。

2. 在初次产检时应尽快行 OGTT 检查，若结果为阴性，应在妊娠 24～28 周重复检测。

3. 在妊娠 24～28 周对具有≥1 个 GDM 高危因素的女性提供 OGTT：① BMI＞30kg/m^2；②既往分娩胎儿体重≥4.5kg；③糖尿病家族史（直系亲属）；④糖尿病患病率高的种族。

拓展阅读

NICE(2015, updated 2020)Diabetes in pregnancy.
www.nice.org.uk/guidance/ng3
NICE(2021).Antenatal care.NICE guideline [NG201].
www.nice.org.uk/guidance/ng201

（三）建议 16：胎儿生长发育的风险评估和监测

1. 强的证据支持胎盘功能不良引起的胎儿生长受限是死胎发生的最主要危险因素。

2. 所有 GDM 女性在初次产检时都应进行胎盘功能评估，并由临床医生根据评估结果制订适宜的妊娠期胎儿生长发育监测方案。

3. 无论是既往或是本次妊娠，FGR 的诊断都存在困难。

4. 既往妊娠中 FGR 诊断需满足以下任意一项。

(1) 出生体重＜第 3 百分位数。

(2) 因早发性胎盘功能障碍而需在妊娠 34 周前分娩。

(3) 妊娠期有证据表明存在胎盘功能障碍，并且胎儿出生体重低于第 10 百分位数。

5. 本次妊娠 FGR 的诊断需满足以下任意一项。

估计胎儿体重或腹围，＜第 3 百分位数。

6. 估计胎儿体重或腹围：＜第 10 百分位数，同时存在以下情况之一。

(1) 妊娠 20～24 周时超声提示子宫动脉 Doppler 异常（平均搏动指数＞第 95 百分位数）。

(2) 超声提示脐动脉 Doppler 异常（舒张末期血流缺失或倒置或搏动指数＞第 95 百分位数）。

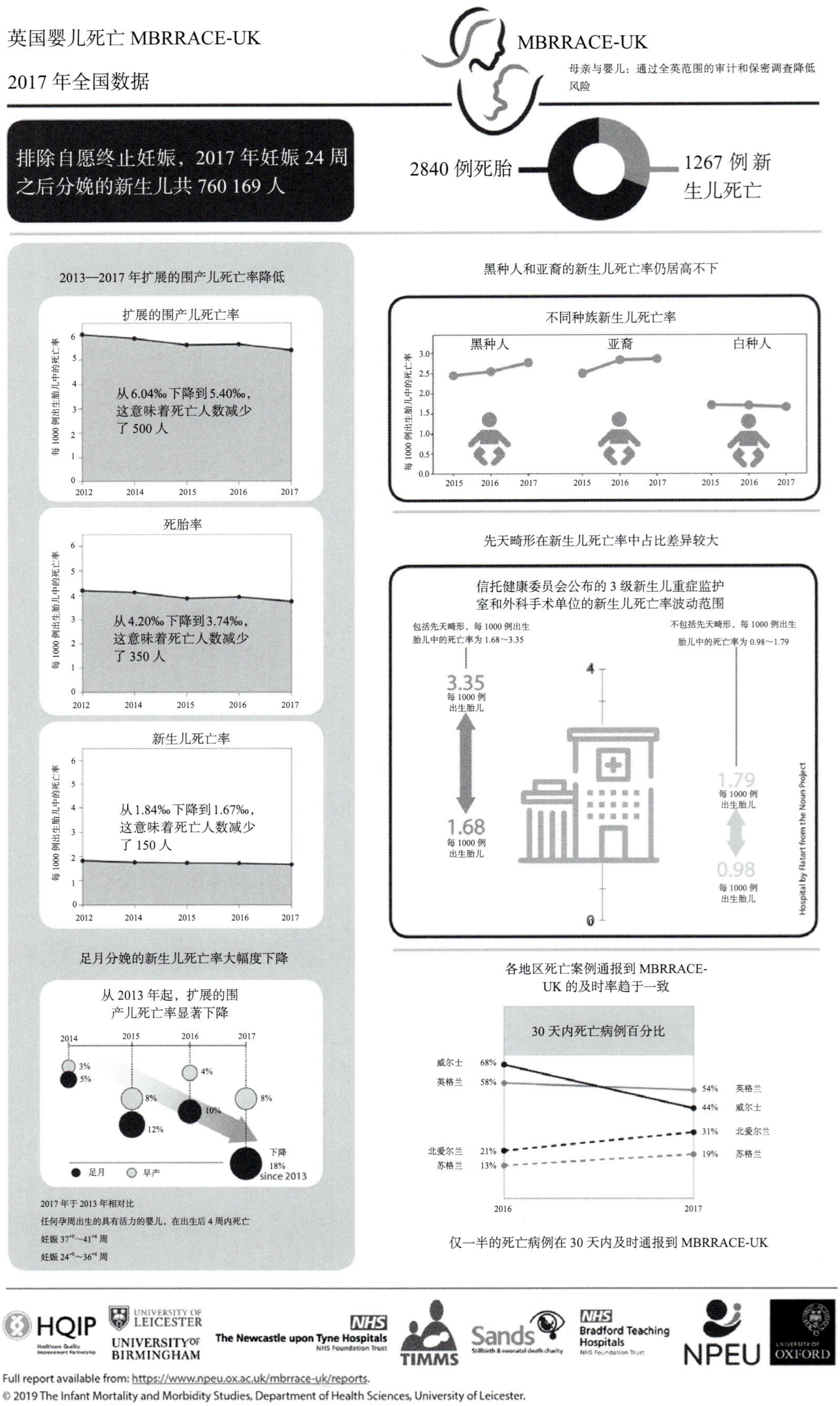

▲ 图 11-6　**2017 年围产儿死亡人数：MBRRACE-UK 的关键信息（2019）**

表 11-9 足月单胎产时死胎［医疗护理分类（2013）］

医疗护理分类	胎儿，n（%）	女性，n（%）
良好的医疗护理	18（21）	11（13）
提高医疗护理条件，对于结局无明显改变	16（19）	19（22）
提高医疗护理条件，可以改善不良结局	51（60）	55（65）

拓展阅读

NHS England.Saving babies' lives version two.
www.england.nhs.uk/wp-content/uploads/2019/07/saving-babies-lives-care-bundle-version-two-v5.pdf
RCOG(2013).Small-for-gestational-age fetus, investigation and management.Green-top guideline no.31.
www.rcog.org.uk/en/guidelines-research-services/guidelines/gtg31/

十六、足月妊娠围产期死胎及相关新生儿死亡的调查分析

1993—2015 年，围产期死胎率下降了 50% 以上，从 0.62‰ 下降到 0.28‰。这意味着 2015 年每年的死胎人数减少了约 220 例。

基于产程开始时胎儿是非常健康这一前提，产时保密调查目的是确定可改善的临床医疗护理过程，从而提高分娩结局。

保密调查小组讨论了 78 个病例。

在近 80% 的病例中认定若改善医疗护理条件，可能会降低新生儿的不良结局发生。

未来医疗护理建议

1. 产前医疗护理

(1) 越来越多的女性在计划妊娠时有各种高危因素，因此必须制订个体化的医疗护理方案。

(2) 其中 1/3 的病例中未遵循国家指南建议监测胎儿生长发育情况。

(3) 2/3 的病例未筛查妊娠期是否有吸烟史。

2. 催引产、临产或产程中的医疗护理

(1) 近 1/4 的病例所在的产科病房特别是产房的医疗护理水平存在问题。

(2) 在 1/3 的病例中存在催引产或分娩过程中医疗护理水平不足。

(3) 在 20% 的病例中存在胎儿监护解读不准确。

(4) 在 1/3 的病例中存在紧急结束分娩的决策延迟。

(5) 在部分死胎病例中，存在未能识别产程过程中出现的危险情况。

(6) 在死胎病例中也存在对产程中胎儿情况恶化缺乏系统性识别的现象。

基于此调查，专家提出了图 11-7 中的临床建议。

十七、围产儿死亡审查工具

英国国家围产儿死亡审查工具（Perinatal Mortality Review Tool，PMRT）于 2018 年 1 月由 MBRRACE-UK 发起，旨在为父母分析围产儿死亡原因。

该工具客观、流程标准化，已在多个医院应用帮助医疗人员掌握国家的最新指南规范，提高医疗护理能力从而降低围产儿死亡率。

PMRT 的目的和范围

1. 对围产儿死亡案例的环境和医疗护理能力进行多学科、高质量的审查。

2. 积极与父母进行沟通，使他们能够参与到审查死亡案例的医疗护理过程中。

3. 制订一个结构化的回顾、学习、报告和临床实践流程，以提升未来的医疗护理能力。

4. 需告知父母，即使接受了全面的医疗护理行为审查，死亡案例的死因并不一定能完全明确。

5. 生成一份审查报告，纳入医疗记录文书中。

6. 需为父母也提供一份审查报告，清晰阐述他们孩子可能的死亡原因，以及如果提高医疗护理能力，他们孩子的死亡是否可以避免。

7. 医疗组织通过一系列死亡案例的死因形成不同主题的数据报告，最终汇编形成一份国家报告，第一份报告如图 11-8 所示。

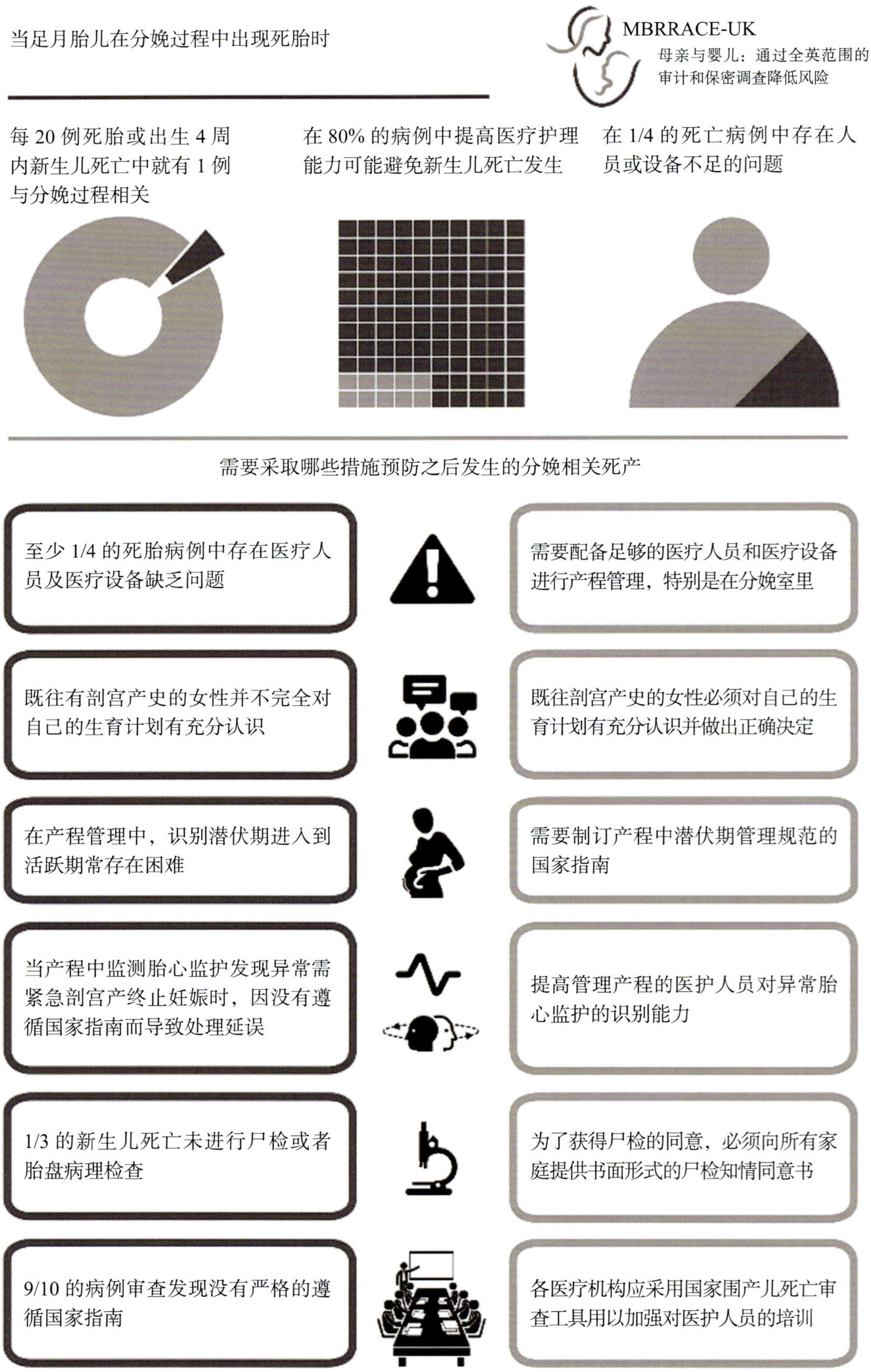

Awareness by Luis Prado, Business Presentation by Gan Khoon Lay, Error by Creative Stal, Group Discussion by Drishya, Microscope by Pedro Santos, Monitor by Astonish and Pregnant Woman by Robiul Alam, all from the Noun Project.
@ 2017 The lnfant Mortality and Morbidity Studies, Department of Health Sciences, University of Leicester.

▲ 图 11–7　围产期死胎保密调查及推荐措施

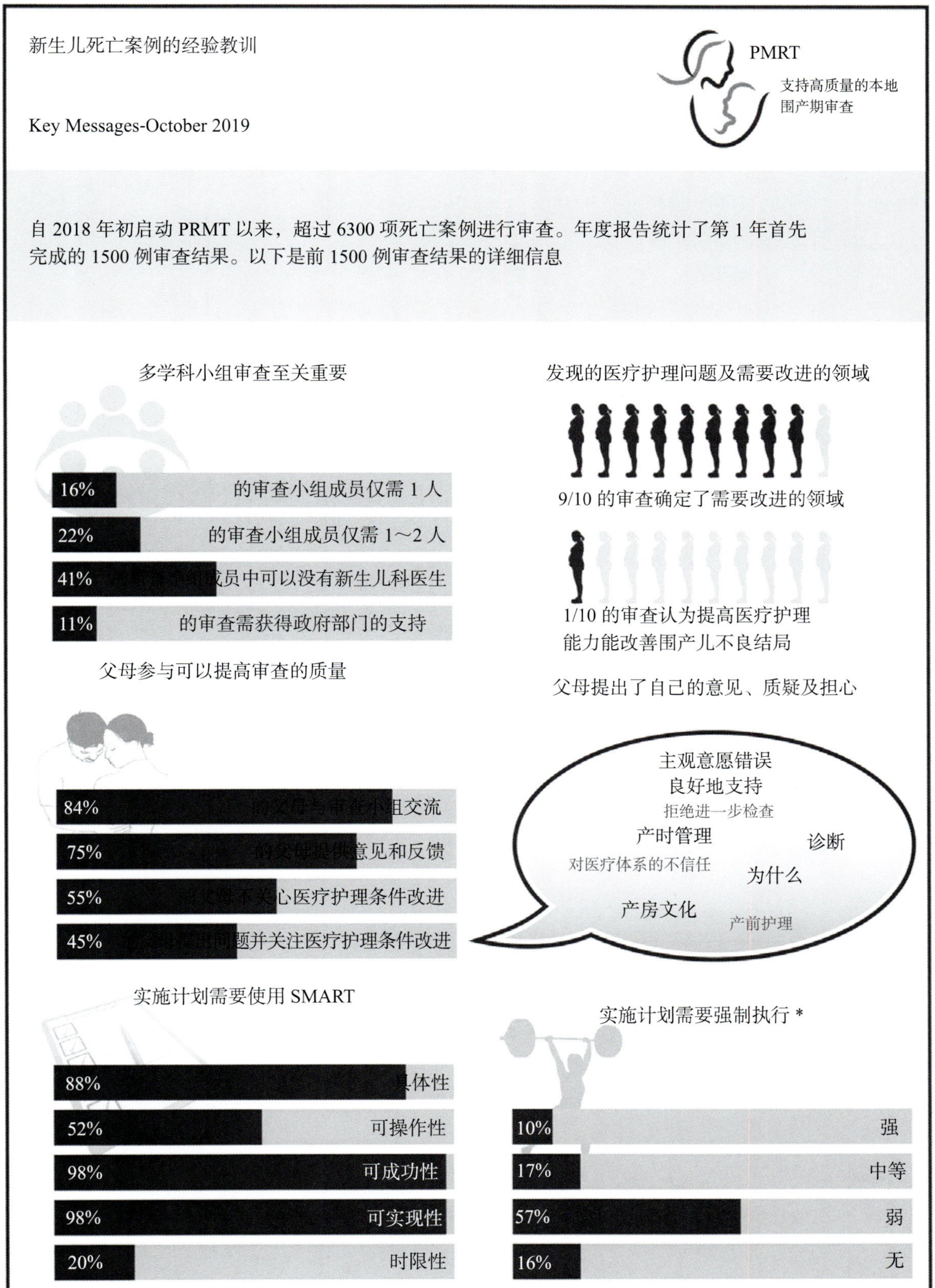

*. 强有力推进是系统性的改变个体选择的实施计划；他们使用标准化和动态的体格检查和数字化影像数据等减少人为所带来的错误，有时特指为“强制性”实施

▲ 图 11-8　**第一份 PMRT 年度报告的信息图**

拓展阅读

National Perinatal Epidemiology Unit(2018).Finding the root cause.
https://www.youtube.com/watch?v=PE6b1IcpF2w&feature=youtu.be
National Perinatal Epidemiology Unit(2018).Perinatal mortality review-journey of improvement.
https://www.youtube.com/watch?v=-_TN5Ja8pe0&feature=youtu.be
National Perinatal Epidemiology Unit(2020).PMRT implementation support.
www.npeu.ox.ac.uk/pmrt/implementation-support
National Perinatal Epidemiology Unit(2021).PMRT annual report.
www.npeu.ox.ac.uk/pmrt
National Perinatal Epidemiology Unit(2022).PMRT programme details.
https://www.npeu.ox.ac.uk/pmrt/programme

第 12 章　妊娠期良恶性肿瘤

Benign and malignant tumours in pregnancy

徐　萍　译　　易　萍　校

一、子宫肌瘤

纤维瘤（平滑肌瘤）是妊娠期最常见的被意外发现的盆腔肿物。妊娠早期发病率 10.7%。随着孕妇年龄的增加其发病率也增加。非洲－加勒比地区女性的发病率最高。

（一）妊娠对子宫肌瘤的影响

1. 妊娠对肌瘤大小影响的证据有争议。

2. 肌瘤体积增大最常见于妊娠早期。

3. ＞70% 肌瘤在产后 3～6 个月体积缩小。

（二）子宫肌瘤对妊娠的影响

1. 孕前

(1) 5%～10% 的肌瘤患者伴有生育力低下。

(2) 具体机制不清，与下述因素均可能有关：①输卵管扭曲导致配子转运障碍；②子宫内膜腔变形导致着床障碍；③高雌激素环境。

(3) 剔除黏膜下肌瘤可提高妊娠率。

(4) 浆膜下肌瘤不影响生育力。

(5) 肌壁间肌瘤对生育的影响不甚明确。

2. 产前

(1) 疼痛为最常见的并发症，严重时可能需要使用阿片类镇痛药。

(2) 在妊娠晚期避免使用非甾体抗炎药。

(3) 疼痛原因可能是：①红色变性（渐进性坏死）；②带蒂肌瘤扭转；③压迫症状。

(4) 妊娠早期自然流产的风险增加：孕前子宫肌瘤剔除术可能增加妊娠早期复发性流产患者的成功妊娠率。

(5) 早产风险增加。

(6) 大肌瘤可能压迫胎儿导致肢体短小缺陷、先天性斜颈和头部畸形（胎儿压迫综合征）和胎儿生长受限。

(7) 胎盘种植在肌瘤上是胎盘早剥的高危因素。

(8) 罕见并发症包括：①恶变－警惕快速增大的肌瘤；②子宫嵌顿；③急性肾损伤；④尿潴留。

(9) 肌瘤的存在并不是外倒转术的禁忌证。

（三）合并肌瘤的分娩注意事项

1. 剖宫产分娩的风险增加（很可能增加 3 倍以上），原因是：①胎先露异常；②胎方位不正；③分娩时产道梗阻。

2. 产后出血风险增加：通过机械性干扰子宫肌纤维的恢复来影响子宫收缩力。

3. 胎盘滞留的风险增加，尤其是在子宫下段。

4. 无症状肌瘤的存在不是决定分娩时机的影响因素。

注意：应避免在剖宫产术中同时行子宫肌瘤剔除术，因为这会导致出血风险增加；很少出现必须切除子宫肌瘤才可以接触到胎儿或修复子宫的情况。

（四）产后并发症

罕见，可能包括以下情况。

1. 子宫脓性肌瘤：①危及生命的并发症，由于肌瘤的梗死和感染导致；②表现为腹痛、发热和败血症（通常为梭状芽孢杆菌）。

2. 子宫肌瘤变性破裂：①表现为急性腹痛；②超声上可见巨大的高回声子宫壁肿块和游离液体。

二、肌瘤治疗后的妊娠

（一）肌瘤剔除术

尝试阴道分娩的女性应当与尝试剖宫产后阴道分娩的女性同等对待。

注意： 子宫肌瘤剔除术后子宫破裂的风险，文献报道在 0.4%～6.8%，但缺乏强有力的数据来指导有关分娩方式的决策。

曾接受子宫肌瘤剔除且术中穿透子宫内膜腔的女性通常选择剖宫产术。

注意： 子宫内膜的断裂或是肌层的断裂，两者哪个才是子宫破裂风险增加的主要决定因素，目前并不清楚。

子宫切口的大小、肌瘤剔除术和妊娠之间的时间间隔可能也很重要（推荐＞6 个月）。

有些研究认为，腹腔镜下肌瘤剔除术比开腹手术的子宫破裂风险更高。

（二）子宫动脉栓塞

子宫动脉栓塞术后妊娠与更高的流产率、剖宫产率和产后出血率相关。

胎盘异常也更为常见，子宫动脉栓塞术后超过 11% 的女性发生胎盘植入性疾病。

三、良性附件肿物

- 妊娠期附件肿物很常见。
  - 发病率 0.19%～8.8%。
  - 通常在常规妊娠期超声扫描时意外发现。
  - 通常是良性的。
- 卵巢囊肿≥6cm 发生率为（0.5～2）：1000 次妊娠。

（一）影像学检查

1. 超声

(1) 恶性征象和非妊娠女性相同。

(2) 灰阶超声成像诊断卵巢恶性肿瘤：①灵敏度 86%～95%，特异度 68%～90%；②评估附件肿物的一线筛查方法；③可与 CT 和 MRI 相比。

(3) 彩色多普勒的作用在妊娠期不太明确。

2. MRI

(1) 对性质不明的肿物有价值，因为 MRI 能够：①描述组织成分；②评估转移。

(2) 相较于 CT，更推荐 MRI，因为更安全，没有放射线暴露。

注意： 钆在 MRI 上能增强显示恶性组织的血流供应，但其安全性仍不确定。

（二）血清肿瘤标志物

其价值可能有限，因为正常妊娠本身就会影响其表达水平。

1. CA125

(1) ＞80% 的卵巢上皮性肿瘤的 CA125 水平上升。

(2) 蜕膜也产生 CA125，导致其表达水平的解释具有挑战性。

2. LDH

(1) 其血清水平的上升可能与无性细胞瘤有关。

(2) 妊娠不影响 LDH，因此它是一种有用的标志物。

3. AFP 和 hCG

(1) 在非妊娠期生殖细胞肿瘤的女性中可能上升。

(2) 两者在正常妊娠中均上升。

（三）妊娠期筛查工具

1. 恶性风险指数（Risk of Malignancy Index，RMI）

在妊娠期使用受限，因为其依赖于血清肿瘤标志物 CA125。

2. 国际卵巢肿瘤分析（International Ovarian of Tumor Analysis，IOTA）工具

使用标准化术语对超声中的卵巢肿块进行分类。

尚未用于妊娠期的评估。

良性卵巢肿瘤影像学。

（四）临床上重要的妊娠期良性附件肿物

1. 妇科

(1) 功能性卵巢囊肿，包括：①黄体囊肿；②滤泡囊肿；③出血性囊肿。

(2) 良性囊性畸胎瘤。

(3) 浆液性囊腺瘤。

(4) 黏液性囊腺瘤。

(5) 子宫内膜异位囊肿。

(6) 卵巢旁囊肿。

(7) 输卵管积水。

(8) 输卵管 – 卵巢脓肿。

(9) 异位妊娠。

(10) 卵巢过度刺激。

2. 非 – 妇科

(1) 阑尾肿物。

(2) 肠系膜囊肿。

(3) 憩室肿物。

(4) 盆腔肾。

四、卵巢囊肿的处理

1. 大约 75% 妊娠期所见的附件肿物都是直径＜5cm 的单纯卵巢囊肿。

2. 大多是功能性囊肿，将在妊娠中期的开始阶段消失。

3. 如果囊肿持续存在，保守性治疗还是进行干预的临床决策基于大小、形态和可能的诊断。

（一）保守性治疗

1. ＜5cm 的单纯性囊肿：不需要随访。

2. ＞5cm 的单纯性囊肿或复杂性囊肿（皮样囊肿、内异囊肿、囊腺瘤）：应当通过连续多次的超声检查来监测，告知卵巢扭转的风险。

（二）手术治疗

对于大的单纯性卵巢囊肿可考虑行超声引导下抽液术，以缓解急性疼痛并降低扭转或破裂的风险。

复发率高（33%～40%）。

注意：如果有恶性征象则避免抽吸，因为囊液溢出至腹腔内可导致肿瘤分期上升，致预后恶化。

如果出现以下情况应当考虑手术治疗：①急腹症；②可疑恶变；③肿物快速增长（增大超过 20%）则恶变风险增加；④囊肿＞10cm，可能导致分娩时梗阻。

注意：急性并发症应当如同外科急腹症一样处理，行手术治疗，不管是否合并妊娠。

择期手术应当选择在妊娠 16～20 周：①流产风险降低；②比较容易到达肿物蒂部。

注意：腹腔镜途径与母体并发症增加有关，但不增加胎儿风险。

腹腔镜 vs. 经腹手术

基于以下因素进行选择：①外科医生的技术；②手术的紧急程度；③恶性风险；④囊肿大小。

注意：需要手术的囊肿大小存在争议，但若囊肿＞7cm，则破裂风险增加。

性质不明的肿块或具有恶性特征的肿块：进一步 MRI 评估，参考妇科肿瘤多学科协作专家的意见。

（三）妊娠期卵巢囊肿的并发症

与非妊娠状态相同。

1. 扭转

(1) 发生率为（1～5）：10 000 次妊娠。

(2) 在卵巢过度刺激女性中的发生率可能高达 16%。

(3) 最常发生在妊娠早期和妊娠中期的起始阶段。

(4) 在没有附件包块的情况下也可能发生（也就是说，发生在正常大小卵巢）。

(5) 临床表现和非妊娠期女性相同。

(6) 妊娠女性复发可能性为 2 倍。

2. 囊肿出血

可能是血供增加的结果。

3. 胎位异常

(1) 非常巨大的囊肿可能阻碍胎头的衔接并容易出现胎位不正。

(2) 致梗阻性分娩极其罕见。

拓展阅读

RCOG (2011). Management of suspected ovarian masses in premenopausal women. Green-top guideline no. 62
www.rcog.org.uk/globalassets/documents/guidelines/gtg_62.pdf

五、妊娠期恶性肿瘤：概述

1. 罕见，每年发生率约为 1∶1000 次妊娠。

2. 在 2014—2016 年这三年中：①在英国和爱尔兰，104 名女性在妊娠期或妊娠后 1 年因恶性疾病去世；② 26 名女性在妊娠期或妊娠结束后的 6 周内去世；③死亡率为 1.04/100 000 次妊娠。

3. 妊娠期最常见的恶性疾病是：①乳腺癌；②恶性黑色素瘤；③子宫颈癌；④淋巴瘤；⑤白血病。

（一）诊断

诊断延迟并不少见，症状和体征可能归因于妊娠期正常的生理变化，也可能因为怕影响胎儿而拒绝必要的检查。

（二）治疗

MDT 团队的介入对确定检查计划和治疗至关重要，同时必须考虑以下因素进行个性化选择：①孕周；②肿瘤病理类型；③分期；④患者意愿。

注意：如果存在临床指征，不应该推迟手术。

1. 放疗

(1) 在妊娠期，并不常规推荐放疗，如果有可能，放疗应当延迟到分娩后再开始。

(2) 肿瘤所致紧急情况，如出现脊髓压迫和中枢神经系统（central nervous system，CNS）转移，在妊娠期间使用放疗可能是合理选择。在妊娠晚期，终止妊娠可能更为合适。

2. 化疗

(1) 理想状态应当是遵循非妊娠期患者相同的标准程序。

(2) 如果可能的话，应当避免在妊娠早期使用细胞毒性作用的化疗药物。

(3) 如果在妊娠早期需要紧急开始治疗，则推荐终止妊娠。

(4) 妊娠中晚期化疗与胎儿生长受限相关，推荐连续性监测胎儿生长发育。

（三）重点

注意：需要服用阿片类镇痛药的反复疼痛应被看作是一种“红色警戒”，有必要进行全面评估，明确原因。

注意：如果疑似癌症，应进行的检查和治疗应当与非孕妇以相同的方式和时间点进行。

注意：妊娠 6 个月内诊断出的恶性肿瘤是静脉血栓栓塞发生的独立危险因素。血栓形成，特别是当存在迁移的血栓或异常位置的血栓形成时，应进行全面检查，因为这可能是癌症的一种表现迹象。

拓展阅读

MBRRACE-UK (2018). Saving lives, improving mothers' care. www.npeu.ox.ac.uk/assets/downloads/mbrrace-uk/reports/MBRRACE-UK%20Maternal%20Report%2020 8%20-%20Web%20Version.pdf

六、乳腺癌

乳腺癌是妊娠期最常见的恶性肿瘤，估算其发病率为 1∶10 000～1∶3000 次妊娠。

（一）临床表现

1. 通常表现为无痛性肿块或乳腺组织的增厚。

2. 偶尔表现为单侧乳头血性溢液。

3. 罕见病例表现为红斑和乳房硬结 ± 皮肤橘皮样变。

（二）诊断

1. 应采用标准癌症转诊途径进行转诊后评估。

2. 应当遵循常规诊断流程进行检查，不能因为妊娠而撤销或推迟相关检查。

（三）预后

预后不良的妊娠，可能与以下因素有关：诊断延误；由于担心对胎儿的潜在风险，选用较保守的治疗方法；妊娠生理性改变导致结局恶化；或者以上三者联合作用。

没有证据显示 TOP 能改善预后。

拓展阅读

NICE (2015, updated 2021). Suspected cancer: recognition and referral. NICE guideline [NG12]. www.nice.org.uk/guidance/ng12

（四）妊娠期乳腺癌的治疗

应当由有经验的 MDT 团队来管理。

1. 治疗

(1) 手术：妊娠的早中晚期都能进行手术。

乳房重建手术应当推迟到妊娠结束后，避免由妊娠相关变化引起的不对称，避免延长麻醉时间。

使用放射性同位素的前哨淋巴结评估不会引起显著的子宫辐射，如果需要，可以进行评估。

(2) 放疗：推迟放疗至分娩后，除非是为了防止威胁生命或损伤器官的并发症，如脊髓压迫。

可以在防护胎儿的情况下进行。

(3) 化疗：全身化疗在妊娠早期存在禁忌。可以在妊娠中期后进行。与晚期流产、胎儿生长受限或胎儿器官功能障碍无关。可以使用蒽环类药物方案。紫杉烷类药物缺乏妊娠期安全性数据，因此只被保留用于高风险（淋巴结阳性）或已转移的病例。

(4) 激素 / 靶向治疗：曲妥珠单抗（赫赛汀®）和三苯氧胺在妊娠期和哺乳期禁用。

(5) 其他药物：可以使用止吐药，如地塞米松和昂丹司琼。G-CSF 可用于化疗相关的中性粒细胞减少症。应为所有患有恶性肿瘤的女性开具 VTE 预防处方，除非有禁忌证。

2. 分娩时机选择

(1) 建议至少在末次化疗 2 周后再分娩，以避免分娩时中性粒细胞减少相关并发症。

(2) 如果预计可能出现早产，建议如同常规一样，使用类固醇激素促进胎肺成熟。

(3) 在分娩前，使用 G-CSF 可能有用。

3. 哺乳

(1) 没有证据表明哺乳增加复发率。

(2) 由于乳腺可能接受手术治疗，所以哺乳相对更困难。

(3) 近期诊断为乳腺癌的女性，是否能哺乳取决于其化疗计划。

七、子宫颈癌

妊娠期最常见的生殖道癌症。

估计发病率为（1～10）：10 000 次妊娠。

大多数在妊娠早期和妊娠中期被诊断，基本处于疾病早期（≤ⅠB 期）。

英国 NHS 的子宫颈癌筛查项目使浸润型子宫颈癌发病率和子宫颈癌所致死亡率显著下降。

（一）表现

注意：妊娠期反复出现或非预期的出血，均应当用阴道窥器进行检查。

妊娠可能导致子宫颈形态学上的重要改变，包括：①子宫颈体积增加；②血供增加，即偏蓝色的改变；③外翻；④炎症性改变。

（二）诊断

1. 如果有临床指征，应紧急转诊，由有检查妊娠患者经验的医师进行阴道镜检查。

2. 妊娠期不推荐子宫颈刮片，因为蜕膜样细胞可能被误认为是不典型细胞。

3. 可疑的病变应通过点状活检取样：①由于子宫颈血供增加导致出血风险增加；②并不增加妊娠丢失的风险。

4. 子宫颈锥切和移行区大环切除（large loop excision of transformation zone，LLETZ）导致出血风险（高达 25%）和妊娠丢失风险显著增加。

5. 分期方法与非妊娠期女性相同：①胸部 X 线；②腹部和盆腔 MRI；③偶尔可能需要在麻醉下检查（examination under anaesthetic，EUA）。

（三）预后

并没有证据证明在妊娠期诊断的早期子宫颈癌预后比非妊娠期女性差。

（四）妊娠期子宫颈癌的治疗

应当由有经验的 MDT 制订治疗方案。

治疗方案由以下方面决定：①诊断时的孕周；②分期；③病灶大小；④未来妊娠意愿。

1. 浸润型（ⅠA2、ⅠB 和ⅡA 期）

(1) 没有证据证明妊娠加速疾病进展。

(2) 疾病特异性生存期与诊断时的妊娠时段无关。

(3) 需要详细医学咨询，包括终止妊娠（＜24 孕周）的选择，以便开始立即治疗。推迟手术治疗以使胎儿达到可存活的年龄尚未被证明会增加复发的风险。

(4) 以铂类为基础的化疗和紫杉烷类药物可以在妊娠早期过后使用。

(5) 在剖宫产分娩后立即进行根治性手术。

2. 浸润型（ⅡB、Ⅲ和Ⅳ期）

(1) 妊娠期极为罕见。

(2) 通常建议立即治疗。

3. 分娩途径

浸润型子宫颈癌患者均应当进行剖宫产分娩。

拓展阅读

Amant F et al. (2019). Gynecologic cancers in pregnancy: guidelines based on a third international consensus meeting. Ann Oncol. 30(10):1601–1612.
www.annalsofoncology.org/article/S0923–7534(19)60973–7/fulltext

八、淋巴瘤

妊娠期霍奇金淋巴瘤的发病率 1 :（1000～6000）次妊娠，并且是妊娠期第四常见的恶性疾病。

相反，非霍奇金淋巴瘤罕见。

（一）表现

与非妊娠期患者表现相同，如无痛性淋巴结病。

常见体征和症状是乏力、气短、贫血和血小板减少症。

注意：上述这些和妊娠期的常见症状相类似，这就可能导致诊断延迟。

（二）诊断

在淋巴结（lymph node，LN）活检和随后的组织学评估后进行诊断。

分期需要的检查包括：① CXR；②肺部、腹部和盆腔 MRI；③空腹血糖（fasting blood glucose，FBC），肌酐，肝功能，HIV 血清学检查。

（三）预后

妊娠对霍奇金淋巴瘤的预后没有任何影响。

（四）妊娠期霍奇金淋巴瘤的治疗

治疗方案取决于孕周、分期和首选的化疗方案。

1. 妊娠早期

选择包括终止妊娠，或者用单药治疗，如长春新碱，或者 ABVD 方案（多柔比星、博来霉素、长春新碱和达卡巴嗪）。

2. 妊娠中期和妊娠晚期

(1) 在疾病早期，并且妊娠接近足月，可以提早分娩。

(2) 如果需要治疗，ABVD 方案不增加不良结局的发生。

(3) 在有足够防护措施和屏蔽条件下的放疗不增加不良结局的发生，但只有在极端情况下才可以在分娩前进行放疗。

3. 其他治疗

(1) 抗真菌药物：两性霉素 B 被认为是妊娠期最安全的抗真菌药物，如果需要治疗真菌感染，推荐使用。

(2) 耶氏肺孢子虫的预防：复方磺胺甲噁唑（甲氧苄啶和磺胺甲噁唑）可用于妊娠期（妊娠早期后使用）。

(3) 抗病毒药物：并不常规推荐与 ABVD 化疗一起使用。

(4) 血制品：应当是巨细胞病毒阴性并接受照射。

(5) 深静脉血栓预防：所有恶性肿瘤活动期的妊娠女性都应当使用药物预防深静脉血栓。

4. 分娩计划

应当个体化决策，并取决于化疗的时间。

目标是足月分娩，除非有明确指征需要选择性早产终止妊娠。

分娩最好选择在化疗结束后 2 周以上进行，这样可以在分娩前使中性粒细胞计数恢复正常。

只有存在产科指征时才需要选择剖宫产分娩。

（五）非霍奇金淋巴瘤

妊娠期较少见，因为该病更倾向于发生在年

龄较大的患者；然而，ARDS 相关的非霍奇金淋巴瘤的发病率在上升，尤其是在低收入国家中。

治疗原则与霍奇金淋巴瘤相似。

九、白血病

发病率在 1∶100 000～1∶75 000 次妊娠，呈上升趋势。

急性白血病最常见，急性髓细胞白血病占总患病数的 2/3。

（一）表现

1. 急性白血病常发生在妊娠中期和妊娠晚期。

2. 常见症状包括：①疲劳；②发热和盗汗；③气短；④体重下降；⑤瘀伤或出血增加；⑥淋巴结病；⑦频繁感染。

（二）诊断

血涂片和骨髓活检。

（三）妊娠期急性淋巴细胞白血病的治疗

注意：妊娠期治疗急性淋巴细胞白血病即是可行的，也是合理恰当的。

1. 在妊娠早期，考虑到充分治疗的重要性，以及如果不进行充分治疗，母体和胎儿发病可能性很高，所以需要探讨终止妊娠的选择。

2. 类固醇药物治疗反应很好：大剂量类固醇治疗 1～2 周，可能延长妊娠期直至更佳的孕周，再选择分娩。

3. 化疗药物多种多样，分别用作诱导、巩固和维持方案的一部分。

4. 常使用鞘内给药途径（如甲氨蝶呤，但它在妊娠期禁用）。

（四）急性早幼粒细胞白血病

急性髓细胞白血病类型与弥散性血管内凝血和出血等并发症有关。

包含全反式维 A 酸（all trans retinoic acid，ATRA）的治疗应当尽早开始。

注意：ATRA 不建议在妊娠早期使用，因为其具有致畸性，所以妊娠早期患病要讨论是选择终止妊娠还是继续妊娠。

注意：如果继续妊娠，应当使用蒽环类药物，ATRA 可以从妊娠中期开始使用。

（五）妊娠期急性髓细胞白血病的治疗

注意：妊娠期不建议在 BCR-ABL（费城染色体）阳性的患者中使用酪氨酸激酶抑制药。

1. 妊娠早期

应当讨论终止妊娠，以便尽早开始最佳治疗方案。

2. 妊娠中期和妊娠晚期

(1) 需要个体化决策治疗方案和分娩问题。

(2) 不建议全血细胞减少孕妇进行分娩，有可能的话建议行诱导方案治疗，当孕妇恢复血细胞数量后选择性分娩。

(3) 可以使用标准诱导方案（柔红霉素和阿糖胞苷“3+10”方案）。

3. 其他疗法

(1) 高剂量类固醇：不需要调整剂量，应当开始高血糖监测。

(2) 抗真菌药物：两性霉素 B 被认为是妊娠期最安全的抗真菌药物，如果需要治疗，建议使用。

(3) 耶氏肺孢子虫的预防：复方磺胺甲噁唑（甲氧苄啶和磺胺甲噁唑）可用于妊娠期（妊娠早期后使用）。

(4) 抗病毒药物：如果需要，阿昔洛韦可以在妊娠期使用。

(5) 血制品：应当是巨细胞病毒阴性并接受照射。

(6) 深静脉血栓预防：所有恶性肿瘤活动期的妊娠女性都应当使用药物预防深静脉血栓形成。

4. 分娩计划

(1) 分娩时机取决于孕周和化疗计划。

(2) 分娩最好选择在化疗结束后 2 周以上进行，这样可以在分娩前使中性粒细胞计数恢复正常。

(3) 只有存在产科指征时才需要选择剖宫产分娩。

(4) 麻醉方式很重要，因为在存在严重的中性粒细胞减少症、血小板减少症或凝血功能障碍的情况下，区域镇痛和麻醉可能是禁忌。

(5) 因为出血风险较高，建议积极处理第三产程。

(6) 分娩时应当通知新生儿科团队在场。

拓展阅读

British Society for Haematology (2015). Management of AML in pregnancy.
https://b-s-h.org.uk/guidelines/guidelines/management-of-aml-in-pregnancy/

十、恶性黑色素瘤

黑色素瘤是妊娠期最常诊断的癌症之一。澳大利亚的研究报道其发病率为 45 : 100 000 次妊娠。

（一）临床表现

妊娠期皮肤色素沉着的改变可能导致该疾病的诊断更具挑战性。2/3 的黑色素瘤发生在已有的痣中。

（二）诊断

任何疑似病灶都应当进行活检。病灶切除活检行组织学检查，并可能具有治疗作用。CXR、MRI 和 CT 可以用于评估是否有远处转移，最常见转移部位是肺和脑。

（三）妊娠期黑色素瘤的治疗

1. 并没有证据证实妊娠期黑色素瘤与不良的远期预后相关。

2. 妊娠期可以进行手术治疗。

3. 使用放射性同位素进行前哨淋巴结评估不会引起显著的子宫辐射，如果需要，可以在妊娠期间进行。

4. 黑色素瘤可通过胎盘传播，导致胎儿有转移性黑色素瘤的风险：①胎盘应当送组织学检查；②行新生儿评估时应当告知新生儿科医生相关风险。

（四）转移性疾病

1. 妊娠期淋巴血管生成增加，这被认为与黑色素瘤淋巴转移风险增加有关。

2. 胎盘转移罕见，仅在有广泛转移的病例中出现。

3. 与 22% 的新生儿转移性黑色素瘤风险相关，并且预后非常差。

4. 也可能导致宫内死胎。

（五）预后

虽然淋巴结疾病的发病率增加，但没有证据显示妊娠对患有黑色素瘤女性的生存率有不良影响。

十一、卵巢癌

虽然卵巢癌是妊娠期第二常见的妇科癌症，但仅有（2～10）: 100 000 次妊娠的妊娠期附件肿物是恶性的。

组织学类型分布与非妊娠期女性人群相似：①生殖细胞来源（6%～40%）；②交界性（21%～35%）；③上皮细胞来源（28%～30%）；④性索间质来源（9%～16%）。

（一）诊断

根据肿块的切除、腹腔全面探查和任何可疑病变的活检做出诊断。

（二）妊娠期卵巢癌的治疗

1. 交界性肿瘤

(1) 与非妊娠期女性治疗相似。

(2) 目标是阴道分娩，并在产后进行手术治疗。

2. 非上皮性卵巢肿瘤

(1) 常常包块大且有症状。

(2) 手术治疗包括单侧输卵管 – 卵巢切除并进行全面腹腔分期。

3. 上皮性卵巢肿瘤

(1) 治疗方法取决于发现疾病时的分期。

(2) 多学科协作讨论至关重要。

(3) I 期的治疗与非妊娠期女性相同：附件切除并进行全面腹腔分期。

(4) 伴有高危因素的 I 期患者应当进行辅助化疗。

(5) 晚期患者应当行新辅助化疗后，再进行肿瘤细胞减灭术：①减灭术应当在可能的情况下尽早进行；②包括终止妊娠的选择；③如果拒绝终止妊娠，新辅助化疗应当在妊娠中期和妊娠晚期再进行，彻底的肿瘤细胞减灭术在分娩后进行。

拓展阅读

RCOG (2011). Management of suspected ovarian masses in premenopausal women. Green–top guideline no. 62.
www.rcog.org.uk/globalassets/documents/guidelines/gtg_62.pdf

十二、结直肠癌

发生率约为 1：13 000 次妊娠。

（一）临床表现

1. 大多数病例在妊娠中期和妊娠晚期被诊断。

2. 常见的症状表现为出血（直肠癌更常见）和腹痛。

3. 25% 的病例急诊就医，表现为便秘、急性肠梗阻和肠穿孔。

（二）诊断

1. 诊断延迟常见。

2. 症状可与妊娠期相关症状重叠。

(1) 肠道习惯的改变。

(2) 贫血。

(3) 腹胀。

(4) 直肠出血（与痔疮相关）。

3. 约 50% 女性在诊断时已经有远处转移。

4. 在妊娠期，结肠镜检查是安全的，不应当推后进行。

（三）妊娠期结直肠癌的治疗

1. 治疗方案受以下因素影响：①肿瘤位置和分期；②孕周；③临床表现的情况，如急诊手术史。

2. 如果疾病早期，并且在妊娠早期切除，手术可行。

3. 诊断时处于疾病晚期且胎儿不能存活了，建议进行新辅助化疗。

4. 有关分娩方式的证据是有争议的：肿瘤可能导致分娩时肠梗阻，所以通常推荐剖宫产（cesarean section，CS）分娩。

（四）预后

1. 通常在妊娠期发现的结直肠癌比非妊娠期女性而言，分期更晚。

2. 妊娠中期诊断的患者生存率最差，可能是由于为了尝试延长妊娠而推迟检查和治疗。

3. 结局并没有随着时间的推移而改善。

十三、甲状腺癌

发病率为 14.4：100 000 次妊娠。甲状腺乳头状癌是最常见的组织学亚型（75%～80%）。

妊娠期甲状腺结节的发病率在 3%～21%。

（一）临床表现

质硬的无痛性甲状腺结节可疑为恶性。

（二）诊断

1. 超声可能显示的恶性特征包括：①边界不规则或不清晰；②微钙化灶；③超声并不能用作诊断。

2. 细针穿刺组织学诊断在整个妊娠期都是安全可行的。

3. MRI 用于分期。

4. 甲状腺癌女性的甲状腺功能测试通常是正常的。

（三）妊娠期甲状腺癌的治疗

1. 未分化癌选择手术治疗。

2. 不应使用放射 – 碘，因为它会破坏胎儿甲状腺。

3. 小乳头状癌，并且没有扩散到宫颈淋巴结，可以用超声监测，若大小没有变化也没有转移的证据，则手术可以推迟到分娩后。

4. 晚期疾病和（或）生长迅速的肿瘤，手术是首选治疗方案。

5. 妊娠中期是做手术最佳时机。

6. 髓样癌和间变性癌的最优治疗方案的数据资料有限，手术是首选的治疗方法。

7. 在甲状腺切除术后，应当预估到母体甲状腺功能减退和甲状旁腺功能减退的风险。

8. 化疗可能适用于远处转移病例。

（四）预后

妊娠对生存率没有任何不良影响。

第 13 章 药物滥用和精神疾病
Substance misuse and psychiatric disorders

刘亚敏 译 易 萍 校

一、妊娠期药物滥用

关于围产期人群的药物滥用发生率并不明确，可能比其他人群的发生率更高。这类人群可能担心失去监护权而隐瞒或否认病史，因此，其身份辨识率低。使用多种药物很常见，必须要时常考虑到这一点。增加母婴严重不良结局风险。

相关原因如下：①社会困境，包括贫困、被虐待和失去监护权；②吸烟；③精神疾病和医疗并发症。

（一）对产前保健的影响

1. 由于药物滥用服务不在产科服务范畴内，因此它也不属于产前保健的内容。

2. 孕妇难以获得最佳的产前保健，这将进一步增加不良结局的风险。

3. 筛查药物和酒精滥用，应成为产前保健的常规内容。

（二）药物滥用的相关定义

1. 药物滥用疾病在 ICD-11 中被归类为“因药物使用引起的疾病”。

2. 已确定的滥用药物：酒精、大麻和合成大麻素、阿片类药物、镇静药、可卡因、兴奋剂（安非他命、卡西酮）、咖啡因、致幻剂、尼古丁、挥发性吸入剂、摇头丸、离解剂（氯胺酮、苯环利定）。

3. ICD-11 对滥用的方式和后果进行了分类。

(1) 中毒：药物使用引起的急性精神症状。

(2) 有害使用：有损健康的使用方式。

(3) 依赖：使用规律混乱；生理、行为和认知特征，包括生理耐受性和戒断、强烈渴望、无视危害但使用频率仍优先于其他日常活动（常持续＞12 个月）。

4. 戒断：停用药物或服用拮抗药后出现急性心理和生理特征性症状。

5. 谵妄：由于急性药物中毒或戒断引起的注意力不集中和神志不清。

6. 精神失常：由于药物中毒或停用药物而产生的妄想和幻觉。

7. 药物引起的精神疾病：如情绪障碍或焦虑症或痴呆症。

二、发病率和死亡率

（一）药物滥用的不良反应

1. 与社会贫困、营养不良和卫生条件差相关的风险加剧。

2. 合并症的不良结局恶化。

3. 与其他已知的孕产妇死亡风险因素：精神疾病有关。

4. 静脉注射毒品导致以下危害：①传播血源性病毒（在英国吸毒者中，丙型肝炎发病率为 50%～80%，乙型肝炎发病率为 30%～50%）；②深静脉血栓；③皮下脓肿；④细菌性心内膜炎；⑤败血症；⑥急诊建立静脉通路困难。

5. 戒断症状可能直接损害胎儿和新生儿。

（二）产科并发症

1. 早产。

2. 胎盘早剥。

3. 产后出血。

4. FGR 和低出生体重。

5. 流产、死胎、新生儿死亡。

（三）胎儿和新生儿并发症

1. 先天性畸形。

2. 出生后适应综合征：①烦躁易怒；②肌张力高和反射亢进；③易激惹；④喂养困难；⑤睡眠障碍；⑥癫痫发作。

（四）社会影响

1. 必须持续关注虐待和忽视儿童的风险。

2. 通常需要正规的儿童保护程序。

（五）死亡

1. 2014—2016 年，英国有 43 名女性死于药物滥用。死亡率约为 1.7/10 万。

2. 占心理疾病相关死亡的 1/3 以上。

三、一般管理原则

（一）孕妇管理

妊娠为药物滥用者提供了一个独特的服务机会。管理的目标必须明确。对某些人群（尤其是鸦片制剂使用者）而言，实现生活方式稳定和“干净”地使用药物可能更加理想和现实，而对其他人（尤其是酒精和兴奋剂使用者）来说，他们的目标应该是完全戒除。

1. 筛查

(1) 所有孕妇都应在预约评估时筛查。在英国，不常规使用特异性生物标志物，识别最终依赖于：①自我报告；②临床医生的疑似率。

(2) 应详细记录使用非法药物、烟草和酒精的病史，包括：①使用频率；②给药途径；③资金来源。

2. 产前管理

(1) 需要多机构照护来解决复杂的医疗、心理和社会问题，包括：①产科保健；②初级护理；③药物滥用照护；④心理健康照护；⑤社会护理和第三部门支持服务（住房、家庭虐待、儿童保护）。

(2) 应指定一名临床主治医师或护理协调员。

(3) 应提供灵活的预约，以促进孕妇参与产前保健。

(4) 应提供避孕建议。

(5) 对孕妇宣教，以提高对相关风险的认识。

3. 产时

(1) 建议在产科主导的医疗机构分娩。

(2) 可能建立静脉通路困难，因此需要提前进行麻醉评估。

（二）胎儿和新生儿管理

1. 详细的胎儿异常的超声检查：在适当的情况下考虑做胎儿超声。

2. 由于存在 FGR 风险，应超声连续评估。

3. 检查新生儿，即使新生儿未入住特殊护理病房。

四、酒精滥用和依赖

高达 20% 的孕妇饮酒量可能超过推荐限量，高达 3% 的孕妇依赖或滥用酒精。酒精有致畸性。完全戒饮是管理的首要目标。急性酒精戒断有较高的发病和死亡风险，包括震颤性谵妄、癫痫发作和流产。应使用长效苯二氮䓬类药物，如地西泮或氯二氮环氧化物，逐步戒除酒精依赖。戒除酒精依赖会增加戒断并发症（包括癫痫发作）的风险，因此妊娠期女性应在医生监督下戒除酒精依赖。

（一）妊娠期筛查

这应该成为常规产前保健的核心内容。

T-ACE、AUDIT（或 AUDIT-C）和 TWEAK 已被验证并推荐用于妊娠。

（二）对孕妇的危害

1. 流产。

2. 早产。

3. 更可能需要引产或剖宫产。

4. 产前保健就诊依从性差。

（三）对子代的影响

1. 低出生体重。

2. 入住 NICU。

3. 胎儿酒精综合征。

4. 死产（与大量摄入酒精导致胎盘功能障碍有关）。

（四）治疗

1. 社会 – 心理干预和戒毒，以实现戒饮。

2. 妊娠期鼓励性访谈，可以减少酒精摄入。

3. 有证据显示，定期产前保健有获益。

4. 用于维持治疗的药物，由于缺乏安全性数据，不建议孕妇使用阿坎酸和双硫仑。

（五）胎儿酒精综合征

1. 以剂量依赖的方式出现的谱系疾病。

2. 目前尚不明确具体酒精剂量会导致胎儿酒精综合征，只有完全禁饮才能保证没有风险。

3. 通常只有严重病例被发现。

4. 典型症状三联征包括以下内容。

(1) FGR。

(2) 中枢神经系统问题：发育迟缓；行为、学习问题；神经系统软症状，如运动技能问题。

(3) 颅面畸形：小眼症，睑裂短，鼻梁短，小头畸形，上唇薄，咽鼓管小，口腔裂，上颌发育不全。

（六）酗酒女性的妊娠期管理

1. 计划通过以下方式减轻伤害。

(1) 相关风险咨询。

(2) 提供支持性、非评判性的环境，鼓励产前保健。

(3) 促进与专业药物滥用服务机构的联系，包括匿名戒酒会。

(4) 筛查酒精依赖。

(5) 为促进社会服务和支持机构联系提供便利。

2. 详细的胎儿异常超声检查。

3. 连续超声评估胎儿生长和健康状况。

4. 多学科管理，包括产科、儿科、社会服务和专科医生治疗酒精依赖。

5. 可能需要儿童保护程序。

五、药物滥用：阿片类

（一）阿片类药物

1. 所有药物都可能被滥用。

2. 包括处方药（主要用于镇痛）和非法药物。

3. 从罂粟提取的天然鸦片制剂包括可待因和吗啡（及其处方类衍生物，羟考酮）。

4. 合成阿片类药物包括美沙酮、芬太尼和曲马多。

5. 作用于内源性阿片受体。

（二）给药途径

途径取决于药物和孕妇的使用方式，包括吸入、口服或鼻内吸入或注射。

（三）阿片类药物的作用

1. 急性中毒：欣快、镇痛、镇静、呼吸抑制、恶心、呕吐、低血压、瞳孔收缩。

2. 依赖性：连续几周定期使用。

3. 戒断症状：从轻度（流涕、流泪、出汗、哈欠、肌肉疼痛、关节疼痛）到重度（腹泻、烦躁、失眠、躁动、竖毛和颤抖）。

4. 半衰期较短的药物更容易被滥用，并更快地产生戒断症状。

5. 海洛因戒断症状在给药后 4～12h 出现，48～72h 达到高峰，7～10 天后消退。

6. 戒断症状令人痛苦，但不会危及生命。

（四）对妊娠的影响

1. 增加产前出血和早产风险。

2. 戒断有流产和早产风险。

3. 围产期可能需要增大有效剂量。

4. 随着阿片类药物剂量增加，则需要监测药物毒性。

（五）对婴儿的影响

不认为有致畸性。

1. 阿片类药物滥用通常与多种其他风险因素有关。

2. FGR、死产和新生儿死亡的风险增加。

3. 新生儿戒断症状通常发生在出生后 48h 内。

4. 戒断包括易怒、过度惊吓反应、敏感和颤抖、喂养困难和低血压。

5. 严重戒断症状对新生儿可能是致死性的。

6. 可能需要入住 NICU 静脉用美沙酮，以防止急性戒断症状。

（六）维持治疗

1. 可用美沙酮（阿片受体激动药）或丁丙诺啡（阿片受体部分激动药）。

2. 它们的半衰期比海洛因长，血浆水平更稳定，给药每天 1 次，无急性戒断症状。

3. 接受替代方案的孕妇与未治疗的孕妇相比，其母胎结局更好。

4. 产妇死亡率和发病率下降。

5. 减少使用非法或静脉鸦片制剂。

6. 减少接触非法鸦片剂杂质。

7. 避免非法药物使用的相关生活方式。

8. 增加与医疗服务机构的联系。

（七）滥用阿片类药物女性的妊娠管理

1. 尝试通过以下方式减少危害。

(1) 相关风险咨询。

(2) 提供替代处方以减少使用非法阿片类药物。

(3) 通过提供支持性、非批判性的环境，以鼓励产前保健。

(4) 促进与专业药物滥用服务机构的联系，包括匿名戒毒服务机构。

(5) 筛查阿片类药物滥用。

(6) 为促进社会服务和支持机构联系提供便利。

2. 筛查经血液传播的病毒。

3. 对有脓毒症症状者使用低阈值的抗生素（可能是非典型病原体）。

4. 高度怀疑静脉血栓栓塞症状（可能是非常见部位）。

5. 详细的胎儿异常超声检查。

6. 连续超声评估胎儿生长和健康状况。

7. 多学科管理，包括产科、儿科、麻醉科（建立静脉通路困难）、社会服务和专业戒毒服务。

8. 可能需要儿童保护程序。

9. 关于母乳喂养的建议需要考虑其他因素，包括药物使用、血源性病毒感染和生活方式。

10. 产后避孕建议。

六、药物滥用：可卡因

（一）给药途径

1. 主要途径经鼻吸入。

2. 静脉注射（包括海洛因“快速注射”）死亡率很高。

3. 快克是可卡因的游离生物碱，可以吸食或注射。

（二）可卡因的危害

1. 通过抑制中枢神经系统的单胺类（血清素、去甲肾上腺素和多巴胺）再摄取而产生的刺激效应。

2. 副交感神经效应包括心动过速、血压升高、血管收缩和出汗。

3. 精神活动影响包括欣快感和厌食症。

4. 中枢神经系统和交感神经系统过度刺激会产生危害，包括脑卒中、心肌梗死、心律失常、精神病、焦虑、烦躁和厌食。

5. 快克与可卡因相比，成瘾性、兴奋性更强，与更混乱的生活方式和社会困境有关。

（三）可卡因对妊娠的影响

1. 危害源于胎盘血管痉挛和致畸性。

2. 血管痉挛导致子痫前期和胎盘早剥。

3. 母体由于脑血管并发症（颅内出血、栓塞）和心律失常，死亡率增加。

4. 子宫肌层 β- 肾上腺素受体下调可导致流产、子宫激惹和早产。

（四）对婴儿的影响

1. 致畸，尤其是小头畸形和心脏缺陷。

2. 胎盘功能障碍引起的 FGR。

3. 新生儿危害。

(1) 可能出现新生儿适应综合征或自限性戒断综合征。

(2) 低血压和心律失常。

(3) 婴儿猝死。

(4) 神经系统发育迟缓。

（五）滥用可卡因孕妇的妊娠管理

1. 尝试通过以下方式减轻危害。

(1) 相关风险咨询。

(2) 鼓励产前保健。

(3) 促进与药物滥用专业服务机构的联系。

(4) 为获得社会服务和支持机构提供便利。

2. 详细的胎儿异常超声筛查，妊娠 23～24 周进行包含胎儿心脏超声的系统超声检查。

3. 可能需要召开儿童保护案例会议。

4. 没有可卡因的替代处方药物。

七、滥用药物：兴奋剂

（一）一般原则

1. 药物包括：安非他明（包括甲基苯丙胺、“冰毒”），MDMA（摇头丸）。

2. 兴奋剂是副交感神经药物。

3. 激活中枢神经系统多巴胺、血清素和去甲肾上腺素通路，产生精神效应。

4. 安非他明也可抑制食欲。

（二）给药途径

可吸食（冰毒）、口服、经鼻吸入或静脉注射。

（三）对妊娠的影响

1. 妊娠期影响的证据基础有限。

2. 兴奋剂滥用与其他母胎风险有关。

3. 尚不明确与先天畸形是否相关。

4. 新生儿可能有多动和喂养困难。

5. 可能导致流产、早产和 FGR。

八、滥用药物：苯二氮䓬类

（一）一般原则

1. 苯二氮䓬类药物对一系列神经和精神疾病有效，如焦虑、烦躁、失眠和癫痫。

2. 常在使用数周后产生依赖。

3. 作用于 GABA-A 受体，增强对 GABA（中枢神经系统主要的抑制性神经递质）的反应。

（二）给药途径

非法或娱乐用途，主要是口服。医疗用途可以是口服、肌内注射、静脉注射或皮下注射。

（三）影响

1. 最显著、快速的效应是镇静。

2. 药物的半衰期决定了其作用。

3. 劳拉西泮和咪达唑仑（半衰期<24h）可用于快速镇静和麻醉前诱导。

4. 地西泮和氯地西泮（半衰期>24h）可用于抗焦虑和酒精解毒。

5. 很快产生药物耐受。

6. 戒断综合征与酒精一样，由中枢神经系统兴奋引起。

7. 戒断症状包括烦躁和失眠，严重者伴有癫痫发作和震颤性谵妄。

（四）对妊娠的影响

研究有限，尚不明确会增加先天性畸形风险的具体暴露剂量。在早期研究中发现，妊娠早期开始使用会导致腭裂。最新证据表明，妊娠期使用苯二氮䓬类药物不太可能与先天性畸形有相关性。可能存在特定的相关性，如劳拉西泮与肠闭锁。妊娠晚期暴露可能导致产后戒断症状。产时使用可能引起“婴儿软瘫综合征”，伴有喂养和呼吸困难。尚不明确苯二氮䓬类药物对子代的远期影响。

（五）妊娠期管理

不建议长期用药的孕妇突然停药，就像戒酒一样。半衰期短的药物应改用地西泮，以获得更稳定的血药浓度，从而实现逐渐停药。

九、滥用药物：大麻

（一）一般原则

大麻是世界上最常用的非法药物。通常是吸食，但可经食物或饮料摄入。

（二）母胎危害

大多数吸食大麻的人都是与烟草一起吸食（通常不带有过滤嘴），因此难以研究其直接影响。特别是在青春期和成年早期长期使用，增加精神分裂症等精神疾病的发病风险。可能导致低出生体重和早产。

（三）管理

无替代疗法。尼古丁替代疗法可能是一种关键的干预措施。降低危害的建议主要是减少烟草使用。

（四）烟草

1. 吸烟率正在下降，但它仍然是母婴发病的主要原因。

2. 吸烟与下列不良结局有关：①流产；②胎盘早剥；③低出生体重；④新生儿死亡；⑤婴儿猝死综合征（“猝死”）。

3. 建议孕妇戒烟或至少减少吸烟，应提供专业的戒烟顾问，尼古丁替代疗法可用于妊娠期。

十、滥用药物：其他

（一）致幻剂

1. 常见的致幻剂包括：①裸盖菇素（“神奇蘑菇”中的活性物质）；②麦司卡林（来自佩奥特仙人掌）；③麦角酸二乙胺（迷幻剂）；④氯胺酮。

2. 致幻剂对妊娠影响的数据很少。

3. 致幻剂滥用与其他母婴风险有关。

（二）挥发性物质（“吸食胶”）

1. 吸入溶剂和黏合剂，包括：①甲苯；②丙酮；③汽油；④清洁剂；⑤气溶胶。

2. 通常与多种其他风险因素相关。

3. 可导致呼吸抑制和心律失常导致猝死。

4. 动物研究表明妊娠期暴露有致畸作用。

十一、围产期精神疾病

（一）概述

围产期精神疾病可能是新发疾病，也可能是既往持续至围产期或既往疾病复发。围产期精神疾病发生率与非孕人群相似。围产期疾病的主要特征是治疗管理更加复杂性和疾病的危害。

（二）更广泛健康的影响

精神疾病增加产科疾病及不良结局的发生率，包括持续呕吐、子痫前期、GDM、FGR、早产和胎盘早剥。不同条件之间的关系是高度个性化的，证据不支持因果关系。吸烟、药物滥用和贫困等因素可进一步加剧不良结局的风险。患有多种疾病的孕妇有复杂的妊娠期保健和社会需求，需要多学科专家和机构服务人员综合照护。

（三）家庭影响

母亲患有精神疾病增加子代（生理和心理）不良结局的风险，但大多数不会有危害。母体精神疾病可通过生物（如遗传学、妊娠期营养、下丘脑 – 垂体 – 肾上腺轴功能障碍）、心理（如依恋和育儿方式）和社会（如家庭支持、社会经济资源）机制影响子代。可能需要母婴心理社会干预，尽管干预的证据基础有限。

（四）筛查的重要性

发达国家提供普遍孕产保健和全民保健服务，使以人群为基础的系统筛查成为可能。一系列经过验证和实用的筛查工具，可用于检测常见的情绪障碍和焦虑症。常规筛查还应包括个人和家族精神疾病、药物滥用的基础病史。

（五）计划妊娠

孕前计划可以帮助识别复发诱因和早期预警信号。合理使用精神疾病药物可以降低胎儿风险。

拓展阅读

NICE (2014, updated 2020).Antenatal and postnatal mental health: clinical management and service guidance.Clinical guideline [CG192].
www.nice.org.uk/CG192

十二、抑郁症

- 围产期人群的患病率为 10%～15%（3% 为重度）。

- 是妊娠和产后最常见的并发症。
- 临床症状必须持续＞2 周才能诊断。
  - 核心症状：情绪低落、厌世和精力不足。
  - 躯体症状：睡眠、注意力、食欲欠佳。
  - 认知症状：绝望、无助、自卑、内疚、自杀。
  - 精神病症状：重症病例。
- 抑郁症按病情严重程度（轻度、中度、重度）分类，由以下因素决定：①临床症状多少；②功能损害程度；③相关风险（尤其是自杀）。
- 功能障碍可以区分抑郁和悲伤。
- 相关的不良妊娠结局包括：①出生体重过低；②早产。
- 相关的子代不良结局包括行为发育和情绪障碍。
- 对大多数患者来说，抑郁症是一种复发性疾病。
- 早期发现患有妊娠期抑郁症的孕妇，可能有助于降低产后抑郁症发病率和危害。
- 有证据表明，产后抑郁症与非围产期或妊娠期抑郁症是不同的临床病例，但这一证据并不明确。
- 妊娠期和产后一样常见。
- 既往有产后发病史的经产妇，确实有产后复发的可能。

（一）产后“婴儿焦虑”

50% 以上产妇在分娩后 3 天左右开始经历短暂的情绪不稳定和情绪障碍，并在 10 天内自愈。最初可能很难区分婴儿焦虑和抑郁症，但症状的时间进程和严重程度明显不同。严重的婴儿焦虑与进展为抑郁症有关。婴儿焦虑通常不需要临床治疗。

（二）抑郁症筛查

抑郁症病史是围产期抑郁症最重要的危险因素。

1. 所有孕妇在预约评估时需常规询问精神病史。

2. NICE 建议使用 Whooley 抑郁症筛查工具，该工具可以在任何临床实践中快速使用。

(1) 在过去的 1 个月里，你是否经常被沮丧、抑郁或绝望的情绪所困扰？

(2) 在过去的 1 个月里，你是否经常为做事没有兴趣或乐趣而烦恼？

对其中任何一个问题回答“是”，筛查结果都会是阳性。

注意：其他调查问卷，如爱丁堡产后抑郁症量表（Edinburgh Postnatal Depression Scale，EPDS），也有助于明确产后抑郁症，并被许多服务机构常规用于健康来访者。

十三、焦虑症

- “焦虑”不是一种诊断，而是一个涵盖性术语，包括疾病、症状和正常情绪。
- 具有共同症状的一系列疾病。
- 焦虑症状包括以下情况。
  - 认知：强烈的恐惧、忧虑、沉思。
  - 躯体：心悸、气短、出汗、颤抖、烦躁、自主唤醒。
- 发病率在 1%～10%，具体取决于地域和疾病。
- 多数患者合并其他情绪疾病。
- 与青少年精神疾病有关。
- 广泛性焦虑症（generalized anxiety disorder，GAD），是最常见的焦虑症类型，持续症状＞6 个月。
- 恐慌症：症状比广泛性焦虑症更强烈，反复、短暂、急性发作（其间可能没有焦虑）。
- 恐惧症：①在出现或预想恐惧刺激时出现症状，在功能上影响回避行为；②分娩恐惧症，对分娩的恐惧可能非常严重，可能是选择性剖宫产的指征；③针头恐惧症会影响产前和产时护理，严重者可能需要精神行为能力法，予以必要的肠外治疗。
- 强迫症：①反复、痛苦、非理性的想法，或者主要担心发生不好事情；②常于妊娠期加重。
- 健康焦虑疾病（躯体疾病或躯体异常症状）：①导致过度求医；②过度检查或治疗可能会造成医源性伤害。

- 创伤后应激障碍：①可能继发于任何创伤经历，包括分娩创伤；②可能会影响未来的生育计划，以及参与产前和产后护理；③症状包括经历再现（闪回、噩梦）、过度焦虑（烦躁、易怒、注意力不集中、失眠），以及回避事件再提。

焦虑症筛查

1. NICE 建议对 GAD 进行常规筛查。

2. 与抑郁症筛查一样，可以在任何临床实践中快速进行：在过去 2 周内，你是否因感到紧张、焦虑或紧张而烦恼？你是否因为无法停止或控制担忧而烦恼？

3. 根据症状的持续性，答案得分为 0～3 分。

4. 评分≥3 分通常是诊断的可接受截断值。

十四、进食障碍

进食障碍通常并发其他精神疾病：①抑郁症；②强迫症；③药物滥用；④人格障碍。

（一）神经性厌食症

特征：①形体失常；②厌食；③体重严重偏低。

（二）神经性贪食症

特征：①反复暴饮暴食；②使用利尿药和泻药进行自我催吐和排泄等代偿行为。

（三）暴食症

与神经性贪食相似，但没有代偿行为（患者通常超重）。

（四）妊娠风险

1. 以下原因导致的新生儿不良结局：①进食减少；②孕妇低体重；③反复呕吐和排泄。

2. 进食障碍导致下列风险：① FGR；②低出生体重；③早产；④先天畸形。

3. 妊娠可能是对进食障碍的保护因素，但围产期不可避免的身体变化可能会加剧对进食障碍认知，从而导致产后的代偿行为。

4. 需要密切的妊娠期监测：①可能需要与孕妇进行细致交谈，监测其体重和食物摄入量；②对于更严重的病例，可能需要进食障碍专科治疗。

十五、其他精神疾病

（一）双相情感障碍

1. 以抑郁和躁狂（双相情感障碍Ⅰ）或轻躁狂（双相情感障碍Ⅱ）为特征，反复发作（发作－缓解循环）疾病。

2. 约 1% 的育龄女性受累。

3. 躁狂症：极度的情绪兴奋或易怒，伴有躯体症状（睡眠减少、精神运动激动、精力充沛）和认知障碍（自信心增加、自大）和精神疾病。

4. 狂躁持续超过 1 周，轻躁狂较轻，持续时间较短。

5. 躁狂和轻躁狂会导致鲁莽和危险的行为。

6. 在发作间歇期，患者可以在相当长的一段时间内表现正常。

7. 分娩是复发的重要风险因素之一。

8. ＞25% 可能在分娩后复发。

9. 患有双相情感障碍的所有孕妇，应尽早由精神科医生制订其治疗计划。

（二）精神分裂症和情感分裂症

1. 发作－缓解或慢性精神疾病。

2. 围产期对复发率有何影响尚不明确。

3. 在分裂情感障碍中，精神疾病与情绪障碍并存。

4. 精神分裂症与生育力下降有关。

5. 育龄期的临床特征通常有阳性精神病症状，包括异常信念（妄想）和异常知觉（幻觉）。

6. 重要的是要了解婴儿在症状中的定位。

7. 围产期精神疾病与难于满足婴儿需求有关，通常需要儿童保护程序。

8. 常需要抗精神病药物维持治疗。

9. 围产期患有精神分裂症的所有孕产妇都应接受精神科照护。

10. 在精神分裂症患者中，常见吸烟、肥胖、糖尿病等多发病和不良结局相关的风险因素。

11. 父母一方患有精神分裂症，其孩子一生中患精神分裂症的风险约为 10%。

十六、人格障碍和学习障碍

（一）人格障碍

有几种不同类型的人格障碍，它仍然是一个有争议的诊断。诊断依据显性人格特征。必须在成长阶段，就显现出人格特征并持续存在，导致普遍的向内、向外人际交往困难。常合并情绪障碍、焦虑和药物滥用。与社会困境有关，尤其是经历过或正在遭受虐待。

情绪不稳定型人格障碍。

(1) 临床中最常见的人格障碍（边缘型人格障碍是其中一种亚型）。

(2) 女性的发病率是男性的 2 倍。

(3) 人群发病率估计约为 5%。

(4) 情绪不稳定型人格障碍的特征包括：①情绪不稳；②人际关系不稳定；③自卑；④反复的威胁或自残行为；⑤焦虑回避型、依赖型和强迫性人格障碍也很常见。

(5) 精神药物通常用于治疗症状，但证据不足；目前药物治疗尚未获得使用许可。

(6) 以心理治疗为基础的治疗和辨证行为治疗，有可靠的 RCT 证据，但非常有限。

（二）学习障碍和自闭症谱系障碍

1. 这些是独立的诊断类别，尤其是重度的自闭症谱系障碍的患者，常并发其中一种或多种精神疾病。

2. 患者可能有特定的沟通和行为需求。

3. 两种疾病管理有共性。

4. 可能需要专科医生的介入，以促进产前保健。

5. 保持独立生活的能力，育儿能力。可能需要评估同意干预措施（甚至性交）的心理能力（通常由专家团队）。

注意：患有这些疾病的妇女可能容易受到剥削；保护母亲和婴儿的安全必须放在首位。

拓展阅读

WHO (2022). International Classification of Diseases, 11th Revision. https://www.who.int/classifications/classification-of-diseases

十七、自杀和自我伤害

（一）围产期自杀

这方面的证据主要来自英国孕产妇死亡调查报道。

1. 最新数据显示，精神疾病（主要是自杀和滥用药物）导致的孕产妇死亡率为 4.57/10 万人。

2. 自杀是产后早期死亡的第三大原因，也是产后晚期死亡最常见原因（2018），产妇死亡率为 2.9/10 万。

3. 大多数自杀发生在产后，主要通过自缢或服药过量，而妊娠似乎受到保护。

4. 最常见的精神疾病是抑郁症和药物滥用。

5. 与一般的精神疾病不同，似乎社会地位较高的女性更容易有自杀行为。

6. 自杀还与以下因素有关：①社会 – 心理困境（生活混乱、受虐待、情绪不稳、妊娠或失去监护权）；②产前保健欠佳。

7. 杀婴极为罕见，但对于患严重情绪障碍或精神疾病的产妇，应了解她们是否有这种想法。

（二）围产期的自残行为

1. 动机因人和事件而异。

2. 自残通常被认为是一种应对痛苦的不良策略，也是一种调节不稳定情绪和极端情绪的手段。

3. 患者在自我伤害后是如何引起医疗服务部门注意的，这往往对其意图和风险升级有很高的参考价值。

4. 自杀事件常是一时冲动。

5. 自残是常见的反复行为。

6. 最常见的方式是过量用药和切割伤害。

7. 更暴力的方法，如自缢或高坠，可能与更强的自杀意志有关。

8. 自杀身亡的患者，常有自残史。

十八、产后精神病

注意：这是描述性而非诊断性术语。

（一）症状

产后早期是女性一生中患严重疾病的最高风险期。发病风险最高的是分娩后第 1 天。发作常有典型的情绪症状；患者常是情感性精神病，而不是精神分裂型精神病。

婴儿面临的风险通常是由于疏忽或意外造成的伤害，蓄意或有目的性伤害婴儿的情况极为罕见。

需在严密监护下管理母胎。大多数精神病的症状演变需要数周至数月。NICE 将疑似产后精神病视为急诊，建议在 4h 内对产妇进行评估。常有意识模糊，谵妄是诊断与鉴别诊断的关键，应考虑检查排除器质性病变。可能早期预警信号是非特异性的，如严重的睡眠不足、烦躁和重度焦虑。

英国孕产妇死亡调查强调了“危险信号”：精神状态急剧变化、普遍与婴儿和家庭疏离，以及暴力自残的想法或行为。

（二）流行病学

发病率为 1‰～2‰。可能发生于没有任何可识别风险因素的女性。患病的产妇，有 1/2～2/3 会在非围产期复发。唯一一致的产科相关因素是初产妇。

至关重要的是再次妊娠的建议：复发率＞50%。

（三）风险因素

1. 双相情感障碍。
2. 既往产褥期精神疾病史。
3. 一级亲属具有上述任何一个风险因素。

（四）治疗和康复

治疗计划必须包括生物 - 心理 - 社会干预，每次干预的时间可能会有所不同。需要抗精神病药物。近期预后良好，大多数患者可在几个月内康复。急性期治疗的地点取决于母婴所面临的风险，以及是否有家庭支持。治疗的目的是实现母婴同室，在家或在母婴精神疾病专科医院。

（五）高风险患者

注意：患有双相情感障碍和有产后精神疾病个人或家族史的孕妇，需要提前预案以降低产后精神病的风险。

管理方案具体如下。

1. 预防性情绪稳定药（预防证据有限）。
2. 产后早期促进睡眠：考虑使用助眠药，提供婴儿喂养方案和家庭支持。
3. 产后疼痛管理。
4. 在社区监测精神状态。
5. 如果出现预警信号，可进行紧急评估。

十九、精神疾病药物治疗：原则

在成年人群中使用治疗精神疾病的药物越来越普遍。据估计，在美国，有 10% 的育龄女性服用精神疾病药物，主要是抗抑郁。欧洲的处方率较低，但在增加。

所有规律服用精神药物的孕妇，都应审查其用药情况，因为妊娠会影响风险，应分析获益。

处方必须征得孕妇的同意，让她们在充分知情的情况下做出选择。

进行个性化分析风险和获益，权衡药物治疗的风险与精神疾病未得到充分治疗的风险（相反，这取决于个人的精神病史）。

不建议在没有专科医生监督的情况下突然停药。

所有处方都是超说明书的，没有任何药物获得妊娠期或哺乳期使用许可。

对于轻度非精神性疾病，认知行为疗法等非药物疗法应作为一线治疗；抗抑郁药的疗效并不优于安慰剂。

在同类药物中，绝对风险几乎没有差别；选择药物时应以患者既往的疗效和证据为依据。

仅因所谓的风险概况而更换药物，可能会导致母亲治疗不充分，同时使婴儿暴露于另一种药物。

哺乳期药物暴露风险可能远低于妊娠期，因为胎盘药物浓度均比母乳高 5～10 倍。

早产儿乳母的处方，需要更加谨慎。

药物选择，尤其是产后药物选择，应考虑到镇静效果和需要照顾新生儿的实际情况。

妊娠期精神病药物的证据基础

安全性证据仅基于观察性研究。因此，不能确定因果关系，并难以控制适应证的混杂因素。大多数研究都是产前研究。母乳喂养研究仅限于小型、非控制性研究和病例报道，这些研究报道常因产前药物暴露而混淆。很少有远期研究。未发现多数精神药物与远期不良结局相关；然而，证据缺乏并不意味着没有证据。风险概况必须结合妊娠丢失（10%～20%）和先天性畸形（2%～3%）的人群基线风险。绝对风险通常较低，相对风险变化较大，必须充分告知患者。

二十、精神疾病药物：抗抑郁药物

治疗抑郁症和焦虑症的一线药物，有一致证据表明对中度和重度疾病有效。

（一）妊娠

1. 总体而言，似乎对子代绝对风险很小，临床意义尚不明确。

2. 选择性 5- 羟色胺再摄取抑制药（selective serotonin reuptake inhibitors，SSRI）研究最多。

3. 致畸率低，SSRI（帕罗西汀、氟西汀）可能影响子代心血管发育。

4. 与 SSRI 相关的新生儿持续性肺动脉高压的绝对风险略有增加：2/1000～3/1000；帕罗西汀相关性最强，舍曲林相关性最低。

5. 与新生儿戒断综合征有关：证据基础有限，可能对大多数婴儿是良性和自限性的。

6. 与自闭症谱系障碍相关的证据不明确，不能排除适应证的混杂因素。

（二）母乳喂养

1. 母乳的药物浓度可能会有差异。

2. 大多数抗抑郁药的婴儿相对剂量（relative infant dose，RID）<10%。如果孕妇在妊娠期服用了有效的抗抑郁药，那么仅因为母乳喂养，不建议改用母乳中药物浓度较低的抗抑郁药物。

3. 丙米嗪、去甲替林、舍曲林和帕罗西汀在母乳中浓度很低，因此，如果母乳喂养的女性需要开始使用抗抑郁药，则建议使用此类药物。

二十一、精神疾病药物：其他

（一）抗精神疾病药物

1. 有效治疗精神疾病，包括双相情感障碍。

2. 虽然远期数据有限，但不认为与致畸性或主要不良母婴结局有关。

3. 大多数数据来自于奥氮平、喹硫平、利培酮和氟哌啶醇。

4. 也与新生儿适应综合征有关。

5. 风险预测数据与适应证（通常用于治疗较严重的精神疾病）和药物滥用（尤其是吸烟，通常合并严重的精神疾病）混杂。

6. 与体重增加相关（尤其是喹硫平和奥氮平），因此建议进行妊娠糖尿病筛查。

7. 母乳喂养不是禁忌。氯氮平除外，因为有婴儿粒细胞缺乏症的风险（病例报道）。

（二）抗惊厥情绪稳定药

大多数据来自癫痫研究，治疗癫痫有效剂量高于精神疾病，而且由于与癫痫相关的发病率较高，这些数据也会受到适应证的影响。

1. 丙戊酸钠

(1) 有强有力的显性致畸证据。

(2) 约 10% 的神经管缺陷和重大先天畸形。

(3) 与流产、心脏缺陷、神经发育障碍和颅面畸形有关。

注意：禁用于所有育龄期女性。

2. 卡马西平

(1) 约 3% 的神经管缺陷。

(2) 低剂量更安全。

(3) 因为 RID 高，谨慎母乳喂养。

3. 拉莫三嗪

(1) 相对较新的药物，因此数据较为有限。

(2) 与唇腭裂相关的证据不一致。

(3) 与丙戊酸钠和卡马西平相比，致畸性可能更低。

(4) RID 较高（婴儿皮肤反应），母乳喂养需谨慎。

（三）抗焦虑药

苯二氮䓬类药物、相关 Z 药物催眠药和加巴喷丁类药物的安全性数据非常有限。与重大不良结局无明确相关性。

（四）锂

1. 有效防治双相情感障碍的药物。

2. 治疗窗口窄，需要定期监测血药浓度。

3. 中毒的主要危害是脱水或血容量减少。

4. 应在临产或择期分娩前一天停药，产后只有在专科医生推荐和产妇血流动力学稳定后才能重新开始用药。

5. 由于血容量增加后血液稀释，应在妊娠 36 周后由每月调整到每周监测。

6. 有关婴儿风险的数据有限。

7. 有与新生儿甲状腺功能障碍、心律失常和肾源性尿崩症相关的证据。

8. 母乳中 RID 差异很大，不推荐母乳喂养。

9. 妊娠早期暴露于 Ebstein 畸形的风险，低于预估的 0.05%～0.1%（背景风险为 0.0005%）

10. 孕妇应在有产科主导的医疗机构分娩。

拓展阅读

National Library of Medicine (US). Drugs and lactation database.
https://www.ncbi.nlm.nih.gov/sites/books/NBK547437/
NICE (2014, updated 2020). Antenatal and postnatal mental health: clinical management and service guidance. Clinical guideline [CG192].
www.nice.org.uk/CG192
UK Teratology Information Service. Bumps (best use of medication in pregnancy).
www.medicinesinpregnancy.org/

第 14 章　妇科解剖与发育
Gynaecological anatomy and development

刘禄斌　译　　王芬芬　校

一、妇科病史：概述

每次都要全面介绍自己，并解释你将要进行的操作；患者通常非常担心和紧张。

（一）个人信息

包括姓名，出生日期，年龄，婚姻状况，职业，伴侣的信息和职业（与不孕不育患者相关）。

（二）当前问题

问题的描述，严重程度、持续时间、与月经周期的关系，加重和缓解因素，任何先前的检查或治疗。

（三）月经史

1. 最后一次月经来潮的日期。
2. 初潮 / 绝经的年龄。
3. 月经模式（出血日数 / 周期长度）。
4. 出血的量和性质（大量出血、血凝块、双重防护）。

注意：一定要询问经间期出血（intermenstrual bleeding，IMB）+ 性交后出血（postcoital bleeding，PCB）。

注意：一定要询问任何情况的绝经后出血（postmenopausal bleeding，PMB）。

5. 是否伴有疼痛，以及疼痛的模式（痛经）。这方面有没有变化？
6. 询问其他时间是否有疼痛，包括性交疼痛。
7. 目前正在使用或最近使用的避孕方法（或没有使用）及详细信息。
8. 目前 / 未来的妊娠计划，这可能会改变 / 限制治疗方式，因为很多治疗方法是避孕措施。

（四）过去的产科史

所有妊娠情况必须被记录，包括成功妊娠、流产、异位妊娠、子宫内膜诊断性刮宫手术和葡萄胎。

必须记录结果、孕周、分娩方式、并发症、新生儿体重、子女目前的健康状况。

（五）过去的妇科病史

1. 是否有其他妇科问题，尤其是子宫内膜异位症、子宫肌瘤、多囊卵巢和不孕不育等。
2. 所有以前的妇科手术。
3. 最后一次子宫颈涂片检查的日期和结果。一直都正常吗？

（六）性生活史

1. 性交疼痛：表面插入疼痛或深部疼痛。
2. 是否患有性传播感染性或盆腔炎性疾病（pelvic inflammatory disease，PID）。
3. 是否有异常阴道分泌物。

（七）妊娠的思考

注意：始终要考虑：该患者是否妊娠或面临妊娠的风险？

对每位女性（10—60 岁）都应该认为她有可能妊娠，直到证明未妊娠为止，这样你就不会错过任何可能的妊娠病例。

（八）妇科病史中需要注意的关键事项

大部分诊断可以通过详细的病史得出。

1. 清楚了解患者当前的问题，包括其对生活质量的影响。

2. 一份完整的病史将为你的检查和进一步的检查计划提供依据。

3. 确认或排除当前是否妊娠或妊娠的风险：对于不希望妊娠的患者，可以提供避孕建议。

4. 了解患者当前和近期的妊娠计划。

5. 确定患者是否有较高的恶性肿瘤或其他严重病变风险。

注意：经间期出血、性交后出血和绝经后出血都是值得注意的症状，需要进行进一步检查和明确。

6. 了解可能隐藏的信息。

(1) 如果你与患者建立了良好的沟通关系，很多女性会透露有关性、虐待或生育问题的其他信息。

(2) 如果你感觉到有其他问题，不要害怕主动询问（例如，“你似乎对某些事情很担忧，是否还有其他问题想要讨论？”）。

二、妇科病史：其他相关细节

（一）排尿情况

如果患者提及了下尿路症状，则需要进一步了解以下情况。

1. 排尿频率（日间和夜间）。

2. 是否有疼痛或灼热感（排尿困难）。

3. 是否有急迫感。

4. 是否有尿失禁（压力性或急迫性）。

5. 是否有血尿。

6. 是否感觉有“东西下垂”（与脱垂相关的症状）。

（二）排便习惯

如果患者提及了排便症状，则需要进一步了解以下情况。

1. 排便的规律性。

2. 是否伴有腹胀、疼痛或排便困难。

3. 是否使用泻药。

4. 是否有直肠出血。

（三）病史和手术史

所有的医疗记录，特别是糖尿病、高血压、哮喘和血栓栓塞病史。如果考虑手术，这些情况都会产生重大影响。

所有以前的腹部手术史也很重要。

（四）药物和过敏史

1. 所有药物的详细信息（剂量和使用时间）。

2. 对药物的过敏反应及其严重程度（过敏性休克或皮疹）。

3. 妊娠初期是否使用叶酸。

4. 考虑所有药物与妊娠的相关风险。

(1) 可能导致畸形。

(2) 药物的药效学和药动学可能发生变化。

(3) 在适当的情况下对母乳的毒性进行评估。

（五）家族病史

1. 特别关注糖尿病、高血压和血栓栓塞疾病。

2. 始终都要考虑家族性癌症，以及其他与遗传相关的疾病，包括：①乳腺癌；②卵巢癌；③子宫内膜癌；④结直肠癌。

（六）社会状况

包括：①家庭情况和人际关系；②职业；③吸烟和饮酒情况；④生活方式问题，例如，是否使用娱乐性药物。

（七）妇科恶性肿瘤的微妙症状

包括尿路和（或）肠道习惯改变，持续性腹胀，非特异性不适，甚至类似上消化道消化不良症状。

注意：尤其是在 50 岁以上的女性，如果症状持续存在，应该去进一步检查。

三、妇科检查

（一）一般检查

身高和体重。

BMI= 体重（kg）/［身高（m）］^{2}。

注意：BMI 相关的风险。

全身检查，如贫血迹象、甲状腺疾病等。

（二）腹部检查

1. 观察：皮肤质量、腹部是否膨隆、手术瘢痕（脐部或下腹部横切口）、是否有可见的肿块或膨隆。

2. 触诊：①轻触诊检查腹部是否有防卫反应、压痛、僵硬；②深触诊检查是否有肿块，如果有，确定是否来自盆腔（“我能否在肿块下面触摸？”）；③将盆腔肿块与同等大小的妊娠子宫进行比较（如 20/40 大小、质硬、活动性好的肌瘤子宫）。

3. 叩诊：肿块如为实性时会发出浊音，如为膨胀的肠道，则会出现鼓音，在腹水的情况下会出现移动性浊音和液波震颤。

4. 听诊：通常用于术后检查肠鸣音情况。

（三）进行私密部位检查时的良好借鉴

1. 在进行检查之前，应全面解释检查过程和原因。

2. 需要取得口头同意。

3. 必须有经过培训的陪护人员在场。

注意：配偶、朋友或儿童不能作为陪护人员。

4. 患者必须有能力在私人空间里脱衣和穿衣，在其他时间都要注意保持隐私并用被单遮盖。

5. 任何学生或其他人员在检查过程中都应该先进行介绍，并现场获得他们同意。

更多关于私密部位检查的相关指导，见 GMC 相关指导：http://www.gmc-uk.org。

（四）盆腔检查

1. 在患者检查之前，必须准备好所有物品（窥器、KY 凝胶、拭子、细胞刷、吸管等）。

2. 患者体位：①截石位（在妇科门诊中最常见）；②产床位（用于阴道手术，双腿悬挂在脚架上）；③ Sims 位（检查盆腔器官脱垂，为左侧卧位）。

3. 观察：描述外阴的任何肿胀、炎症、皮肤变化、病变或溃疡。

4. 使用窥器对阴道和子宫颈进行相同的检查。

5. 窥器检查：详细的操作技巧见框 14–1。描述阴道和子宫颈情况。切勿忘记进行必要的拭子检查，如用于检测阴道病原体和菌群的阴道分泌物检查，或用于检测衣原体和（或）淋病的子宫颈拭子检查。

6. 双合诊（VE）：详细的操作技巧见框 14–2。

四、解剖：女性生殖器官

（一）阴道

纤维肌性管道，长 7～10cm。子宫颈通过阴道前壁进入。在静息状态下，阴道前壁和后壁相对分开。

（二）子宫

非孕状态下大小 8cm × 5cm × 3cm。主要由平滑肌组成。分为子宫体和子宫颈。呈圆柱形，内

框 14–1　盆腔检查的方法

- 通常使用 Cusco 型双叶式窥器，但在盆腔器官脱垂检查时通常使用 Sim 型窥器
- 使用温暖且润滑的窥器
- 用左手充分分开小阴唇
- 将窥器向上和向后插入（即向阴道方向插入）
- 完全插入阴道（直到不能再进一步）
- 同时观察，打开窥器，将子宫颈显露出来：打开到能够完全看到子宫颈为止
- 如果无法看到子宫颈：关闭窥器，稍微退回，更改方向（通常更加前方），然后再次打开。
- 拿出窥器时要确保窥器打开，避免将子宫颈夹住，注意自己在做什么
- 接近阴道口时，应关闭窥器，不要夹到阴道

常见的避免问题

- 明显不熟悉使用窥器：患者会马上注意到这一点，并自动紧张起来
- 阴道扩张不充分导致阴道内翻和疼痛（开始使用时不当，患者信心会迅速消失）
- 只插入部分窥器“以免引起疼痛”：通常无法看到子宫颈，需重新插入
- 第一次未找到子宫颈：子宫颈可能更加靠前，靠近阴道口，因此需稍微退回并朝前移动
- 未注意窥器是否适当打开，不必要持续张开太大
- 无法控制窥器闭合并将仍然打开的窥器拿出来

口与子宫腔相连，外口与阴道相连。80% 的女性子宫是前位的（其余的是后位或极少数是平位）。

（三）输卵管

长约 10cm，位于阔韧带的上端。解剖学上分为峡部（靠内侧），在输卵管开口处进入子宫；漏斗部（靠外侧），伞端紧贴卵巢；中间的部分是输卵管的壶腹部，即受精通常发生的地方。

（四）卵巢

女性育龄期卵巢大小为 3cm × 2cm。由附着于阔韧带背侧的卵巢固有韧带固定。位于卵巢窝内，即髂动脉分叉处（输尿管紧靠其下方）（图 14–1）。

（五）子宫、阴道和盆底的支持结构

1. 中部支持结构包括：①子宫颈横韧带（主韧带）；②子宫颈圆韧带；③子宫骶韧带。

2. 下部支持结构包括：①肛提肌和尾骨肌；②泌尿生殖膈；③浅、深会阴肌，以及会阴体。

分娩和手术会导致这些支持结构的筋膜撕裂和神经缺失，从而可能会导致器官脱垂和尿失禁出现。

框 14–2　双合诊阴道检查的操作步骤

- 使用润滑剂涂抹在右手的示指和中指，插入阴道内。左手指放在耻骨联合上方的腹部，通过两手同时触诊子宫和附件（称为“双合诊”）
- 子宫颈：①质地（质软光滑或不规则质硬）；②压痛；③外口（流产期间可能张开）
- 子宫：①轴位（前倾、轴向或后倾）；②大小（与妊娠周数相当的子宫大小）；③质地（妊娠期子宫质地软，子宫肌瘤质地坚实或硬）；④移动性（子宫内膜异位症或粘连可能导致固定）
- 附件：①正常卵巢通常无法触及；②发现任何肿块（囊性 / 实性），并大概描述其大小
- 用手指按压，评估是否有压痛
- 子宫颈刺激：是通过将子宫颈向一侧移动而引起的特定体征，从而拉伸与移动方向相对应的输卵管（例如，将子宫颈向右移动，子宫底将向左倾斜，从而牵拉右侧输卵管）

子宫肿块通常会随子宫颈一起移动，而卵巢肿块则不会

肥胖患者通常很难触及，建议进行超声检查

五、解剖：血液供应和与其他结构的关系

（一）血液供应

1. 子宫

(1) 子宫动脉：起源于髂内动脉的分支，在腹膜后穿行进入子宫的侧缘，通过阔韧带前后两层之间，与卵巢动脉和阴道动脉相吻合。

(2) 静脉汇入髂内静脉。

2. 卵巢

(1) 卵巢动脉：起源于腹主动脉，在肾动脉下方分支。

(2) 右侧卵巢直接汇入下腔静脉。

(3) 左侧卵巢汇入左肾静脉。

3. 阴道

供应血管：阴道动脉，膀胱下动脉，阴部动脉的阴蒂分支。

（二）泌尿系统

1. 输尿管

(1) 从始至终都位于腹膜后。

(2) 在卵巢窝的底部进入盆腔。

(3) 行走在阔韧带底部的肛提肌上方。

(4) 进入膀胱的后外侧。

注意：输尿管在侧隐窝附近与子宫动脉非常近，因此，在子宫切除术中可能损伤。

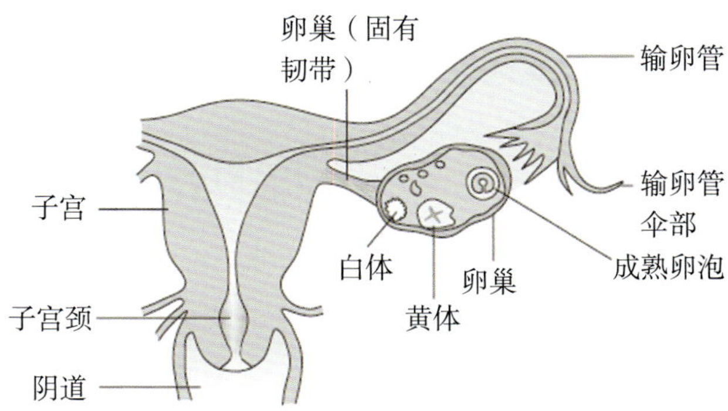

▲ 图 14–1　女性盆腔的冠状面视图

经 Oxford University Press 许可转载，改编自 Pocock G, Richards C. (2004). *Human Physiology: The Basics of Medicine*, 2nd edn. Oxford: OUP.

2. 膀胱

(1) 位于子宫的前方。

(2) 有三层：浆膜层（腹膜）、肌肉层（逼尿肌）和黏膜层（移行上皮组织）。

(3) 由膀胱上动脉和膀胱下动脉（髂内动脉）供应。

（三）直肠

位于子宫的后方（与位于 Doglas 窝内的小肠环相隔）（图 14-2）。薄的直肠阴道隔将阴道和直肠分开。由直肠上、中和下动脉（分别来自肠系膜下动脉、髂内动脉和阴部内动脉）供应。

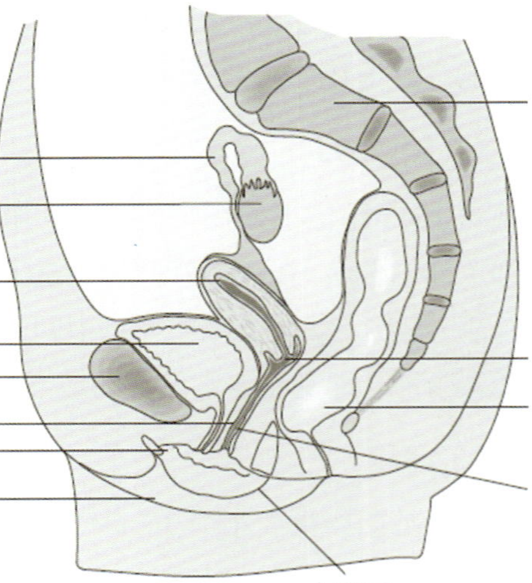

▲ 图 14-2 女性盆腔的矢状面视图，展示与其他盆腔器官的关系

经 Oxford University Press 许可转载，改编自 Pocock G, Richards C. (2004). *Human Physiology: The Basics of Medicine*, 2nd edn. Oxford: OUP.

（四）盆腔器官的淋巴引流

外阴和阴道下部→腹股沟淋巴结→髂外动脉淋巴结。

子宫颈→主韧带→下腹部、闭孔神经、髂内动脉淋巴结→髂总动脉和腹主动脉旁淋巴结。

子宫内膜→阔韧带→髂血管淋巴结和腹主动脉旁淋巴结。

卵巢→骨盆漏斗韧带→腹主动脉旁淋巴结。

注意：了解淋巴引流对于生殖道恶性肿瘤的转移扩散是很重要的。

六、解剖：外生殖器官

（一）会阴

1. 盆膈以下的区域可以分为：①前尿生殖三角区（阴道和尿道穿过）；②后肛直肠三角区。

2. 会阴浅筋膜和会阴深筋膜与大阴唇相连，并附着于：①前方的耻骨联合；②侧面的耻骨体。

3. 浅部会阴肌肉包括：①会阴浅横肌；②坐骨海绵体肌；③球海绵体肌。

（二）外阴

外生殖器器官总称为外阴，由阴阜、大阴唇、小阴唇、阴蒂组成。

1. 大阴唇：从阴阜到会阴的外阴外侧。

2. 小阴唇：①前部与阴蒂相连，覆盖阴蒂；②后部形成阴唇系带。

3. 阴蒂：①由海绵体组织组成，有包皮覆盖；②由会阴内动脉的分支供应。

4. 阴道前庭：①位于小阴唇和处女膜之间；②尿道位于前庭的前部；③后部和侧部是前庭大腺或巴氏腺（图 14-3）。

七、女性生殖器切割：概述

女性生殖器切割被 WHO 和联合国机构定义为“非医学原因下对女性外生殖器进行部分或完全切除或其他损伤”的行为（表 14-1 和框 14-3）。

八、女性生殖器切割：管理

受女性生殖器切割影响的女童和女性的管理主要取决于她们出现的并发症。

- 性交、经血流出和（或）小便排出问题：在全身麻醉下解除锁阴影响。
- 分娩期间和（或）分娩后的问题：第二产程阻塞和（或）严重撕裂或尿道损伤，在局部麻醉 / 区域阻滞下解除锁阴和（或）适当修复。
- 个体问题：如感染、邻近器官损伤和瘘管等可以根据个体情况进行处理。

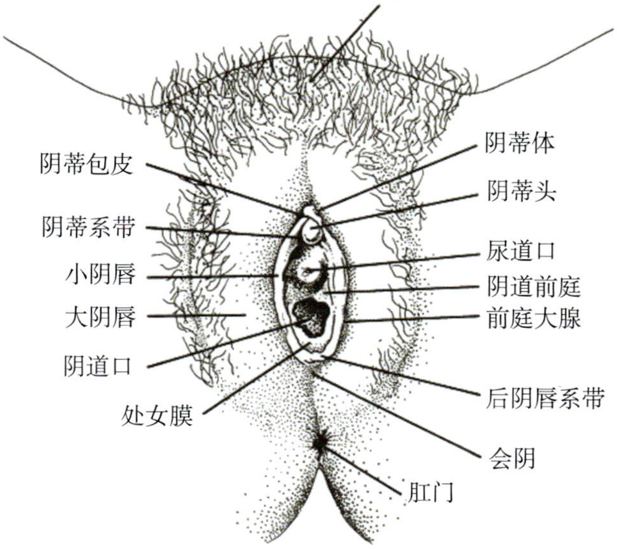

▲ 图 14-3　女性外生殖器

经 Oxford University Press 许可转载，引自 Collier J, Longmore M, Brinsden M. (2006). *Oxford Handbook of Clinical Specialties,* 7th edn. Oxford: OUP.

表 14-1　FGM 的分类（WHO 2007）

Ⅰ型：部分或完全切除阴蒂和(或)包皮(阴蒂切除术)
Ⅱ型：部分或完全切除阴蒂和小阴唇，并伴有或不伴有大阴唇切除（切除术）
Ⅲ型：通过切割和缝合小阴唇和（或）大阴唇，伴有或不伴有阴蒂切除，使阴道口变窄（锁阴术）
Ⅳ型：未分类，其他所有对女性外生殖器造成伤害的非医学目的操作，如刺孔、穿孔、切开、刮除和灼烧

（一）解除锁阴术

1. 切开中央阻碍的皮肤 / 瘢痕。
2. 分娩期间进行前 / 上外阴切开。
3. 切口延伸直至尿道外口可见。
4. 修剪切口表面并缝合。
5. 需要保护尿道以避免损伤。
6. 严重情况下可能需要广泛重建。
7. 解除锁阴术应由有经验处理此问题的专业人士进行。

（二）FGM 概述

在 30 个国家，受根深蒂固的文化传统影响，主要分布在非洲西部、东部和东北部，以及中东和亚洲的一些国家。具有非常复杂的社会、宗教和政治问题。

框 14-3　FGM 并发症

1. 短期并发症
- 死亡
- 严重疼痛和休克 *
- 大出血 *
- 感染，包括败血症
- 邻近器官损伤和生殖器肿胀 *
- 急性尿潴留 *

2. 长远期影响盆腔器官的并发症
- 伤口愈合不良
- 反复发作的尿路感染和尿路结石形成 *
- 尿道梗阻和排尿困难
- 盆腔感染、细菌性阴道病和脓肿形成 *
- 月经问题和相关的不孕
- 性交疼痛和性功能障碍 *
- 瘘管，主要是泌尿和产科瘘管

3. 对生殖健康的长期影响
- AIDS、HIV 和其他血液传播的疾病
- 妊娠和分娩问题 *
- 心理或精神问题

*. 常见并发症

目前至少有 2 亿女童和女性受到 FGM 的影响，每年有超过 300 万人处于 FGM 的风险之中。大多数是在婴儿期至青春期的年轻女孩身上进行，偶尔也会对成年女性进行。可能由一系列未经培训的“从业者”用各种“器械”进行。并发症（框 14-3）很常见。管理主要与个体并发症或出现的症状相关，通常为解除锁阴术。

防止 FGM 是一个持续的国际人权问题。

注意：在英国和世界上大多数地区，包括普遍实行 FGM 的地区，这都是一种非法行为。在英国，发现新的 FGM 行为作为刑事犯罪必须立即报告。

九、生殖道畸形：概述

这些先天性畸形的范围，从无症状的轻微缺陷到阴道和子宫完全缺失。估计患病率高达 3%。

（一）病因

副中肾管(Müllerian)未能形成、在中线融合，

或与尿生殖窦融合失败，导致这些生殖道畸形的形成。

1. 完全未形成：Mayer-Rokitansky-Küster-Hauser（MRKH）综合征。

2. 部分未形成：单角子宫。

3. 管道未能正确融合：①纵隔阴道；②双角子宫；③子宫二分体（完全双子宫）。

4. 未能与尿生殖窦融合：阴道横隔。

5. 副中肾管（Wolffian）残件可能表现为阴道侧壁或阔韧带囊肿：通常是无关紧要的偶然发现，很少具有临床意义。

注意：需要观察肾脏和泌尿生殖道是否同时存在异常（可能共存达 40%）。

（二）临床特征

临床表现通常取决于是否导致月经流出受阻。

1. MRKH 综合征（阴道发育不全）：无疼痛性原发性闭经，正常的第二性征，阴道呈盲端或缺乏阴道（仅有凹陷）。

2. 闭锁的处女膜：周期性疼痛，初潮停经，阴道口可见青紫色凸起隔膜。

3. 阴道横隔：周期性疼痛，原发性闭经，可能出现腹部包块 ± 尿潴留，由于经血积聚导致子宫内膜异位症，不全梗阻，可能出现性交疼痛。

4. 阴道纵隔和残角子宫：如果没有梗阻，则仅有性交疼痛症状，但如果一个残角子宫或半阴道被阻塞，则在正常月经时出现周期性疼痛 ± 腹部包块，子宫内膜异位症。

5. 子宫异常（双角子宫、弓形子宫、子宫纵隔）：通常无症状，在临床检查中是偶然发现，可能表现为原发不孕、反复流产、早产或妊娠位置异常。（**注意：**与这些情况的因果关系还存在争议）。

（三）女性生殖道的胚胎学概述

1. 遗传性别在受精时即确定。

2. 在正常胎儿发育第 12 周时，胎儿性别变得明显。

3. 在发育的第 6 周，以下结构开始在中线两侧出现。

(1) 生殖嵴：来自卵黄囊的原始生殖细胞诱导分化形成。

(2) 中肾管：在生殖嵴的侧面。

(3) 副中肾管：在中肾管的侧面。

4. 在女性胎儿中，中肾管退化。

5. 副中肾管继续发育成。

(1) 输卵管：上部和中部。

(2) 子宫、子宫颈和阴道上 4/5：这是由副中肾管的下部在中线处融合形成的。

6. 阴道的下 1/5 是由尿生殖窦的窦阴道球，与副中肾管融合形成的。

7. 阴道和子宫的肌层来自周围的中胚层。

男性生殖器官的发育由 Y 染色体上编码的单一转录因子（*SRY* 基因）引发。这导致性腺分化为睾丸，并产生睾酮和 AMH，随后发生男性化。如果缺乏 *SRY* 基因，胎儿将发展为雌性表型。

副中肾管还发出输尿管芽（将形成肾脏和输尿管）并向尾部发展成为膀胱的三角区。因此，生殖道和泌尿生殖道的异常，两者之间存在密切联系。

十、生殖道畸形：治疗

（一）检查

需要全面的病史和体检。

腹部和阴道超声检查（transvaginal，TV）非常有价值（然而，如果没有性生活，则不适合行阴道超声检查）。MRI 检查是金标准，特别是要计划进行复杂的手术。

可能需要在 EUA ± 阴道镜、膀胱镜和宫腔镜检查。

如果子宫和阴道上段缺失，鉴定性别染色体可以排除 46，XY 雌性体（雄激素不敏感综合征）。

注意：必须进行泌尿生殖道超声检查 ± 静脉顺行尿路造影，因为这与相关肾脏异常的高发病率有关。

（二）治疗生殖道畸形的目标

轻微畸形通常不需要做任何处理，只需安慰，尤其是偶然发现，因为大多数没有临床意义。

管理应采取多学科方法，包括为患者及其父母提供心理帮助，并安排畸形矫正手术。

任何治疗的目标应该明确。

（三）治疗

1. 处女膜闭锁：通过对闭锁处女膜进行十字形切口来简单纠正。

2. 阴道隔膜：应该通过手术切除。

(1) 纵向隔膜切除通常较为简单。

(2) 横向隔膜可能较复杂，特别是隔膜较高且较厚者，需要进行阴道成形手术。

3. 阻塞性子宫畸形也应该进行手术矫正或切除。

(1) 通常采用腹腔镜手术。

(2) 技术上较为困难，因此应该只在具有相关专业知识领域的中心进行手术。

4. MRKH 综合征：一线治疗是通过阴道扩张来构建功能性阴道。如果此方法失败，可以采用多种手术技术进行阴道成形术。手术时间应与预期的性生活时间相关。

5. 应向患者提供有关其病情的信息；家人的支持通常非常有帮助。

（四）治疗生殖道畸形的目标

1. 重建一个适合进行性生活的阴道。

2. 缓解月经阻塞和相关疼痛。

3. 预防由阻塞和逆行月经引起的子宫内膜异位症导致的长期后遗症。

4. 尽可能恢复或优化生育力。

十一、性别发育障碍

胚胎的性别发育中，女性是默认表型。男性生殖器官需要睾丸素来发育；Y 染色体上的性决定区基因（*SRY*）负责睾丸的发育，睾丸分泌 AMH，导致副中肾管退化。如果这个过程的任何部分出现问题，产生的后代可能在基因上是男性，但表型上是女性。在 25% 的性别发育障碍（disorders of sex development，DSD）中，可能存在其他先天畸形或疾病。全面的家族史，包括近亲婚姻，需要全面了解。

（一）引起 DSD 的原因，按照核型分类

1. 46, XX 核型

(1) 男性化的先天性肾上腺皮质增生症。

(2) 卵巢 – 睾丸性 DSD（以前称为真两性畸形）。

(3) 母亲男性化疾病或摄入的药物。

(4) 胎盘芳香化酶缺乏症。

2. 46, XY 核型

(1) 雄激素不敏感综合征（androgen insensitivity syndrome，AIS）。

(2) 睾酮生物合成缺陷（如 5α– 还原酶缺陷、17β– 羟基类固醇脱氢酶缺陷）。

(3) Swyer 综合征（纯性腺发育不全）。

(4) 部分性腺发育不全由单基因突变引起。

(5) Leydig 细胞发育不良。

3. 异常核型

(1) Turner 综合征（45,XO）：非整倍体或镶嵌体。

(2) XO/XY 混合性腺发育不全。

（二）DSD 的后期表现

1. DSD 不等同于模糊性生殖器，许多情况将在后期表现出来。

2. 雄激素不敏感综合征、Swyer 综合征和 Turner 综合征通常表现为原发性闭经。

3. 尽管通常伴有一定程度的生殖器模糊性，5α– 还原酶缺陷和 17β– 羟基类固醇脱氢酶缺陷可能在青春期时表现为男性化。

（三）家庭支持（框 14–4）

十二、先天性外生殖器性别不明

当生殖器的外观既不符合女孩的预期，也不符合男孩的预期时，被称为性别不明。新生儿发生率约为 1∶4000。严重程度从轻度阴蒂增大到小阴茎伴尿道下裂不等。

注意：不能去猜测新生儿的性别。确定性别可能需要数周的时间，并需要由临床医生（通常是儿科内分泌学专家）领导的多学科团队参与。

框 14–4　应对患有模糊性生殖器的儿童

1. 新生儿出生时有模糊性生殖器官
- 在非常困难的时刻，让父母得到信息和心理支持非常重要
- 必须转诊到专业的多学科团队
- 不应该因为要决定性别，而影响给予父母足够的时间来接受他们孩子的状况或做出正确的选择
- 父母必须成为确定患者性别的完全参与者
- 可以获取相关支持组织的帮助，这无比珍贵

2. 成年间性人
- 最近，为保障孩子的良好成长，间性人倡导者开始考虑出生时进行“规范化”手术（如生殖器手术）是不可取的，除非手术绝对必要
- 在童年时进行多次手术干预，可能导致患儿旷课，对患者的教育和社交发展产生负面影响
- 有几个不同的间性人机构提供家长指导，可能对你有所帮助

3. 互助小组
- Androgen Insensitivity Syndrome Support Group（AISSG）
  - www.aissg.org
- Living with CAH—CAH support group
  - www.livingwithcah.com
- DSD Families—information and support for families
  - https://dsdfamilies.org
- InterACT—advocates for intersex youth
  - https://interactadvocates.org/
- OII-UK–Intersex in the UK. Handbook for parents
  - https://oiiuk.org/746/handbook-for-parents/

需要完整的家族病史、药物史，以及母亲在妊娠期间是否有任何雄激素化现象。

（一）检查

1. 阴囊皱襞中是否有性腺。
2. 阴囊皱襞的融合情况。
3. 阴茎的大小和尿道开口的位置。

可以使用外部男性化评分对检查结果进行评分，如果得分＜11 分，应由专家进一步检查。

（二）辅助检查

注意：需要尽快完成尿素和电解质检查。

1. 应对婴儿进行全面评估，包括：①威胁生命的电解质失衡（肾上腺功能不全），包括低血容量、低血糖和皮肤色素沉着；② Turner 综合征或其他先天性畸形的特征；③仔细检查生殖器并记录裂孔的位置。
2. 血浆葡萄糖。
3. 立即检测 17-OHP 水平（先天性肾上脉皮质增生症患者中升高）。
4. AMH（男孩通常高于女孩，来源于睾丸中的支持细胞）。
5. 24h 尿液收集进行类固醇分析：如果在出生后＜36h 进行采样，结果可能不可靠，可能需要在第 4 天后重复检测。
6. 根据遗传测序的核型分析和使用二代测序技术的全基因组和外显子组测序。
7. 超声检查以确定性腺的位置和是否有子宫存在。
8. 由 MDT 决定进一步的诊疗。

注意：必须对父母提供支持（框 14–4）。

十三、外生殖器性别不明：手术

（一）矫正手术

注意：手术时机的选择较困难。传统上，推荐在婴儿期进行手术；然而，最新的研究和根据成年患者的新证据，表明手术推迟到青春期更合适。

注意：父母应全面了解手术和麻醉的风险。这些风险包括：①婴儿时期的手术可能不是最终的解决方案；②每次手术都会增加生殖器敏感性降低和成年后性功能不满意的风险；③孩子可能会因为胎儿期大脑的激素影响，而希望成为与染色体表型相反的性别。

（二）手术类型

手术的目标是改善生殖器的美观，并为成年后提供潜在的正常性功能。

1. 女性化生殖整形术

(1) 这是非常复杂的手术，需要经验丰富的专业医生在专业医疗机构进行。

(2) 需要考虑手术对阴蒂敏感性的损伤风险，

尤其是在轻度或中度阴蒂肥大的情况下，建议推迟阴蒂手术。

2. 阴道成形术

(1) 可以通过各种技术实现，包括“拉通”技术、皮瓣、皮肤移植或使用肠道替代。

(2) 为了避免术后阴道狭窄，需要定期使用阴道扩张器：这不适合儿童，所以推迟手术会是更好的选择。

3. 性腺切除术

(1) 应公开讨论，特别是对于患有性腺发育不全的患者（终生发病率约 30%）或存在部分 Y 染色体片段的患者，其患癌风险尤其重要。

(2) 在其他情况下，可能会推荐性腺切除术以防止进一步雄激素化。

(3) 在雄激素不敏感综合征患者中，建议推迟手术直至青春期后，因为此类患者患癌风险较低。

不管在什么情况下，均需给患者和父母足够的时间考虑。

应在早期向儿童提供年龄和适宜他们发展的信息，并在全面告知前提供心理支持，以便他们参与决定。

十四、先天性肾上腺皮质增生症

- 先天性肾上腺皮质增生症（CAH）是一种自体隐性遗传疾病，由于肾上腺甾醇合成途径中酶缺陷导致：①皮质醇缺乏；②增加 ACTH 分泌，伴随皮质醇前体积累；③增加雄激素产生。
- 90% 的病例是由 21- 羟化酶缺乏引起的。
- 如果病情严重，醛固酮的产生也会受影响，导致钠盐丢失。
- 发病率约为 1∶14 000（携带者为 1∶80）。
- 负责该疾病的基因位于染色体 6 的 *CYP21* 基因（但有多达 20% 的病例无法检测到基因突变）。

（一）CAH 的临床特征（46, XX）

CAH 是导致新生儿性别不明的最常见原因，占 50%（从轻度阴蒂肥大到接近正常男性外观）。症状表现多样，包括：①新生儿盐丢失危险和低血糖；②儿童期男性化和生长发育过快，早期骨骺闭合和生长受限；③晚发型，伴有多毛和月经过少。

诊断依据依靠检测血浆 17-OHP 水平和 24h 尿液类固醇水平升高。

（二）生育和 CAH

1. 月经不规律发生在：①非盐丢失 CAH 患者约 30%；②盐丢失 CAH 患者约 50%。

2. 自然生育：①非盐丢失 CAH 患者约 60%；②盐丢失 CAH 患者约 10%。

3. 几乎所有患者在超声检查中都有多囊卵巢。

4. 生育治疗与没有 CAH 的女性相同。

5. 控制 CAH 中过高的孕酮水平，因为孕酮水平过高可通过阻断着床导致受孕失败。

（三）CAH 治疗

1. 需要多学科合作，包括：①小儿泌尿外科专家；②内分泌学专家；③心理学专家；④妇产科专家。

2. 需要终身治疗，需要糖皮质激素来抑制 ACTH 分泌和降低多余的雄激素产生（不管是使用地塞米松、氢化可的松，还是泼尼松，均需考虑可能引发医源性库欣综合征的风险和患者依从性，尤其是青少年患者）。

3. 盐丢失型 CAH 需要用氟氢可的松替代醛固酮。

4. 抗雄激素可能用于以较低剂量的糖皮质激素对抗升高的雄激素。

5. 妊娠期间，需增加醛固酮和糖皮质激素的用量（胎盘芳香化酶将睾酮转化为雌二醇，保护胎儿免受男性化，同时破坏过量的治疗性氢化可的松）。

6. 如果先前的孩子有 CAH，可进行产前诊断：①妊娠试验呈阳性时，开始使用地塞米松（地塞米松可以穿过胎盘，抑制胎儿肾上腺，减轻性别不明的严重程度）；②如果绒毛取样显示胎儿是男性，或者基因突变为阴性，可以停止地塞米松治疗。

十五、雄激素不敏感综合征

- 由于 X 染色体上雄激素受体基因的突变，导致靶组织对雄激素产生抵抗：①胚胎中睾丸正常发育，但依赖睾酮的 Wolffian 结构未能发育；②胎儿睾丸仍然分泌 AMH，因此 Müllerian 结构也会退化。
- X 连锁隐性遗传病占 2/3 的病例。
- 高达 30% 病例出现新突变。
- 如果家族中可以确定基因突变，那么可以通过绒毛取样进行产前诊断。
- 是 XY 个体中男性化不足的最常见形式。
- 可以是完全型（CAIS）或部分型（PAIS）。
- CAIS 的发病率约为 1∶20 000，PAIS 的发病率不详，但认为至少与 CAIS 一样常见。

（一）AIS 的临床特征（46,XY 但表现为女性）

1. 表现可能为：①出生前，胎儿核型（XY）与超声检查结果不符；②出生后，腹股沟疝或阴唇肿胀，包含发现睾丸；③青春期，原发闭经。

2. CAIS 患者表现：女性外生殖器，短而呈盲端的阴道，无子宫和输卵管，正常的乳房发育，稀疏的阴毛和腋毛。

3. PAIS 的表型广泛，患者可能有明显的女性外生殖器、性别不明的外生殖器，或者明显男性的外生殖器。

4. 在最轻型的情况下（轻度 AIS），患者具有明确的男性外生殖器。他们通常在青春期时出现乳房增生，有时伴有男性化不足，或者成年后出现男性不育。

（二）辅助诊断

包括核型分析，盆腔超声检查（排除 Müllerian 结构存在和确定睾丸位置），血清激素水平（睾酮、LH 和 FSH）。

（三）雄激素不敏感综合征的管理

注意： 由于隐性睾丸潜在恶变风险约为 2%，因此无须立即行睾丸切除。

1. 如果在青春期前诊断出 CAIS，则可以保留睾丸，让儿童自然进入青春期，无须激素替代疗法（hormone replacement therapy，HRT）。

2. 青春期后：①应考虑切除睾丸，因为监测腹腔内睾丸会很困难；②在睾丸切除后开始雌激素激素替代疗法；③有些人可能需要睾酮替代治疗以获得最佳状态。

3. 一旦预计要进行性生活，则应提供可使用阴道扩张器进行阴道延长。

4. 如果阴道扩张失败，则可考虑阴道成形手术。

5. 应通过双能 X 线吸收仪（dualenergy X-ray absorptiometry，DXA）定期扫描检查骨密度，因为即使 HRT 疗法依从性好，也可能会出现骨质疏松的情况。

6. 定期进行负重运动锻炼，并补充钙和维生素 D 有助于优化骨骼健康。

与 CAIS 相比，以女性外生殖器为主要特征的 PAIS 的治疗与 CAIS 类似。

对于外生殖器不明或以男性外生殖器为主要特征的 PAIS 个体，父母和医疗专业人员倾向于在专家评估后决定抚养性别。这将决定所需的外科和（或）激素治疗方案。

（四）应对 AIS 诊断

应将患者转诊给有经验的性发育障碍管理的 MDT 团队。

应提供心理学家的帮助，采用开放式策略（可能需要在随后的访问中再次透露病情）。

临床医生应向患者的亲属和（或）伴侣提供解释病情的服务。

应向患者提供有关她的诊断信息，并提供转诊信息服务。

CAIS 患者的外在表现和核心性别认同通常都是女性。

以女性身份抚养的 PAIS 患者对性别认同的不满程度高于平均水平（一些研究显示有超过 40% 的人请求性别重置）。

支持组织

Androgen Insensitivity Syndrome Support Group (AISSG)
http: //www.aissg.org

十六、生长和青春期障碍

青春期是指 LH 脉冲分泌引起的第二性征发育。在女孩中，乳房发育和生长发育通常是初始表现，其后是阴毛和腋毛的发育，月经初潮发生在乳房发育后约 2 年。

英国的平均初潮年龄是 12.7 岁。

（一）早熟

在 8 岁之前出现青春期迹象或在 10 岁之前出现月经初潮。早熟导致过早发育，出现骨骺过早闭合，从而限制身高发育。

（二）早熟的原因

1. 中央性早熟（依赖性腺激素）：①大多数是特发性（80%～90%）；②中枢神经系统占位性病变；③先天性（如脑瘫）。

2. 外周性早熟（不依赖性腺激素）：①原发性甲状腺功能减退症；②分泌激素的卵巢或肾上腺肿瘤；③ McCune-Albright 综合征；④晚发性 CAH（早期阴毛）。

（三）全面的病史和体检

记录 Tanner 阶段（框 14–5），并询问以下情况：①脑瘫；②既往诊断为颅内占位性病变；③暴露于性激素类固醇中。

（四）检查

包括骨龄（手腕 X 线）、头部 MRI、盆腔超声检查、FSH/LH/ 雌二醇 /17-OHP、甲状腺功能检查、GnRH 刺激试验。

（五）治疗

应根据潜在病因进行治疗。如果是特发性中央性早熟，可以使用注射性 GnRH 类似物，因为它们具有以下优点。

1. 在儿童中不良反应最小。

框 14–5　Tanner 发育阶段

- Ⅰ阶段：未到青春期；基础生长速率；无乳房或阴毛发育
- Ⅱ阶段：加速生长期；乳房开始发育；阴毛稀疏、直且浅色
- Ⅲ阶段：生长速度达到高峰期；乳房轮廓明显隆起；阴毛变粗，变深，蜷曲，并向耻骨联合方向蔓延，腋毛
- Ⅳ阶段：生长放缓阶段；乳晕形成 2° 隆起；阴毛与成年人类型相似，但未蔓延至内侧大腿
- Ⅴ阶段：身高不再增加；乳房形态与成年人相似；阴毛类型和分布与成年人相似

月经初潮通常发生在Ⅲ或Ⅳ阶段

2. 使最终身高达到正常水平。

3. 促使乳房、子宫和卵巢的发育退化（使孩子看起来与同龄人相似）。

4. 对这个年龄段的骨密度没有长期影响。

5. 可以安全使用 4～5 年。

十七、青春期延迟和原发性闭经

（一）定义

青春期延迟是指 14 岁时未出现第二性征和月经，或者 16 岁时第二性征正常但没有月经（原发性闭经）。

（二）青春期延迟的原因

1. 生理性延迟。

2. 慢性全身性疾病。

3. 体重减轻 / 过度锻炼。

4. 下丘脑 – 垂体疾病（性腺激素缺乏性性腺功能减退症、垂体肿瘤、Kallmann 综合征）。

5. 卵巢功能衰竭（Turner 综合征、Swyer 综合征、医源性）。

（三）病史

应包括以下详细信息：慢性疾病，厌食症，过度锻炼，嗅觉丧失，家族是否有类似问题的病史。

（四）检查

应包括以下评估：身高和体重，青春期

（Tanner）阶段，视野（垂体肿瘤），多毛症，任何慢性疾病的征兆，Turner 综合征体征。

（五）检查

1. 骨龄（手腕 X 线）。
2. LH/FSH、雌二醇、TFT 和催乳素。
3. 用于筛查慢性疾病的检查，如腹腔疾病、炎性肠病、糖尿病。
4. 核型检查。
5. 如果怀疑存在 Müllerian 畸形，进行盆腔超声或 MRI 检查。
6. 如果催乳素＞1500mU/L 或 LH/FSH 水平降低，进行头颅 MRI 检查。

注意：尿液或血清 hCG，不要忽视妊娠所出现的闭经，即使是原发性闭经。

低剂量雌激素（口服或贴片）和生长激素可以诱导青春期。这是儿科内分泌学专科领域。

（六）青春期延迟的管理

转诊到合适的专科医生处至关重要。可能需要内分泌学家、心理学家和神经外科专家提供意见。治疗主要取决于是何诊断。

十八、阴道分泌物：儿童期

阴道分泌物是幼女最常见的妇科症状，通常伴有瘙痒或疼痛。病史通常由照顾者提供，但应与孩子进行交流，并询问她的症状，其中包括：①分泌物的持续时间、频率和数量；②颜色和气味；③是否有血迹；④孩子是否正确擦拭（从前往后）；⑤使用泡泡浴、肥皂、洗衣粉的情况；⑥是否尝试用过乳膏或药膏。

检查应该小心，家属需在场。可以使用蛙腿位或跪胸位，坐在母亲的腿上，对孩子来说可能更加安心。可以使用棉签收集阴道后部的分泌物样本，以进行微生物学评估。

如果分泌物带有血迹，尤其是脓性或大量分泌物，可能适当需要进行外阴检查和阴道镜检查（并清除任何异物）。

（一）鉴别诊断

包括：①外阴阴道炎；②异物（通常是小块厕纸）；③外伤（包括性虐待）；④罕见的肿瘤；⑤皮肤疾病。

（二）外阴阴道炎

外阴阴道炎是导致阴道分泌物和疼痛的最常见原因。常在女孩开始自己上厕所时发生。通常无法分离出特定的微生物。

治疗从简单措施开始：从前往后正确擦拭；避免使用香皂、泡泡浴和洗衣粉；使用宽松的棉内裤（避免穿紧身裤、紧身裤和夜间内裤）；可以尝试简单的乳膏，如尿布膏。

注意：避免使用抗真菌、抗生素或类固醇乳膏，这些可能会进一步刺激外阴。

如果这些措施无效，短期使用雌激素乳膏有一定作用。

这些症状在青春期时会自行改善。

（三）性虐待

注意：这是一个充满困惑的领域，但需要考虑的内容。如果你有任何问题，请寻求资深医生的帮助。

许多长期受到性虐待的女孩在检查时没有任何迹象。

对处女膜的检查可能会让经验不足的医生产生误解，因为不规则、缺口和处女膜的突起可能都是正常的表现。

如果在年幼的女孩身上发现性传播疾病，通常是虐待的潜在表现，但并非总是如此。

如果怀疑存在虐待情况，应将儿童转诊给能够保护儿童的主治医生。

应该由具有丰富经验的医生对儿童进行检查；如果可能，转诊到当地专门的医疗中心。

如果怀疑存在虐待情况：

1. 如果涉及儿童保护问题，你有义务透露相关信息。
2. 如果要对标本进行法医学检查，必须遵循一系列证据链，并紧急寻求资深医生的帮助。

十九、阴道分泌物：青春期

青春期女孩的阴道分泌物可能是：①生理性白带，仅需解释和安慰即可；②外物，如残留的卫生棉条；③与成年女性相同的感染有关。

（一）青春期咨询

青春期咨询与成年患者的不同之处在于，获取病史可能更加复杂。

通常女孩会由父母陪同，不愿意在父母面前透露隐私。

避开父母，需要给她一个单独交谈的机会。

医生的态度应该坦诚且不带偏见。

她可能需要有关避孕方面的建议，以及对她目前症状的治疗方式。

在进行检查时，女孩可能会非常焦虑，一旦检查完成，她可能会更愿意告知一些隐匿信息。

需要时刻告诉她医生要做什么，这有助于缓解她的焦虑感。

（二）青春期的性传播疾病

青少年的性传播疾病感染率在迅速上升。

青少年更容易发生无保护性行为，并且在生物学上比成年人更容易被感染。

注意：性活跃的 15 岁青少年患上盆腔炎的风险可能是性活跃的 25 岁成年人的 10 倍。

注意：切记，与你保持性关系的青少年也可能是虐待的受害者。

拓展阅读

The BASHH has specific guidelines for the treatment of infections and has a pro forma for consultations with the under 16s.
http://www.bashh.org

二十、儿童和青少年皮肤病

很多皮肤病会影响儿童，即使仅表现在外阴上。儿童通常会出现瘙痒和疼痛症状，而皮肤的变化会被监护人注意到。由于担心尴尬和对青春期相关的正常变化不确定，导致青少年延误就医。

（一）小阴唇粘连

1. 由于低雌激素水平，导致小阴唇粘连在一起。

2. 通常无症状：监护人在换尿布或洗澡时发现，偶尔可能出现疼痛（如果伴有外阴阴道炎）或排尿困难症状。

3. 通常在青春期时自行缓解，没有长期问题。

4. 通常不需要治疗。如果伴有排尿困难或疼痛表现，可以每天短期使用雌激素软膏局部治疗。对于监护人来说，看到粘连消失会让他们放心，但他们必须明白，在停止治疗后粘连可能会再次出现。

5. 除非粘连在青春期后仍然存在，否则不需要手术。

6. 如果粘连严重，可以进行超声检查以排除 Müllerian 发育器官是否存在问题。

（二）硬化性苔藓

1. 慢性炎症表现。

2. 青春期前女童的发病率为 1∶900。

3. 通常表现为伴有排尿困难和表面出血的严重瘙痒，但也可能无症状。

4. 典型病变表现为分布在肛门生殖区域周围的闪亮、白色、皱褶样斑块，阴道通常不受累。

5. 儿童通常仅凭视觉检查就能诊断。

见外阴皮肤病：硬化性苔藓。

注意：儿童的抓挠会导致毛细血管扩张、紫癜、裂纹和出血，并可能导致继发细菌感染。这可能会导致错误地被认为是性虐待。

6. 可能与其他自身免疫性疾病有关（需要仔细检查是否存在其他疾病表现）。

7. 治疗方式主要是使用局部皮质类固醇缓解症状。

8. 尽管该疾病在青春期仍然可能持续存在，但症状通常能够得到改善。

9. 需要长期随访（与成年后鳞状细胞癌相关）。

（三）其他常见的儿童皮肤病

1. 传染性软疣

(1) 由传染性软疣病毒引起，属于痘疹病毒家族成员。

(2) 在幼儿和小学生中很常见。

(3) 病变通常为 1～5mm 大小，有光泽的淡粉色、圆顶疹子，中央有凹陷，分布在躯干和四肢，但常见于肛门生殖区。

(4) 破坏疹子会引起疼痛，并可能导致瘢痕，因此不推荐。

(5) 一般 6～18 个月内可自行消退（长者可能需要 3 年）。

2. 刺激性皮炎

(1) 刺激因素取决于年龄阶段：婴儿主要是尿液和粪便引起，幼儿和年轻女孩是泡泡浴、香皂和沙子引起，青少年是洗发水和沐浴露引起。

(2) 检查是否有念珠菌的二级感染。

(3) 建议避免刺激因素，可使用简单的隔离霜。

3. 蛲虫病（蛲虫）

(1) 在手卫生差的小学生中很常见。

(2) 蛲虫从肛门迁徙，导致肛门生殖区瘙痒。

(3) 局部皮肤出现抓痕和疼痛，可能伴有二级感染。

(4) 使用全身性抗寄生药物（如甲苯硫脒）和局部隔离霜进行治疗。

(5) 需要强调加强手卫生以预防再感染。

4. 湿疹和银屑病

(1) 可能作为全身性疾病的一部分出现在外阴部位。

(2) 外阴溃疡，鉴别诊断以下疾病：口疮，白塞病，Lipschütz 溃疡，单纯疱疹病毒（对于年幼的孩童，要考虑性虐待的可能性）。

5. 疣

(1) 在性活跃的青少年中，HPV6 型和 11 型最常见。

(2) 儿童常见的皮肤疣（HPV2 型）。

(3) 大多数疣未经治疗会在 5 年内自行消退（破坏性治疗可能会使儿童难以耐受，但会达到一定作用）。

注意：发现有肛门生殖区疣的儿童，应考虑性虐待问题，垂直传染可在 3 岁前出现，当然，传染也可能由孩子手指上的疣引起。

二十一、青春期妇科疾病

青春期初潮后，垂体－卵巢轴活动持续变化，通常在 2～3 年内建立规律的排卵周期。如果这段时间后，仍然出现不规律的周期或月经过多，则可能存在潜在的问题。

注意：仅对有性生活并同意接受检查的青春期女孩进行阴道检查，并且是检查对疾病评估有帮助时才能进行。

（一）月经紊乱

见第 15 章。

1. 闭经

(1) 原发性：未出现第二性征的女孩应在 14 岁前进行检查，出现第二性征的女孩应在 16 岁前进行检查。

(2) 继发性：该诊断至少为 6 个月无月经来潮；在这个年龄段，饮食失调是很常见原因，如果未能及时发现，厌食症可威胁生命。

注意：不要忘记妊娠可能，可私下与女孩交谈。

2. 稀发月经

正常青春期伴随胰岛素抵抗的增加。

(1) 如果伴有多毛症或体重过度增加，应考虑多囊卵巢综合征（polycystic ovarian syndrome，PCOS）。

(2) 如果超重，应强烈建议减肥。

(3) 对于青春期女孩来说，要解释胰岛素抵抗和子宫内膜增生的长期风险更为困难。

(4) 可以使用复方口服避孕药，并建议减重。

(5) 可以口服炔诺孕酮（连续服用 21 天，停药 1 周）。要解释这种药物不能作为避孕药使用是很重要的。

3. 月经过多

(1) 尝试让她们以卫生巾来量化出血量。

(2) 对于这个年龄阶段，复方口服避孕药非常有用。

(3) 氨甲环酸和甲芬那酸也是有效的药物。

(4) 15% 的人可能出现获得性或先天性出血障碍性疾病。

不要一开始就认为经量过多、痛经、不规则月经或盆腔疼痛是青春期生理的一部分。

（二）儿童和青春期卵巢囊肿

与成年人的类型相同，但发病率不同。

1. 单纯的单侧单发囊肿是儿童和青春期最常见的囊肿类型（大多数会自行消退）。

2. 复杂 / 实性卵巢肿瘤最有可能是生殖细胞来源的，最常见的是良性的囊性畸胎瘤。

注意：儿童卵巢肿瘤中有 10% 是恶性的。

3. 上皮性肿瘤占儿童和青春期卵巢囊肿的＜20%。

4. 青春期卵巢肿瘤中有 3%～5% 是性索间质肿瘤。

5. 对于儿童和青春期患者的卵巢肿瘤治疗，无论是良性还是恶性肿瘤，都应始终考虑尽量保留生殖功能。

（三）青春期盆腔疼痛

1. 急性盆腔疼痛

(1) 青春期女孩比成年女性更容易发生卵巢或输卵管扭转，这一点要始终考虑在内。

(2) 考虑急性盆腔炎。

注意：不要忘记妊娠相关疾病，包括异位妊娠。

2. 慢性盆腔疼痛

(1) 原发性痛经发生在超过 80% 的青春期女孩中，与早期月经和月经量过多有关，对学习、睡眠、锻炼和家庭生活产生重要影响，使用非甾体抗炎药和复方口服避孕药治疗，对 NSAID/COCP 无效的疼痛应进行腹部盆腔超声检查 ± 诊断性腹腔镜检查，考虑使用曼月乐 Mirena®）子宫内节育器（intrauterine system，IUS）（可能需要在静脉麻醉下进行）。

(2) 在青春期女孩中，子宫内膜异位症通常以非典型方式表现，症状可能是非周期性的。高达 38% 的慢性盆腔疼痛患者患有子宫内膜异位症。

(3) 罕见的 Müllerian 畸形（如残角子宫）可能表现为进行性加重的周期性盆腔疼痛，并易导致子宫内膜异位症：如果怀疑，请进行 MRI 检查。

注意：经常慢性盆腔疼痛的个体需注意受到性侵犯的可能。请注意任何持续性侵害的迹象。

二十二、儿童期妇科癌症

最常见的是卵巢生殖细胞肿瘤，其次是阴道胚胎横纹肌肉瘤（梭形肉瘤）。

（一）儿童期卵巢癌

＜15 岁女童发病率为 1.7/1 000 000，15—19 岁发病率为 21/1 000 000。＞80% 为生殖细胞肿瘤（大多数为畸胎瘤）。其他类型包括上皮性肿瘤（尤其是在青春期）和性索间质肿瘤（通常＜10 岁）。最常见的表现是疼痛，以及在盆腔超声检查中发现卵巢肿块。产生性激素的肿瘤可能会表现为阴道出血和（或）性早熟。检查激素水平和肿瘤标志物。在儿童期，首选治疗是手术，必要时进行化疗（由于儿童卵巢癌极为罕见，大多数患者将参与临床试验）。对于生殖细胞肿瘤，预后良好，所有期别的肿瘤 5 年生存率＞85%。

（二）儿童非卵巢肿瘤

最常见的是阴道胚胎横纹肌肉瘤，极为罕见，发病率约为 0.5/1 000 000。大多数在 5 岁之前表现为阴道流血，分泌物，以及阴道内典型的息肉状肿块。诊断需要进行盆腔检查、活检、膀胱镜检和直肠检查。多药联合化疗是主要的治疗方法。5 年总体生存率约为 82%。

子宫颈和阴道的透明细胞腺癌极为罕见，因为自 20 世纪 70 年代以来，已烯雌酚（一种合成雌激素）已经不再用于妊娠。

注意：该疾病非常罕见。所有患者应在具有英国儿童癌症研究小组联系的三级转诊中心进行治疗。

二十三、儿童期癌症对生育的影响

儿童癌症在 15 岁时的累积风险约为 1∶650。最常见的是白血病。治疗的进步使得整体生存率达到 80%，但治疗对存活年轻成年人的生育产生影响。碱基化疗药物和中枢神经系统和（或）腹部和盆腔放疗所致活产率最低。

（一）癌症治疗的后期影响

1. 卵巢

放疗或化疗，尤其是碱基化疗药物，可能导致早发性卵巢功能衰竭。未到青春期的卵巢对损伤更具抵抗力（原始卵泡的储备）。可以表现为青春期延迟、继发性闭经或早发性绝经，取决于治疗时的年龄、放疗剂量、使用的化疗药物（有些对卵巢功能无影响）。如果在 4 岁前接受治疗，之前患有急性淋巴细胞白血病或中枢神经系统肿瘤的幸存者，也可能表现为青春期早熟。

2. 子宫

腹部、盆腔或全身放疗可能会损害子宫功能，导致子宫体积减小，子宫肌肉弹性减弱，血管功能受损。在放疗后有报道成功妊娠的情况，但放疗有流产、早产和胎儿生长受限的风险。化疗似乎不会影响子宫功能。

3. 下丘脑 / 垂体

颅内或全身放疗可能导致下丘脑性腺功能减退。高剂量颅内放疗会导致进行性功能减退，放疗后 4 年内有 60% 的人患有性腺激素缺乏。即使进行低剂量颅内放疗，月经周期规律也不等于对生育力无影响。

如果这些女性因不孕而就诊，早期转诊至生殖中心是必需的，因为对她们来说，体外受精 / 卵胞质内单精子注射（intracytoplasmic sperm injection，ICSI）的辅助生育结果较差。

4. 进一步的恶性肿瘤

在儿童癌症幸存者中，高达 4% 的人会在最初癌症后的 25 年内发展出第二种恶性肿瘤。这被认为是放疗和某些碱基化疗的致癌（随机）效应。

（二）癌症的生育力保护

注意：在癌症治疗开始之前，先转诊至专业的辅助生殖中心了解咨询至关重要。

该领域正在迅速发展。目前提供的技术包括以下情况。

1. 卵巢移位：腹腔镜下将卵巢移位，远离放疗区域，以减少辐射影响。

2. 卵巢刺激和冷冻保存成熟卵细胞或胚胎：通常不适合儿童患者。

3. 治疗前采集和冷冻保存卵巢组织：使卵母细胞体外成熟，然后进行辅助生殖技术，实现生育。

第 15 章 正常月经及月经紊乱
Normal menstruation and its disorders

易 萍 译 徐 萍 校

一、月经周期的生理学

月经周期是指激素对子宫内膜的协调调控，进而形成子宫内膜周期性脱落（月经）或为妊娠创造条件。

来自下丘脑和垂体分泌的多肽激素作用卵巢产生类固醇激素[下丘脑－垂体－卵巢（hypothalamic-pituitary-ovarian，HPO）轴]，后者调控子宫内膜（图 15-1）。这个过程很复杂，其起始、调控和终止的各个方面还没有被完全阐明。初潮和绝经的平均年龄分别为 12.8 岁（在进一步下降）和 51 岁。出血的第 1 天为月经周期的第 1 天，病史中应该明确记录末次月经。

（一）卵泡期

1. 下丘脑 GnRH 脉冲式释放，垂体前叶产生 FSH。

2. FSH 促进卵巢卵泡发育，募集含卵母细胞的优势卵泡。

3. 卵泡颗粒细胞产生雌激素，促进子宫内膜增殖。

4. 雌激素水平升高，对下丘脑－垂体轴产生负反馈（通过卵泡抑制素），阻止 FSH 进一步生成。

（二）排卵

优势卵泡分泌雌激素增加（通过卵泡激活素正反馈作用），下丘脑 GnRH 脉冲改变，垂体产生 LH。

排卵前 36h 出现 LH 峰。

（三）黄体期

卵泡塌陷形成黄体，产生雌激素和孕激素（来自卵泡膜细胞）。

孕激素和雌激素作用于雌激素占主导作用的子宫内膜，诱导其向分泌期转化，内膜增厚和血供增加。

黄体的固定生命周期为 14 天（程序性细胞死亡），随后发生退化，成为白体。

如果胚胎着床，则 hCG（促黄体）“挽救”黄体，使其能持续产生孕酮来维持子宫内膜的生长。

在没有妊娠的情况下，黄体萎缩，孕激素和雌激素快速下降，月经来潮。

（四）月经期

甾体激素快速下降，未着床的子宫内膜脱落。

炎症介质（前列腺素、IL 和 TNF）释放，螺旋动脉末端痉挛收缩（约 24h），导致缺氧及子宫内膜失活。

血管扩张和螺旋动脉塌陷，内膜层剥脱，血管出血。

子宫内膜从基底层崩解脱落（剥脱内膜的 1/3 被重吸收）。

由 2 种以上信使调控血管复杂变化，诱发自然止血机制，包括血小板止血栓形成、凝血级联反应和纤溶系统启动。

所有甾体激素恢复至基础水平，负反馈抑制被解除，GnRH 促使 FSH 分泌，开始产生一个新的月经周期。

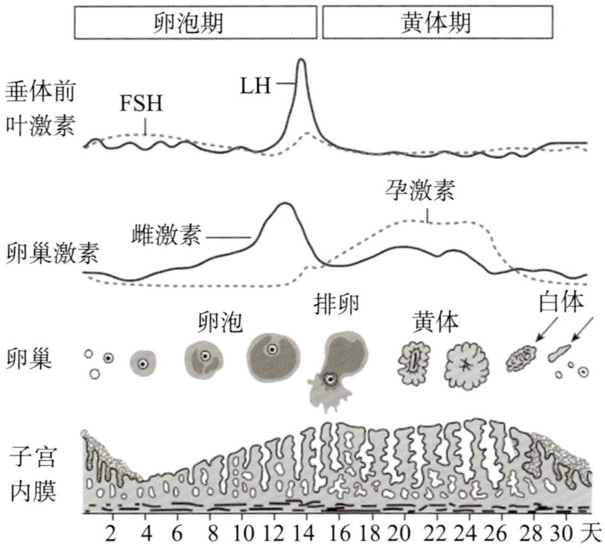

▲ 图 15-1 月经周期

经 Oxford University Press 许可转载，引自 Sanders S, Dawson J, Datta S, et al. (eds) (2005). *Oxford Handbook for the Foundation Programme*. Oxford: OUP.

二、什么是正常的月经周期

（一）正常周期或病理性月经

有排卵的月经周期各不相同，一般为 21～32 天且基本有规律性。

有排卵的月经周期长短不一主要由卵泡期持续时间决定（黄体期固定）。

月经周期缩短或延长通常是由于稀发排卵，或无排卵所致。

月经初潮后，月经周期通常有数月或数年不规律，直到 HPO 轴成熟并建立可靠的周期性排卵。

由于卵巢对促性腺激素的抵抗和无排卵周期，围绝经期的月经周期也通常是不规律的（经常周期延长）。

几乎所有女性都会在某些阶段不时经历月经周期不规律或经量不规律，大多数此类情况是短暂的。

注意：不能将 45 岁以上女性的不稳定、混乱或持续性的出血归咎于“围绝经变化”，需要进一步检查排除生殖器癌症。

（二）出血和疼痛：什么是正常的

出血可能持续 1～7 天，平均 3～5 天。

女性自诉月经失血量变化很大。

被患者描述为“经量过多”的月经应始终被视为经量过多。

疼痛可以为“正常”（血管痉挛和缺血），但其程度也有很大的差异。

需要解决影响正常功能的疼痛。

注意：经间期出血、性交后出血或完全不规则 / 持续性的出血均被视为异常。

三、月经失调：闭经

原发性闭经是指年龄超过 14 岁，第二性征未发育且月经未来潮；或者年龄超过 16 岁，第二性征已发育，月经未来潮。

继发性闭经是指停经 6 个月。

（一）诊断

1. 病史

性生活、妊娠风险和使用的避孕措施类型。

溢乳或雄激素症状（痤疮、多毛症）。

绝经期症状（盗汗、潮热）。

既往生殖道手术（包括子宫颈 LLETZ）。

进食、压力或过度运动问题。

药物使用（尤其是多巴胺拮抗药）。

2. 检查

BMI＜17kg/m^2 或＞30kg/m^2、多毛症、第二性征（Tanner 分期）。

内分泌疾病（包括甲状腺）或 Turner 综合征。

男性化证据（声音低沉、阴蒂肥大）。

腹部：肿瘤或生殖道阻塞引起的肿块。

盆腔：处女膜闭锁，盲端阴道隔膜，无子宫颈和子宫。

（二）管理

必须以诊断和生育意愿为导向。

1. 治疗任何基础病因，包括达到正常 BMI。

2. 卡麦角林或手术治疗高泌乳素血症。

3. 周期性撤退出血（治疗多囊卵巢综合征的复方口服避孕药）。

4. 卵巢早衰（premature ovarian failure，POF）

的激素替代治疗。

5. 解除生殖道梗阻：子宫颈扩张、宫腔镜切除、处女膜切开术。

6. 内分泌疾病和肿瘤的特异性治疗。

7. 重大先天性异常、雄激素不敏感综合征等，应由专科中心的多学科协作诊治管理。

（三）闭经的常见原因

1. 生理原因

注意：妊娠（必须始终排除）、哺乳、绝经。

2. 医源性原因

孕激素避孕药：醋酸甲羟孕酮注射液（Depo-Provera®），Mirena® 宫内缓释系统，皮埋避孕（Nexplanon®），孕激素类口服避孕药。

治疗性孕激素、连续使用 COCP、GnRH 类似物，很少使用达那唑。

（四）闭经检查

注意：妊娠试验。

1. FSH/LH：在卵巢早衰中 FSH/LH 比例上升，下丘脑原因时 FSH/LH 比例下降（PCOS 患者中不适用）。

2. 睾酮和 SHBG 对 PCOS 诊断有用。

3. 应检测催乳素。

4. 甲状腺功能检查。

5. 盆腔妇科超声：可以辨认解剖结构、先天性异常、Asherman 综合征、子宫腔积血和 PCOS 形态学，提示 POF 中的卵巢活性或子宫内膜萎缩情况。

6. 无子宫或疑似 Turner 综合征时进行核型分析。

7. 临床怀疑内分泌疾病时需进行特异性检查。

（五）闭经的病理原因

1. 下丘脑：①功能性，包括应激、厌食、过度运动、假性囊肿；②非功能性，包括占位性病变、手术、放疗，Kallman 综合征（原发性 GnRH 缺乏）。

2. 垂体前叶：①微腺瘤或大腺瘤（泌乳素瘤）或其他占位性病变；②手术；③ Sheehan 综合征（产后垂体衰竭）。

3. 卵巢：① PCOS；② POF；③卵巢抵抗综合征；④卵巢发育不全，特别是由于 Turner 综合征（45，XO）。

4. 生殖道流出梗阻：①处女膜闭锁；②阴道横隔；③子宫颈狭窄；④ Asherman 综合征（医源性子宫腔粘连）。

5. 子宫及 Müllerian 管结构发育不全：散发性或与 AIS 相关。

6. 内分泌疾病：①高泌乳素血症；②库欣综合征；③重度甲状腺功能减退 / 亢进；④先天性肾上腺皮质增生症。

7. 分泌雌激素或雄激素的肿瘤：通常来自卵巢或肾上腺，如颗粒 – 卵泡膜细胞瘤和生殖母细胞瘤。

四、月经失调：月经过少

当周期＞32 天时，通常代表无排卵或间歇排卵（因为“压力”或情绪因素引起）。一过性月经过少很常见，但通常是自限性的。

（一）月经过少的原因

与继发性闭经的许多原因相似。

1. PCOS 是最常见的病因。

2. BMI 临界偏低。

3. 无 PCOS 的肥胖。

4. 卵巢抵抗导致无排卵，如早期 POF，虽然罕见，但很重要。

5. 排除轻度高泌乳素血症及轻度甲状腺疾病。

（二）月经过少的管理

患者想要什么？是希望有规律的月经或是希望生育？

1. 给予安慰。

2. 按闭经处理任何基础病因。

3. 找不到病因的情况并不少见，但必须排除严重的病理情况。

4. 获得正常的 BMI（适当的减轻或增加体重）。

5. 提供规律的月经周期：COCP 或周期性孕激素。对于 PCOS，建议每年至少 3～4 个周期以降低无孕激素拮抗的雌激素致使子宫内膜增生的风险。

6. 如果需要诱导排卵，应进行全面的生育力筛查。

五、月经失调：痛经

注意：痛经：疼痛无明显器质性病因。

继发性痛经：疼痛是由基础疾病所致。

疼痛具有高度主观性，不同女性之间差异很大。当一个女性描述她经期的疼痛是无法忍受的，那么痛经就可诊断！

（一）诊断

1. 既往史

(1) 疼痛的时间和严重程度（包括功能丧失的程度）：通常经期前的疼痛在月经来潮的第 1～2 天加重，然后减轻。

(2) 盆腔疼痛和深部性交痛（可能意味着盆腔病变）。

(3) 既往有盆腔炎性疾病或性传播疾病感染史。

(4) 既往腹部或生殖道手术史（可能引起粘连）。

2. 检查

(1) 行腹部检查排除盆腔肿块。

(2) 盆腔检查：子宫颈举痛，附件压痛，活动度和肿块。

（二）检查

1. 性传播疾病筛查（包括衣原体拭子）。

2. 超声检查：子宫内膜异位囊肿，子宫腺肌病，子宫肌瘤，盆腔炎性疾病后遗症（如输卵管 - 卵巢脓肿），先天性异常。

3. 腹腔镜探查通常适用于超声检查异常、药物治疗失败或同时伴有生育力低下的女性。

（三）激素治疗试验

当没有发现任何疾病时，通过三相复方口服避孕药或 GnRH 类似物抑制排卵长达 6～12 个月，限制“月经周期”的数量，从而减轻疼痛。这是一种激素治疗的经验性试验。

疼痛门诊、心理支持和自助小组可能对一些希望保留生育力尤其是合并有其他盆腔疼痛症状的女性有益。

（四）原发性痛经

月经周期疼痛是周期性排卵的特征性表现，是由子宫血管痉挛和缺血、前列腺素和其他炎症介质引起的神经致敏，以及由子宫收缩所致。母亲或姐妹同时有痛经史较为常见，疼痛通常在初潮后不久开始。原发性痛经的发病机制包括：①前列腺素比值或敏感性异常；②神经性失调；③盆腔静脉瘀血；④心理原因。

（五）继发性痛经

潜在的病因包括：①子宫内膜异位；②子宫腺肌病；③盆腔炎性疾病；④盆腔粘连；⑤子宫肌瘤（少见）；⑥子宫颈管狭窄（医源性因素，如子宫颈转化区环切术后或器械操作后）；⑦ Asherman 综合征；⑧引起生殖道梗阻的先天性异常，如残角子宫。

（六）痛经的处理

1. 可能需要适当的安慰和镇痛。

2. 症状控制。

(1) 甲芬那酸 500mg，每天 3 次，经期服用有效。

(2) 复方口服避孕药抑制排卵，三相片能最大限度减少排卵周期。

(3) Mirena 宫内缓释系统和其他孕激素制剂。

(4) 扑热息痛、热水袋、经皮神经电刺激、维生素 B_1 和镁可能对一些女性有益。

3. 潜在病因的治疗。

(1) 子宫内膜异位症：复方口服避孕药、孕激素类药物、GnRH 类似物。

(2) 盆腔炎性疾病：抗生素。

(3) 解除梗阻（通常通过外科手术）。

4. 治疗性腹腔镜手术，上述疾病均为适应证，

是子宫内膜异位症 / 粘连 / 复杂盆腔炎性疾病的诊断 + 治疗金标准。

5. 单独因痛经行子宫切除目前较为罕见。

6. 目前不推荐使用腹腔镜下子宫神经消融术（laparoscopic uterine nerve ablation，LUNA）。

六、功能失调性子宫出血：疾病范围

功能失调性子宫出血（dysfunctional uterine bleeding，DUB）是一种排除性诊断，是指排除妊娠、生殖道疾病或全身性疾病的任何异常子宫出血。

月经大出血（heavy menstrual bleeding，HMB）（以前称为月经过多）是最常见的症状，50%～60% HMB 的女性最终都是由 DUB 所致。

DUB 占医院妇科转诊患者的 15%～20%，在妇科全科医生咨询中的比例甚至更高。

失血量>80ml 的客观测量指标无临床意义，不应在研究之外使用。

如果女性认为她们的月经量是不可接受的过多的，那么就可诊断。

（一）病因

DUB 的确切原因尚不清楚。子宫内膜相关的可能机制包括：①异常的前列腺素比率（+ 其他炎症介质）导致血管舒张和血小板聚集减少；②纤维蛋白溶解过度；③ MMP、血管生长因子和内皮素的表达 / 功能缺陷；④类固醇受体功能异常；⑤子宫内膜肌层结合带缺陷。

通过检查往往可以发现潜在的病理改变。

（二）DUB 一览

1. 月经大出血是最常见的妇科症状，这些女性大多数都是 DUB。

2. DUB 是一个总称，仅在排除病理性疾病后诊断。

3. 有月经大出血病史但无其他相关症状（经间期出血、盆腔疼痛 / 压迫症状）的女性可以在不进行体格检查的情况下进行药物治疗（选择 Mirena® 宫内缓释系统治疗者除外）。

4. 根据症状，首选经阴道超声或宫腔镜检查。

5. 存在不规则出血或有子宫内膜病变危险因素（经间期出血、肥胖 / 多囊卵巢综合征患者的少量出血、服用他莫昔芬者或月经大出血治疗失败）的情况下，建议门诊宫腔镜检查 + 子宫内膜活检。

6. 大多数女性对药物治疗有效，尤其是氨甲环酸 ± 甲芬那酸。

7. Mirena® 宫内缓释系统是一种很好的治疗方法，显著减少了需要手术的女性数量。

8. 手术应仅用于完成生育且充分药物治疗失败的女性。

9. 子宫内膜消融：微波子宫内膜消融（microwave endometrial ablation，MEA）、球囊消融或阻抗控制子宫内膜切除 – 诺舒（NovaSure®）易于操作，应在子宫切除术前使用。

10. 子宫切除术（腹腔镜优于阴式 / 开腹）的并发症发生率和费用均较高，但是一种有保证的治愈方法，长期满意率较高。

（三）DUB 鉴别诊断

包括黏膜下肌瘤、子宫腺肌病、子宫内膜息肉、增生或内膜癌，以及非常罕见的甲状腺功能减退或凝血功能障碍。

七、功能失调性子宫出血：诊断和检查

（一）诊断

1. 症状

大量阴道流血和（或）阴道流血时间延长（伴血凝块和大量出血）：不规则的经期大量出血通常发生在生育年龄的首末两端（初潮后和围绝经期）。可能与痛经相关。有贫血症状和因出血影响生活。曾行子宫颈涂片检查和使用避孕用具是重要信息。

注意：完全无规律的出血、经间期出血或性交后出血应尽快行宫颈或子宫内膜活检。

2. 临床症状

1. 贫血。

2. 盆腹腔检查通常正常：如果子宫明显增大，很可能合并有子宫肌瘤。

（二）检查

应始终考虑并排除妊娠。

注意：如果出现绝经后出血，则使用“疑似癌症转诊途径”（在 2 周内就诊）排除子宫内膜癌。

1. 全血细胞计数（血红蛋白浓度 +MCV）。

2. 铁蛋白、甲状腺功能和凝血功能不是常规检查：仅在有临床指征时考虑。

3. 如果既往子宫颈涂片正常，适时复查子宫颈涂片。

4. 性传播疾病检查（包括衣原体拭子）。

5. 如果病史 ± 检查提示女性患子宫肌瘤、子宫腔异常、组织学异常或子宫腺肌病的风险较低，则开始月经大出血的药物治疗，无须进一步检查。

6. 如果存在罹患子宫内膜疾病的危险因素（如经间期出血、肥胖及患有多囊卵巢综合征或正在服用他莫昔芬的少量出血女性），或者对临床药物治疗无反应，则根据实际情况选择以下操作。

(1) 经阴道超声：评估肌瘤、息肉和检测子宫内膜厚度（超声检查正常的情况下患内膜病变风险较小，但在月经期准确度下降）。

(2) 如果存在上诉情况或对最初的药物治疗无效，则有宫腔镜检查和活检（门诊）的适应证。

(3) 子宫内膜活检推荐在宫腔镜检查时进行，不建议“盲刮”。

(4) 如果异常子宫出血女性存在以下情况：超声检查提示病变（如息肉），无法评估所有子宫内膜，活检不充分，或者持续及反复的出血，建议进行宫腔镜检查。

八、功能失调性子宫出血：药物治疗

（一）周期规律的功能失调性子宫出血

包括＜3cm 的肌瘤 / 疑似子宫腺肌病。

1. Mirena® 宫内缓释系统

(1) 在子宫腔内释放稳定剂量的左炔诺孕酮 5 年，诱导子宫内膜萎缩：失血量减少 90%，约 30% 在 12 个月内闭经。

(2) 同时可起到避孕效果。

(3) 不良反应：①放置问题；②第一次放置时，前 4～6 个月出现阴道不规则出血（通常逐渐减少）；③因为全身吸收较少，孕激素的不良反应较罕见。

安放 Mirena® 宫内缓释系统极大的减少了子宫切除的数量。

2. 抗纤维蛋白溶解药

氨甲环酸 1g，每天 3 次，连用 1～4 天（出血量减少 40%）。

(1) 安全，非激素，非避孕药。

(2) 不良反应：腿部抽筋，轻微的胃肠道不适。

(3) 心脏疾病患者慎用。

3. 非甾体抗炎药

甲芬那酸 500mg，每天 3 次，连用 1～5 天（失血量减少 20%～30%，痛经显著减轻）。

(1) 安全、非激素 / 避孕药。

(2) 不良反应：胃肠道不适，包括溃疡，以及肾功能损害。

(3) 哮喘、心血管疾病、肾损害、消化性溃疡患者慎用。

4. 复方口服避孕药

失血量减少 20%～30%，改善痛经，同时可避孕，注意事项和不良反应见第 20 章。

5. 口服孕激素

除短期持续应用于止血外，对规律性月经过多通常没有益处。

（二）周期不规律的功能失调性子宫出血

1. Mirena® 宫内缓释系统：同上。

2. 氨甲环酸和甲芬那酸可有效减少出血量。

3. 复方口服避孕药也可调整不规律的月经周期（如果没有其他心血管疾病危险因素，可以安全应用到绝经）。

4. 月经第 5～26 天周期性每天服用炔诺酮 5mg，每天 3 次；或者醋酸甲羟孕酮 5～10mg，每天 3 次。

(1) 调节周期，但几乎没有证据表明可减少出血量。

(2) 不良反应：腹胀，头痛。

5. 如果一线治疗失败，可对贫血严重、持续出血、影响生活或需谨慎选择手术或有手术禁忌证的女性使用进一步的药物治疗。

6. GnRH 类似物可以通过诱导假绝经状态快速实现闭经：不良反应，包括血管舒缩症状，由于骨质丢失，最多只能使用 6～12 个月。

7. 高剂量孕激素：醋酸甲羟孕酮 10mg，每天 3 次，持续服用可诱发闭经，但由于不良反应应用可能有时间限制。

8. 达那唑和酚磺乙胺已不再适用。

（三）功能失调性子宫出血管理方式的选择

1. 治疗的原则是缓解症状和改善生活质量。

2. 女性对治疗的要求是最重要的。

3. 患者的生育意愿及避孕需求。

4. 取决于患者的月经周期是有规律的还是无规律的。

5. 许多女性可能只需要确认她们没有严重的病因。只要能在治疗中获益，便可以继续药物治疗。

6. 贫血应通过治疗潜在的出血原因和使用硫酸亚铁（或同类药物）来补充丢失的铁储备来纠正。

拓展阅读

NICE (2018, updated 2021). Heavy menstrual bleeding: assessment and management. NICE guideline [NG88]. www.nice.org.uk/guidance/ng88/

九、功能失调性子宫出血：手术治疗

手术适用于少数药物治疗无效者，以及适用于有症状的黏膜下肌瘤。

注意：女性患者必须在手术或消融之前获得家人的同意。

（一）子宫内膜消融术

破坏子宫内膜基底层对大多数女性是有效的，是可供所有人考虑的术式。

方法包括：①微波（Microwave, MEA）；②热球囊（Thermachoice®）；③诺舒 NovaSure®（电阻抗）；④宫腔镜切除术或滚球消融术。由于手术并发症较多，目前已经很少使用。

注意：子宫内膜消融术在子宫腔深度＞10cm 时，治疗效果较差。

经典子宫内膜去除术在正常大小子宫腔的治疗结果：80%～90% 的女性显著改善，30% 将闭经，20% 将需要在 5 年时进行第 2 次手术。

上述新手术是安全、效果明显的；然而，也有较低风险发生出血、感染、子宫穿孔和手术失败。

通常在全身麻醉下进行，偶尔可在宫颈阻滞麻醉下进行。

（二）宫腔镜下肌瘤 / 息肉摘除

使用电能进行黏膜下肌瘤 / 息肉的经子宫颈切除术。

（三）子宫动脉栓塞

非手术方式缩小肌瘤。由放射科医生进行。

（四）肌瘤切除术

切除肌壁间或浆膜下肌瘤。通过腹腔镜或开腹手术进行。可以保留生育力。

（五）醋酸乌利司他

剂量为 5mg（最多使用 4 个疗程），可以缩小肌瘤大小。使用期间有严重肝损伤风险。仅适用于不适合手术的患者（手术风险大于肝损伤风险）。

（六）子宫切除术

子宫切除术是唯一能确保治愈 DUB 的方法，但随机对照研究显示与子宫内膜去除术相比，其并发症发生率更高，恢复时间更长，经济成本更高。

并发症包括：①出血；②感染；③膀胱、输尿管或肠道损伤（＜1%）；④死亡极为罕见。

子宫切除术的远期满意率较高，无论采用何种方法，大多数女性均反应性功能改善，如 1 例患者所说，“我现在确实有性行为，我不会一直出血了”。

（七）目前关于子宫切除术的证据

在讨论子宫切除术（开腹手术、阴道手术或腹腔镜手术）和决定是行全子宫切除术还是行次全子宫切除术时，应进行个体化评估，并考虑患者的偏好。

子宫切除术时切除卵巢只能在全面权衡利弊后才能进行。

如果进行子宫次全切除术，应警告该女性，如果留下残留的子宫内膜细胞，有很小风险仍有持续少量月经，该女性将需要按照筛查指南进行子宫颈涂片检查。

十、经前期综合征：概述

在一般人群中，40% 的女性有经前期综合征（premenstrual syndrome，PMS）症状，5%～8% 为重度。PMS 的定义包括令人痛苦的心理、生理和（或）行为症状，典型的心理症状可以是抑郁、焦虑、易怒、丧失信心和情绪波动，典型躯体症状包括腹胀和乳痛。

发生在月经周期的黄体期（或保留卵巢的子宫切除术后周期性发生），经期一开始或月经期症状显著消退。

（一）病因

可能的病因有多种，但卵巢的周期性活动可能是关键性因素（卵巢“触发因素”，如排卵，可能引发一系列事件）。对类固醇、化学介质（雌二醇 /5- 羟色胺、孕酮 /GABA）和心理敏感性相结合的中枢反应性增强可能起一定作用。

（二）诊断

大多数女性自我诊断。

详细的病史可提示 PMS 的诊断，但只有用月经日记对至少连续 2 个月经周期进行前瞻性评估，才能确定其真实性质。

每天记录问题严重程度（Daily Record of Severity of Problems，DRSP）是最常用的症状日志。

GnRH 类似物可使用 3 个月，以便在疑难病例中明确诊断。

需排除器质性病变和明显的精神疾病。

围绝经期女性可有经前症状及绝经期症状。

（三）PMS 分类

患者记录至少 2 个连续月经周期的月经期症状。

1. 生理（轻度）经前紊乱：月经期可缓解的周期性症状，有 1 周时间无症状，对生活质量无影响。

2. 核心经前障碍：月经期可缓解的周期性症状，有 1 周时间无症状，影响生活质量。

3. 经前加重：月经期可缓解的周期性症状，不存在 1 周时间无症状，非经期都存在症状，影响生活质量。

4. 经前障碍伴无月经来潮：与核心经前障碍类似，但无月经来潮，治疗方案相同。

5. 孕激素引起的经前障碍：月经期可缓解的周期性症状，有 1 周时间无症状，影响生活质量，服用孕激素治疗。

6. 非排卵性经前障碍：卵巢有功能的症状，但无排卵。

7. 潜在的心理障碍：非周期性症状，不存在 1 周时间无症状，对生活质量存在持续影响。

拓展阅读

National Association for Premenstrual Syndromes. www.pms.org.uk
RCOG (2016). Premenstrual syndrome, management. Green-top guideline no. 48
www.rcog.org.uk/en/guidelines-research-services/guidelines/gtg48/

十一、经前期综合征：管理

（一）激素

1. 孕酮和孕激素

第二代黄体酮（左炔诺孕酮 / 炔诺酮）可加重 PMS 症状，因此大多数 COCP 无效。屈螺酮是一种抗盐皮质激素和抗雄激素药物，已被证实可减轻症状。

2. 排卵抑制药

(1) COCP：Yasmin® 含有屈螺酮，不良反应小，持续用药可能治疗效果更好。

(2) 达那唑：PMS 患者获益，但存在显著的男性化不良反应。仅在黄体期治疗乳房压痛有效。

(3) 雌激素：足以抑制排卵的剂量的经皮雌激素或植入剂型，目前尚未获得许可，但它们是一种成熟且公认的治疗方法。雌二醇贴剂 100μg，每周 2 次，同时给予孕激素（周期性用药）。植入剂型通常不适合那些有生育需求的人。

(4) GnRH 类似物 ± 反向添加 HRT：已证实对中度至重度 PMS 有益，但因骨质丢失而只能获准使用 6 个月。通常反向添加替勃龙（不良反应和骨丢失较少）。GnRH 试验对考虑子宫切除术和双侧输卵管 – 卵巢切除术（bilateral salpingo-oophorectomy，BSO）治疗重度症状的患者有用。

（二）非激素治疗

1. 选择性 5– 羟色胺再摄取抑制药 / 选择性去甲肾上腺素再摄取抑制药：一项 Meta 分析证实了连续或仅在黄体期治疗均有益。在英国，不容许对一些不愿意接受抗抑郁药治疗的女性使用，因此需要详细记录。如考虑不良反应的问题，仅在黄体期给药可减少不良反应。

2. 抗抑郁药：至少 9 项研究显示三环类和抗焦虑药令有指征使用的患者获益。

3. 螺内酯：有助于改善躯体症状。

（三）手术

试验证实，子宫切除伴卵巢切除可作为彻底治疗严重 PMS 的治疗方法，避免联合 HRT。然而，通常建议进行 GnRH 试验以确保获益和（或）存在子宫切除术的其他适应证。睾酮替代治疗可能有用，因为卵巢产生 50% 的睾酮，睾酮水平低可导致性欲下降的痛苦。

（四）PMS 的自助技巧

在评价某些治疗的证据时，应当认识到安慰剂也有 40% 的应答率，这非常重要。

饮食改变可能获益，减少脂肪、糖、盐、咖啡因和酒精摄入，经常吃淀粉类食物，增加纤维、水果和蔬菜，每 4 小时吃 1 次小零食。

1. 膳食补充剂

(1) 维生素 B_6：可能对 PMS 症状有益。剂量限制为每天 10mg，因为高剂量可导致周围神经病变。

(2) 维生素 E：研究规模较小，但前景广阔。

(3) 钙：2 项研究（1200～1600mg）显示症状有所改善。

(4) 镁：在经前期似乎最有益。

(5) 月见草油：仅对乳房疼痛有价值。

(6) 异黄酮：得出不同的结果，可能有益于月经期偏头痛。

(7) 藏红花：在一项小型研究中显示有益。

2. 锻炼

适度规律的有氧运动促进心血管活动是有益的（3 项对照研究）。

3. 减压

放松技术、瑜伽、冥想、呼吸技术和鼓励健康的生活方式也可能有帮助。

4. 认知行为治疗

几项研究表明对 PMS 女性有长期获益。应考虑作为常规治疗选择。

（五）可用于 PMS 的补充和替代疗法

1. 针灸：对痛经有效。

2. 顺势疗法：在一项预实验（n=20）中，与安慰剂相比，改善了 90%。

3. 植物雌激素：可能对 PMS 症状有益（可能难以纳入西方饮食）。

4. 牡荆（Vitex agnus-castus L.）：证明有益，但没有标准化的制剂。

5. 银杏叶：有一定益处。

6. 圣约翰草：可能对症状有益。如使用 SSRI 类抗抑郁药物，需避免使用。

7. 心身：芳香疗法、反射疗法、光刺激和磁疗法可能有一定的益处，但数据很少。

拓展阅读

National Association for Premenstrual Syndromes. www.pms.org.uk

第 16 章　早期妊娠问题

Early pregnancy problems

池余刚　译　　汪银锋　校

一、终止妊娠概述

在英格兰、威尔士和苏格兰每年约有 20 万次终止妊娠（termination of pregnancy，TOP）操作；其中超过 98% 是根据 C 条款进行的，即继续妊娠存在对女性身体或心理健康的伤害风险（框 16–1）。在英国，至少有 1/3 的女性在 45 岁前曾有过一次 TOP 史。

框 16–1　英国法律

由于各国的立法情况不同，TOP 在一些国家是非法的。英国 1967 年堕胎法案规定，如果两名医生判断情况属实，在特定的妊娠情况下满足以下一个或多个条件，TOP 也是合法的

- A：继续妊娠危及孕妇生命的风险高于 TOP
- B：为了防止对孕妇的身体或心理健康造成严重永久性伤害，需要 TOP
- C：妊娠尚未超过 24 周，并且继续妊娠将使孕妇的身体或心理健康受伤害风险高于 TOP 导致的风险
- D：妊娠尚未超过 24 周，并且继续妊娠将使孕妇家庭中任何现有子女的身体或心理健康受伤害风险高于 TOP 导致的风险
- E：如果胎儿出生，可能会出现身体或精神异常，导致严重残疾

条款 A、B 和 E 没有时间限制

条款 C 和 D 在法律上限制时间不超过 24 周

医生是否有义务参与 TOP 操作？

1. 根据 GMC 的规定：①医生必须确保自己的个人信仰不会对患者照护造成偏见；②医生有权因为个人良心上的反对而拒绝参与 TOP 手术，但必须将患者转诊给另一位愿意提供帮助的医生。

2. 对于不满 16 岁的患者：只要判断他们本人具有自主决策的能力，可以自行抉择，但应鼓励他们的父母参与决策。

二、TOP 的方法

TOP 的方法取决于孕周和女性的选择。不同的医疗机构提供的手术方法也会有所不同（通常根据当地资源决定）。

（一）外科手术

1. ＜7 周

(1) 应避免使用传统吸引器的方法。

(2) 推荐电动或手动抽吸术。

2. 7～13 周

常规负压吸引终止妊娠或真空吸引术是适宜的，然而，当妊娠超过 12 周时，考虑到医生的技能和经验，药物流产可能更为合适。

3. ＞13 周

(1) 子宫颈预处理后行扩宫和清宫术。

(2) 需要操作熟练的医生（需要必要的器械和临床工作中完成足够多的病例来保持技能）。

(3) 随着孕周的增加，出血、不全流产和穿孔的风险增加。

(4) 子宫颈预处理对所有患者有益：①可以降低子宫颈扩张的难度；②特别对于年龄＜18 岁或孕周＞10 周的患者。

4. 手术方案

(1) 术前 3h 使用 400μg 的米索前列醇阴道给药。

(2) 术前 3h 使用 1mg 吉美前列素阴道给药。

(3) 术前 36～48h 口服 600mg 米非司酮。

(4) 推荐妊娠 14 周后使用渗透性扩张棒。

注意：在一些医疗中心，经验丰富的医生可以在门诊（局部麻醉下）安全实施真空吸引术，这种方法不仅费用较低，而且避免了全麻。

（二）药物方法

1. <9 周

米非司酮预处理联合前列腺素是 TOP 最有效的方法。

2. 9～13 周

(1) 药物方法与手术相比，更是一种适合、安全和有效的选择。

(2) 在妊娠 9 周后，不全流产的风险增加。

3. 13～24 周

(1) 对于这个阶段的妊娠，药物治疗是一个适合、安全和有效的方法。

(2) 在妊娠晚期（>20 周）应考虑毁胎术。

（三）TOP 的药物

1. 米非司酮

(1) 抗孕酮类药物（术前 24～48h 给药），可能导致：①子宫收缩；②胎盘着床处的出血；③增加子宫对于前列腺素的敏感性。

(2) 可以缩短药流至分娩的时间间隔。

2. 米索前列醇

(1) PGE1 类似物。

(2) 用于未经许可的药物流产和手术流产前的子宫颈预处理。

(3) 促进子宫收缩。

3. 吉美前列素

(1) PGE1 类似物。

(2) 已获准用于妊娠早期人工流产术前子宫颈的软化和扩张，以及妊娠中期治疗性 TOP。

(3) 其不良反应见（框 16-2）。

框 16-2　TOP 的并发症

- 需要输血的严重出血［（1～4）：1000］
- 生殖道感染（5%～10%）
- 子宫穿孔［手术 TOP：（1～4）：1000）］
- 子宫破裂（妊娠中期药物 TOP：<1：1000）
- 子宫颈裂伤（手术 TOP：1：100）
- 终止妊娠失败［手术：2.3：1000；药物：（1～14）：1000］
- 妊娠物残留（1：100）
- 前列腺素引起恶心、呕吐、腹泻，较少见，持续时间较短
- 心理后遗症：短期焦虑和抑郁情绪
- 普遍存在终身遗憾和对未来生育力的担忧

三、终止妊娠的管理

（一）TOP 术前的注意事项

1. 咨询 / 帮助

(1) 女性应该得到口头建议和书面信息。

(2) 对确定可能需要额外咨询或帮助（存在胁迫、社会经济状况欠佳或有精神病史）的患者，提供额外的关怀。

2. 血液检测

(1) 血红蛋白。

(2) 血型和抗体。

(3) 如果有临床指征，可以考虑 HIV、乙型肝炎病毒、丙型肝炎病毒或血红蛋白病检测。

3. 超声检查

适用于所有 TOP 的女性：①可以提供准确孕周；②鉴别已经无法存活的妊娠和异位妊娠（ectopic pregnancy，EP）。

4. 感染预防

(1) 减少术后感染风险的措施非常重要。

(2) 包括下生殖道感染筛查，如沙眼衣原体（如果阳性，则需治疗和追踪接触者）。

（二）TOP 中预防性抗生素治疗方案

1. 甲硝唑 1g，手术当天灌肠，术后当天口服多西环素 100mg，每天 2 次，持续 7 天。

2. 甲硝唑 1g，手术当天灌肠，术后当天口服阿奇霉素 1g。

（三）TOP 随访

1. 对于所有 Rh 阴性的女性，行药物或手术 TOP 均应给予抗 -D 免疫球蛋白治疗：①≤20 周，给予 250U；②>20 周，给予 500U。

2. 不建议对 TOP 女性进行常规的组织病理学检查。

3. 需要提供给患者的书面信息，其中包括：① TOP 后可能出现的一些症状；②需要进一步医疗护理的症状；③联系电话。

4. 在 TOP 后 2 周内进行随访。

5. 如有需要，转诊进一步咨询。

6. 讨论和开处方 / 提供后续的避孕措施。

拓展阅读

British Pregnancy Advisory Service (BPAS).Abortion care.Tel.0345 7304030.
www.bpas.org.
Family Planning Association.Tel.0300 1237123.
www.fpa.org.uk.
Marie Stopes International UK.Tel.0345 3008090.
www.mariestopes.org.uk.
RCOG (2011).The care of women requesting induced abortion.Green-top guideline no.7.
www.rcog.org.uk/guidance/browse-all-guidance/other-guidelines-and-reports/the-care-of-women-requesting-induced-abortion-evidence-based-clinical-guideline-no-7/.

四、早期妊娠出血和流产

早期妊娠出血可能与以下情况有关：流产、异位妊娠、妊娠滋养细胞疾病及较少见的女性下生殖道病理状态（如沙眼衣原体感染、子宫颈癌或息肉）。

（一）流产

1. 流产是临床上常见的，妊娠中发生率至少为 15%～20%（表 16–1）。

2. 在妊娠中可能高达 40%。

3. 定义为在妊娠期间，排出尚无独立生存能力的孕囊、胚胎或胎儿：①包括妊娠 24 周之前的所有妊娠丢失；②绝大多数发生在 12 周之前。

（二）早期妊娠评估单元（early pregnancy assessment unit，EPAU）

1. 经阴道超声（transvaginal sonography，TVS）和血清 hCG 的评估在早期妊娠的诊断中具有重要价值。

2. 这些检测应该在专门的 EPAU 中开展。

3. TVS 可对临床症状不典型的流产提供明确诊断。

4. EPAU 易于从社区获得，及时评估，提高护理连续性，降低患者入院率。

5. 对早期妊娠心理影响的研究表明，良好的 EPAU 护理能够显著改善护理质量。

（三）抗 -D 免疫球蛋白预防治疗

在以下情况下，所有非致敏 Rh 阴性患者应接受抗 -D 免疫球蛋白治疗。

1. <12 周：①清宫（药物和手术）；②异位妊娠；③ 250U 肌内注射。

2. >12 周：①所有伴有出血的女性；②<20 周，250U 肌内注射；③>20 周，500U 肌内注射。

五、流产管理

（一）期待治疗

1. 对于没有大出血风险或出血不严重的女性，7～14 天期待治疗是首选方法（如妊娠早期或无感染证据）。

2. 对不完全性流产非常有效。

3. 有完整的孕囊，可能需要数周的时间，临床效果可能不佳。

4. 推荐 2 周后复查阴道超声，以确保完全流产：如果孕妇希望继续期待治疗，也可以在 2 周后再次复查。

5. 如果期待治疗不成功，则推荐行手术清宫。

（二）药物治疗

1. 通常推荐 PG 类似物（通常是米索前列醇）：口服或阴道给药。

2. 药物清宫后可能持续 3 周阴道出血，但对于孕周<9 周的成功率高达 80%～90%。

注意：应告知女性，妊娠组织物排出过程中，可能伴有疼痛和严重出血（罕见），因此我们建议提供 24h 的电话咨询服务和收治入院处理的措施准备。

表 16-1　流产的分类

	临床表现	超声检查结果	处　理
先兆流产	• 阴道流血 ± 疼痛 • 子宫颈闭合	• 宫内见孕囊 • 胚芽 • 胎心可见	• ＞12 周，阴道流血和疼痛严重，抗 -D 免疫球蛋白治疗 • 如果持续阴道流血＞2 周，复查阴道超声
完全流产	• 出血和疼痛停止 • 子宫颈闭合	• 子宫内空虚 • 内膜厚度＜15mm	• ＞12 周，抗 -D 免疫球蛋白治疗 • 血清 hCG 排除异位妊娠 • 如果持续阴道流血＞2 周，并考虑子宫内膜炎或妊娠物残留，需再次评估
不全流产	出血 ± 疼痛 子宫颈可能开放	组织异物 ± 妊娠囊 任意子宫内膜厚度	首选期待治疗，但可以药物治疗 / 手术治疗 ＞12 周，抗 -D 免疫球蛋白治疗，如果严重阴道流血、疼痛或药物治疗 / 手术治疗
稽留流产 / 胎儿早期死亡	• 出血 ± 疼痛 ± 妊娠症状消失 • 子宫颈闭合	• 胚芽＞7mm*，无胎心 • 平均妊娠囊直径＞25mm*，无胎芽或卵黄囊	• 如果 7 天内再次评估无法进行时，寻求第二个可行性意见 • 期待治疗 / 药物治疗 / 手术治疗 • ＞12 周，抗 -D 免疫球蛋白治疗或药物治疗 / 手术治疗
难免流产	• 出血 ± 疼痛 • 子宫颈开放	宫内妊娠囊 ± 胎芽 ± 胎儿心脏活动	• 期待治疗 / 药物治疗 / 手术治疗 • ＞12 周，抗 -D 免疫球蛋白治疗。如果严重阴道出血或疼痛、药物治疗 / 手术治疗
不确定生存能力的妊娠	• ± 出血 • ± 疼痛 子宫颈闭合	• 宫内妊娠囊＜25mm*，无胎芽或卵黄囊 • 胎儿头臀长＜7mm*，无胎儿心脏搏动	• 1 周后复查超声 • 如果严重阴道出血或疼痛，抗 -D 免疫球蛋白治疗
未知部位妊娠	• ± 出血 • ± 疼痛 • 子宫颈闭合	• 妊娠试验阳性 • 宫内空虚 • 无异位妊娠征象	• 连续的血清 hCG 检测（间隔 48h）+ 初始血清孕酮水平，以排除异位妊娠 / 失败的未知部位妊娠 • 如果有大出血，抗 -D 免疫球蛋白治疗

*. 在进一步的研究明确、安全的指标之前，建议使用这些指标，并且所有患者在进行清宫前都应该进行第二次超声检查

（三）手术治疗流产（surgical management of miscarriage，SMM）

1. 推荐对以下情况的患者行手术治疗：①出血过多或持续性出血；②要求手术治疗。

2. 在门诊手术中选择局部麻醉下的手动真空吸引术，或者在手术室中采用全身麻醉的手术治疗。

3. 应采用吸引刮宫术。

4. 在英国的临床实践中，患者需要签署人体组织法（Human Tissue Act，HTA）表格，并将副本同妊娠组织一起送到病理科，在表格中详细说明患者关于妊娠组织处置的意见。

（四）手术流产的并发症

1. 感染。

2. 出血。

3. 子宫穿孔（很少见的腹腔内损伤）。

4. 妊娠组织物残留。

5. 宫腔粘连。

6. 子宫颈撕裂。

7. 腹腔内的创伤。

术前可通过给予PG（米索前列醇或吉美前列素）减少子宫和子宫颈损伤。

（五）心理后遗症

1. 流产通常非常痛苦。

2. 提供适当的帮助和咨询，并提供患者书面信息。

拓展阅读

Association of Early Pregnancy Units.
www.earlypregnancy.org.uk.
Miscarriage Association.
www.miscarriageassociation.org.uk.
NICE (2019).Ectopic pregnancy and miscarriage.NICE guideline [NG126].
www.nice.org.uk/guidance/ng126/.

六、流产后咨询：患者的常见问题

（一）导致流产的具体原因

没有具体原因。这不是由工作压力、拎重物、性生活或其他普遍担心的原因导致。不幸的是，约40%的妊娠会发生流产。

（二）如果早点做超声检查，能否阻止流产发生

不会。我们可能会更早发现流产发生，但无法阻止它发生。目前还没有有效的方法来阻止妊娠早期的流产。

（三）如果选择期待治疗，疼痛程度会如何

这就像严重的月经痛一样。组织排出的过程中疼痛达到高峰，不久后疼痛就缓解。服用布洛芬、扑热息痛或可待因对疼痛有帮助和缓解作用。如果疼痛非常严重，也可以联系医院寻求帮助。

（四）什么是大出血

1h内浸透>3张卫生巾或血凝块比手掌大。如果出血较多，应立即寻求医疗帮助。

（五）出血会持续多久

随着时间延长，出血会逐渐减少，一般产后3周流血完全停止。

（六）流产后是否需要卧床休息

不是必须的。然而，这种情况对身体和情绪影响都会很大，所以还是推荐休息几天。一旦觉得恢复差不多了，就可以恢复正常活动。

（七）妊娠检测阳性一般持续多久

hCG是由肾脏排出，流产后需要3周才能将其全部从血液中排出，妊娠检测才可能变为阴性。

（八）多久才能再次尝试妊娠

目前为止没有充分证据表明，流产后妊娠的时间会影响后续妊娠结果。只要流产后妊娠检测阴性，月经来潮，同时自我觉得身体上和精神上都准备好了，就可以再次尝试妊娠。

（九）是否会增加再次流产的风险

少数的女性会有反复流产的情况，但对绝大多数人来说，下次妊娠时将面临相同的机会：40%的流产和60%的顺利分娩。

七、异位妊娠诊断

注意：所有育龄期妊娠的女性，在未能明确宫内妊娠诊断之前，都应该考虑异位妊娠（ectopic pregnancy，EP）。

- 定义：胚胎着床在子宫腔之外。
- 发病率：11∶1000，有增加的趋势。
  - 93%～95%为输卵管妊娠；其余部位为剖宫产手术切口瘢痕、输卵管间质部、腹腔、卵巢或子宫颈。
  - 增加的原因可能是因为早期就诊和EPAU的建立。
- 症状（框16-3）包括以下情况。
  - 通常无症状，如不确定日期。
  - 闭经（通常6～8周）。
  - 疼痛（下腹部，通常轻度/模糊，典型单侧）。

– 阴道流血（通常量少，颜色为棕色）。
– 绝对不能忽视腹泻和呕吐。
– 头晕眼花。
– 肩部疼痛（膈肌刺激 – 腹腔内出血）。
– 晕倒（如果破裂）。

框 16–3 异位妊娠的症状

- 依据异位妊娠的症状去区分宫内和宫外妊娠的阳性预测值较低
- 大多数异位妊娠的女性临床表现无特殊，症状和体征较少

注意：所有进行妊娠测试阳性的女性在找到证据之前都应被考虑存在异位妊娠

- 体征包括以下情况。
  – 通常无特殊体征。
  – 子宫通常为正常大小。
  – 偶有子宫颈举痛和附件压痛。
  – 少有附件肿块。
  – 腹膜炎症状（如 EP 破裂导致腹腔内出血）。

注意： 没有证据表明检查可导致患者 EP 破裂。通过检查会发现明显的腹部或盆腔压痛体征。

鉴别诊断包括先兆流产或完全流产、滤泡黄体囊肿出血、卵巢囊肿意外和盆腔炎症。

- 危险因素见框 16–4。

框 16–4 异位妊娠的危险因素

25%～50% 的患者可能存在风险因素（大多数没有明显的危险因素）

- 不孕症史或辅助受孕史
- 盆腔炎史
- 子宫内膜炎
- 盆腔或输卵管手术
- 既往异位妊娠病史（复发风险 10%～20%）
- 宫内节育器、宫内避孕系统或基于孕酮的避孕方法
- 辅助受孕，尤其是体外受精
- 吸烟

（一）检查

1. 经阴道超声检查 / 超声检查可以确定妊娠位置、有无附件肿块或游离液体。良好的 EPAU 中，90% 的病例可以通过阴道超声鉴别诊断 EP，排除宫内妊娠。高达 20% 的 EP 有伪囊。

2. 血清孕酮：有助于判断妊娠是否失败，无论是 EP 还是宫内妊娠，当孕酮＜20nmol/L 时，高度提示妊娠可能失败。

3. 血清 hCG：48h 后复查。

(1) 上升速度很重要。

(2) 上升率≥66% 提示宫内妊娠可能。

(3) 上升率达不到这个水平就要怀疑 EP，但这不是诊断依据。

4. 腹腔镜是诊断 EP 的金标准，但只在临床需要或少数情况下无法明确诊断时采用（记住 TVS/USS 准确率可以达到 90%）。

（二）hCG 的价值和超声检查

1. 在血清 hCG≥1500U 时，经 TVS 应该可以发现宫内妊娠。

注意： 在正常的宫内妊娠中存在相当大的变异性，这只是一个指导方针。需要小心，以避免伤害早期的宫内妊娠。

2. 变化率比任何单一值更为重要。

拓展阅读

NICE (2019, updated 2021).Ectopic pregnancy and miscarriage.NICE guideline [NG126].
www.nice.org.uk/guidance/Ng126/.
RCOG (2016).Diagnosis and management of ectopic pregnancy.Green-top guideline no.21.
https://www.rcog.org.uk/en/guidelines-research-services/guidelines/gtg21/.

八、EP 管理

期待治疗和药物治疗对于即使是已经确诊 EP 的患者，都是安全的，当然也有严格的选择标准。

- 病情稳定。
- 无症状或轻微症状。
- TVS 提示无胎儿心脏活动。
- TVS 提示没有腹腔内出血。
- 充分了解 EP 的症状和临床表现。

- 不存在语言沟通理解障碍（如呼叫救护车）。
- 住在医院附近，居家有其他帮助人员。
- 确保患者不会失访。

（一）期待治疗

1. 初始 hCG＜1500U，并呈下降趋势，并满足上述列出的标准。

2. 30% 的输卵管 EP 可以期待治疗，成功率 70%。

3. EP 包块大小＜30mm。

4. 最初需要每 48 小时评估 1 次血清 hCG，直到其水平再次下降，然后每周评估 1 次，直到＜15U。

5. 如果 hCG 趋于平台稳定期，只要患者临床状况良好，可以继续期待治疗。如果妊娠失败，hCG 通常会逐渐下降。

6. 无症状患者 hCG 呈缓慢上升时，建议资深早孕科医师评估后决定是否继续采取期待治疗。

（二）药物治疗

1. EP 包块大小＜35mm，初始 hCG＜5000U。

2. 甲氨蝶呤单次肌内注射给予 $50mg/m^2$。在第 4 天和第 7 天测量 hCG 水平，如果 hCG 在第 4～7 天下降幅度＜15%，则建议追加另一剂（高达 25% 的患者可能需要第二剂）。

3. 每周测量 hCG，直到＜15U。

注意：建议给女性提供一份明确的书面告知书，其中包括药物治疗不良反应和可能需要进一步治疗的情况说明。由于甲氨蝶呤有致畸的风险，治疗后需要有效避孕 3 个月。

（三）手术治疗

1. 腹腔镜手术比开腹手术更具优势，在于其更短的手术时间和住院时间，需要的镇痛药减少，失血量降低。

注意：对于血流动力学不稳定的患者，开腹手术更迅速，可能更合适。

2. 当对侧输卵管和卵巢外观正常时，输卵管切除术优于输卵管切开术。

虽然后续的宫内妊娠率无差异，但输卵管切除术后的持续 EP 率和复发率较低。

3. 如果术中发现对侧输卵管存在病变，推荐可以考虑腹腔镜下输卵管切开术。

注意：记住 Rh 阴性患者中抗 –D 免疫球蛋白治疗。

（四）血流动力学不稳定患者的治疗

1. 复苏

(1) 建立两根大静脉输液通道和静脉补液（胶体或晶体）。

(2) 交叉配血 4U。

(3) 紧急呼叫上级医生和寻求麻醉医师的帮助。

2. 手术

一旦患者复苏，就行腹腔镜或开腹输卵管切除术。

（五）EP 的期待治疗的管理

所有接受期待治疗或药物治疗的女性都应明白随访的重要性，并且应该按期前往医院就诊随访。

注意：任何 hCG 水平，即使在下降时也可能发生 EP 破裂，症状和临床表现始终比血液检验和超声检查更重要！

（六）甲氨蝶呤的不良反应

1. 结膜炎。
2. 胃肠不适。
3. 胃溃疡。
4. 口腔炎。
5. 骨髓抑制。
6. 肺纤维化、肺炎。
7. 肝硬化。
8. 肾衰竭。
9. 由于胎儿致畸风险高，使用后必须严格避孕。

注意：一些女性治疗过程中可能会出现腹痛，但这腹痛很难与 EP 破裂的疼痛区分开来。

（七）少见部位的 EP

1. 目前尚无普遍认可的治疗方法，所以对于子宫颈、卵巢、剖宫产瘢痕、输卵管间质部妊娠还需要专家的意见。

2. 一般更倾向于保守或药物治疗，手术仅作为临床需要的保留手段。只要患者无症状且病情稳定，很多病例报道都提示药物治疗的成功率很高。

3. 可以考虑转诊到区域性 EPAU，他们对这些罕见病例经验更丰富。

九、未知部位妊娠

（一）定义

未知部位妊娠（pregnancy of unknown location，PUL）是指妊娠试验阳性或血清 hCG＞5U/L 时，无宫内妊娠、EP 或妊娠物残留的征象。

1. 这是 10% 的 EPAU 就诊者的首要诊断。

2. 结局可能包括：①早期宫内妊娠；②失败的 PUL；③ EP（6%～20% 的 PUL）；④持续 PUL；⑤完全流产；⑥非常少见的其他来源（如分泌 hCG 的肿瘤）。

注意：即使病史高度怀疑完全流产，在没有明确的证据之前，都应该考虑为 PUL。

注意：仅根据病史和空虚子宫确诊为“完全流产”的病例中，实际上有 5%～10% 可能是 EP！

（二）临床表现

1. 无症状。
2. 阴道流血。
3. 腹痛。

（三）治疗

1. 患者的症状和临床表现是影响 EP 治疗最重要的因素。

2. 有明显疼痛、压痛或腹腔出血的女性通常需要腹腔镜检查。

3. 如果患者身体状况良好和病情稳定，建议第一次就诊时查血清孕酮和 hCG，48h 后复查 hCG。

（四）PUL 中的 hCG 和孕酮结果解读

1. 如果孕酮＜10nmol/L

(1) 可能妊娠失败。

(2) 在 14 天后再次评估血 hCG 或妊娠试验。

2. 如果 hCG 在 0～48h 后下降＞50%

(1) 无论位置如何，都可能妊娠失败。

(2) 在 14 天后再次评估血 hCG 或妊娠试验。

3. 如果 hCG 在 0～48h 后上升≥66%

(1) 可能是宫内妊娠。

(2) 在 10～14 天后再次超声评估。

4. 如果 hCG 连续上升＜66% 或下降＜50% 或稳定趋于平台期

(1) 可能 EP。

(2) 连续使用 hCG 和 TVS 密切随访，直至诊断明确或 hCG＜15U/L。

5. 如果 hCG 处于平台期或波动

(1) 连续 3 次 hCG 评估后无法确诊的，可以诊断为持续的 PUL。

(2) 无症状患者可以采取保守治疗或甲氨蝶呤治疗。

6. 如果初始 hCG＞1500U/L

(1) 可能为 EP。

(2) 根据临床需要采取治疗措施。

注意：EP 期待治疗和药物治疗的所有原则和标准同样适用于 PUL。

拓展阅读

NICE (2019).Ectopic pregnancy and miscarriage.NICE guideline [NG126].
www.nice.org.uk/guidance/ng126/.
RCOG (2016).Diagnosis and management of ectopic pregnancy.Green-top guideline no.21.
https://www.rcog.org.uk/en/guidelines-research-services/guidelines/gtg21/

十、β-hCG

β-hCG 是一种由滋养层细胞分泌的双肽。与 LH 几乎相同，在其 β 亚基中有一个氨基酸差异，能够维持黄体的功能。在妊娠早期就可以检测到，也可以在其值＞25U 通过尿妊娠试验检测出来。

（一）妊娠期 hCG 的变化规律

1. 在正常宫内妊娠中，hCG 上升迅速，并在

4～8 周内按照可预测的方式上升，这是其主要临床应用价值所在。

2. 在此期间，hCG 每 48 小时上升≥66%。

3. >8 周后，hCG 继续上升，但变化很大且波动不稳定。

注意：这里需要提醒大家，hCG 不像 TVS 那样可以直接发现宫内妊娠，没有绝对可靠的"鉴别区"；1500U 仅作为参考。

4. >90% 的 EP 可以通过 TVS 在某个时间确诊。

5. 单次 hCG 检测，无法判断其水平是增高或降低。

6. 对于无症状的患者，没有必要急于采取干预措施。

7. 多胎妊娠（hCG 增高，但未见宫内妊娠）。

（二）不同孕周 hCG 水平

1. 对特定孕周的 hCG 水平变化太大，缺乏临床应用价值：重要的是相对变化。

2. 当 hCG 水平非常高时，提示可能葡萄胎。

注意：葡萄胎是通过 TVS 和组织学检测确诊的，而不是通过 hCG 水平确诊，但 hCG 是后续监测和随访的重要指标，特别是在妊娠滋养细胞疾病的化疗后。

（三）hCG 变化的解释

对于 PUL，具有以下具体说明。

1. hCG 在 48h 内上升≥66%：可能是早期宫内妊娠。

2. hCG 在 48h 内下降>50%：无论位置如何，都提示妊娠失败。

3. hCG 在 48h 内，上升<66% 或下降<50%：可能是 EP。

4. hCG 平台期：某处仍有活跃的滋养层细胞（产生 = 分泌），根据临床表现进行具体分析。

注意：首先要明确，在 2 次测试之间是否确定间隔了 48h。

注意：记住，你治疗的是患者，而不是 hCG，hCG 评估只是作为整个临床表现的一部分。

临床症状比任何 hCG 水平或扫描结果更重要。

（四）血清 hCG 水平

1. 有效应用

(1) 辅助诊断（EP、早期宫内妊娠和失败的妊娠）。

(2) 监测 PUL。

(3) EP 和持续性 PUL 的保守和药物治疗。

(4) 对输卵管切开术或重度腹腔出血后的 EP 进行随访，以排除持续性滋养细胞疾病。

(5) 滋养细胞疾病患者的随访。

记住，当经 TVS 检查无法发现妊娠时，hCG 检测才仅用于诊断的参考。

2. 不适当地应用

(1) 已知的宫内早孕。

(2) 对有明显症状的女性指导治疗，这部分女性应根据临床症状治疗！

(3) 辅助生殖的女性已接受过 hCG 支持治疗。

(4) 已知的多胎妊娠。

注意："3 次检测不明确或没有诊断和（或）管理计划！"如果你在 3 次 hCG 评估后没有诊断和（或）诊疗计划，需要寻求帮助。

注意：不要寄希望于 48h 后第二次 hCG 的评估，寻求帮助同样重要！

十一、复发性流产概述

（一）定义

同一生物学父亲，发生在妊娠早期，连续 3 次或 3 次以上自然流产，伴或不伴成功分娩。其发生率为 1%～2%，其中 50% 病因不明。

（二）危险因素

高龄产妇和流产次数增加是两个独立的危险因素。

（三）原因

1. 抗磷脂综合征（antiphospholipid syndrome，APS）

15% 复发性流产的女性伴有 APS，是最重要的可治疗的原因。APS 定义为 2 次单独的检测中存在抗心磷脂抗体或狼疮抗凝抗体，并满足以下任何一项标准。

(1) 在第 10 周之前连续出现≥3 次胎儿死亡。

(2) 在 10 周孕龄或更大的 1 次胎儿死亡。

(3) 出生 1 次或多次形态正常的胎儿，在<34 周时伴有严重子痫前期或胎盘功能不全。

2. 基因

在 3%～5% 的夫妇中，一方携带平衡互换或 Robertsonian 易位。携带者表型正常，但他们的配子中有 50%～75% 是不平衡的。

3. 胎儿染色体异常

可能导致婴儿在出生前或出生后无法存活。随着妊娠次数的增加，胚胎染色体异常的概率降低，复发性流产的母体因素概率增加。

4. 解剖异常

先天性子宫异常（子宫纵隔和双角子宫）在一般人群中的发病率尚不清楚。轻微的变异（如弓形子宫）发病率为 2%～3%。在复发性流产的女性中，其发病率估计在 2%～8%。

5. 子宫肌瘤

女性子宫肌瘤发生率高达 30%，但它们对生殖结局的影响存在争议。虽然很少有数据支持这种说法，但黏膜下肌瘤和壁间肌瘤更容易引起此类问题。

6. 血栓性疾病

妊娠是一种高凝状态。凝血因子Ⅴ Leiden 和凝血酶原Ⅱ G20210 A 的基因突变与复发性流产相关。C 蛋白和 S 蛋白的缺乏也有弱相关性。

7. 感染

复发性早期流产与细菌性阴道炎的感染存在争议。

复发性中期流产可能与感染更相关。

8. 内分泌紊乱

控制良好的糖尿病和甲状腺疾病不是高危因素，多囊卵巢综合征中的 LH 分泌过多也不是高危因素。

9. 子宫颈松弛

既往无痛性子宫颈扩张引起的晚期流产史是中期反复发生流产的原因，但与妊娠早期流产无关。

10. 免疫功能障碍

子宫自然杀伤（natural killer，NK）细胞活性过高目前还处于假设阶段，已证实外周血和子宫 NK 细胞活性之间没有相关性。

十二、复发性流产管理

（一）调查研究

1. 父母血液核型分析。

2. 妊娠产物（流产时）的细胞遗传学分析。

3. 盆腔超声检查。

4. 血栓形成倾向筛查。

5. 狼疮抗凝物［稀释罗素蝰蛇毒液试验（dilute Russell Viper Venom Test，dRVVT）/ 活化部分凝血时间］。

6. 抗心磷脂抗体（aCL IgG 和 IgM）。

7. 不推荐在妊娠中期流产女性的妊娠早期开展细菌性阴道病筛查。

8. 子宫颈松弛患者在非妊娠状态下没有客观检测方法。仅通过病史诊断，可能会被过度诊断。

没有足够的证据表明无症状女性需要进行甲状腺疾病、甲状腺抗体、糖尿病和高泌乳素血症的常规检测。

不推荐 TORCH（弓形虫病、风疹、巨细胞病毒、单纯疱疹病毒和 HIV）的筛查。

在非研究环境中不应进行 NK 细胞测定。

（二）管理

至少 35% 的复发性流产的夫妇会有偶然流产，原因无法解释。如果在专门的 EPAU 中单独提供支持性护理，下一次妊娠时无治疗干预，有 75% 的机会成功分娩。

1. 应当避免对不明原因流产的经验性治疗。

2. 复发性流产的患者应在专门的诊所就诊，并在妊娠早期提供支持性护理。

3. 对于合并子宫畸形（如子宫纵隔）或子宫肌瘤的患者，手术干预可能对高度选择性的病例有益，需要全面评估潜在利弊。

4. 合并 APS 的女性中，联合应用阿司匹林和肝素，可以将活产率从单用阿司匹林（75mg）时的 40% 显著提高到 70%：在妊娠早期，一旦确定胎儿的生存能力，应该开始这些治疗直至妊娠晚期。

5. 通过仔细慎重考虑后，少数患者可以选择宫颈环扎术。

6. 父母核型异常或胎儿染色体异常推荐遗传咨询。

7. 既往证实妊娠中期流产存在细菌性阴道炎感染的孕妇，推荐定期使用阴道拭子检测和交替性预防性抗生素使用，如克林霉素和阿莫西林，直至妊娠晚期。

（三）治疗复发性流产的其他策略

1. 尚未证实的生活方式对于妊娠的结果会产生影响，包括：①卧床休息；②戒烟；③减少酒精摄入量；④减肥。

2. 类固醇不会增加与 APS 相关或免疫功能障碍性复发性流产的活产率。相反，可能导致严重的孕妇和胎儿并发症。

注意：除非有其他指征，否则不推荐使用类固醇。

3. 其他被建议治疗复发性流产方法（缺乏临床证据支持），包括：①补充雌激素或孕酮；②父系白细胞免疫；③静脉免疫球蛋白治疗；④滋养层细胞膜输注；⑤ hCG 注射；⑥补充维生素。

十三、妊娠剧吐

妊娠过程中呕吐是常见的症状（>50% 的女性会出现）。妊娠剧吐是一种过度呕吐，非常罕见，发生率 1∶1000。由于 hCG 升高，多胎妊娠或葡萄胎妊娠的风险可能增加；然而，绝大多数情况下仍然是正常的单胎妊娠。

（一）症状和体征

1. 妊娠早期顽固性呕吐（无法进食或液体摄入降低），伴有三联症：①体重丢失>5%；②脱水；③电解质失衡。

2. 其他症状和体征可能包括：①肌肉萎缩；②流涎（无法吞咽唾液）；③低血容量；④行为障碍；⑤呕血（Mallory-Weiss 撕裂）。

（二）治疗

1. 如果妊娠恶心呕吐专用量化表（Pregnancy-Unique Quantification of Emesis，PUQE）评分<13 分，在社区或日间护理单位进行治疗。

2. 如果不耐受口服液体，可以收入住院治疗。

3. 静脉补液（NaCl 或 Hartmann 液）：避免含糖液体，因为可能诱发 Wernicke 脑病。

4. 每天检查电解质：必要时更换 K^+。

5. 禁食 24h，然后在耐受的情况下清淡饮食。

6. 止吐药。

(1) 如果对静脉补液和电解质补充无效，一线治疗药物：氯环利嗪，50mg/8h，口服 / 肌内注射 / 静脉注射；或者异丙嗪。

(2) 常用作二线治疗的是：丙氯哌嗪 12.5mg，肌内注射 / 静脉注射，每天 3 次；或者 5～10mg，口服，每天 3 次和（或）甲氧氯普胺 10mg/8h，口服 / 肌内注射 / 静脉注射。

(3) 不再推荐昂丹司琼用于妊娠早期的治疗：可能会导致口面部畸形，包括唇裂和腭裂。

(4) 多西拉敏 / 吡哆醇（Xonvea®）：获准用于保守治疗后失败的病例。

(5) 维生素 B_1/ 硫胺素：盐酸硫胺素 25～50mg，口服，每天 3 次；或者维生素 B_1 100mg，每周静脉输注。

(6) 如果呕吐仍然无反应，可考虑皮质类固醇试验（泼尼松龙每天 40～50mg 分次口服或氢化可的松 100mg/12h 静脉注射）。

注意：关于类固醇的研究数据较少，可能存在偏倚，因为一般情况下，这些药物通常在症状自行缓解时使用。

(7) 如果出现顽固性妊娠剧吐，患者和（或）

家属的要求下终止妊娠可能是最后唯一的选择。

（三）妊娠剧吐并发症

1. 母体风险

(1) 严重病例中的肝肾衰竭。

注意：低钠血症和过快矫正低钠血症可导致脑桥中央髓鞘溶解症。

注意：维生素 B_1 缺乏可能导致 Wernicke 脑病。

2. 胎儿风险

(1) 理论上可能导致胎儿生长受限，但大多数胎儿结局正常。

(2) 在发生 Wernicke 脑病的情况下可能导致胎儿死亡。

（四）对疑似妊娠剧吐的检查

1. 尿液分析法检测尿液中的酮体。

2. 中段尿检查排除尿路感染。

3. 全血计数（红细胞比容率升高）。

4. 电解质检查（钾降低、钠增加、代谢性低氯性碱中毒）。

5. 肝功能检查（转氨酶升高、白蛋白降低）。

6. 超声检查排除多胎和葡萄胎妊娠。

不推荐常规甲状腺功能检测，因为甲状腺功能异常通常都是一过性的。

拓展阅读

RCOG (2016).The management of nausea and vomiting of pregnancy and hyperemesis gravidarum.Green-top guideline no.69. www.rcog.org.uk/globalassets/documents/guidelines/green-top-guidelines/gtg69–hyperemesis.pdf

第 17 章 生殖道感染与盆腔痛

Genital tract infections and pelvic pain

池余刚 译 汪银锋 校

一、阴道分泌物

正常（生理性）分泌物发生于育龄期女性，随月经周期和激素水平变化而变化。

（一）阴道分泌物增多的原因

1. 生理性

(1) 雌激素相关：青春期、妊娠、复方口服避孕药。

(2) 周期相关：月经中期和经前量最多。

(3) 性兴奋和性交。

2. 病理性

感染，包括非性传播（细菌性阴道病、念珠菌感染）和性传播（滴虫病、衣原体感染和淋病）。

3. 非感染

(1) 异物（残留的卫生棉条、避孕套或产后拭子）。

(2) 恶性肿瘤（生殖道的任何部位肿瘤）。

(3) 萎缩性阴道炎（常伴有血迹）。

(4) 宫颈外翻或子宫颈息肉。

(5) 生殖道瘘（泌尿道或肠道）。

(6) 过敏反应。

（二）病史

1. 特征（开始和持续时间、气味和颜色）（表 17-1）。

2. 相关症状（瘙痒、灼烧感、排尿困难和浅表性交痛）。

3. 分泌物与月经周期的关系。

4. 诱发因素（妊娠、COCP 和性兴奋）。

5. 性生活史（性传播感染的危险因素）。

6. 病史（糖尿病和免疫功能低下）。

7. 非感染性原因（异物、异位、恶性肿瘤和皮肤病）。

8. 卫生习惯（阴道冲洗、沐浴产品和爽身粉）。

9. 过敏史。

（三）查体

1. 外阴检查：观察是否有外阴炎、明显分泌物、溃疡或其他病变。

2. 阴道窥器检查：阴道、宫颈的外观，有无异物，分泌物的量、颜色和质地。

3. 双合诊检查：触及肿块、附件压痛和宫颈举痛。

（四）检查

1. 宫颈或外阴阴道拭子检查淋病和衣原体。

2. 高位阴道拭子（Amies 运送培养基）。

3. 阴道 pH 检测。

4. 生理盐水湿片法和革兰染色（通常不在妇科门诊，多在泌尿生殖门诊检测）。

5. 显微镜检测细菌性阴道病或念珠菌感染：如果有尿道症状，可进行尿道玻片显微镜检查。

6. 尿道拭子检查仅推荐用于子宫切除术后的女性针对淋病进行培养取样时。

7. 阴道镜检查（如果宫颈外观异常）。

二、性传播感染

性传播感染（STI）对青少年和年轻人的影响

表 17-1　阴道分泌物的典型特征

	颜　色	质　地	气　味	外阴瘙痒	治　疗
生理性	清亮的 / 白色	黏液状	无	无	安慰
念珠菌感染	白色	豆渣样	无	瘙痒	抗真菌
滴虫感染	绿色 / 灰色	泡沫样	刺激性	瘙痒	甲硝唑
淋球菌感染	呈绿色	水样	无	无	抗生素
细菌性阴道病	白色 / 灰色	水样	刺激性	无	甲硝唑
恶性肿瘤	血性	水样	刺激性	无	根据病情
异物	灰色或血性	脓性	刺激性	无	去除异物
萎缩性阴道炎	清亮的 / 血染的	水样	无	无	局部雌激素
宫颈外翻	清亮的	水样	无	无	冷冻治疗

引自 Clinical Effectiveness Unit (2012). Management of vaginal discharge in nongenitourinary medicine settings. http:// www.bashh.org/ docume nts/ 4264.

尤为严重，通知和治疗伴侣至关重要。最好在性病专科门诊接受治疗，同时提供咨询和帮助，并协助追踪接触者。保密性是至关重要的，泌尿生殖门诊病历与医院病历应该分开保存，性病门诊的就诊情况通常不会告知患者的家庭医生。以上内容都是 1917 年性病法案中制定的法律规定。如果年龄＜16 岁，应进行自主决策能力评估（Fraser 能力）。

（一）STI 的风险因素

1. 多个性伴侣（过去 1 年中有两个或更多）。
2. 同时有多个性伴侣。
3. 最近更换性伴侣（过去 3 个月内）。
4. 不使用屏障避孕措施。
5. 伴侣患有 STI。
6. 其他 STI。
7. 年龄较小（尤其是≤25 岁）。
8. 从事商业性性行业活动。

（二）病史

1. 症状：肿块、肿物、溃疡、皮疹、瘙痒、经间期出血或性交后出血、下腹痛、性交疼痛、分泌物突然或明显改变。

2. 过去是否曾患有 STI/ 曾在性病门诊就诊 / 上次进行 HIV 阴性检测的时间。

3. 过去 12 个月的所有性伴侣。

4. 避孕药的使用和妊娠风险。

5. 安全措施问题，如性伴侣暴力和女性生殖器切除等问题。

6. 患有血液传播病毒的风险因素。

(1) 患者或伴侣来自高 HIV 流行区域。

(2) 静脉注射药物。

(3) 双性恋男性伴侣。

（三）STI 的检测：潜伏期

1. 应在就诊时进行检测。

2. 在性接触后，STI 检测呈阳性之前的潜伏期内，可能存在假阴性。

(1) 对于细菌 STI，潜伏期为 10～14 天。

(2) 对于 HIV 和梅毒，潜伏期可能长达 3 个月。

三、衣原体

（一）流行病学

1. 沙眼衣原体是一种细胞内寄生虫。

2. 英国最常见的细菌性 STI。

3. 2020 年，英格兰报道了 161 672 例新确诊病例。

4. 估计感染率为 1.5%，其中 10% 见于 15—24 岁的年轻人。

（二）症状

排尿困难，阴道分泌物异常，性交疼痛或不规则阴道流血，但 70% 的病例无症状。

（三）衣原体感染的并发症

1. 盆腔炎性疾病（10%～40% 的感染致盆腔炎性疾病）。

2. 肝周围炎（Fitz-Hugh-Curtis 综合征）。

3. Reiter 综合征（多见于男性）：①关节炎；②尿道炎；③结膜炎。

4. 输卵管性不孕。

5. 异位妊娠的风险。

6. 慢性盆腔痛（chronic pelvic pain，CPP）。

7. 焦虑和心理压力。

（四）诊断

外阴阴道（可自取）或宫颈内拭子核酸扩增试验（nucleic acid amplification test，NAAT），需要特定的培养基。

（五）治疗

1. 阿奇霉素 1g，顿服；或者多西环素 100mg，每天 2 次，连用 7 天。两者疗效相似，均>95%。

2. 追踪接触者并治疗性伴侣。

（六）衣原体的筛查

2020 年，对 15—24 岁的人群进行 954 636 例的衣原体检测，检测率与 2019 年相比下降 31%，但检测阳性率保持稳定在 9.8%。

（七）对妊娠的影响

1. 胎膜早破和早产。

2. 对婴儿的风险：①新生儿结膜炎（30% 在前 2 周内）；②新生儿肺炎（15% 在前 4 个月内）。

3. 孕妇使用红霉素 500mg，每天 2 次口服，疗程为 10～14 天（有效率 73%～95%）。

四、淋病

（一）流行病学

1. 淋病奈瑟菌是革兰阴性双球菌。

2. 在英国是第三大最常见的 STI。

3. 2018 年报道了 56 259 例淋病病例，较 2017 年增加了 26%。其中 3 例为广泛耐药的淋病奈瑟菌感染。

4. 感染部位主要是尿道、宫颈、直肠、咽和结膜柱状上皮。

5. 通过直接接触传播。

6. >35% 的菌株对环丙沙星耐药，70% 对四环素耐药。

（二）症状

1. 通常无症状，常在接触者追踪筛查时确诊。

2. 表现为阴道黏液性脓性分泌物异常（50%）、下腹痛、经间期出血或性交后出血。

3. 常合并感染滴虫、支原体和念珠菌。

（三）诊断

宫颈或外阴阴道拭子进行 NAAT 检测。

1. 如与淋病患者有接触，则需要进行尿道、咽部和直肠拭子检测。

2. 如果根据 NAAT 诊断，应在抗生素治疗前，从所有部位取材进行培养以获得药敏试验。

（四）治疗

1. 如果不知道敏感性抗生素：头孢曲松 1g，单次肌内注射。

2. 如果知道敏感性抗生素：环丙沙星 500mg，单次口服（2017 年耐药率 36%）。

3. 青霉素过敏者：予头孢克肟 400mg+ 阿奇霉素 2g，单次口服。

4. 追踪并治疗性伴侣。

5. 在所有接触者得到完全治愈后才可以有性行为。

6. 妊娠期使用头孢曲松 1g 肌内注射或大观霉素 2g 肌内注射或阿奇霉素 2g 单次口服。

7. 所有患者在治疗完成后都需要复查（NAAT），

以确定是否治愈。

（五）对妊娠期的影响

1. 与以下情况相关：①未足月胎膜早破或早产；②绒毛膜羊膜炎。

2. 婴儿可能出现新生儿眼炎（40%～50%）。

（六）淋病感染的并发症

1. 盆腔炎（约 10% 的感染会导致盆腔炎性疾病）。

2.Bartholin 或 Skene 脓肿。

3. 播散性淋病可能导致：①发热；②脓疱性皮疹；③迁移性多关节痛；④化脓性关节炎。

4. 输卵管性不孕。

5. 异位妊娠的风险增加。

拓展阅读

British Association for Sexual Health and HIV. www.bashh.org/.

五、单纯疱疹

（一）流行病学

1. DNA 病毒：单纯疱疹病毒 1 型（口腔 / 生殖部位）和 2 型（仅限生殖部位）。

2. 是英国 2018 年第四常见的 STI。

3. 在英国 2018 年性健康服务中新诊断的性传播感染中有 33 867 例单纯疱疹（占比 8%）。

4. 较 2017 年增加了 3%。

（二）症状

1. 初次 HSV 感染症状最严重，常导致：①早期症状（受累皮肤的刺痛 / 痒感）；②流感样症状 ± 腹股沟淋巴结肿大；③外阴炎和疼痛（可能导致尿潴留）；④外阴上有小而特征性的水疱，但也可能不典型，如裂口、糜烂和红斑。

2. 疱疹再次发作被认为是骶神经节潜伏病毒再激活的结果，通常时间较短、程度较轻。其诱发因素包括：①压力；②性交；③月经期。

（三）并发症（通常为初次感染）

1. 脑膜炎。

2. 骶神经根病，导致尿潴留和便秘。

3. 横贯性脊髓炎。

4. 播散性感染。

（四）诊断

1. 通常根据典型皮疹进行诊断。

2. 疱疹液的 PCR 检测（最灵敏，金标准）。

3. 疱疹液培养。

4. 血清抗体检测对诊断初次单纯疱疹没有作用。

（五）治疗

1. 生殖器单纯疱疹无法治愈。可通过简单镇痛药、盐水清洗、冰敷和局部麻醉缓解症状。

2. 口服阿昔洛韦（200mg，每天 5 次，共服用 5 天或类似剂量和周期），对于使用免疫抑制药的患者剂量 / 周期加倍。

3. 局部使用阿昔洛韦无效。

4. 在出现前驱症状 / 症状时要使用避孕套 / 禁欲（除非双方都有单纯疱疹的病史），以减少传播率。

5. 如果每年复发＞6 次，可以考虑抑制性抗病毒治疗。

（六）对妊娠的影响

见单纯疱疹相关内容。

六、梅毒

（一）流行病学

1. 梅毒螺旋体：螺旋体目。

2. 传染率 10%～60%。

3. 性传播和垂直传播（妊娠早期风险较高）。

4. 在英国梅毒相对较少，但从 2013 年的 3344 例增加到 2018 年的 7541 例，增加了 126%。

（二）症状

1. 1 期梅毒

(1) 潜伏期 21 天（9～90 天）。

(2) 无痛，单个生殖器丘疹，伴腹股沟淋巴结肿大，随后形成溃疡（硬性下疳），在宫颈上可能被忽略。

2. 2 期梅毒

(1) 发生在感染后的前 2 年内（通常为 3 个月）。

(2) 影响手掌和足底的多形性黏膜皮疹。

(3) 全身淋巴结肿大。

(4) 生殖器湿疣。

(5) 前葡萄膜炎。

3. 3 期梅毒

(1) 大约有 1/3 的感染者在感染至少 2 年后出现症状，但可能需要 20～40 年才会进一步进展。

(2) 神经梅毒（7%）：脊髓痨、麻痹性痴呆。

(3) 心血管梅毒（10%）：常影响主动脉根部。

(4) 梅毒瘤（15%）：炎性斑块或结节。

（三）诊断

1. 特异性螺旋体酶联免疫吸附试验检测 IgG+IgM。

2. 病灶涂片在暗视野显微镜下可见螺旋体。

3. 定量心磷脂（非梅毒螺旋体）试验，即快速血浆恢复（rapid plasma regain，RPR）/ 梅毒特异性抗体检测可用于评估治疗反应。

4. 如有条件，可以使用 NAAT 检测梅毒螺旋体。

（四）治疗

1. 根据对青霉素是否过敏进行治疗。

(1) 苄星青霉素 240 万 U，单次肌内注射（可用于妊娠期，如果在妊娠晚期 8 天后重复剂量）。

(2) 多西环素 100mg，口服，每天 2 次，共 14 天（妊娠禁用）。

(3) 阿奇霉素 2g，单次口服（妊娠禁用）。

(4) 红霉素 500mg，每天 4 次，口服共 14 天（可用于妊娠）。

2. 3 期梅毒的治疗疗程较长。

3. 追踪接触者（可能持续数年）。

（五）对妊娠的影响

1. 早产。

2. 死胎。

3. 先天性梅毒。

4. 流产。

七、滴虫病

（一）流行病学

1. 阴道毛滴虫：鞭毛虫类原生动物。

2. 在英国相对罕见：每年报道约 6000 例，而沙眼衣原体感染病例＞20 万。

3. 存在于阴道、尿道和尿道旁腺中。

4. 宫颈可能出现点状出血呈“草莓”样外观（2%）。

（二）症状

10%～50% 无症状，但也可能表现为以下情况。

1. 多泡沫样，黄色难闻的阴道分泌物。

2. 外阴瘙痒和疼痛，由外阴炎和阴道炎引起。

3. 排尿困难。

（三）诊断

1. 阴道后穹隆拭子或阴道自采拭子。

2. 通过湿片（正常盐水）或用吖啶橙染色的后穹隆处的玻片直接观察到活动的寄生虫（灵敏度 45%～60%）。

3. 滴虫快速检测与显微镜检查相比，具有更高的灵敏度和特异度。

4. 用培养基进行培养，确诊率可达到 80%。

5. NAAT 为诊断金标准，其灵敏度和特异度接近 100%。

（四）并发症

滴虫病可能增加 HIV 传播的风险。

（五）治疗

1. 甲硝唑 2g，单次口服。

2. 甲硝唑 400～500mg，每天 2 次，连续 5～7 天。

3. 替代方案：替硝唑 2g，单次口服。

4. 进行密切接触者追踪和治疗，避免性交至少 1 周。

（六）对妊娠的影响

1. 滴虫感染可能增加早产风险，但目前不推荐进行常规筛查。

2. 滴虫病可以通过围产期获得，患滴虫病的母亲生下的婴儿中有 5% 感染风险。

八、HPV

（一）流行病学

1. DNA 病毒，有很多亚型。

2. 其中 6 和 11 亚型引起生殖器疣（尖锐湿疣）。

3. 25% 的患疣的人同时患有其他 STI。

4. 在英国最常见的病毒性 STI。

5. 2018 年，在 15—17 岁女孩中发生了 193 例生殖器疣，与 2017 年相比下降 56%。同年龄的异性恋男性中发生了 100 例生殖器疣，与 2017 年相比下降 46%。由于国家 HPV 免疫规划的广泛覆盖，自 2014 年以来 HPV 感染持续急剧下降。

（二）症状

大部分没有症状。生殖器肛门区域可出现无痛性肿块。部分患者即使没有进行肛门性交，肛周疣也常见。

（三）诊断

通过临床外观可识别。非疣状 HPV 感染可以通过宫颈细胞学（涂片检查）或阴道镜检查（醋酸涂抹后白化）来诊断。

（四）并发症

HPV16 型和 HPV18 型与高级别宫颈上皮内瘤变（cervical intraepithelial neoplasia，CIN）和宫颈癌变相关。吸烟和免疫抑制都会影响病毒清除，从而增加风险。

（五）生殖器疣的治疗

去除可见的疣。复发率高是因为病毒潜伏在周围上皮细胞中。长期使用避孕套会降低感染 HPV 的风险。

1. 临床疗法

(1) 液氮冷冻疗法。

(2) 鬼臼毒素和三氯乙酸。

(3) 电切手术、冷刀切除、刮除或激光。

2. 居家治疗（妊娠禁用）

(1) 鬼臼毒素乳膏（0.15%）或溶液（0.5%）：自行涂抹，需连续使用 4～5 周（妊娠禁用）。

(2) 咪喹莫特乳膏（5%）：也是一种自行应用的免疫调节药，需要连续使用 16 周。

（六）对妊娠的影响

1. 生殖器疣往往在妊娠期间迅速生长，但通常在分娩后消退。

2. 极少情况下，新生儿在围产期接触到病毒可能会出现喉或生殖器疣，但这不是剖宫产的指征。

（七）常规疫苗接种

自 2012 年起引入了四价 HPV（6 型、11 型、16 型和 18 型）预防性疫苗用于暴露前保护。

九、细菌性阴道病

（一）流行病学

1. 细菌性阴道病是阴道分泌物异常的最常见原因。

2. 细菌性阴道病由混合厌氧菌过度生长引起，包括加德纳菌、普雷沃菌、阴道奇异菌和人支原体，它们取代了占优势的阴道乳酸杆菌，导致阴道 pH 从<4.5 上升到 4.5～6.0。

3. 发病率：白种人女性为 5%～15%，黑种人女性为 45%～55%。

4. 非性传播疾病。

5. 约 12% 的女性在一生中某个时期会出现细菌性阴道病，但目前病因尚不清楚。

（二）症状

1. 大多数没有症状（50%），但通常表现为大量、稀薄、白灰色、有鱼腥臭味的阴道分泌物。

2. 特有的鱼腥味是由细菌蛋白水解释放的胺类物质引起的。

3. 通常不伴炎症的症状和体征。

（三）诊断

1. Amsel 标准，满足以下 4 个中的 3 个即可诊断。

(1) 稀薄、均一的灰白色分泌物。

(2) 阴道 pH＞5.5。

(3) 加碱（10% KOH）后出现特征性的鱼腥味。

(4) 显微镜下可见“线索细胞”（表面附着有细菌的鳞状上皮细胞）。

2. Hay/Ison 标准：通过阴道涂片的革兰染色观察菌种。

（四）并发症

增加了终止妊娠后子宫内膜炎和盆腔炎的风险。

（五）治疗

1. 适用于有症状或接受手术治疗的女性。

2. 可能会自行缓解，成功治疗后复发率较高。然而，大多数女性还是希望积极治疗。

(1) 甲硝唑 400mg，每天 2 次口服，共 5～7 天（避免饮酒）。

(2) 甲硝唑 2g（单次剂量）。

(3) 2% 克林霉素阴道上药，每晚 1 次，连续 7 天（会降低避孕套的效果）。

3. 生活方式因素：避免阴道冲洗或过度清洗。

4. 目前不推荐使用益生菌乳酸杆菌 / 乳酸制剂。

（六）对妊娠的影响

早产和细菌性阴道病相关的证据存在争议，提出以下建议。

1. 症状明显的孕妇使用相同的治疗方案。

2. 对于存在早产风险因素的女性进行细菌性阴道病的治疗。

3. 哺乳期女性更倾向使用阴道途径治疗（甲硝唑会改变母乳的味道）。

十、念珠菌病（鹅口疮）

（一）流行病学

1. 酵母样真菌（90% 为白念珠菌，其余为其他种类，如光滑念珠菌、热带念珠菌、克柔念珠菌和近平滑念珠菌）。

2. 约 75% 的女性一生中至少经历一次感染，10%～20% 为无症状慢性携带者（妊娠期达 40%）。

3. 可以改变阴道微生物群落的均为易感因素，包括：①糖尿病；②免疫抑制；③抗生素；④雌激素（如妊娠或激素替代疗法）。

（二）症状

可能无症状，但常见的临床表现为以下情况。

1. 外阴瘙痒和疼痛。

2. 无刺激性的浓稠凝乳状白色阴道分泌物。

3. 浅表性性交困难。

4. 排尿困难。

（三）诊断

1. 典型表现包括：①外阴和阴道红斑；②外阴裂；③附着于阴道壁上典型的白色斑块。

2. 湿片法显微镜下检测到孢子和假菌丝。

3. 反复或耐药感染时进行阴道分泌物培养。

（四）并发症

一般不会导致严重的并发症，除非女性本身合并严重免疫受损。

（五）治疗

由于许多女性是慢性携带者，只有有症状时才需要治疗。

1. 避免刺激物，如肥皂和浴盐（使用润肤剂）。

2. 避免穿不透气的内衣。

3. 氟康唑 150mg（单次剂量），妊娠禁用。

4. 克霉唑 500mg 阴道上药 ± 局部克霉唑乳膏。

（六）对妊娠的影响

1. 妊娠期间非常常见，没有明显的不良影响。

2. 局部咪唑类药物不会被全身吸收，在整个妊娠期都是安全的。

3. 克曲霉唑 500mg，阴道上药，连续 7 个晚上。

十一、盆腔炎性疾病概述

（一）定义

盆腔炎性疾病（PID）是指上生殖道感染。

（二）发病率

确切的发病率很难确定，因为许多病例可能未被发现，但据报道，在性活跃的年轻女性中发病率为 1%～3%。

（三）发病原因

1. 最常见的是由宫颈管的上行感染引起，但也可能由邻近器官（如阑尾）的下行感染引起。

2. 有多种病原体，其中 25% 由沙眼衣原体和淋病奈瑟菌引起，其余病原体包括厌氧菌和内源性病原体（不论需氧还是兼性需氧菌）。

（四）病史和检查

1. 包括性生活史在内的完整的妇科病史。

2. 腹部检查以确定疼痛的位置和严重程度。

3. 阴道窥器和阴道检查以评估附件肿块、阴道分泌物或宫颈举痛。

（五）危险因素

1. 年龄＜25 岁。

2. 以前患有 STI 疾病。

3. 新的性伴侣及多个性伴侣。

4. 子宫内操作，如手术终止妊娠和放置宫内节育器。

5. 产后子宫内膜炎。

（六）保护因素

1. 屏障避孕方法。

2. 左炔诺孕酮宫内缓释系统（Mirena® 子宫内节育器）。

3. COCP。

（七）诊断和治疗

1. 症状

PID 可能相对无症状，诊断仅仅是在不孕症病史回顾性调查中才确诊。

症状可能包括以下一些或全部。

(1) 盆腔疼痛（可能是单侧）：持续性或间歇性。

(2) 深度性交痛。

(3) 阴道分泌物（通常是由于同时存在阴道感染）。

(4) 月经不规律和（或）痛经。

(5) 经间期出血 / 性交后出血。

(6) 发热（轻度或慢性 PID 中不常见）。

2. 体征

在进行 PID 诊断时，至少应出现其中一种。

(1) 宫颈举痛（活动宫颈时）。

(2) 附件压痛（常为双侧，但也可能是单侧）。

(3) 体温升高（轻度或慢性感染不常见）。

3. 检查

(1) 进行淋病和衣原体检查。

(2) 白细胞计数和 CRP 可能升高。

(3) 如果怀疑是输卵管 – 卵巢脓肿，则需要超声检查。

(4) 腹腔镜检查是金标准，因为是侵入性的，仅推荐用于诊断不确定时。

4. 并发症

(1) 输卵管 – 卵巢脓肿。

(2) Fitz-Hugh-Curtis 综合征。

(3) 复发性 PID。

(4) 异位妊娠。

(5) 不孕症。

5. 治疗

推荐早期经验性治疗。需要多种抗生素联合来覆盖所有潜在的致病微生物。

(1) 大多数患者可以在门诊治疗。

(2) 72h 后评估以确保治疗有效性。

(3) 追踪接触者和治疗伴侣。

(4) 如果症状严重，治疗无效或怀疑有脓肿，则可能需要住院治疗。

(5) 如果超声检查显示有输卵管 – 卵巢脓肿，则可能需要通过超声引导下穿刺或腹腔镜引流。

6. 门诊 PID 治疗

(1) 肌内注射头孢曲松 500mg，单次 + 口服多西环素 100mg，每天 2 次，共 14 天 + 口服甲硝唑 400mg，每天 2 次，共 14 天。

(2) 口服氧氟沙星，每次 400mg，每天 2 次，共 14 天 + 甲硝唑每次 400mg，每天 2 次，14 天（淋球菌疾病高危者应避免使用）。

注意：多西环素和甲硝唑在临床实践中常推荐使用，但缺乏临床试验数据支持其有效性。

7. 住院 PID 治疗

(1) 头孢曲松静脉滴注 2g，每天 1 次 + 静脉滴注多西环素 100mg，每天 2 次，然后改为口服多西环素 100mg，每天 2 次，共 14 天 + 甲硝唑口服 400mg，每天 2 次，共 14 天。

(2) 静脉滴注克林霉素 900mg，每天 3 次 + 静脉滴注庆大霉素负荷剂量 2mg/kg，然后维持剂量 1.5mg/kg，每天 3 次，然后口服克林霉素 450mg，每天 1 次，共 14 天，或者口服多西环素 100mg，每天 2 次 + 口服甲硝唑 400mg，每天 2 次，共 14 天。

(3) 静脉滴注氧氟沙星 400mg/d，每天 2 次 + 静脉滴注甲硝唑 500mg/d，每天 3 次，共 14 天。

拓展阅读

RCOG (2008).Management of acute pelvic inflammatory disease. Green-top guideline no.32. www.rcog.org.uk/en/guidelines-research-services/guidelines/gtg32/.

十二、急性盆腔痛

注意：一个育龄期女性的急性盆腔疼痛，伴妊娠试验阳性，除非另有其他证据，否则应该首先考虑异位妊娠。

（一）病史

1. 疼痛：①疼痛部位；②特点；③放射痛；④加重及缓解因素。

2. 末次月经。

3. 避孕措施。

4. 近期的无保护性性行为（unprotected sexual intercourse，UPSI）。

5. 异位妊娠的危险因素。

6. 阴道分泌物异常或出血。

7. 是否有腹泻等肠道症状。

8. 泌尿系统症状。

9. 诱发因素（生理和心理因素）。

（二）查体

1. 血流动力学是否稳定？异位妊娠出血的风险。

2. 腹部：是否有急腹症？是否有肿块？

3. 盆腔：是否有分泌物、宫颈举痛、附件压痛或肿块存在？

（三）检查

1. 尿 / 血清 hCG。

2. 尿常规。

3. 三重拭子（高位阴道、宫颈和颈管内拭子用于检测衣原体）。

4. 全血细胞计数、配型和保存（如果怀疑异位妊娠，则进行交叉配型）、CRP。

5. 盆腔超声检查，根据需要选择经阴道或经腹部超声。

6. 根据需要进行腹部 X 线检查（± 增强剂）、CT 或 MRI。

7. 诊断性腹腔镜检查。

（四）治疗

1. 如有必要进行抢救复苏。

2. 镇痛。

3. 具体治疗取决于疼痛的原因。

4. 尽量避免不必要的腹腔镜检查，特别对于有慢性疼痛史的女性。

（五）急性盆腔痛的妇科原因

1. 早期妊娠并发症：①异位妊娠；②流产；③卵巢过度刺激综合征。

2. 盆腔炎性疾病。

3. 卵巢囊肿并发症：①扭转；②出血；③破裂。

4. 附件病变：①输卵管或输卵管系膜囊肿扭转；②输卵管 – 卵巢脓肿。

5. 子宫内膜异位症。

6. 子宫内膜炎。

7. 子宫平滑肌瘤扭转、变性或脱垂。

8. 经间痛。

9. 妊娠并发症［妊娠期腹痛（＜24 周）］：①肌瘤变性；②卵巢囊肿意外事件；③韧带拉伸。

10. 原发性痛经。

11. 子宫积血 / 阴道积血。

12. 非妇科原因。

13. 慢性盆腔痛急性加重。

（六）急性盆腔痛的非妇科原因

1. 胃肠道

(1) 阑尾炎。

(2) 肠易激综合征。

(3) 炎症性肠病。

(4) 肠系膜淋巴结炎。

(5) 憩室炎。

(6) 疝绞窄。

2. 泌尿系统

(1) 尿路感染。

(2) 肾 / 膀胱结石。

3. 肌肉骨骼疼痛

骨盆底或背部肌肉功能障碍引起的疼痛。

十三、慢性盆腔痛：妇科原因

（一）定义

慢性盆腔痛（CPP）指间断或持续的下腹部或骨盆区域疼痛，持续时间至少 6 个月，不仅仅在月经期或性交时出现，与妊娠无关。疼痛程度导致功能障碍或需要治疗。

CPP 是一种症状，而不是一个诊断。

（二）流行病学

1. 15—73 岁女性的年患病率为 38/1000（哮喘为 37/1000，背部疼痛为 41/1000）。

2. 许多女性即使经过多年和多次检查也没有得到诊断。

（三）病因

其病因是多因素的，涉及社会、心理和生物因素。

1. 子宫内膜异位症。

2. 子宫腺肌病：①子宫肌层内存在异位子宫内膜组织；②通常发生在妊娠后，尤其是剖宫产或人工流产后（破坏子宫内膜 / 肌层交界处的完整性）。③最初引起周期性盆腔痛和月经过多，病情加重可以导致每天疼痛。

3. 粘连。

4. 卵巢嵌顿综合征：①子宫切除术后，卵巢被嵌顿在盆腔侧壁的致密粘连中；②术后腹腔囊肿。

5. 盆腔静脉充血：①盆腔静脉扩张，可能引起周期性疼痛；②在经期前和长时间站立和行走后最严重；③常伴有性交疼痛。

6. 慢性 PID。

7. 子宫肌瘤。

（四）与 CPP 相关的心理因素

(1) 许多研究表明，患有 CPP 的女性具有许多负面认知和情绪特征，但尚不清楚这些特征是疼痛的原因还是结果。

(2) 受虐史（身体、性和心理）与 CPP 也有关联，但一般在第一次就诊时不易发现。

拓展阅读

RCOG (2012).Chronic pelvic pain: initial management.Green-top guideline no.41.
www.rcog.org.uk/womens-health/clinical-guidance/initial-management-chronic-pelvic-pain-green-top-41.

十四、慢性盆腔痛：非妇科原因

（一）胃肠道原因

1. 肠易激综合征：常见，育龄期女性发病率约为 20%。

2. 便秘：盆腔痛的常见原因，容易治疗。

不应在没有泻药的情况下首先使用阿片类镇痛药。

3. 疝气：腹部或盆腔疝可能引起疼痛。

（二）泌尿系原因

1. 间质性膀胱炎

(1) 引起尿痛和尿频的炎症疾病。

(2) 通过膀胱镜检查可以诊断。

(3) 疼痛常在排尿后缓解。

2. 尿道综合征

(1) 在无感染性膀胱炎的情况下伴有尿频或排尿困难。

(2) 病因不明，可能是由于尿道旁腺的慢性轻度感染（“女性前列腺炎”）。

3. 结石

偶尔会引发反复的慢性疼痛。

（三）肌肉骨骼原因

纤维肌痛综合征

(1) 广泛疼痛，特别是在肩膀、颈部和骨盆带状区域。

(2) 压痛点和疼痛阈值降低为特征。

(3) 往往表现为周期性加重。

(4) 慢性 PID。

(5) 子宫肌瘤。

（四）神经系统原因

1. 神经卡压

(1) 手术后被嵌顿于筋膜或狭窄的神经孔或瘢痕组织中。

(2) 通常导致神经分布区的疼痛和（或）功能障碍。

2. 神经性疼痛

(1) 由神经的实际损伤（手术、感染或炎症）引起。

(2) 通常被描述为抽痛、刺痛或灼烧感。

十五、慢性盆腔痛诊断和治疗

（一）病史

与急性盆腔痛相似，但还包括以下情况。

1. 对疼痛的详细记录，包括其发病、部位、性质、放射痛、持续时间、加剧和缓解因素、任何周期性表现。

2. 了解性生活史和未来的生育意愿（此时可以讨论虐待问题）。

（二）检查

1. 与急性盆腔痛相似。

2. 如果患者曾因困难涂片或受虐史引起过阴道痉挛或疼痛，则不适用阴道窥器检查。

（三）检查和诊断

要注意最初不要过度检查。

（四）治疗

1. 镇痛

(1) 预防性镇痛可能会避免紧急入院。

(2) 对于急性疼痛加重可能需要阿片类镇痛药，如果需要定期使用，应转诊至专门的疼痛门诊。

(3) 阿米替林、加巴喷丁和普瑞巴林等神经性治疗可能有效。

2. 激素治疗

(1) COCP、孕激素和 GnRH 类似物可能有效。

(2) 如果 GnRH 类似物可以改善疼痛，可以安全地与低剂量 HRT 联合使用至少 2 年。

3. 辅助疗法

(1) 各种辅助疗法可能会产生良好效果，如果患者提出需求，可以鼓励使用。

(2) 支持群体也可以提供安慰。

(3) 对于缓解疼痛来说，对盆腔内部的结构进行详细的检查和评估，比心理咨询更为有效。

4. 手术

在治疗中的作用有限，但子宫切除术可能有所帮助。

（五）GnRH 类似物的治疗试验

对于明显的周期性疼痛，GnRH 类似物试验可以是一个有用的诊断工具。

1. 对于要求子宫切除和双侧输卵管－卵巢切除术的女性，如果 GnRH 类似物减轻了她们的疼痛，手术可能是一个有效治疗的选择。

2. 如果疼痛在 GnRH 类似物治疗中持续存在，那么子宫切除术不一定可以消除她们的疼痛，需要排除其他可能的原因。

拓展阅读

RCOG (2012).Chronic pelvic pain:initial management.Green-top guideline no.41.
www.rcog.org.uk/womens-health/clinical-guidance/initial-management-chronic-pelvic-pain-green-top-41.

第 18 章　生育力低下和生殖医学

Subfertility and reproductive medicine

徐　萍　译　　易　萍　校

一、多囊卵巢综合征：概述

（一）背景

1. 多囊卵巢综合征（PCOS）是影响育龄期女性最常见的内分泌疾病，估计发病率在 8%～13%。

2. 无排卵所致的生育力低下 80% 都是 PCOS 导致的。

3. 20%～30% 的女性在超声下可见多囊卵巢的证据表现。

（二）病因学

PCOS 的发病机制并不明确，被认为是多因素所致。60%～75% 的 PCOS 患者中可有 LH 分泌过多（LH 刺激卵巢卵泡膜细胞雄激素分泌）。LH：FSH 的比值升高较为常见，但并不是诊断所必须。

发病涉及以下因素。

1. 遗传因素（家族聚集倾向）。

2. 胰岛素抵抗及代偿性高胰岛素血症。

3. 高雄激素血症（卵巢雄激素分泌增加）。

4. 肥胖：35%～60% 的 PCOS 女性 BMI＞30kg/m^2，向心性肥胖，加重胰岛素抵抗。

（三）检验

1. 基础内分泌检查（月经第 2～5 天）：LH，FSH。

2. 甲状腺功能检查、泌乳素检查、睾酮检查，以及检测 SHBG 后计算游离雄激素指数（free androgen index，FAI）。

3. 如果临床症状或生化指标提示高雄激素血症，检查血清以下指标：DHEAS，雄烯二酮。

4. 排除其他导致继发性闭经的原因。

5. 月经初潮后 8 年以上者行盆腔超声检查。

（四）检查

1. BMI。

2. 体格检查评估高雄激素血症体征。

(1) 多毛［评估多毛症时，首选标准化视觉量表，如改良 Ferriman-Gallwey 评分（modified Ferriman-Gallwey score，mFG），mFG≥4～6 分被诊断为多毛］。

(2) 痤疮。

(3) 脱发。

(4) 黑棘皮病。

（五）PCOS 的鹿特丹诊断标准

需要符合以下 3 项中的 2 项及以上，并排除其他疾病。

1. 稀发排卵或不排卵（月经周期＜21 天或＞35 天）。

2. 高雄激素血症的临床表现或生化指标，包括痤疮、多毛和脱发。

3. 盆腔超声显示卵巢多囊样改变：一个或多个卵巢中窦卵泡数≥20 或卵巢体积＞10ml。

（六）PCOS 患者的长期健康影响

1. 肥胖、胰岛素抵抗和代谢异常包括血脂异常均是心血管疾病的危险因素。PCOS 女性的危险因素并不清楚，亟待高质量的研究；然而，心血管疾病危险因素的发生率增加说明需要考虑 PCOS

的筛查。

2. 患有 PCOS 的女性应该意识到，无论年龄大小，妊娠期糖尿病、糖耐量受损和 2 型糖尿病的患病率在 PCOS 中都很高，其风险独立于肥胖，但肥胖又会加剧这种风险。

3. PCOS 女性患妊娠期糖尿病的风险升高。

4. 应询问（或询问其伴侣）被诊断为 PCOS 的女性打鼾和日间疲劳 / 嗜睡的情况，告知其睡眠呼吸暂停可能的风险，并在必要时提供检查和治疗。

5. 长时间的继发性闭经，以及由此产生的无拮抗的雌激素暴露，是子宫内膜增生的危险因素，如果不治疗，还会导致子宫内膜癌。

6. PCOS 患者发生焦虑 / 抑郁疾病、性心理功能障碍和饮食紊乱的风险增加。

二、多囊卵巢综合征：管理

（一）生活方式改变

这是管理超重 PCOS 女性的基石。即使是适度的体重减轻（5%）也能改善症状。此外，通过运动和饮食减肥已被证明对恢复排卵周期和成功妊娠有效。应该鼓励通过饮食和锻炼来减肥，患者应该感到获得支持。

（二）改善月经周期规律性

1. 减重。

2. 复方口服避孕药

3. 二甲双胍与复方口服避孕药联合使用。

（三）控制高雄激素血症的症状

1. 化妆品（脱毛膏、电凝除毛、剃毛、拔毛）。

2. 抗雄激素药物，如依氟乌氨酸面霜、非那雄胺、螺内酯。

(1) 可以用以帮助治疗痤疮和多毛。

(2) 可能需要 6～9 个月才能改善头发生长。

(3) 避免妊娠（使男性胎儿女性化）。

3. 复方口服避孕药。

(1) 通过提高 SHBG 水平使血清雄激素水平下降。

(2) 炔雌醇环丙孕酮，含炔雌醇和醋酸环丙孕酮，会有每月定期停药出血和抗雄激素作用的益处。

（四）生育力低下

1. 单纯的减肥就可能恢复自发排卵。

2. 抗雌激素药物促排卵（来曲唑，一线用药）或促性腺激素。

3. 腹腔镜下卵巢电凝打孔术。

4. 如果促排卵无法成功或妊娠失败，则进行体外受精。

注意：接受 IVF 的 PCOS 女性发生卵巢过度刺激综合征的风险增加。

（五）胰岛素增敏药

二甲双胍已被广泛使用（在英国未获得许可）。

1. 在那些具有耐药性的无排卵患者中，二甲双胍联合来曲唑或柠檬酸氯米芬可提高排卵率和妊娠率。

2. 没有显著改善多毛症、痤疮或减轻体重的作用，但是能够降低雄激素水平和改善胰岛素敏感性。

（六）PCOS 对心理的影响

1. PCOS 可能难以管理，患者可能需要额外的动力。

2. 疾病症状会令人感到苦恼并会导致自卑心态。

3. 多学科协作团队的所有成员都应该在管理患者时注意其敏感情绪的处理，并给予患者整体管理的治疗方法，这一点很重要。

三、多毛症和男性化：概述

（一）背景

毳毛（青春期前、无色素、绒毛状毛发）通过皮肤中升高的游离雄激素或对 5α- 还原酶敏感性的增强（睾酮转化为更强效的二氢睾酮），不可逆地转化为终末毛发（色素沉着、粗糙的）。在女性中，睾酮或直接来源于卵巢（25%）和肾上腺

（25%），或者来自雄烯二酮或脱氢表雄酮（–硫酸酯）的外周转化，后者在卵巢和肾上腺中产生（50%）。睾酮与 SHBG（80%）和白蛋白结合（19%）。在女性中仅 1% 是游离的睾酮（有活性）。LH 刺激卵泡膜细胞，ACTH 刺激肾上腺合成雄激素。

（二）多毛症

1. 多毛症：女性面部和身体毛发过多。

2. 由全身或局部雄激素升高所致，从而形成男性毛发生长模式。

3. 在发达国家，多毛症的发生率约为 10%。

4. 和痤疮、脱发及黑棘皮病一样，多毛症在 PCOS 患者中最为常见。

5. 即使是轻微的多毛症，患者也经常感到无法接受，并可能造成精神心理创伤。

6. 也不应与先天性遗传多毛症混淆，其为一种非常罕见的雄激素非依赖性疾病。

(1) 毛发增多症可累及包括面部在内的整个体表的绒毛、毳毛和终末毛发（"狼性外观"）。

(2) 先天性遗传多毛症的表现形式通常更严重。

(3) 可以由药物（苯妥英钠、环孢素、糖皮质激素）、甲状腺功能减退和神经性厌食引起。

（三）男性化

1. 可以通过以下症状的存在与多毛症进行鉴别，包括阴蒂肥大、秃顶、声音变粗、男性体态。

2. 相对罕见，通常继发于分泌雄激素的肿瘤或先天性肾上腺皮质增生症。

（四）多毛症的原因

1. 卵巢

(1) 多囊卵巢综合征：95%。

(2) 分泌雄激素的肿瘤：＜1%。

(3) 黄体瘤：＜1%。

2. 肾上腺

(1) CAH：＜1%。

(2) 库欣综合征：＜1%。

(3) 分泌雄激素的肿瘤：＜1%。

(4) 肢端肥大症：1%。

3. 外源性因素

(1) 医源性多毛症：＜1%。

(2) 有雄激素样作用的药物（合成代谢类固醇，达那唑，睾酮）：＜1%。

（五）雄激素水平升高的原因

1. SHBG 水平下降

(1) 高胰岛素血症。

(2) 肝病。

(3) 雄激素。

(4) 高泌乳素血症。

(5) 甲状腺功能减退。

2. 雄激素生成增加

(1) 肿瘤。

(2) 酶缺陷（包括 CAH）。

(3) 库欣综合征。

(4) 高胰岛素血症。

(5) LH 刺激卵泡膜细胞。

3. 外源性雄激素来源

雄激素：具有雄激素潜能的孕激素，5α–还原酶敏感性升高，胰岛素抵抗或高胰岛素血症患者中的 IGF-1。

四、多毛症和男性化：临床表现和检查

多毛症女性面部（上唇、下巴）、胸部、腹部、背部和大腿的毛发大多粗壮且有色素沉着（终毛）。毛发生长严重程度的种族差异很常见。皮肤白皙的白种人女性毛发生长较少，而地中海女性的终毛最多。5α–还原酶活性的遗传差异似乎与疾病的严重程度有关。多毛症通常伴有脂溢、痤疮和男性型脱发。

（一）病史

1. 年龄：非典型 CAH 的儿童，合并黄体瘤的妊娠期女性。

2. 症状发作的速度：严重症状的快速发作可能表明是分泌雄激素的肿瘤所致。

3. 月经周期：月经过少或闭经。

4. 遗传因素：PCOS，酶缺陷，2 型糖尿病。

5. 药物：有雄激素样作用的 COCP，药物滥用（健美运动员）。

6. 一般健康状况和其他症状：库欣综合征，肢端肥大症，肝病。

（二）体格检查

1. 排除先天性遗传多毛症。

2. 男性化体征应当促使医师去寻找分泌雄激素的肿瘤。

3. 血压：库欣综合征和肢端肥大症患者的血压升高，甲状腺功能减退和CAH患者的血压降低。

4. 注意寻找黑棘皮病：胰岛素抵抗和高胰岛素血症的标志物；皮肤呈灰褐色、天鹅绒般的外观，主要出现在颈部、腋窝、外阴和腹股沟。

（三）多毛症的 Ferriman-Gallwey 毛发评分法

评估身体 9 个部位，每个部位的得分在 0（没有毛发生长）～4 分（完全覆盖毛发）：①上唇；②下颌；③胸部；④上腹部；⑤下腹部；⑥背部上半部分；⑦背部下半部分；⑧手臂；⑨大腿。

评分＞8 分被认为是雄激素过多。

注意：这种评分是主观的，很难在不同种族之间进行比较，并且在接受治疗前的女性中其评估有效性降低。因此，它通常仅被用于临床研究。

（四）多毛症的检查

1. 睾酮：卵巢和肾上腺活性的检测。

2. DHEAS：肾上腺活性检测。

3. 葡萄糖耐量试验：在有高胰岛素血症 / 胰岛素抵抗征象的女性中检测。

4. 17-OHP：以排除 CAH，如果有此征象。

在有多毛症和月经稀发 / 闭经女性中，经阴道超声 / 超声发现卵巢多囊改变并不是诊断 PCOS 所必须的。然而，都应当进行 TVS/USS 检查，即能排除卵巢肿瘤，又能帮助证实该诊断。

检查以排除多毛症的罕见原因，如若临床征象有所提示，库欣综合征和肢端肥大症应当予以排除。

五、多毛症：一线治疗

治疗的目标是那些潜在的病因（尤其对那些非卵巢相关的病因，如库欣综合征或 CAH）。

- PCOS。
  - 女性生活方式改变的目的是减轻体重。
- COCP。
  - 是无妊娠意愿女性的治疗选择。
  - 孕激素成分：抑制 LH，抑制 5α– 还原酶。
  - 雌激素成分：SHBG 升高。
  - COCP 成分为炔雌醇 + 屈螺酮。
  - 炔雌醇 + 醋酸环丙酮（炔雌醇环丙孕酮）在英国获得治疗面部多毛症的许可（但不能用于避孕）。
- 醋酸甲羟孕酮。
  - 如果 COCP 存在禁忌证时，可使用。
  - 抑制 LH（作用较 COCP 弱）。
  - SHBG 下降（适得其反）。
  - 睾酮的清除加快（肝酶的诱导下）。
  - 总体来说，与 COCP 效果类似。

停止治疗 1～2 年之后观察是否恢复排卵周期。无排卵患者停药后，抑制睾酮的作用将持续 6～12 个月。

（一）美容方法

1. 只有当真皮毛乳头被破坏时，脱毛才会是永久性的。

2. 非永久性的脱毛方法，如剃须和打蜡，不会加重多毛症。

（二）永久性方法

1. 激光

(1) 694～1064nm。

(2) 利用发球中的黑色素作为发色团。

(3) 高温会破坏毛乳头。

(4) 最适用于皮肤白皙、头发乌黑的女性。

(5) 深色皮肤的患者有更高的皮肤损伤风险（由于需要更多的能量，会产生瘢痕和不适感）。

2. 电凝除毛术

(1) 细探针插入皮肤。

(2) 短波射频会引发热量，从而破坏真皮乳头。

(3) 这是美国 FDA 批准的唯一永久脱毛措施。

（三）非永久性方法

1. 局部化学脱毛剂（不适用于面部）。
2. 漂白脱色。
3. 打蜡。
4. 用钳子拔除。
5. 机械脱毛器。

六、多毛症：二线治疗

- 螺内酯（每天 50～200mg，几周后减量为每天 25～50mg）。
  - 醛固酮拮抗药（利尿药）。
  - 抑制卵巢 / 肾上腺的雄激素分泌。
  - 竞争性结合皮肤中的雄激素受体。
  - 抑制皮肤的 5α- 还原酶。
  - 缓慢起效（至少 6 个月）。
  - 可能出现高钾血症（注意肾功能）。
  - 添加避孕药可能导致男性胎儿女性化。
- 醋酸环丙孕酮（2mg+35μg 炔雌醇，则为复方环丙二醇）。
  - 具有抗雄激素作用的孕激素。
  - 抑制 LH 分泌，并与雄激素受体结合。
  - 治疗 3 个月后疗效最佳。
  - 不良反应包括疲劳、水肿、体重增加、性欲减退、乳房痛。
- 非那雄胺（每天 5mg）。
  - 抑制 5α- 还原酶（Ⅱ型＞Ⅰ型；Ⅰ型存在于皮肤中，因此对多毛症和脱发的疗效有限。
  - 不良反应少。
  - 6 个月后效果最佳。
  - 致畸性，需要避孕。
- 氟他胺（每天 250mg）。
  - 非甾体抗雄激素。
  - 6 个月后效果最佳，也可以治疗脱发。
  - 肝脏毒性（规律性监测肝酶）。
  - 添加避孕药可能导致男性胎儿女性化。
- 盐酸依氟尼汀（局部外用乳膏，每天 2 次）。
  - 抑制负责毛发生长的鸟氨酸脱羧酶。
  - 毛发生长的速度下降，并且毛发变得不那么粗壮。
  - 在 8 周内起效，但停药后很快复发。
  - 可能加重痤疮（阻塞毛皮脂腺）。
  - 推荐用于绝经后上唇毛发生长。
- GnRH 激动药（长效剂型）。
  - 抑制 GnRH，进而抑制卵巢分泌雄激素。
  - 联合激素替代反向添加疗法。
  - 价格贵，并且和其他治疗措施效果相似。

（一）最后的治疗手段

酮康唑（每天 400mg）

(1) 抗真菌药物。

(2) 通过诱导肝细胞色素 P_{450} 代谢途径使雄激素水平下降。

(3) 肝毒性（规律性监测肝酶）。

(4) 头皮毛发脱落。

注意：提到的大多数药物都没有针对多毛症的适应证，醋酸环丙酮 / 乙炔雌二醇和依氟鸟氨酸是例外。

（二）多毛症和绝经

约 17% 的多毛症患者是绝经后女性，主要表现为面部多毛症。

治疗

(1) 依氟尼汀乳膏。

(2) 螺内酯。

(3) 与激素替代疗法联合使用的醋酸环丙孕酮（非炔雌醇）。

(4) 雌二醇 + 屈螺酮的 HRT。

七、子宫内膜异位症：概述

子宫内膜异位症是指子宫腔外存在子宫内膜样组织。它是雌激素依赖性的，因此主要影响育龄期女性。如果异位的子宫内膜样组织位于子宫肌层内，则称为子宫腺肌病。如果异位的子宫内膜样组织存在于卵巢本身，则称为卵巢的子宫内膜样囊肿。它是激素介导的，通常与月经有关。

（一）病因

确切的病因尚不清楚，存在各种理论，但没有一种能解释子宫内膜异位症的所有方面。有一种或多种发病假说联合作用致病的可能性。

1. 经血逆流学说，伴异位内膜组织粘连、侵袭和生长（Sampson 学说），是最盛行的学说；然而，90% 以上的女性均在月经来潮时盆腔有月经血。
2. 间皮细胞化生（Meyer 学说）。
3. 系统性和淋巴播散（Halban 学说）。
4. 免疫受损（Dmowski 学说）。
5. 胚胎学理论（Knapp 学说）。

（二）子宫内膜异位症的发病率

1. 普通女性人群中：10%～12%（估计）。
2. 不孕患者中：20%～50%。
3. 绝育：6%。
4. 慢性盆腔疼痛患者中：20%～50%。
5. 痛经者：40%～60%。

（三）子宫内膜异位症的典型表现（常联合出现）

1. 盆腔痛。

(1) 周期性或持续性（异位子宫内膜组织也经历相同的月经周期，引起反复炎症，进而可能导致粘连的形成）。

(2) 严重痛经（经期相关疼痛，影响生活质量和日常活动）。

(3) 性交痛（性交时或性交后的深部疼痛）。

(4) 排尿痛（排尿时疼痛）或血尿（尿液中带血）。

(5) 排便痛（排便期间或之后的疼痛）和周期性直肠出血（与侵犯直肠黏膜的直肠阴道隔结节有关）。

(6) 排便习惯改变（周期性腹泻或便秘）。

2. 经量增多（可能与合并子宫腺肌病有关）。

3. 不孕。

注意：疼痛症状常常没有特异性，导致延误诊断长达 12 年以上。

（四）子宫内膜异位症的部位

1. 常见部位

盆腔（常见）：卵巢，Doglas 窝，阔韧带，子宫骶韧带，子宫，直肠阴道间隙，直肠乙状结肠，膀胱。

2. 罕见部位

(1) 肺部。

(2) 肝和横膈。

(3) 腹壁：与前次手术切口相关。

(4) 脑。

(5) 肌肉。

(6) 眼。

(7) 盆腔神经。

(8) 会阴：切口瘢痕周围。

在月经初潮前的女孩和男性中都发现过子宫内膜异位症的存在。

（五）子宫内膜异位症的外观表现

1. 腹膜型子宫内膜异位病变：表现为微小点状（灼烧粉末状）至 1～2cm 的病变（红色、蓝色、棕色、黑色、白色，水疱状、囊性、瘀点状）。

2. 卵巢型子宫内膜样囊肿：子宫内膜样囊肿在大小上可＞10cm，通常充满棕色囊液（“巧克力囊肿”，陈旧性出血和组织），经常与局灶纤维化和粘连有关。

3. 深部浸润型子宫内膜异位症：直肠阴道隔结节会经常导致周围组织的纤维化，常表现为实性包块。

拓展阅读

European Society of Human Reproduction and Embryology (2022). Endometriosis.
www.eshre.eu/Guidelines-and-Legal/Guidelines/Endometriosis-guideline.aspx
NICE (2017). Endometriosis: diagnosis and management. NICE guideline [NG73].
www.nice.org.uk/guidance/ng73

八、子宫内膜异位症：诊断

（一）病史

1. 月经周期。

2. 疼痛性质：①部位；②与月经周期的关系（月经周期 / 痛经）；③深部性交痛。

3. 月经期血尿或直肠出血。

（二）检查

1. 盆腔双合诊检查。

(1) 附件区包块（子宫内膜样囊肿）或压痛。

(2) 阴道后穹隆或子宫骶韧带处结节 / 压痛。

(3) 固定不动的后位子宫。

(4) 直肠阴道隔结节。

2. 阴道和子宫颈的窥器检查（少见，在阴道后穹隆可以看到蓝黑色斑点）。

（三）检查

1. 经阴道超声：子宫内膜异位症分布在盆腔脏器、膀胱、输尿管远端、肠道，超声检查灵敏度 80%。

2. 腹腔镜下活检用以组织学验证内异症。

(1) 对深部浸润型内异症病灶尤为重要。

(2) 阳性结果可确诊，但阴性结果并不能排除内异症。

(3) ＞3cm 的卵巢子宫内膜样囊肿应当行切除术，以排除恶性病变（罕见）。

3. 腹腔镜检查不应在激素治疗后 3 个月内进行（导致漏诊）。

4. 腹腔镜指征。

(1) 非甾体抗炎药治疗无效的下腹部疼痛 / 痛经。

(2) 影响工作 / 学习，需要请假休息或住院的疼痛。

(3) 疼痛和不孕检查。

5. 最好能够记录疾病的严重程度（照片或 DVD）。

6. MRI、静脉尿路造影（intravenous urography，IVU）或钡灌肠（以评估直肠阴道隔、膀胱、输尿管或肠道受累情况）。

7. 血清 CA125 有时在严重子宫内膜异位症中升高，但并没有证据表明它是严重内异症筛查的有效指标。

（四）子宫内膜异位症分级

目前的分级系统［美国生殖医学学会修订分类（Revised American Society of Reproductive Medicine classification，rASRM），1996］根据积分系统对子宫内膜异位症的程度进行分类，考虑因素包括以下情况。

1. 部位：①腹膜；②卵巢；③ Doglas 窝。

2. 大小：①＜1cm；② 1～3cm；③＞3cm。

3. 浸润深度：①表浅；②深部。

4. 粘连：①膜状或致密；②粘连封闭程度（＜1/3，1/3～2/3，＞2/3）；③颜色和形状。

分数相加，子宫内膜异位症的分期根据分数进行：Ⅰ期为微小子宫内膜异位症（1～5 分），Ⅱ期为轻度子宫内膜异位症（6～15 分），Ⅲ期为中度子宫内膜异位症（16～40 分），Ⅳ期为重度子宫内膜异位症（＞40 分）。

注意：这种分期体系由于其主观性而备受争议。疾病的严重程度与疼痛的严重程度没有任何相关性。它对不孕的预后和治疗可能有一定价值。

九、子宫内膜异位症：治疗

治疗策略应当由以下方面决定：①治疗的原因（疼痛、不孕和经量过多）；②不良反应；③各种药物的成本 – 效益。

所有药物对于缓解疼痛都有效果，在停药 12～24 个月后复发率均高达 50% 以上。

在没有腹腔镜手术确诊的情况下，是可以凭经验用孕激素或 COCP 治疗患者的。COCP 应被视为一线治疗药物，最好是连续给药。非甾体抗炎药是有效的，可以与激素类药物一起使用。

严重的子宫内膜异位症病例应当转介到腹腔镜手术技术高超的专科中心进行诊治。

（一）疼痛治疗

1. 药物治疗（表 18–1）

2. 手术治疗

(1) 大部分微小或轻度子宫内膜异位症患者若

表 18-1　子宫内膜异位症疼痛的药物治疗

药　物	使用时长	疗　效	不良反应
复方口服避孕药	• 连续用药疗效>>周期性用药 • 长期使用	卵巢抑制	• 头痛 • 恶心 • VTE 静脉栓塞 • 脑卒中
醋酸甲羟孕酮或其他孕激素	• 口服或肌内注射 / 皮下注射（长效剂型） • 长期使用	卵巢抑制	• 体重增加 • 水肿 • 痤疮 • 不规则出血 • 抑郁
GnRH 激动药	• 二线用药 • 皮下注射 / 肌内注射或鼻喷剂 • 短期或长期使用 • 用药时必须同时反加治疗	卵巢抑制	• 骨质丢失（可逆） • 潮热 • 阴道干涩 • 头痛 • 抑郁
左炔诺孕酮宫内缓释系统	• 子宫腔 • 长期使用（若年龄<40 岁，每 5 年更换）	子宫内膜抑制，有时卵巢抑制	• 不规则阴道流血 • 自然脱落
达那唑	• 口服 • 6 个月（最长时限）	卵巢抑制	• 痤疮 • 多毛 • 不可逆的声音改变
芳香化酶抑制药	• 口服 • 大概用药 6 个月（仍然在试验中，并没有获得药物治疗适应证）	在子宫内膜样病灶中局部抑制雌激素	• 卵巢囊肿 • 骨密度丢失（可逆）

药物治疗无效，就有手术治疗的指征了。

(2) 并没有数据支持术前激素类药物治疗。

(3) 术后 GnRHa 治疗 6 个月对延缓术后 12 个月和 24 个月的复发有效（COCP 治疗的情况不同）。

(4) 电凝、切除或消融术是推荐的手术方式，应当通过腹腔镜手术进行。

(5) 据报道，腹腔镜下深部浸润型内异病灶切除术可使症状缓解超过 2 年以上。

(6) 腹腔镜手术并发症风险发生率 1∶1000～2∶1000，但如果病变广泛或累及盆腔脏器，该发生率可能升高至 7∶100。内脏器官损伤，如膀胱、输尿管、血管、神经和肠道损伤（1∶100～2∶100）的风险较小，但可能需要术中临时行结肠造口术（1∶100～2∶100）。

(7) 作为最后的手段，对于严重、难治性痛经的患者，可以考虑进行子宫切除术：如果进行了双侧卵巢切除术，则应考虑加用 HRT。

（二）生育力低下的治疗

1. 手术去除子宫内膜异位症病灶后，微小或轻度内异症患者的自然妊娠率可能升高。

2. 在严重内异症患者中，手术切除深部浸润型子宫内膜异位症结节 / 病灶后，自然妊娠率可能升高约 50%。

3. 对中重度内异症的生育力的疗效不清楚，因为没有相关随机对照试验。

4. 卵巢子宫内膜样囊肿（≥3cm）应当切除：

为了降低复发率，最好进行囊肿剔除术，而不是引流术。

保留生育力的手术应当以提高妊娠机会为目标。在中重度内异症患者中，可能应选择 IVF。

十、GnRH 对健康的影响和对疾病的作用

（一）生化特性

1. GnRH 是在下丘脑合成的十肽。
2. 在男性和女性都是以脉冲形式释放的。
3. 在垂体前叶通过 G 蛋白偶联受体发挥作用。
4. 半衰期短（$t_{1/2}$），仅 2～4min。

（二）生理功能

GnRH 脉冲的频率和幅度比激素水平的绝对值更重要。在胎儿和新生儿时期，GnRH 参与正常发育。然后，其脉冲释放的幅度在儿童时期下降，一直到青春期。目前尚不清楚是什么因素触发了青春期分泌的频率和幅度的上升，但这会导致垂体前叶腺体释放促性腺激素（LH 的高频脉冲释放和 FSH 的低频脉冲释放），随后卵巢释放性激素。GnRH、LH、FSH、孕酮和雌激素之间的正负反馈回路的复杂系统调节正常月经周期。

（三）先天性 GnRH 缺乏

1. 先天性下丘脑性腺功能减退症在女性中的诊断，通常只有在青春期延迟时才被发现，因为在女婴时其表型是正常的。

2. 当与嗅觉缺失合并存在时，它被称为 Kallman 综合征。

3. 下丘脑性腺功能减退症和青春期延迟症是很难区分的；然而，在前者中，阴毛的存在是因为肾上腺的功能是正常的，儿童时期的身高通常也与他们的年龄相符合。

（四）获得性 GnRH 缺乏

获得性 GnRH 缺乏可能是因为以下原因。

1. 下丘脑损伤：①创伤；②肿瘤。
2. 下丘脑 – 垂体轴紊乱，可以继发于：①高强度体能训练；②神经性厌食。

（五）GnRH 作为治疗药物

1. GnRH 的脉冲式静脉注射可以用于先天性 GnRH 缺乏者，诱导青春期和排卵。

2. 如果是获得性缺乏，更常见的是长期使用雌激素和孕激素，或者 LH/FSH 来诱导排卵。

十一、GnRH 激动药和拮抗药

天然 GnRH 半衰期短，限制了其作为静脉脉冲式注射药物的使用。然而，长效 GnRH 类似物（激动药）或受体拮抗药可以用于诱导暂时性、可逆的绝经状态，可作为一系列疾病的治疗方法。

（一）GnRH 类似物

1. 存在多种不同的 GnRH 类似物，包括：①醋酸戈舍瑞林；②醋酸亮丙瑞林；③那法瑞林。

2. 用法：①皮下注射（每天、每月或每 3 个月）；②鼻腔内；③阴道内。

3. 它们能引起 GnRH 受体的长期激活，导致用药初期 FSH 和 LH 分泌的上升：这可能导致症状的恶化（“初始点火效应”）。

4. 受体的持续激活导致 LH/FSH 分泌的下降：①血清雌激素水平抑制，约 21 天；②持续用药可使女性雌激素水平保持在绝经后相似水平。

5. 适应证和不良反应见框 18–1 和框 18–2。

6. 治疗期间应充分的工具避孕，因为理论上存在致畸和流产的风险。

7. 骨密度（bone mineral density，BMD）。

框 18–1　GnRH 类似物治疗的适应证

- 术前：射频 / 切除术前薄化内膜，子宫肌瘤剔除术 / 子宫切除术前缩小肌瘤
- 子宫内膜异位症
- 子宫腺肌病
- 辅助生殖：超促排卵前的垂体降调
- 慢性盆腔疼痛的诊断性工具
- 乳腺癌
- 前列腺癌

框 18-2　GnRH 激动药 / 拮抗药的不良反应

- 潮热
- 情绪波动
- 阴道干涩
- 异常阴道流血
- 性欲下降
- 乳房肿胀 / 压痛
- 低密度脂蛋白上升，高密度脂蛋白下降
- 失眠
- 头痛
- 骨质丢失
- 视力改变
- 初期点火效应（仅激动药）
- 注射部位瘀伤

(1) 治疗的第一个 6 个月后，骨密度可能丢失高达 6%。

(2) 如果治疗持续 3 个月以上，推荐进行“反加”激素替代治疗 HRT：GnRH 激动药和 HRT 反加联合使用，则长达 5～10 年的用药时长都是安全的。

(3) 停止治疗后不久，就能恢复月经并恢复生育能力。

（二）GnRH 拮抗药

GnRH 拮抗药，如西曲瑞克，在无激活作用的情况下与受体结合，因此不会导致用药初期症状的恶化。它们目前已获得用于辅助生殖技术方案中的许可，并在子宫内膜异位症治疗方面进行临床试验中。然而，它们对骨密度的影响和其他不良反应与激动药相似。

十二、女性生育力低下：概述

- 不孕很常见，6 对夫妻中就有 1 对需要寻求专科医生帮助。
- 规律性无防护的性生活 1 年内有约 84% 概率将获得妊娠；2 年内这一概率上升至 92%。
- 试孕至少 1 年后未孕，则应当建议转诊到专科医生处，虽然在特定情况下可能建议立即进行检查和转诊。
  - 女性年龄＞35 岁。
  - 已知存在生育问题。
  - 无排卵的月经周期。
  - 严重子宫内膜异位症。
  - 既往盆腔炎性疾病。
  - 生育力保存。
- 个体化治疗每对夫妻。关于何时开始检查和治疗，并不一定有一个确切的答案。
- 生育力低下的治疗旨在纠正任何可能被诊断或可能未被诊断的特定问题。

（一）生育力低下的原因

1. 排卵障碍：20%。
2. 输卵管因素：15%～20%。
3. 男方因素：25%。
4. 不明原因：28%～35%。

（二）无排卵的原因

1. 原发性卵巢功能障碍

(1) 早发性卵巢功能减退。

(2) 遗传：Turner 综合征（45, XO）。

(3) 自身免疫病。

(4) 医源性：①手术；②化疗。

2. 继发性卵巢功能障碍

(1) PCOS。

(2) 过度减肥或锻炼。

(3) 垂体功能减退：①肿瘤；②创伤；③手术。

(4) Kallman 综合征（嗅觉缺失；促性腺功能减退）。

(5) 高泌乳素血症。

3. 输卵管阻塞原因

(1) 既往盆腔手术史。

(2) 子宫内膜异位症。

(3) 既往盆腔炎性疾病。

(4) 医源性：手术（因为宫外孕或输卵管积水行双侧输卵管切除术）。

4. 男性因素不孕的原因

(1) 静脉曲张。

(2) 隐睾。

(3) 既往化疗或放疗。

(4) 目前用药（如柳氮磺胺吡啶）。

(5) 输精管切除术。

(6) 遗传（如囊性纤维化携带者，Y- 微缺失）。

十三、女性生育力低下：诊断

（一）病史

夫妻通常一起来就诊，有时询问敏感问题会比较困难；如果有需要，双方可以单独看诊，虽然这并不是理想状态。

1. 年龄。
2. 生育力低下的病程时长。
3. 月经周期规律性和末次月经（是否进行妊娠检测）。
4. 性生活频率。
5. 盆腔疼痛（痛经、性交痛）。
6. 子宫颈脱落细胞学检查的病史。
7. 既往妊娠史。
8. 异位妊娠病史。
9. 既往输卵管或盆腔手术史。
10. 既往或现在 STI 和 PID 病史。
11. 任何相关的药物治疗史或手术史。
12. 用药史（任何可能在妊娠期间禁用的处方药物，并询问毒品的使用）。
13. 吸烟史。
14. 摄入酒精的单位量 / 周。
15. 建议女性患者服用叶酸（如果尚未服用）。

（二）临床检查

1. 一般体格检查

(1) BMI。

(2) 内分泌紊乱的体征：高雄激素血症（痤疮、毛发生长、脱发），黑棘皮病，甲状腺疾病（甲状腺功能减退和甲状腺功能亢进），视野缺陷（可能与泌乳素瘤有关）。

2. 盆腔检查

排除明显的盆腔病变［附件肿块、子宫肌瘤、子宫内膜异位症（疼痛、固定的子宫）、阴道痉挛］。

（三）检验

1. 初步检测

(1) 衣原体筛查。

(2) 基础内分泌（月经第 2～5 天）包括 FSH、LH（在早发性卵巢功能减退时上升，下丘脑性腺功能减退症中下降）、TSH、泌乳素。

(3) 睾酮。

(4) 风疹免疫情况。

(5) 黄体中期孕酮水平（>30nmol/L 可确认排卵）。

(6) 精液分析。

(7) 宫颈刮片，如果没有最新的结果。

2. 进一步检查

(1) 理想情况下应就诊于一家拥有经过恰当培训的 MDT 工作人员的专科诊所。

(2) 应当由夫妻双方确认病史，并复核所有可能漏问的细节。

（四）卵巢储备的评估

1. AMH。
2. 窦卵泡计数。
3. 两者共同评估是目前认为最准确的卵巢储备功能评估的间接标志物。

（五）输卵管通畅情况的评估

1. 子宫输卵管造影（hysterosalpingography，HSG）

(1) 操作简单。

(2) 灵敏度和特异度良好。

(3) 可能有不适感。

(4) 可能有假阳性结果（提示输卵管因为痉挛而表现为堵塞）。

2. 腹腔镜下染色试验

(1) 日间病例的手术流程，如果有需要，可以与宫腔镜同时进行，以评估宫腔状况。

(2) 金标准。

(3) 盆腔病变（子宫内膜异位症、输卵管周围粘连）可以同时诊断和治疗。

(4) 需要全身麻醉。

(5) 有手术风险。

3. 子宫输卵管超声对比造影（hysterosalpingo contrast sonography，HyCoSy）

(1) 含半乳糖对比剂的超声。

(2) 与 HSG 灵敏度相似。

(3) 无放射性暴露。

十四、女性生育力低下：治疗

治疗方案取决于生育力低下的病程和可能原因。

应当告知夫妻双方他们的治疗选择，并给予相对基于临床证据的建议，这样他们才可以知情选择。

（一）生活方式改变

1. 健康饮食。
2. 戒烟 / 戒毒品。
3. 减少酒精的摄入。
4. 规律的锻炼。
5. 叶酸。
6. 每 2～3 天 1 次，规律的无防护的性生活。

（二）诱发排卵

1. PCOS 是继发性闭经最常见的原因，与 75%～80% 无排卵所致的生育力低下有关。

2. 减重 / 增重（视情况而定）。

3. 芳香化酶抑制药 / 抗雌激素药物（例如，在月经第 2～6 天使用来曲唑 5mg / 氯米芬 50mg）。

(1) 内源性 FSH 水平升高，通过负反馈机制作用于垂体。

(2) 8%～10% 的多胎妊娠率。

(3) 不良反应（潮热，头痛，恶心，无精打采）。

(4) 给予促排 6～12 个周期。

(5) 需要超声监测卵泡（如果过度刺激，则放弃该周期）。

4. 促性腺激素：用于来曲唑或氯米芬耐药的 PCOS 患者，针剂，价格昂贵，具有多胎妊娠风险，需要超声监测（如果过度刺激，则放弃该周期），更容易滴定测量的剂量。

5. 腹腔镜下卵巢电凝打孔术。

(1) 目的是恢复 PCOS 患者的排卵。

(2) 如果手术成功，效果可持续 12～18 个月。

6. 胰岛素增敏剂（二甲双胍 500mg，每天 3 次）。

(1) 用于 PCOS 女性患者。

(2) 可能获得自发性排卵。

(3) 可以与来曲唑或氯米芬联合使用，提高有效性。

(4) 尚未被批准。

(5) 减重更有效。

（三）手术

1. 最好是腹腔镜手术。
2. 治疗子宫内膜异位症（激光 / 电凝 / 切除）。
3. 输卵管手术（显微手术 / 粘连松解术）。

（四）辅助生殖

1. 宫腔内人工授精。
2. IVF。

（五）心理问题

1. 生育力低下及其治疗可能是很痛苦的。
2. 某些治疗有不良反应，并且并不能确保成功。
3. 治疗失败带来的这种压力和失望需要解决。
4. 治疗前后应向夫妇双方提供心理咨询，并提供有关患者支持小组的信息。

拓展阅读

NICE (2013, updated 2017). Fertility problems: assessment and treatment. Clinical guideline [CG156].
M www.nice.org.uk/guidance/cg156

十五、男性生育力低下

在生育力低下的夫妇中，男性因素占 20%～25%。在基层初级医疗诊所中，有关不孕的检查应在试孕 1 年失败后开始进行，如果有生殖器手术史、癌症治疗史或既往有生育力低下病史，则应更早开始。精子浓度下降的趋势并不影响全球生育力，但隐睾、睾丸肿瘤和尿道下裂发病率增加，

"睾丸发育不全综合征"的发生也在增加。正常的男性生育力取决于正常的精子生成、勃起功能和射精。

（一）正常精液分析（WHO 2009）

1. 体积＞1.5ml。
2. 浓度＞15×10^6/ml。
3. 向前活动＞32%。
4. 活动的精子总量＞40%。

无精症：射精时没有精子。

少精症：射精的精子数量下降。

（二）检查

1. 在睾丸衰竭时，FSH：LH 上升。
2. 睾酮：在睾丸衰竭时下降。
3. 染色体核型：排除 47, XXY。
4. 先天缺陷（congenital defects，CF）筛查：先天性双侧输精管缺如（congenital bilateral absence of the vas deferens，CBAVD）。
5. Y– 微缺失（AZF-a 和 -b 完全阻断精子生成，AZF-c 具有与少精症不同的可变表型）。

（三）处理

1. 治疗任何潜在的疾病。
2. 解决生活方式问题（减少酒精摄入，＜14U/周，停止吸烟）。
3. 审查用药情况。

(1) 抗精子生成药物（合成代谢类固醇、柳氮磺胺吡啶）。

(2) 抗雄激素药物（西咪替丁、螺内酯）。

(3) 勃起 / 射精功能障碍的药物（α 受体或 β 受体拮抗药、抗抑郁药、利尿药、甲氧氯普胺）。

4. 药物治疗。

(1) 在促性腺功能减退症患者中使用促性腺激素。

(2) 在逆行射精患者中使用拟交感神经药物（如丙米嗪）。

5. 手术。

(1) 缓解梗阻。

(2) 输精管结扎后再通。

手术治疗精索静脉曲张并不增加妊娠率。

6. 取精术。

(1) 逆行性射精患者性高潮后的尿液中。

(2) 手术从睾丸中取出精子，获得精子的概率高达 50%（如果 FSH 正常，则更高）。

7. 辅助生殖。

(1) IUI（适用于勃起或射精功能障碍）。

(2) IVF-ICSI。

8. 捐精。

9. 领养。

（四）男性生育力低下的发病机制

1. 精液异常（85%）

(1) 特发性少弱精症（idiopathic oligoastheno-teratozoospermia，OATS）。

(2) 睾丸癌。

(3) 药物（包括酒精、尼古丁）。

(4) 遗传因素。

(5) 精索静脉曲张。

2. 无精子症（5%）

(1) 睾丸上游因素：特发性促性腺功能减退症，如 Kallman 综合征；垂体腺瘤；合成代谢类固醇滥用。

(2) 非梗阻性因素：隐睾，睾丸炎，47, XXY，放化疗。

(3) 梗阻性因素：CBAVD，输精管切除术。

3. 免疫因素（5%）

(1) 抗精子抗体。

(2) 特发性。

(3) 感染。

(4) 单侧睾丸梗阻。

4. 性功能障碍（5%）

(1) 机械性 / 勃起功能障碍，精子功能正常。

(2) 射精功能正常（尿道下裂、包茎、残疾）。

(3) 逆行射精（糖尿病、膀胱颈手术、吩噻嗪）。

(4) 无法射精（多发性硬化症、脊髓 / 盆腔损伤）。

十六、辅助生殖：体外受精和 ICSI

辅助生殖技术是指以妊娠为目的对精子和卵母细胞进行操作的所有生育治疗措施。它包括 IVF、ICSI、植入前基因诊断、植入前遗传筛查、赠卵和代孕。

（一）体外受精

1. 指征可能包括：①输卵管疾病；②男性因素生育力低下；③子宫内膜异位症；④无排卵；⑤女方年龄增长所致的生育力下降；⑥不明原因不孕超过 2 年。

2. 妊娠成功率由多种因素决定。

(1) 生育力低下持续时间：持续时间越长成功率越低。

(2) 女方年龄：①妊娠率在 25—35 岁最高，此后急剧下降；②基础 FSH 升高和（或）AMH/ 窦卵泡计数水平低下可能表明对卵巢刺激的反应较差。

(3) 既往妊娠情况：曾有体外受精妊娠成功的，妊娠成功率上升。

(4) 既往体外受精周期失败史：成功率下降。

(5) 存在输卵管积水：单侧和双侧输卵管积水的妊娠成功率分别下降高达 20% 和 40%。

(6) 吸烟和 BMI＞30kg/m^2：成功率下降。

（二）ICSI

1. ICSI 时，单精子被注射进入到卵母细胞的胞质中。

2. 适用于精液各指标异常的男性。

3. 当体外受精周期失败后，可以尝试。

4. 如果所选精子具有前向运动能力，受精率会更高，但除此之外没有严格的精子选择标准。

5. 严重的男性因素生育力低下，体外受精的成功率升高。

6. 精子可以从精液中取出，也可以通过手术从附睾或睾丸中取出。

注意：当使用 ICSI 技术时，有人担心引起基因突变的传播。由于氧化应激的增加而诱发精子的 DNA 损伤，但精子仍有能力使卵母细胞受精。

注意：生育力低下男性的 Y 染色体微缺失的发生率也会增加（*AZF-c* 突变具有多种可变表型），这可能通过传播给 ICSI 技术助孕出生的后代而进一步传播。

（三）IVF：如何进行

在准备过程中，必须签署 HFEA 的知情同意书，“儿童安全与健康”相关问题也需要告知患者。

1. 从前一周期的第 21 天（黄体期）开始使用 GnRH 类似物降调 HPO 轴；或者，在拮抗药周期（“短方案”）中，从卵巢刺激周期的第 2 天开始，GnRH 拮抗药与促性腺激素共同给药。

2. 用重组 FSH 或人尿促性腺激素进行卵巢刺激：超声跟踪监测卵泡发育。

3. 在拮抗药周期，当超声根据卵泡大小监测到卵泡已成熟时，用 hCG 或 GnRH 类似物促卵泡成熟。

4. 细针在超声引导下，经阴道穿刺取卵（使用 hCG 后 36h）。

5. 精子样本的收集（若冻存者则解冻），准备并和卵母细胞共培养过夜（标准 IVF）或卵胞质内单精子注射并共培养（ICSI）。

6. 第 2 天进行胚胎受精检查。

7. 在第 2～3 天（卵裂期）或第 5 天（囊胚期）通过一根细导管经宫颈移植胚胎。

(1) 40 岁以下的女性最多可移植两个胚胎，考虑到新生儿发病率 / 死亡率升高，以及多胎妊娠的后续成本，英国 NHS 有一个选择性单胚胎移植标准。

(2) 囊胚移植的 IVF 成功率上升。

8. 多余的胚胎可以冷冻保存，用于未来的冷冻胚胎替换周期。

9. 用孕激素进行黄体支持。

10. 移植后 11～13 天根据移植胚胎天数，行妊娠试验。

十七、辅助生殖：其他技术

（一）宫腔内人工授精

1. 可能获益的夫妻包括：①性交困难者；②同性伴侣。

2. 精子准备好并被置入子宫以协助受孕。

3. 活动精子总量＞10×10^6/ml 被认为是适合进行 IUI 的精子浓度最低阈值。

4. 英国 NICE 推荐 6 个周期的 IUI。

注意：对于同时卵巢刺激的作用还没有达成共识，但当助孕结果不太好时，子宫内膜异位症和不明原因不孕患者应考虑使用该方法。

如果＞3 个成熟卵泡发育，则应当取消治疗周期，因为此时多胎妊娠的概率较高（＞25%）。

（二）供精人工授精

1. 适用于无精症和手术取精失败的男性。

2. 无男性伴侣的单身女性。

3. 同性伴侣。

4. 授精通常是宫腔内：在使用 hCG 后的 24～36h 进行，可有 / 无卵巢刺激。

每周期的成功率有所不同，4%（40—44 岁）～12%（＜34 岁）。

（三）赠卵

1. 可能为以前被认为不可逆的不孕女性提供妊娠的机会。

2. 包括下列女性：卵巢功能不全（早发型卵巢功能不全、性腺发育不全、手术和放化疗等医源性原因），年龄大的女性（＞45 岁），反复 IVF 失败者。

（四）关于配子捐赠的特别关注点

HFEA 管控配子捐赠，并对其有严格的标准。

1. 理想情况是，捐赠者应当无严重的躯体、心理或遗传性疾病。

2. 捐赠者必须经过咨询。

3. 捐赠者必须接受全套感染性疾病筛查。

4. 捐赠者对于接受者来说，可以是知晓的，也可以是匿名的。

5. 赠卵者应当最好＜35 岁。

6. 在英国，每个捐赠者可以最多捐赠给 10 个家庭。

2005 年 4 月，英国取消了捐赠者的匿名权，这意味着当使用捐赠者配子出生的孩子年满 18 岁时，他们可以联系 HFEA，以确定捐赠者的信息。

英国捐赠的配子供应有限。如果供应配子的诊所达到与英国相同的质量标准，HFEA 可以授权从国外采购配子。

（五）代孕

1. IVF 代孕

(1) 想要孩子的夫妻提供配子所需的两套遗传信息（精子和卵细胞）。

(2) IVF 体外受精后，胚胎移植至代孕者。

(3) 在英国，这占到总 IVF 周期的不到＜0.1%。

(4) 适应证包括先天性子宫缺如（Rotikansky 综合征）、子宫切除术后或患有与不适宜妊娠的严重疾病的女性。

2. 自然代孕

想要孩子的夫妻中的男方提供精子，代孕者通过人工授精受孕。

注意：咨询和征询法律意见对参与代孕的各方都是必要的。

（六）植入前遗传诊断

1. 目的是减少已知携带遗传基因疾病的夫妻将遗传性疾病传播给子女。

2. 很多夫妻是能生育的，但 IVF 可以进行胚胎活检、单细胞诊断，并移植没有问题的胚胎。

3. 活检常在囊胚期进行，二代测序技术被用于遗传诊断。

十八、卵巢过度刺激综合征

卵巢过度刺激综合征（ovarian hyperstimulation syndrome，OHSS）是卵巢刺激的一种并发症。发病率为 0.5%～33%，其中 1%～3% 的病例病情严重，需要住院治疗。VEGF 和其他血管活性物质在其潜在病理生理机制中发挥重要作用。

- 其特征是卵巢增大，液体从血管内转移至血管外腔隙中。
- 液体在腹腔和胸腔内积聚。
- 血管内液体耗竭，导致血液浓缩和高凝状态。

• 高危因素包括：①多囊卵巢；② BMI 低的年轻女性；③既往 OHSS 病史。

（一）预防

管理的重点是风险评估和积极预防。这可能涉及采用拮抗药方案、使用 GnRH 类似物触发、低剂量促性腺激素的使用、取消周期、卵巢刺激过程中的“平稳过渡”，或者选择性胚胎冷冻保存并在随后的冷冻周期中进行移植。

体外胚胎成熟也可用于窦卵泡计数高的患有多囊卵巢的女性，收集未成熟卵，从而避免卵巢刺激和 OHSS 风险。

（二）治疗

1. 支持性治疗，其目的是：①缓解症状；②血液浓缩和血栓的预防；③心肺功能的维持治疗。

2. 每天评估：①水化状态（空腹血糖、尿素和电解质、肝功能检查和白蛋白）；②胸部和呼吸功能（胸腔积液）；③腹水（腹围测量和体重）；④腿（观测血栓的证据）。

3. 严格的液体平衡，并小心保持血管内容积。

4. 血栓预防：①弹力袜；②低分子肝素。

5. 腹腔穿刺术以缓解症状（± 静脉注射白蛋白替代物）。

6. 镇痛药和止吐药。

十九、性功能障碍：概述

性健康是一种与性有关的身体、情感、心理和社交幸福状态，而不仅仅是没有疾病或功能障碍。

性健康需要的是有拥有愉快和安全的性体验的可能，没有胁迫、歧视和暴力。因此，性权利必须得到尊重、保护和实现。

• 女性性功能障碍（female sexual dysfunction，FSD）的患病率具有高度的定义依赖性（性生活不满意和不感兴趣是否构成 FSD 存在争议）。

• 18—59 岁女性的发病率高达 43%，而男性为 31%。年龄的增长与性活跃度成反比。超过 60 岁的女性中，有 1/3 可能有活跃的性生活（已婚者可达 55%）。高达 50% 的男性会有一定程度的勃起功能障碍，到 70 岁时这一比例会上升到 67%。

• 绝经与性功能的恶化相关，有一项研究提示绝经后 FSD 发生率由 42% 上升到 88%（45—55 岁）。

• 性交痛常见，可能多达 1/3 的女性都有性交痛。

（一）正常性功能

Masters 和 Johnson 提出了性反应的四个组成部分：唤醒 / 兴奋、平台、高潮和消退（基于生物学反应，主要是男性反应）。最近，提出的基于亲密关系的模型包括了满足感、愉悦感和两性关系背景这些内容特征。总体而言，“正常”的女性性行为的界定并不明确，目前 FSD 的定义正在构建和研究中。

（二）诊断

当女性患者选择自己就诊并陈述病情时，可以携带或不携带其伴侣，并询问“为什么是现在？”来咨询。有些女性选择在没有两性关系的空窗期来咨询，她们大多是担心自己的性反应。

病情陈述可能是公开的，也可能是隐蔽的，给患者时间来探索发掘这一点，并始终考虑问题躯体化的可能性，这通常是有用的。

（三）性心理史中的重要问题

1. 你有活跃的性生活 / 你有性伴侣吗？
2. 你有任何困难疑惑吗？
3. 它们对你造成困扰吗？
4. 性交时，你有疼痛感吗？

（四）检查

检查即“真相时刻”是披露性问题的常见场合，表现为检查困难、无法暴露、感到羞辱或对疾病的幻想或厌恶。

（五）咨询处理技巧

1. 由患者引领。
2. 患者是专家时，帮助她理解自己的行为。
3. 反馈你的想法和感受。
4. 试着理解躯体疾病或发现（如脱垂）与心

理反应之间的关系。

5. 注意患者强大的潜意识防御能力，尤其是在性欲缺乏和性欲障碍的情况下。

（六）考虑讨论可能存在的幻想

1. 感觉太小。
2. 感觉太大。
3. 感觉过于松弛。
4. 觉得阴道内有牙齿。
5. 阴茎尖锐。

拓展阅读

British Association of Sexual & Marital Therapy.
www.basrt.org.uk
Institute of Psychosexual Medicine.
www.ipm.org.uk
Mary Clegg—devices.
www.maryclegg.com
Vulval Pain Society
www.vulvalpainsociety.org/

二十、性功能障碍：疾病分类

（一）性欲障碍

持续或反复缺乏（或缺失）性幻想 / 想法和（或）对性生活的欲望或接受度缺乏，这会导致个人痛苦困扰（75% 的女性和 25% 的男性需要到性心理诊所就诊）。

大多数几乎没有欲望或根本没有欲望的女性能够从性活动中获得快乐。寻求咨询和陈述病情本身就表明有足够的对性生活的兴趣，故而有望治愈。

（二）唤醒障碍

持续或反复无法获得或保持足够的性兴奋，导致个人的痛苦困扰，可能表现为缺乏主观性兴奋或缺乏生殖器（润滑 / 肿胀）或其他躯体的性反应。了解性行为的顺序和躯体因素（疼痛、润滑、环境）的内在相互作用，有助于解决根本原因。缺乏感觉体验则是继发于个体之间或两性关系问题的常见表现。

（三）性高潮障碍

在充分的性刺激和性唤起后，持续或反复出现性高潮困难、性高潮延迟或无法达到性高潮，这会导致个体的痛苦困扰。

7%～10% 的女性无论有没有伴侣都从来没有达到过性高潮。这可能不是一个问题。那些可以通过手淫而不是与性伴侣一起达到高潮的人可能需要探究其改变手淫习惯或控制性高潮的方法。高达 25% 的长期性障碍女性曾遭受过性虐待。有获得性高潮困难的女性应该检查其激素水平、询问药物使用相关情况和两性关系问题。高达 5% 的性障碍女性会有一个器质性病因。

（四）继发于普通医疗状况的性功能障碍

内分泌疾病、精神疾病和一些药物会干扰性反应周期。治疗这些疾病或改变药物治疗方案可能会有所帮助，但患者宣教和解释可能才会最大限度地减少对性关系的影响。

（五）性生活疼痛相关疾病

1. 性交痛

(1) 皮肤病（如银屑病和外阴硬化性苔藓）、感染（如鹅口疮和复发性疱疹）、萎缩性阴道炎是引起浅表性交疼痛的可治疗的病因，但可能会有严重的心理后遗症。

(2) 性欲唤起困难可能是性交疼痛的结果或原因：润滑剂和局部麻醉凝胶可能有助于打破这种因果循环。

(3) 深部性交痛可能与通过妇科检查、超声和腹腔镜检查（如有必要）能确定的多种疾病（子宫内膜异位症、盆腔炎性疾病 PID、粘连）有关。

(4) 盆底肌疼痛可能导致性交疼痛。

2. 阴道痉挛

(1) 女性很难允许阴茎、手指或物体经阴道进入，尽管她们希望这样做。

(2) 这可能涉及盆底和（或）大腿内收肌痉挛。

(3) 阴道痉挛应被视为一种症状或体征，而非诊断。

(4) 它通常继发于另一种病因，包括躯体疾病、心理疾病或两者兼而有之。

(5) 对疼痛的恐惧和对性交困难的预期会演变

成回避行为。

(6) 检查是否存在解剖结构问题，如阴道隔膜。

3. 非性交所致性生活疼痛疾病

(1) 外阴前庭炎是最常见的导致疼痛的疾病，但通常很难治疗。

(2) 任何皮肤疾病的治疗、脱敏、使用局部麻醉药和润滑剂的治疗，结合性心理问题的评估探讨是一线治疗方案。

(3) 阿米替林和加巴喷丁被认为是短期内可以中断疼痛周期的。

二十一、性功能障碍：治疗

(一) 生活方式

解决相关问题，包括那些影响身体形象和整体健康的问题，缓解压力，以及处理两性关系 / 婚姻问题。

(二) 教育

1. 教育人们了解自己的身体，并鼓励他们进行探索。

2. 对那些需要“许可”才能阅读色情和性教育材料的人使用“阅读疗法”。

3. 个人用润滑油对那些有性唤起困难和生殖道萎缩的人很有用（建议使用润滑油或特殊制剂，但要注意矿物油对避孕套的损害）。

(三) 激素治疗

1. 绝经女性的雌激素替代治疗可以改善性行为和阴道萎缩症状：阴道用雌激素可以长期使用。

2. 睾酮植入物已成功用于卵巢切除术后和性欲低下障碍（hypoactive sexual desire disorder，HSDD）的患者。

3. 在英国，睾酮贴片也已获得许可。

4. 替勃龙被许可用于治疗绝经后女性的性欲低下。

(四) 辅助疗法

关于育亨宾、银杏、卡塔叶或人参，其疗效并没有很好的临床证据。

(五) 行为治疗

大多数性治疗师将使用心理治疗技术和行为干预相结合的方法。Sensate focus 使用了一个分阶段进行的练习程序。

1. 非生殖器敏感点。

2. 生殖器敏感点。

3. 阴道容纳性。

4. 性行为时的阴道容纳性。

(六) 用于性高潮缺失的用具

1. 阴蒂刺激器。

2. 振动器。

(七) 阴道训练器或扩张器

可能对患有阴道痉挛的女性有用，建议用于进行脱垂手术和放疗后的患者。

(八) 会阴注射

100mg 氢化可的松，10ml 0.5% 丁哌卡因，以及 1500U 透明质酸酶，可能对会阴损伤或疼痛触发点有效果。

(九) 外科手术

很少有必要，可能可用于那些处女膜坚硬、术后或分娩后四肢有明显皮肤网或有隔膜的人。

(十) FSD 治疗成功与否的预后因素

1. 治疗的动机（尤其是男方）。

2. 非性相关的关系的质量。

二十二、性功能障碍：男性疾病

如果你在一对性活跃的夫妇身上发现了问题，那么应该柔和地寻找性伴侣双方的问题和困难。

(一) 男性性功能障碍

1. 勃起功能障碍最常见。

2. 性欲障碍。

3. 射精障碍。

(二) 勃起功能障碍

推荐的常规检查包括以下内容。

1. 血清葡萄糖。

2. 血脂。

3. 睾酮（清晨）。

4. 血压。

5. 脉搏。

6. 体重。

7. 生殖器。

8. 前列腺。

注意：新发性勃起功能障碍可能是心血管疾病的标志。

（三）治疗方案

1. 磷酸二酯酶抑制药。

(1) 西地那非和伐地那非能令勃起功能提高 60%～70%。

(2) 它们的起效时间为 20～60min，持续时间长达 8h。

2. 他达拉非可能对早泄有用。

3. 阿扑吗啡。

(1) 多巴胺激动药。

(2) 疗效较差（40%～50%）。

4. 雄激素：适用于性腺功能减退的男性。

5. 静脉注射前列腺素。

6. 尿道内前列腺素颗粒。

7. 真空装置。

8. 阴茎植入物。

注意：和专注于药物治疗一样，牢记关注伴侣双方性交困难的性心理问题也是重要的。

第 19 章　性侵犯

Sexual assault

徐　萍　译　　易　萍　校

一、性侵犯：概述

性犯罪和强奸的定义因国家而异。

2003 年《性犯罪法》(英国)

- 强奸：是指阴茎未经同意侵入口腔、阴道或肛门的行为。需要注意的是，"阴道"的法律定义包括外阴，但不必发生射精
- 性侵犯：指未经同意的性接触行为。插入性侵犯包括将阴茎以外的物体或身体部位插入阴道或肛门(以前称之为猥亵)
- 13 岁以下的儿童不能合法同意性行为，因此不需要同意的证明。然而，对年龄的错误认知并不能成为一个有效的辩护理由

在评估潜在受害者时，重要的是要确定以下情况。

- 是否发生过性行为。
- 委托人是否具有授权同意法医检查的能力：年龄、理解力、语言、成熟度、损伤或醉酒。
- 16 岁以下或有学习困难者需要有翻译员、"合适的成年人"或辩护律师陪同。
- 如果需要，对任何急性精神或身体症状的评估必须始终优先于法医检查。
- 是否报警或受害者是否想报警。

在进行任何检查前，向警方或性侵犯转介中心(Sexual Invasion Referral Center，SARC)寻求意见和建议至关重要，以保存可获得的有用证据。

(一)表现

慢性性侵犯的基础上，发生急性性侵犯也很常见，尤其是儿童。

(二)急性性侵犯

急性性侵犯的受害者可以直接向警方报案，也可以去急诊室(Accident & Emergency，A&E)或生殖泌尿诊所、妇科诊所就诊，或者因为有隐性或显性的症状去精神心理服务中心就诊。对任何刑事案件来说，适当收集证据并保持证据链完整都是至关重要的。

如果对个人的陈述有任何疑问，请务必咨询警方 /SARC。

(三)延迟性侵犯

虐待可表现为多种症状(近期或既往)。生殖泌尿医学、妇科和精神病学是诊断性侵犯或性虐待的常见专业。妊娠期间的家庭暴力和袭击有明显的上升，因此产前服务必须包括筛查和转诊服务。

(四)性侵犯：事实和数据

1. 女性一生遭受性侵犯的风险为 1/6～1/4。
2. 只有 17% 的经历过性侵犯的人向警方报案。
3. 10% 的性侵犯受害者为男性。
4. 12% 的性侵犯是陌生人实施的。45% 的性侵犯是熟人实施的，43% 的性侵犯是亲密伴侣实施的。
5. 45% 的强奸涉及经阴道的性交，10% 的强奸涉及肛交，15% 的强奸涉及口交，25% 的强奸涉及手指插入阴道的行为。

6. 30% 的强奸受害者的肛门和生殖器会受到伤害。

7. 80% 的受害者会有其他身体部位的损害。

8. 儿童性虐待的发生率尚未可知，很可能在 20—50 起儿童性侵犯事件中，监管当局只知道其中 1 起。

9. 发生率远远高于所报道的数字。

10. 75% 的人在性侵犯前见过施暴者，近 50% 的人表示施暴者是现任或前任男友、家人或他们认为是朋友的人。

11. ＞40% 的年轻女性曾摄入＞5U 的酒精。

12. 这些女性更容易遭到陌生人或性侵犯前 24h 内遇到的人的性侵犯。

（五）儿童性虐待

应提高对以下几类儿童的关注度。

1. 反复到急诊就诊者。
2. 不良的亲子关系或行为。
3. 社会服务机构所知晓的儿童。
4. ＜1 岁儿童受伤史。
5. 家庭虐待史。
6. 受伤理由和解释与所受伤害不一致。
7. 由儿童披露的虐待行为。
8. 延迟就诊。

注意：任何担忧和疑惑的案例都应该转交给当地的安全负责人，这可能是当地机构的护士、助产士或儿科医生。

二、性侵犯：病史和检查

（一）病史

1. 确定性侵犯是何时发生的，发生了什么，发生在哪里，以及是谁干的。病史采集应该与性侵犯发生的日期和时间相一致，双方共同签字确认。

2. 书面同意书：在法医进行任何检查之前取得。

(1) 16—18 岁者可以给予或撤回同意书，即便他们的父母不同意。

(2) ＜16 岁的儿童，只要他们被认为足够成熟并有足够的理解能力，即使父母反对，也可以给予或撤回同意书。

3. 保密问题：受害者可能只同意部分发布信息和样本，但可以在以后更改此决定。

(1) 法医所取样本可以保存长达 30 年或受害者 18 岁生日后的 30 年。

(2) 性侵犯转介中心可以继续保存此类样本。

（二）检查

1. 必要时，性侵犯转介中心 SARC 团队可以在妇科 / 全身检查的同时进行检查，尽管通常此类检查是在性侵犯转介中心的场所进行的。

2. 如果受害者＜13 岁，通常会有儿科医生和法医在场。

3. 应记录检查和取样的时间。

4. 还必须记录预先存在的疾病，如皮肤问题或自残痕迹。

（三）收集证据

1. 所有急诊部门都应能获得早期证据收集包，或可以由警察 / 法医携带：如果可能的话，证据应该由受过该取证程序培训的人来获取，以确保获得最高质量的证据。

2. 性犯罪的证据样本可能包括以下内容：①精液；②唾液；③阴道样本；④尿液、血液；⑤粪便；⑥毛发；⑦纤维；⑧草木；⑨卫生巾和（或）卫生棉条；⑩厕纸；⑪衣物；⑫避孕套。

（四）关键的检查要点

1. 行为举止。
2. 醉酒。
3. 身高 / 体重 / 血压 / 脉搏 / 体温。
4. 一般检查结果。
5. 损伤［用图表准确记录，可以用照片（最好有警局摄影师参与）］。

(1) 非生殖道损伤：无，瘀伤，瘀点，擦伤，撕裂伤，切口，防卫伤。

(2) 生殖道和肛门损伤：无，瘀伤，擦伤，撕裂伤，切口，处女膜结构 / 性行为活跃者（或非性活跃）的残留物。

(3) 口腔损伤：黏膜，牙齿，舌头。

6. 衣物也可能是重要的证据。

（五）报告性侵犯的关键样本

1. 口交：口腔拭子 / 唾液 / 漱口液 ± 恰当的皮肤拭子。

2. 经阴道性交。

(1) 拭子：外阴和阴道（均为 2 份），阴道下段（2 份），用 Cuscoe 窥器撑开取阴道上段拭子（2 份），子宫颈内口（2 份），窥器上取拭子（1 份）。

(2) 使用的润滑剂也会被送检。

3. 肛交。

拭子：肛周（2 份），直肠内（2 份），肛门（2 份），用直肠镜取拭子。

4. 用口腔拭子检测受害者 DNA。

5. 双拭子 =1 个干拭子 +1 个生理盐水湿拭子，因为这些拭子能最好的恢复 DNA。

6. 如果是陌生袭击者，则取指甲拭子（2 份）、手部拭子（2 份）、手部皮肤拭子（共 2 份，每边各 1 份）。

7. 时间表。

(1) 如果未被清洗，证据能存留的时间：用阴茎口交为 48h 内，用阴茎经阴道性交为 168h 内，用阴茎肛交为 72h 内，用手指插入任何孔道为 48h 内。皮肤拭子为 48h 内；如果不清洗，则最长可达 168h。

(2) 应采集毒理学样本，72h 内采集血液，120h 内采集尿液。

女性受害超过 7 天以上、男性受害超过 72h 以上时，法医检查不太可能提取到有用的 DNA 证据；然而，法医检查仍然可能适用于记录受伤情况。

三、性侵犯：治疗

（一）紧急避孕

1. 如果女性或有月经来潮的女孩有任何经阴道的性接触，无论在月经周期的哪个阶段，都应该使用紧急避孕方法。

2. 目前推荐以下措施。

(1) 性行为后 72h 内，左炔诺孕酮 1500μg（如果是无防护性暴露后预防，则加倍）。

(2) 或在 5 天内置入带抗生素的宫内节育器。

(3) 在 120h 内也可以考虑使用乌利司他。

（二）治疗原则

1. 复苏 / 通常的 ABC 措施至关重要。

2. 收集证据的考量。

3. 预防性使用抗生素。

4. HIV 的无防护性暴露后预防。

5. 紧急避孕。

6. 乙肝疫苗接种。

7. 镇痛。

8. 常规的建议和支持。

9. 随访，包括咨询。

（三）儿童性虐待

1. 由于上报不足，很难知道家庭外和家庭内性虐待的比例（可能分别占上报虐待案例的 2/3 和 1/3）。

2. 大多数儿童不会急性表现出被性虐待，而可能是在社工服务机构中或由于医疗问题就诊时被发现，如慢性躯体疾病、发育不良或被忽视。

注意：必须牢记为青春期女孩提供紧急避孕措施。

3. 儿童性虐待的性传播疾病诊断包括：①淋病（如果＞1 岁）；②梅毒和 ARDS（如果排除先天性感染）；③衣原体感染（如果＞3 岁）。

4. 任何有孩子的受害者或任何 16 岁以下的年轻受害者都应自动转介到社会服务机构。

5. 所有 13 岁以下的儿童都由负责所在地区安全保障的社区儿科医生进行随访。

6. 如果合适，可以由 SARC 对 13 岁以上的受害者进行随访。

（四）性侵犯后的心理照护

注意：与性暴力有关的创伤被认为是自杀最

重要的风险因素之一。

1. 那些有自残或自杀直接风险的人必须被转介到有值班制度的精神病服务机构。

2. 其他人可能会被转介到当地的咨询或支持服务机构，并获得紧急非工作时间可联系的详细信息。

3. 咨询应旨在遏制这种经历所导致的创伤，并帮助受害者承受“难以承受之痛”。

4. 那些在 6 个月后仍有持续症状的人可能患有创伤后应激障碍，需要转诊到精神病服务机构。

5. 请注意，你所在地区可能为性侵犯受害者提供支持的当地服务和慈善机构，并向受害者提供这些机构的详细信息。

拓展阅读

Brook—helpline and online enquiry service for the under–25s. Tel. 020 7284 6040.
www.brook.org.uk
Rape Crisis Federation (local telephone numbers available from website).
www.rapecrisis.org.uk
Rights of Women. Tel. 020 7251 6577.
www.rightsofwomen.org.uk
Samaritans. Tel. 08457 90 90 90.
www.samaritans.org.uk
Suzy Lamplugh Trust—for issues of personal safety. Tel. 020 8392 1839
www.suzylamplugh.org.uk
The Havens—London SARCs.
www.thehavens.co.uk
Victim Support: for victims of all crimes including sexual assault. Tel. 0845 30 30 900.
www.victimsupport.org.uk

四、性侵犯：性传播传染病

- 发病风险估计为 4%～56%，根据当地的性传染病患病率和创伤程度而有所不同。
- 需考虑预防性使用抗生素，尤其是不愿意进行随访的受害者：1g 阿奇霉素 +500mg 环丙沙星或遵循当地指南。
- 推荐在性侵犯之后 2 周进行性传播疾病（sexually transmitted disease，STD）筛查。
- 应当讨论乙肝疫苗接种，并在有指征的地区进行接种。

HIV 的无防护性暴露后预防应当始终考虑在内并进行讨论。

（一）HIV 和性侵犯

1. 发病风险取决于 HIV 人群发病率和性侵犯创伤程度。

2. 无防护性暴露后预防的处方必须与服用它们的不良反应和风险仔细权衡。

3. 考虑的高风险因素包括：①袭击者是 HIV 携带者或高危人群；②肛交强奸；③创伤和出血；④多名袭击者。

如果有疑问，向当地 HIV 治疗医生寻求意见和建议。

4. 无防护性暴露后预防。

(1) 目前有三种抗逆转录病毒药物，需尽快服用（如果可能，在 1h 内）和在 72h 内服用。

(2) 必须在 1 周内安排合适的随访，检查以下项目：HIV 基线检测；验血，查肝功能、全血细胞计数（因为药物的毒性）。

(3) 无防护性暴露后预防 PEP 在 1 个月内进行，包括数次随访检查。

(4) 完全遵守用药规程对于防止出现抗药性 HIV 菌株至关重要。

(5) 推荐在 6 个月后进行 HIV 随访检测。

(6) 因此，在处方 PEP 之前的咨询至关重要。

注意：还没有研究来评价在无防护性行为后进行 PEP 的有效性。

（二）单次无防护性行为所致 HIV 传染风险（如果发生创伤，则风险升高）

1. 进入阴道的性行为：1∶1000。

2. 进入肛门的性行为并射精：1∶65。

第 20 章 避孕
Contraception

池余刚 译　汪银锋 校

一、复方口服避孕药概述

复方口服避孕药（combined oral contraceptive pill，COCP）可以提供可靠、有效的避孕效果，<50 岁时避孕失败率为（0.2～0.3）/100 女性年。现代 COCP 都含有炔雌醇（20～35μg），并根据它们所含的孕激素类型进行分类。然而，唯独新一代四相 COCP Qlaira® 雌激素成分为戊酸雌二醇。

（一）COCP 中孕激素类型

1. 第二代

(1) 炔诺酮。

(2) 左炔诺孕酮（Levonorgestrel，LNG）。

2. 第三代

(1) 去氧孕烯。

(2) 孕二烯酮（低雄激素）。

(3) 诺孕酯（代谢产物为 LNG）。

3. Yasmin®

含有屈螺酮（抗雄激素和轻度利尿作用）。

4. 炔雌醇环丙孕酮（达英 35）

(1) 含有醋酸环丙孕酮（抗雄激素）。

(2) 可用于治疗多毛症和痤疮。

（二）作用方式

1. 抑制排卵（对下丘脑和垂体产生负反馈）。

2. 增稠子宫颈黏液，阻止精子进入。

3. 子宫内膜变薄，防止着床。

（三）不良反应

1. 突破性出血

(1) 尤其在前 3 个月常见。

(2) 需要考虑漏服药、性传播疾病和妊娠等因素。

2. 头痛

调整炔雌醇或孕激素的剂量。

3. 体重增加

没有证据表明 COCP 会导致额外的体重增加。

（四）COCP 的禁忌证

1. 妊娠。

2. 患者有血栓栓塞性疾病的病史。

3. 未明确病因的生殖道出血。

4. 心血管疾病。

5. 典型偏头痛。

6. 雌激素依赖性肿瘤。

7. 活动性肝胆疾病或肝脏肿瘤。

8. 高血压和糖尿病。

9. ≥35 岁以上的吸烟女性（戒烟 1 年后可使用）。

10. BMI≥35kg/m^2。

（五）COCP 的优点和缺点

1. 优点

(1) 减少月经量和疼痛。

(2) 调控月经周期。

(3) 降低卵巢良性肿瘤的风险。

(4) 降低盆腔炎的发生率。

(5) 改善痤疮的皮肤状况。

(6) 可能减轻以下症状：①经前期综合征；②子宫内膜异位症。

(7) 降低结直肠癌的风险。

(8) 使用期间和使用后 15 年内，可以降低

50% 卵巢癌风险。

2. 缺点

(1) 增加的风险（尽管绝对风险非常低）：①静脉血栓栓塞；②脑卒中；③心血管疾病。

(2) 轻微增加乳腺癌风险：停药 10 年后恢复到基线风险水平。

(3) 如果服用＞5 年，与子宫颈癌风险增加有极低相关性。

（六）COCP 和 VTE

VTE 的绝对风险具体如下。

1. 基础风险：5∶100 000 女性 / 年。
2. 第二代 COCP：（10～15）∶100 000 女性 / 年。
3. 第三代 COCP：25∶100 000 女性 / 年。
4. 妊娠：60∶100 000 女性 / 年。

二、COCP 剂量方案

（一）女性对 COCP 适应性的个体化评估

医学适应性评估应包括：①医疗条件；②生活方式因素；③家族史；④药物史；⑤最近准确的血压和 BMI。

（二）用药方法

1. 如果女性在月经第 1～5 天内开始口服 COCP，避孕作用立即起效。
2. 如果第 1 片药片在月经第 5 天后开始服用，需要采取 7 天其他避孕措施。
3. 每天 1 片，连续 21 天，然后停药 7 天：有些配方有 7 粒“假药片”，而非停药期。
4. 如果呕吐或腹泻，从疾病发作开始就要使用额外的避孕措施，持续 7 天。

（三）特殊情况

1. 产后（不哺乳）：在分娩后第 21 天开始服用。
2. 终止妊娠后：在终止手术后 7 天内开始服用。
3. 从其他口服激素避孕方法转换过来：立即开始使用其他可靠避孕措施。
4. 从埋植剂或注射型孕激素避孕转换，可在移除埋植剂或注射期到来前的任何时间开始。

（四）药物相互作用

1. 如果服用抗生素，除非伴有腹泻 / 呕吐，无须额外的避孕措施。
2. 不推荐 COCP 与拉莫三嗪同时使用，它可以降低血清药物浓度，增加癫痫发作频率。
3. 服用酶诱导药物可以降低 COCP 的有效性，这类患者应选择其他替代避孕方法：如果继续 COCP，炔雌醇应该增加到至 50μg，或者无药间隔期缩短至 4 天。

（五）漏服药片原则

1. 漏服药可能会导致避孕失败。
2. 在服药开始和结束时是最容易妊娠。
3. 如果漏服 1 片：①尽快补服漏服的药片；②其余的药片按正常方式继续服用；③无须额外的避孕措施。
4. 如果漏服药片≥2 片：①尽快服用最近漏服的药片；②其余的药片按正常方式继续服用；③需要额外的避孕措施，直到连续服用了 7 片药物；④如果在漏服药片在月经第 1～7 天，应考虑紧急避孕；⑤如果漏掉的药片在月经第 8～14 天，不需要紧急避孕；⑥如果遗漏的药片在月经第 15～21 天：则取消停药间隔；⑦ Qlaira® 有不同的漏药规则（见制造商的建议）。

（六）其他复方激素避孕方法

1. 阴道环

(1) 炔雌醇与依托孕烯。

(2) 留在阴道内 21 天，然后取出 7 天以诱导撤退性出血。

2. 透皮贴剂

(1) 炔雌醇与甲基孕酮。

(2) 每周更换 1 次，连续使用 21 天，然后停贴 7 天，以诱导撤退性出血。

有效性和不良反应与 COCP 类似。

三、孕激素类口服避孕药

目前市场上的销售的孕激素类口服避孕药包括 LNG、炔诺酮或去氧孕烯。

如果使用方法正确，每天按时服用，其有效率>99%。

避孕失败率0.3%～4.0%/100女性年：随年龄增长失败率下降。

Cerazette®，是一种含75μg去氧孕烯的POP，通过阻断排卵，增加避孕效果。

（一）作用机制

1. 子宫颈黏液变稠（服药后4h）。

2. 子宫内膜变薄，阻止着床。

3. 抑制排卵（既往POP约60%，去氧孕烯约97%）。

（二）适应证

适用于COCP有禁忌证的情况。

1. 在哺乳期间，对母乳的数量或质量没有影响。

2. 既往或目前存在VTE。

3. BMI>35kg/m^2。

4. 孕产妇合并以下疾病，包括心房颤动、伴有心功能受损的心肌病、高血压、复杂性心脏瓣膜病、系统性红斑狼疮和典型偏头痛。

（三）不良反应

1. 月经紊乱。

(1) 是POP停药常见的原因。

(2) 经期延长、突破性或点滴状出血。

2. 使用POP可能伴有头痛，情绪变化和体重变化，但目前尚无明确的证据支持。

（四）药物相互作用

1. 广谱抗生素不影响POP的疗效。

2. 利福平等酶诱导药物增加POP代谢和降低避孕效果。

（五）POP禁忌证

1. 妊娠。

2. 未明确病因的生殖道出血。

3. 已患乳腺癌。

4. 严重的动脉疾病。

5. 活动性肝病。

（六）如何服用POP

1. 每天在同一时间点服用。

2. 如果在周期的第1天开始，不需要额外的避孕措施。

3. 如果在第5天之后开始，则需48h额外避孕措施。

4. 流产后或终止妊娠：从流产或终止妊娠当天开始服用。

5. 分娩后：第21天开始（无论是否哺乳）。

6. 从COCP转到POP：如果第1片POP是在最后1片活性COCP后的第2天服用，则无须其他避孕措施。

（七）漏服POP的规则

1. 如果漏服时间>3h或超过最后一次服药时间27h：①尽快服用漏服的药片；②在正常时间服用下一药片；③在接下来的48h内使用额外避孕措施。

2. 如果女性在服药后2h内呕吐：①立即再服用一片药片；②在接下来的48h内使用额外避孕措施。

对于Cerazette®，如果漏服的药片超过12h，规则相同。

四、长效可逆避孕方法

（一）孕激素注射针

1. Depo-Provera：甲羟孕酮注射液（Depo-Provera®，MDPA）（每12周一次）

(1) 对于无法或不愿意服用口服避孕药的女性。

(2) 含有150mg的醋酸甲羟孕酮。

(3) 按推荐使用的失败率为<0.2%：实际失败率为6%。

2. 不良反应

(1) 月经紊乱（规律、不规律，甚至闭经）。

(2) 推迟受孕（可能需要在停药后6～12个月恢复生育能力）。

(3) 体重增加，特别是在年龄<18岁，BMI>

30kg/m^2 的女性。

(4) 骨密度轻度下降，停药后可恢复。

（二）孕激素皮下埋植剂

1. Nexplanon®（在英国已经取代 Implanon®）

(1) 含有依托孕烯 68mg。

(2) 在局部麻醉下进行小型手术放置和取出（在上臂内侧插入）。

(3) 单一的非可降解、不透射线杆，可持续 3 年。

(4) 高效（报道的失败率为＜0.1/100 女性年）。

2. 不良反应

月经不调：20% 闭经，50% 不规则出血。

（三）含铜的宫内避孕器

- 提供即时、长期可逆避孕，可达 10 年。
- 可作为紧急避孕措施，120h 内紧急避孕。
- 其包含 380mm^2 的铜，易于放置。
- 非常有效［失败率为（0.6～0.8）/100 女性年］。

1. 作用原理

(1) 子宫腔内引起异物反应，阻止着床。

(2) 铜作用于子宫颈黏液，抑制精子的穿透。

2. 并发症

(1) 不规则阴道流血，特别是第 1 次放置后的 3～6 个月。

(2) 感染风险：在放置前行沙眼衣原体筛查。

(3) IUCD 脱落：最常见于第 1 次放置后的前 3 个月。

(4) 穿孔：放置技术欠佳或产后＜4 周放置。

(5) 痛经。

3. IUCD 放置的时间

(1) 可以在月经周期中任何时间放置（排除妊娠）。

(2) 产后：在分娩后 48h 内或分娩后 4 周内放置 IUCD。

(3) TOP 后：理想情况下，在手术结束时或明确妊娠组织物被完全清除后。

(4) 从其他避孕方法转换：只要排除妊娠，任何时候都可以放置。

（四）铜 –IUCD 禁忌证

1. 妊娠。
2. 未明确病因的生殖道出血。
3. 活动性生殖道感染或盆腔炎。
4. 子宫异常或子宫肌瘤影响宫腔。
5. 伴有 hCG 水平升高的滋养细胞疾病。
6. 子宫内膜癌 / 子宫颈癌。
7. 对铜过敏。

（五）左炔诺孕酮宫内缓释系统（Mirena® IUS）

- T 形，含 52mg LNG（每天释放 20μg）。
- 是一种可逆、高效的避孕措施，失败率为 0.18/100 女性年。
- 由于其孕激素含量，月经量减少＞90%。
- 放置 1 年后治疗月经过多的效果与子宫内膜消融术相当。
- 放置的时间类似于铜节育器，不能用作紧急避孕。

1. 作用机制

(1) 作用于子宫内膜，导致子宫内膜萎缩，阻止着床。

(2) 增加子宫颈黏液浓稠度抑制精子穿透。

(3) 特别适用于存在雌激素禁忌证的患者。

(4) 可用于有乳腺癌病史的患者：无瘤生存 5 年后，并在乳腺外科医生咨询后使用。

(5) 哺乳期：在产后≥4 周放置。

(6) 可作为激素替代疗法的一部分使用。

2. 不良反应

(1) 不规则出血多发在第 1 次放置后的前 3～4 个月内：1 年后的闭经率高达 30%。

(2) 激素症状：恶心、头痛、乳房压痛、腹胀或痤疮。

3. 其他含孕激素宫内节育系统

此外，还推出了另外两种剂量的 LNG 宫内节育系统：一种是 13.5mg LNG IUS（Jaydess®），一种是 19.5mg LNG IUS（Kyleena®）。

(1) 3 年内的累积妊娠率为 0.9/100 女性。

(2) 13.5mg、19.5mg 和 52mg LNG-IUS 对子宫内膜和宫颈黏液的影响相似。

(3) 只可作为避孕药物使用（不作为激素替代疗法方案的一部分）。

五、屏障避孕种类

（一）类型

1. 男用避孕套：乳胶、非乳胶和脱蛋白乳胶制成。

2. 女用避孕套（“女性避孕”）：丁腈或乳胶制成。

3. 杀精剂：Gygel® 阴道乳膏，是英国唯一获得许可的杀精剂。

4. 避孕膜 / 子宫颈帽：乳胶和硅胶制成。

5. 海绵避孕栓：硅胶制成。

（二）作用机制

通过阻止精子到达女性的上生殖道，抑制受精。

（三）背景

1. 避孕套

(1) 男女避孕套都通过提供屏障来防止受精，阻挡射出物、射精前分泌物和子宫颈阴道分泌物。

(2) 降低性传播感染的风险。

(3) 不建议使用非苯二酚 -9 润滑剂的避孕套。

2. 杀精剂

(1) 杀精剂是一种使精子失活的化学物质，有效持续时间 1h。

(2) 主要含有非氧基醇 -9，有泡沫、乳霜、凝胶、栓剂和薄膜等。

3. 避孕膜和子宫颈帽

(1) 放置入阴道以覆盖子宫颈，提供物理屏障阻止精子到达子宫颈。

(2) 与杀精剂一起使用可增加效果。

4. 海绵避孕栓

是一种由柔软泡沫制成的圆形装置，含有杀精剂，通过覆盖子宫颈起作用。

（四）正确使用屏障避孕方法

1. 避孕套

(1) 每次性行为都应使用新的避孕套。

(2) 在有生殖器接触之前，男用避孕套应该滚到阴茎的根部。

(3) 射精后，男性应该在阴茎变软之前退出。

(4) 有几种涂润滑剂的女用避孕套需在性交前放置入阴道。

(5) 女用避孕套的封闭端内可能有一个环或海绵。

(6) 外露于阴道之外的开放端口由一个较大的环或可弯曲的 V 形框架形成。

使用时应该小心，以免因为脆弱而被撕裂。

2. 避孕膜和子宫颈帽

(1) 可以在性行为前任何时间放置，并用长 2cm 的杀精剂涂抹。

(2) 避孕膜通常是凸下放置，但某些类型可以凸上放置。

(3) 使用子宫颈帽时，应将其内部填充约 1/3 的杀精剂。不应该将杀精剂涂在子宫颈帽的边缘。

(4) 如果再次发生性行为，或者避孕膜 / 子宫颈帽已放置≥3h，则应再次涂抹杀精剂。

(5) 避孕膜或子宫颈帽在最后一次性行为后须至少原位放置 6h（6h 后，下生殖道中的精子丧失活力）。

(6) 护士和医生可以提供避孕膜和子宫颈帽的初始安装演示。

六、屏障避孕注意事项

（一）有效性

1. 避孕套

(1) 男用避孕套在持续正确使用时，避孕的有效率为 98%，女用避孕套为 95%。

(2) 避孕套也是预防 HIV 和性传播感染的最有效的方法，如沙眼衣原体、淋病奈瑟菌、阴道毛滴虫、单纯疱疹病毒、生殖器病毒、梅毒和乙肝病毒。

2. 避孕膜和子宫颈帽

如果持续使用、方法正确和配合杀精剂，避孕的有效率在92%～96%。

3. 海绵避孕栓

对分娩内6周的女性避孕效果较差。

注意：如果使用任何方法出现失败时，就需要考虑紧急避孕、性传播感染的检测，以及对HIV暴露的预防性处理。

（二）敏感性

对乳胶蛋白过敏的女性可以使用硅胶制成的避孕膜/子宫颈帽，非乳胶男用或女用避孕套，或者脱蛋白乳胶男用避孕套。

（三）禁忌证

1. 乳胶过敏。

2. 复发性尿路感染、子宫脱垂和厌恶对性器官触摸都是避孕膜/子宫颈帽使用的禁忌。

（四）相对禁忌证

1. 有中毒性休克综合征（toxic shock syndrome，TSS）病史的女性可以使用男用或女用避孕套。

2. 有TSS病史的女性，使用避孕膜或子宫颈帽是英国医学适应性指南（UK Medical Eligibility Criteria，UKMEC）第3类方法（该条件下，理论上或实际上风险通常超过使用该方法的优势）。

3. 对患有HIV或HIV感染高风险的女性，使用避孕膜或子宫颈帽也是UKMEC第3类方法。

（五）男用避孕套

1. 优点

(1) 获得和使用方便。

(2) 自由选择。

(3) 间断性、不频繁和可预测的性交。

(4) 如果使用方法正确能有效避孕。

(5) 对包括HIV在内的大多数性传播感染提供了有效的保护。

(6) 可以预防子宫颈癌。

(7) 不良反应很少见。

2. 缺点

(1) 需要提前计划，可能会中断性生活。

(2) 需要男女双方的参与和配合。

(3) 需要每一次性行为都做好准备工作。

(4) 妥善丢弃使用过的避孕套。

(5) 避孕效果与激素和宫内放置节育器相比，效果较差。

(6) 可能断裂或滑出。

(7) 性交过程中可能降低敏感度。

(8) 有时在性行为期间勃起不稳定的男性可能很难正确使用男用避孕套。

(9) 可能会发生对乳胶的过敏（罕见）。

（六）女用避孕套

1. 优点

(1) 降低了大多数性传播感染的风险，包括HIV。

(2) 可预防子宫颈癌。

(3) 因为它们是由聚氨酯制成的，使用过程中需要配合润滑油一起使用。

(4) 如果其中一方对乳胶过敏，也可以使用。

(5) 至少在性交前8h置入。

(6) 女用避孕套比乳胶男用避孕套更不容易撕裂。

(7) 一些男性喜欢插入过程中更自由的感觉。

(8) 目前还没发现不良反应。

2. 缺点

(1) 需要仔细放置。

(2) 在每次性交时都需要做好准备工作。

(3) 可能会脱落，或者阴茎可能在阴道壁和女用避孕套之间插入。

(4) 在性交过程中可能会产生噪音。

(5) 由于内环，可能会在性行为中引起不适。

(6) 避孕效果不如激素和宫内放置方法。

七、生育意识避孕方法

有时也被称为“自然家庭计划”。这些方法涉及在月经周期的易受孕期避免性交。

（一）自然方法

1. 日历法（安全期避孕法）。

2. 基础体温法。

3. Billings 法（排卵黏液）。

4. 子宫颈触诊法。

5. 哺乳期闭经法（仅可在分娩后进行）。

（二）作用机制

1. 日历法（安全期避孕法）

(1) 基于月经周期的长短和精子在女性生殖道中的存活时间（5～7 天）。

(2) 应该避免在预测排卵时间前后进行性交。

2. 使用排卵的生物学指标

(1) 比基于预期月经第 1 天的单纯计算月经周期更准确。

(2) 可以通过手机应用程序来判断安全期。

(3) 生育追踪设备，如通过每天尿试纸来检测 LH 预测排卵。

（三）有效性

1. 避孕效果相对于其他方法来说较低。

2. 不同方法联合起来可以提高效果。

3. 失败率在 0.4%～24%。

（四）优势

1. 对有宗教或文化信仰的夫妇可能是一个不错的选择。

2. 无不良反应。

3. 无须寻求医疗帮助。

4. 如果女性在希望妊娠时，可以让她们了解自己的排卵周期和自然受孕能力。

5. 可以增强夫妻关系中的沟通和合作。

（五）缺点

1. 性交需要限制在安全期。

2. 月经卵泡期长短不一，增加了受孕风险。

3. 生育意识方法的有效性可能会在哺乳期、停止使用激素治疗或围绝经期降低。

八、女性绝育术前注意事项

手术绝育自 20 世纪 60 年代末开展以来，广受欢迎，现在已成为 40 岁以上女性最常用的避孕方法。

（一）病史

包括：①绝育的原因；②月经史；③当前避孕措施；④妊娠史；⑤既往腹部 / 盆腔手术史；⑥慢病史；⑦药物史。

（二）查体

1. BMI。

2. 腹部检查：①既往手术瘢痕；②盆腔包块。

注意：既往手术史、子宫内膜异位症、盆腔炎或子宫肌瘤可能增加手术的难度。

（三）咨询

1. 女性自愿决策非常重要。

2. 必须讨论手术的替代方案，包括长效可逆避孕药和输精管结扎术。

3. 必须使用有效的避孕措施，直到绝育后的第 1 次月经来潮：失败的最常见原因是在进行手术时或同一周期中已经妊娠！

（四）手术过程

1. 腹腔镜和 Filshie 夹闭术是首选方法。

2. 近年来采用了双侧输卵管切除术，好处包括：①提高了避孕的效果；②降低了卵巢癌发生率；③不影响卵巢储备功能；④降低了避孕失败患者异位妊娠发生的风险。

3. 必须提供纸质版宣传的小册子。

（五）女性绝育的同意书

1. 必须在术前取得女性的书面知情同意：如果怀疑女性精神有问题，需提交法院裁决。

2. 患者必须充分理解该手术是永久性的：复通手术的成功率非常小，英国 NHS 不提供此项服务。

3. 输卵管闭塞术避孕失败的终身风险为 1 : 200，对于双侧输卵管切除术绝育失败风险目前并不清楚，但可能低于输卵管闭塞，手术后数年仍可能发生妊娠，对于 Filshie 夹闭塞输卵管的 10 年长期随访数据表明，其失败率为（2～3）: 1000。

4. 若失败，异位妊娠的风险增加，建议女性在妊娠或出现异常疼痛和出血时及时寻求医疗。

5. 存在损伤风险：①血管；②肠道；③膀胱。

6. 对于既往有腹部手术史的女性需告知存在由腹腔镜手术中转为经腹手术的可能性。

（六）高风险患者

对以下群体的女性进行绝育手术时须小心，因为她们有可能后悔并要求输卵管复通。

1. 年龄＜30 岁的女性。

2. 没有孩子的女性。

3. 在妊娠期间决定绝育的女性。

4. 最近失恋的女性。

九、女性绝育手术

（一）必须的术前检查

1. 记录最后一次月经日期。

2. 检查目前已使用的避孕措施是否持续使用至今。

3. 必须进行妊娠试验检测：对于妊娠试验阴性的女性，也不能完全排除黄体期妊娠的可能性。

4. 如果对妊娠意愿或妊娠风险存在任何疑问，应放弃该手术。

（二）术中操作

1. 推荐日间腹腔镜手术，与微创经腹手术相比，恢复速度更快、并发症发生的风险较小。

2. 通常使用全身麻醉。

3. 目前主要是通过腹腔镜下 Filshie 夹或环形器具行机械性输卵管闭塞，或者双侧输卵管切除术。

4. 电凝闭塞输卵管会增加异位妊娠的风险，并且不易逆转。

5. 改良的 Pomeroy 手术（部分切除输卵管）可能更适合产后绝育或剖宫产时，其失败率较低。

注意：如果操作者技术熟练，可以考虑双侧输卵管切除术。

（三）术后处理

1. 必须告知女性所使用的输卵管闭塞方法以及所有手术并发症。

2. 必须告知在下一个月经来潮前继续使用有效的避孕措施。

（四）特殊情况

1. 妊娠后适当时间间隔后进行输卵管闭塞手术是理想的选择。

2. 产后或流产后绝育：①后悔的风险增加；②可能出现手术失败率增加。

3. 在剖宫产手术中进行绝育，至少需提前 2 周进行咨询和取得同意。

十、紧急避孕

紧急避孕（emergency contraception，EC）指用于避免女性在无保护性行为或避孕失败后的意外妊娠。

具有两种主要形式。

- 口服药：LNG 或醋酸乌利司他（EllaOne®）。
- 宫内装置：铜 -IUCD。

（一）LNG EC

1. 单次口服 1.5mg LNG。

2. 在 72h 内服用，避孕有效率可达 85%。

3. 证据表明超过 96h 服用无效。

4. 如果有需要，也可以在 1 个月经周期中多次使用。

5. 不能为剩余月经周期提供避孕效果，必须使用另一种避孕方法避孕。

6. 不良反应包括以下情况。

(1) 恶心较常见。

(2) 呕吐发生率仅为 1%。

(3) 如果女性在摄入后 2h 内呕吐，应尽快再补服 1 剂。

(4) 阴道不规则流血常发生在第 1 次口服药物 7 天内。

（二）醋酸乌利司他 EC

1. 是孕激素受体调节的口服片剂，紧急避孕比 LNG 更有效。

2. 可以用于无保护性行为的 120h 内。

3. 每个周期只能使用 1 次。

4. 不推荐用于正在口服糖皮质激素控制的严重哮喘患者。

5. 由于作用方式会影响孕激素剩余周期的效果，建议使用另外的避孕方法。

（三）铜 -IUCD EC

1. IUCD 通过直接毒性抑制受精从而起到 EC 的作用。

2. 应优先考虑，是最有效的 EC 方法。

3. 通过诱导子宫内膜的炎症反应抑制着床。

4. 含铜环也可能抑制精子的穿透。

5. 在无保护性行为后的 120h 内可以放置铜 -IUCD。

6. 避孕失败率＜1%。

7. 其风险和并发症与一般的 IUCD 相似。

8. 如果自经期以来没有无保护的性行为，或者不想保留避孕，可以在经期后取出。

第21章 绝经

Menopause

刘禄斌 译　王芬芬 校

一、绝经：概述

所有女性都会经历绝经，平均年龄为51岁。绝经是月经周期的停止，是由卵巢功能衰退和雌激素缺乏引起。全球预期寿命在增加，女性的寿命比男性更长。英国女性的平均预期寿命目前为82.9岁，预计到2031年将达到85岁。因此，预计英国女性有30多年绝经后的生活。人口老龄化迅速发展将进一步凸显绝经后女性健康问题的重要性。

定义

1. 绝经期

由于卵巢的卵泡丧失活力而导致的持久性停止月经。自然绝经被认为是没有其他明显的病理或生理原因存在的情况下发生的连续12个月无月经。

2. 围绝经期

自首次出现接近绝经的临床、生物学和内分泌特征的时期（如血管舒缩症状和月经不规律），直到最后一次月经结束后的12个月。

3. 绝经前期

这个术语通常是指绝经前1～2年的时间，或者绝经前的整个生育期。目前，建议将此术语用于后者的情况。

4. 绝经后期

应该定义为从最后一次月经开始以后的时期，无论绝经是人工诱导还是自然发生的。

5. 绝经过渡期

最后一次月经之前的一段时间，月经周期的变异通常会增加。

6. 更年期

涵盖从生育期向非生育期过渡的阶段。绝经本身是在更年期中发生的一个特定事件，就像初潮是在青春期发生的特定事件一样。

二、绝经：短期后果

（一）血管舒缩症状

潮热和夜间盗汗是绝经期最常见的症状，虽然它们可能在月经停止之前就开始出现，但在最后一次月经后的第1年中，潮热的发生率最高。虽然这些症状通常持续不到5年，但有多达8%的女性在绝经后长达20年都会遭受潮热的困扰。

（二）性功能障碍

性行为和性活动的改变很常见。现在使用的术语是女性性功能障碍。从绝经过渡期早期到晚期，患有性功能障碍的女性比例从42%上升至88%。导致性功能障碍的根本原因通常是多方面的，例如，由于雌激素水平下降而导致的阴道干燥可能会引起性交疼痛。低雄激素水平与性欲降低有关，但相关证据存在争议。非激素因素，如伴侣之间的冲突、生活压力或抑郁症，对女性的性活动兴趣水平也产生重要影响。此外，男性的性问题也不容忽视。

性问题可分为以下几类。

1. 性欲低下。
2. 性唤起障碍。

3. 无法达到性高潮。

4. 性疼痛，如性交疼痛或性交困难。

（三）心理症状

与绝经相关的心理症状包括以下情况。

1. 情绪低落。

2. 焦虑。

3. 易怒及情绪波动。

4. 疲倦及缺乏精力。

幸运的是，只有少数女性在绝经期会经历令人沮丧的情绪变化，而心理问题通常与过去的问题和目前的生活压力有关。

三、更年期：长期后果

（一）骨质疏松症

骨质疏松症影响 1/3 的女性及 1/12 的男性。它是一种以骨强度下降和骨折风险增加为特征的骨骼疾病（表 21–1）。骨强度反映了两个主要特征的结合：骨密度和骨质量。骨密度是指单位面积或单位体积所含的骨量，在任何个体中，骨密度由骨峰值和骨丢失量决定。通过骨密度扫描可以测量髋部和腰椎的骨骼厚度。骨质量是指骨骼结构、更新、损伤积累（如微骨折）和骨矿化。当对骨质疏松的骨骼施加破坏性力量（可能涉及外伤，也可能不涉及）时，就会发生骨折。因此，骨质疏松症是骨折的重要危险因素，骨折是骨质疏松症的临床后果。

骨质疏松症最常见的骨折部位包括：①桡骨下端（腕部或 Colles 骨折）；②股骨近端（髋部）；③椎体。

表 21–1　骨质疏松症的危险因素

危险因素	示　例
遗传因素	骨折家族史（尤其是一级亲属中有髋部骨折的病史）
体质因素	• 低 BMI • 早绝经（绝经年龄＜45 岁）
环境因素	• 吸烟 • 酗酒 • 钙摄入不足 • 久坐不动的生活方式
药物	• 糖皮质激素，每天＞5mg 泼尼松或等效剂量 • 芳香化酶抑制药 • GnRH 类似物
疾病	• 类风湿关节炎 • 神经肌肉疾病 • 慢性肝病 • 慢性肾衰竭 • 吸收不良综合征 • 甲状旁腺功能亢进 • 甲状腺功能亢进 • 性腺功能减退 • 糖尿病

（二）心血管疾病

心肌梗死和脑卒中是主要的临床终点。心血管疾病是 60 岁以上女性最常见的死因。切除卵巢的女性患冠心病的风险比同龄的绝经前女性高出近 2 倍。

（三）泌尿生殖道萎缩

下尿道和生殖道有着共同的胚胎学起源，在成年女性中非常接近。雌激素受体和孕激素受体存在于阴道、尿道、膀胱和盆底肌肉组织中。绝经后的雌激素缺乏会引起泌尿生殖道内的萎缩性变化，并与尿频、尿急、夜尿、尿失禁和反复感染等泌尿系统症状相关。这些症状可能与阴道萎缩的症状同时存在，包括性交疼痛、瘙痒、灼热和干燥。

四、绝经：病史采集与检查

（一）病史采集

1. 症状、月经和避孕方法

(1) 潮热和夜间盗汗。

(2) 阴道干涩。

(3) 其他症状。

(4) 最后一次月经的日期（她可能妊娠了吗）。

(5) 月经的频率、量和持续时间。

(6) 避孕方法。

2. 妇科病史

(1) 子宫切除手术史。

(2) 卵巢切除手术史。

3. 既往病史和手术史

(1) 骨质疏松症的危险因素（表 21–1）。

(2) 确诊的深静脉血栓形成或肺栓塞。

(3) 心血管疾病的危险因素（如吸烟、高血压、糖尿病）。

(4) 乳腺癌、乳腺良性疾病和最近一次乳腺 X 线检查日期（如适用）。

(5) 是否有偏头痛？

(6) 目前使用的药物。

(7) 是否使用替代疗法或辅助疗法？

4. 直系亲属病史

(1) 乳腺癌、卵巢癌或结直肠癌。

(2) 确诊的深静脉血栓形成或肺栓塞。

(3) 心血管疾病。

(4) 骨质疏松症。

（二）检查

1. FSH 仅在诊断存在疑问时有帮助，如年龄<45 岁且 FSH 水平在绝经期范围内（>30U/L）。

2. LH、雌二醇和孕激素对卵巢功能衰退的诊断没有价值。

3. 甲状腺功能测试（游离 T_4 和 TSH）异常可能与绝经期症状混淆。

4. 睾酮水平的价值尚不确定。

5. 如果存在骨质疏松症的显著危险因素（表 21–2），可以进行骨密度检查。

五、过早绝经

理想情况下，过早绝经应定义为绝经年龄比参考人群的平均估值低 2 个标准差以下。然而，现在认为使用“卵巢功能不全”这个术语更为合适。通常以 40 岁为界限，40 岁以下绝经被称为过早绝经，40—45 岁绝经被称为早绝经。40 岁以下绝经的女性比例为 1%，30 岁以下绝经的女性比例为 0.1%。大多数情况下找不到明确的原因。

表 21–2 骨密度

描述	定义
正常	骨密度值介于青年人平均值的 –1 到 +1 标准差之间（T 值为 –1 到 +1 之间）
骨量减少	骨密度值比青年人平均值降低了 –1 到 –2.5 个标准差（T 值为 –1 到 –2.5 之间）
骨质疏松	骨密度值比青年人平均值降低了 –2.5 个标准差或更多（T 值为 –2.5 或更低）

（一）卵巢早衰的原因

1. 原发性原因

(1) 染色体异常。

(2) FSH 受体基因多态性和抑制素 B 突变。

(3) 酶缺陷。

(4) 自身免疫性疾病。

(5) 家族中有早绝经 / 过早绝经的病史。

2. 继发性原因

(1) 化疗和放疗。

(2) 双侧卵巢切除或手术性绝经。

(3) 行子宫切除但未切除卵巢。

(4) 感染。

（二）表现和评估

1. 最常见的表现是继发性闭经或月经减少（可能不一定伴有潮热）。

2. 可以检测到伴随的疾病，尤其是以下情况。

(1) 甲状腺功能减退症。

(2) Addison 病（又称原发性慢性肾上腺皮质功能减退症）。

(3) 糖尿病。

(4) 任何染色体异常（尤其是那些没有成功妊娠的女性）。

注意：除研究外，卵巢活检作为诊断依据的价值尚未得到证实。

（三）过早绝经的管理问题

1. 生殖和避孕

(1) 生育力降低。

(2) 可能需要辅助生殖技术。

(3) 如果没有生育要求，需要采取避孕措施。

2. 雌激素替代疗法

过早绝经的女性需要进行雌激素替代治疗，直到自然绝经的平均年龄，通常认为是 51 岁。

(1) 激素替代疗法。

(2) 连续口服避孕药（COCP，无间隔）。

(3) 关于双膦酸盐、雷奈酸锶或雷洛昔芬的使用没有证据支持。

注意：*关于替代疗法和辅助疗法的有效性没有证据支持。*

（四）过早绝经的后果

1. 未经处理的过早绝经（无雌激素替代治疗）会增加发生骨质疏松症和心血管疾病的风险，但减少乳腺恶性肿瘤的风险。

2. 持续血管舒缩症状的风险增加。

3. 过早绝经可能导致峰值骨量减少（如果年龄在 25 岁以下）或之后的早期骨丢失。

注意：*40 岁之前绝经的女性平均预期寿命比 55 岁以后绝经的女性短 2.0 年。*

六、激素替代治疗：概述

目前有 50 多种激素替代治疗制剂可供选择，具有不同的剂量、组合和给药途径。激素替代治疗（HRT）可以通过全身给药用于缓解血管舒缩症状和骨质疏松，也可以通过阴道（或局部）给药用于缓解阴道干涩等局部症状。对于未切除子宫的女性，激素替代疗法包括雌激素与孕激素的联合应用。

（一）雌激素

激素替代治疗中使用的雌激素包括雌二醇、雌酮和雌三醇，虽然它们是从大豆或山药中化学合成的，但在分子上与人体天然雌激素完全相同。此外，还使用共轭马雌激素，其含有 50%～65% 硫酸雌二醇，其余部分为马雌激素（主要为硫酸马蛋白）。

（二）孕激素

激素替代治疗中使用的孕激素几乎都是人工合成的，并且是从植物中提取的。它们在结构上与孕酮不同。17-OHP 和 19- 去甲睾酮衍生物是激素替代治疗中最常使用的孕激素。

1. 17-OHP

(1) 地屈孕酮。

(2) 醋酸甲羟孕酮。

2. 19- 去甲睾酮衍生物

(1) 炔诺酮。

(2) 左炔诺孕酮（LNG）。

（三）绝经期其他激素的应用

1. 替勃龙

一种合成类固醇化合物，本身无效，但可转化为具有雌激素、孕激素和雄激素作用的代谢产物。它在英国国家药典中被归类为激素替代治疗。用于绝经后女性。它可能增加 60 岁以上女性脑卒中的风险，也可能增加有乳腺癌病史的女性复发风险。

2. 睾酮

可以使用贴片和植入剂来改善性功能。

（四）局部症状的治疗

合成或马来源的结合雌激素因其阴道吸收率高而应避免使用。可选择低剂量的天然雌激素，如阴道雌三醇（乳剂或栓剂）或雌二醇（片剂或环剂）。治疗需长期进行，因为一旦停药，症状就会复发。按照推荐的剂量方案，不会产生子宫内膜不良反应，未切除子宫的女性无须添加孕激素。不建议定期监测子宫内膜厚度。

（五）微粒化黄体酮

认为对情绪、脂质水平、静脉血栓栓塞、乳腺癌影响较小。巴唑昔芬是一种选择性雌激素受体调节药，被批准作为未切除子宫的女性的 HRT 替代品。

（六）基于雌激素的系统性 HRT 类型

1. 子宫切除女性仅使用雌激素。

2. 未切除子宫女性使用雌激素、孕激素。

(1) 围绝经期女性使用周期性孕激素和雌激素。

(2) 绝经后女性连续使用雌激素 + 孕激素合剂（“无出血”激素替代疗法）。

3. 雌激素的给药途径：口服、经皮、皮下注射、经阴道。

4. 孕激素的给药途径：口服、经皮、宫内装置（LNG）。

（七）保护骨骼的最低剂量的激素替代治疗

1. 口服雌二醇：0.5mg。

2. 雌二醇经皮给药：14μg。

3. 雌二醇凝胶：1～5g（取决于制剂：较低剂量可能有效）。

4. 雌二醇植入剂：每 6 个月 25mg。

5. 马尿雌激素：0.3mg/d。

（八）系统性 HRT 的不良反应

1. 雌激素相关：体液潴留、腹胀、阴道出血（可能需要进一步检查）、乳房压痛或肿大、恶心、头痛、腿部抽筋和消化不良（改变剂量、类型和给药途径可能有助于缓解不良反应）。

2. 孕激素相关：体液潴留、乳房胀痛、头痛或偏头痛、情绪波动、抑郁、痤疮、下腹痛、阴道出血（可能需要进一步的检查）、背痛（改变剂量、类型和给药途径可能有助于缓解不良反应）。

注意：与非系统性 HRT 的同龄人相比，没有证据表明系统性 HRT 增加体重。

七、激素替代疗法：益处

两项针对 50 岁以上女性进行的大型研究，包括随机的女性健康倡议（Women’s Health Initiative，WHI）和观察性的百万女性研究（Million Women Study，MWS），引发了关于使用 HRT 存在的利益和风险，以及一些不确定性的争议。

（一）激素替代疗法的益处

1. 缓解血管舒缩症状。

2. 改善泌尿生殖系统症状和性功能。

3. 降低骨质疏松症风险。

4. 降低结直肠癌风险。

（二）缓解血管舒缩症状

1. 雌二醇有效治疗潮热，是 HRT 最常见适应证。通常在 4 周内潮热可以改善，在 3 个月内达到最大疗效。应当至少继续使用 1 年，否则症状会复发，通常使用时间少于 5 年。

2. 雌激素比选择性 5- 羟色胺再摄取抑制药或肾上腺素受体激动药（几乎无效）更有效。

（三）改善泌尿生殖系统症状和性功能

1. 泌尿生殖系统症状对雌激素（阴道或全身给药）反应良好。

2. 改善可能需要几个月时间。

3. 因为症状可能会复发，需长期治疗。

4. 尿失禁不会通过全身治疗得到改善。

5. 特别是年轻的卵巢切除女性，仅用雌激素可能改善性功能，但可能需要增加睾酮。

（四）降低骨质疏松症风险

1. HRT 降低了脊椎、髋部和其他骨质疏松性骨折的风险。

2. 大量流行病学研究表明，持续和终身使用 HRT 是预防骨折的有效方法。

3. 双膦酸盐可有效管理绝经期的骨质疏松症，但在 65 岁以下的女性中需谨慎使用。

4. HRT 的成本明显低于其他疗法，如双膦酸盐、雷奈酸锶和甲状旁腺激素治疗。

（五）降低结直肠癌风险

1. HRT 将结直肠癌的风险降低了大约 1/3。

2. 对于何时停止治疗或高危人群治疗的风险知之甚少。

3. 目前，预防结肠癌并不是 HRT 的一个适应证。

八、激素替代疗法：风险

（一）激素替代疗法的风险

增加乳腺癌、静脉血栓栓塞及胆囊疾病的风险，单用雌激素增加子宫内膜癌的风险。

（二）子宫内膜癌

1. 单用雌激素增加子宫内膜癌的风险：RR=2.3；长期使用风险增加（≥10 年，RR=9.5）；使用≥5 年，停药后风险仍然存在（RR=2.3）。

2. 即使序贯使用孕激素，也无法完全消除此风险（特别是使用≥5 年）。

3. 连续联合 HRT 未发现风险。

（三）静脉血栓栓塞症

注意：HRT 使 VTE 的风险增加了 1 倍多，但绝对风险仍然很小。

1. 非使用者，在 5 年内，VTE 发生率为：50—59 岁女性 3∶1000，60—69 岁女性 8∶1000。

2. 健康女性在使用 HRT≥5 年期间额外的 VTE 事件数量估计为：50—59 岁女性 4∶1000，60—69 岁女性 9∶1000。

3. VTE 最可能发生在 HRT 的第 1 年。

4. 年龄、肥胖和血栓症显著增加 VTE 的风险。

5. 口服 HRT 联合方案中，结合马雌激素和醋酸甲羟孕酮 VTE 的风险最高。

6. 透皮贴剂（联合或仅使用雌激素）与 VTE 的风险无关。

（四）胆囊疾病

注意：HRT 似乎增加了胆囊疾病的风险，但风险与年龄和肥胖有关。使用 HRT 的女性可能有患有潜在疾病而未察觉。

（五）HRT 的持续时间

建议在使用 HRT 5 年或年满 60 岁后停用。风险随年龄和使用时间增加。

（六）HRT 罹患乳腺癌的风险

1. HRT 使用 1 年内罹患乳腺癌风险很小。

2. 使用 HRT 患乳腺癌的风险取决于该治疗方案：包含雌激素－孕激素 HRT 的风险最高。单一雌激素（但内膜癌的风险增加）的 HRT 风险较低。

3. 使用 HRT 1～4 年的女性罹患乳腺癌风险升高：每天使用雌激素和孕激素的女性，罹患风险是 2/100；使用单一雌激素的女性，罹患风险是 1/200。

4. 风险与 HRT 持续时间有关。

5. 曾认为停止 HRT 后这种风险不会持续，但现有证据表明，在持续使用 10 年后，一些风险因素仍会存在，这主要取决于使用的时间。

注意：所有风险估计都是基于在 50 岁开始 HRT；在早发绝经开始 HRT 的女性中并未看到此效应（因此，女性激素暴露的时间可能是相关因素）。

注意：与 HRT 相比，未生育、BMI 较高、首次生育时间晚和乳腺癌家族病史的女性，罹患乳腺癌的风险可能更高。

九、激素替代疗法：不确定性

（一）HRT 的不确定因素

心血管疾病、痴呆症、卵巢癌和生活质量。

（二）心血管疾病

1. HRT 在一级或二级预防中的作用尚不确定，不应主要用于此目的。

2. 选择的 HRT 开始时间、剂量和类型可能对决定心血管效应至关重要。WHI 研究中，在绝经后 10 年内开始使用 HRT 的女性，罹患心脏冠状动脉疾病的风险较晚开始使用的女性更低。

（三）痴呆症和认知能力

雌激素可能会延缓或降低罹患阿尔茨海默病的风险，但已确诊该疾病不能改善。

目前尚不清楚开始进行 HRT 的最佳年龄是多少，或者预防痴呆症的最佳治疗持续时间是多长。

（四）卵巢癌

长期（＞10 年）单一使用雌激素治疗增加罹患卵巢癌的风险。但持续联合孕激素治疗则不会增加该风险。

注意：目前尚无足够证据来变更 HRT 的使用处方。

（五）生活质量

注意：由于使用了不同的测量方法、绝经症状水平的差异、较大的安慰剂效应、可能改变反应的外在因素，这一领域的研究结果存在冲突，使得评估困难。

（六）血管舒缩症状的非药物治疗

1. 中等证据支持：认知行为疗法，催眠疗法。
2. 一些证据支持：饮食和补充植物雌激，针灸。
3. 极少证据支持：冥想 / 放松和减重，生活方式改变（如分层穿衣、节奏呼吸和瑜伽），黑升麻，维生素 E。

十、HRT 的替代疗法

WHI 和 MWS 的发布导致女性停止使用 HRT，并考虑采用其他医疗治疗方法来缓解绝经症状。

（一）血管舒缩症状的治疗

1. SSRI：西酞普兰、艾司西酞普兰、氟西汀和帕罗西汀。
2. 5- 羟色胺和去甲肾上腺素再摄取抑制药（serotonin-norepinephrine reuptake inhibitor，SNRI）：文拉法辛、去甲文拉法辛。
3. 可乐定（α- 激动药）：曾经的主要疗法，但现在发现疗效有限。
4. 抗癫痫药物：加巴喷丁、普瑞巴林。

注意：不应将氟西汀和帕罗西汀与他莫昔芬一起使用，因为它们可能影响其代谢物活性的转化。

（二）预防和治疗骨质疏松症

使用抑制骨吸收或刺激骨形成的药物；钙和维生素 D，双膦酸盐（抑制破骨细胞），选择性雌激素受体再摄取调节药（selective oestrogen reuptake modulator，SERM）。

（三）泌尿生殖道症状

1. 雌二醇

(1) 阴道乳膏、阴道缓释雌二醇环或雌二醇阴道片是治疗阴道萎缩和性交疼痛最有效的方法。

(2) 女性可放心使用，因为其吸收量少，无须额外添加孕激素。

(3) 在一项患有乳腺癌的女性使用研究中，结论是安全的。

2. 奥培米芬

选择性雌激素受体再摄取调节药。

3. 缓解性交疼痛的替代治疗方法

(1) 生物黏合保湿剂（replens™、repHresh™）。

(2) 阴道润滑剂：水基、硅基或油基。

注意：硅基润滑油可能比水基润滑剂更有效。

4. 阴道激光治疗

证据不足，可能是一种安慰剂效应，因此尚未被专业机构推荐。

第22章　泌尿妇科
Urogynaecology

汪银锋　译　　池余刚　校

一、尿失禁的分类

尿失禁指任何不自主的尿液漏出，可由各种不同原因所致。

（一）压力性尿失禁（stress urinary incontinence，SUI）

在用力、打喷嚏或咳嗽时不自觉地漏尿，通常由尿道括约肌无力引起。

（二）急迫性尿失禁（urge urinary incontinence，UUI）

在强烈尿意时或强烈尿意之前的不自主溢尿。尿急合并尿频、夜尿增多，伴或不伴急迫性尿失禁，被称为膀胱过度活动（overactive bladder，OAB）综合征。

（三）混合性尿失禁（mixed urinary incontinence，MUI）

在尿急、用力、打喷嚏或咳嗽均有不自主的溢尿，是最麻烦的一类尿失禁，通常以一个症状为主，如急迫性尿失禁或压力性尿失禁。

（四）充盈性尿失禁

当膀胱容量增大且松弛，逼尿肌张力减弱或功能减退时发生的尿失禁。通常由手术或产后等引起膀胱损伤所致，当残余尿超过膀胱容量的50%，膀胱充盈时出现漏尿，可诊断为充盈性尿失禁。

（五）持续性尿失禁

表现为持续性漏尿，常由于尿瘘或先天性发育异常引起，如异位输尿管。

（六）其他类型的尿失禁

1. 尿路感染、药物、行动障碍或认知障碍引起的尿失禁。

2. 情境性尿失禁，如咯咯笑时的尿失禁。

二、泌尿系统症状

（一）尿失禁

表现为不自主溢尿，大致可分为压力性尿失禁和急迫性尿失禁。

（二）日间尿频

正常情况下，女性在清醒时排尿次数通常在每天4～7次。日间尿频是指女性感觉自己排尿太频繁。

（三）夜尿症

表现为在晚上必须醒来一次或多次排尿。70岁之前，多于一次夜尿被认为是异常的。

（四）夜间遗尿

在睡眠中发生的尿失禁。

（五）尿急

是指突然出现的强烈尿意，很难推迟。尿急最常见的原因是膀胱逼尿肌的过度活跃，但膀胱炎症性疾病如间质性膀胱炎也可能出现这种症状。

（六）排尿困难

包括：①排尿犹豫（排尿起始困难）；②排尿

费力；③尿流缓慢或中断。

（七）提示尿道梗阻、逼尿肌活动不足或逼尿肌收缩与尿道松弛之间不协调的症状

1. 排尿后症状

包括：①膀胱排空不完全的感觉；②最后滴尿（排尿的最后部分延长）；③排尿后滴漏（排尿后立即出现不自觉地尿液流出）。

2. 膀胱感觉缺失或下降

通常是由于脊髓损伤或骨盆手术引起的去神经支配，导致尿频和膀胱容量增大，常伴有充盈性尿失禁。

3. 膀胱疼痛

通常在膀胱充盈时发生，排空后减轻，常位于耻骨上或耻骨后。疼痛提示膀胱内病变，如间质性膀胱炎或恶性肿瘤，需要进一步检查。

4. 尿道疼痛

在排尿前、排尿中或排尿后的尿道内疼痛，通常是女性自己指出不适的部位。

5. 尿痛

排尿时出现的膀胱（耻骨上）或尿道疼痛，常与尿路感染相关。

6. 血尿

尿液中有血，可以是镜下血尿或肉眼血尿。血尿很重要，需要进一步检查。

三、下尿路的评估：病史和体格检查

（一）病史

1. 应记录泌尿系统症状的发生时间、持续时间和严重程度，应明确主要症状，如尿急、急迫性尿失禁或压力性尿失禁。

2. 不同的潜在疾病可能导致类似的泌尿系统症状，仅凭病史往往不能很好地预测疾病的病理生理学机制。

3. 检查评估其他共存的疾病并优化治疗方案，如糖尿病与尿量增多显著相关，许多药物也可以改变膀胱功能。

4. 询问结直肠症状和泌尿生殖系统脱垂情况。

（二）生活质量评估

1. 良好的病史采集能了解临床症状如何影响患者日常生活、社会关系、人际关系和性生活等各个方面。

2. 特定的生活质量问卷可以深入评估临床症状对女性生活的影响，各种问卷调查表可在国际尿失禁协会网站获取（www.iciq.net）。

（三）排尿日记

排尿日记（图 22-1）是一种简单、实用、可客观量化液体摄入和排尿行为的方法，至少记录 24h（通常为 3 天）的液体摄入量、频率、排尿次数和漏尿次数。

（四）体格检查

1. 全身检查

(1) BMI、血压、尿常规。

(2) 检查是否有全身性疾病的征象。

(3) 活动能力和精神状态。

(4) 肌力测定：主动运动和被动检测。

(5) 当有神经系统症状时，应行神经系统检查。

2. 腹部检查

(1) 排除腹部或盆腔肿块（注意：包括妊娠）。

(2) 排除膀胱充盈（梗阻 / 潴留）。

3. 盆腔检查

(1) 外阴皮肤状况（任何萎缩、红斑或水肿）。

(2) 评估是否存在子宫脱垂及严重程度。

(3) 评估用力时尿道口和膀胱颈下降情况。

(4) 评估盆底肌力（采用修改后的牛津量表，分 0～5 级；盆腔脏器脱垂临床评估）。

（五）从排尿日记中可获得以下信息

1. 功能性膀胱容量。
2. 每天尿量。
3. 每天夜尿量。
4. 液体摄入总量。
5. 全天的液体摄入分布情况。
6. 总排尿量和排尿的日分布。
7. 评估尿失禁的严重程度。

排尿日记 姓名＿＿＿＿＿住院号 / 门诊号＿＿＿＿＿时间＿＿＿＿＿									
时间	2022.06.20（第 1 天）			2022.06.21（第 2 天）			2022.06.22（第 3 天）		
上午	入量	尿量	失禁	入量	尿量	失禁	入量	尿量	失禁
1		300	×		500	×			
2		300	×						
3					600	×		700	×
4		350	×						
5									
6					600	×		600	×
7		500	×						
8				250	300			500	×
9	250	300		200			250		
10								300	
11							200		
12				200				100	
下午									
1	200	100			100				
2							200	300	
3									
4				200					
5	250	120						200	
6							200		
7				200	100				
8									
9		200			100				
10									
11		100			200		200	200	
12									
合计	650	2270		1050	2500		1050	2800	

▲ 图 22-1　连续 3 天的排尿日记提示严重的夜尿症

四、下尿路的评估：辅助检查

（一）基本检查

1. 尿常规

尿常规是一种敏感而经济的筛查尿液中白细胞酯酶、亚硝酸盐、蛋白质、隐血和葡萄糖的方法。

2. 尿培养

当初筛试验阳性时，应进行中段尿培养，并行药物敏感性试验。

3. 残余尿测定

通过超声或导尿的方法测定残余尿，以排除膀胱排空不完全。

4. 尿垫试验

尿垫试验是一种基于在一段时间内尿垫重量增加的量化漏尿情况的简单方法。但这对确定漏尿的原因没有帮助，不建议作为常规检查。

（二）膀胱尿道镜检查

1. 可视化观察所有下尿路，包括尿道、膀胱黏膜、三角区和输尿管口。

2. 在麻醉或非麻醉下均可进行，使用硬性或柔性膀胱镜。

3. 膀胱活检可获得组织学诊断并排除恶性肿瘤。

4. 对于怀疑间质性膀胱炎的患者，需要在膀胱初始扩张后，再次膀胱镜检查以发现黏膜下血管小球或斑点状出血。

注意：这需要全身麻醉。

（三）膀胱尿道镜检查的适应证

适应证包括：①复发性尿路感染；②血尿；③膀胱疼痛；④怀疑尿路损伤或尿瘘；⑤排除膀胱肿瘤或结石；⑥怀疑间质性膀胱炎；⑦排除网片并发症，如网片侵蚀。

五、下尿路的评估：影像学

对于所有出现泌尿系统症状的女性，下尿路影像学检查不必作为常规检查，而应该有针对性地对特定的指征进行检查。

1. 超声：超声广泛用于排除膀胱排空不完全，检查先天性异常、结石、肿瘤，发现肾脏皮质瘢痕。

2. 腹部平片：可用于筛查各种情况，包括异物和结石。

3. 增强 CT：①适用于肾肿块、肾结石、输尿管或膀胱病变的影像学选择；②血尿病因的常规检查。

4. 静脉尿路造影术：用于神经源性膀胱，或者怀疑泌尿道先天和后天异常的女性，如膀胱阴道瘘。相比于静脉尿路造影术，增强 CT 更准确和快捷。

5. 排泄性膀胱尿道造影术：可用于显示膀胱和尿道瘘、膀胱输尿管反流和下尿路解剖异常，如尿道憩室。

6.MRI：主要用于肾脏或盆腔肿块性质判定及肿瘤分期。鉴于其经济成本和有效性，在盆腔脏器脱垂和尿失禁中，MRI 主要作为一种研究技术。

7. 以下情况需要进行泌尿道影像学检查：①复发性尿路感染；②血尿；③需与阴道旁囊肿鉴别的尿道憩室；④怀疑输尿管损伤；⑤怀疑尿道或膀胱瘘；⑤怀疑恶性肿瘤或肾结石。

六、下尿路的评估：尿动力学检查

（一）定义

尿动力学检查是指膀胱容量和排尿能力的组合检查，包括尿流率、残余尿和膀胱内压力测定。此外，还可进行尿道压力测量和可视化尿动力学检查。

（二）尿流率

尿流率是一种可用于筛查排尿困难的简单、无创的检查方法。患者在一个连有尿流量计的马桶上小便，测量随时间变化的排尿量，并绘制成图（图 22–2）。

（三）膀胱测压

1. 包括测量膀胱在充盈和排尿过程中的压力 / 容量关系，是检测膀胱功能的有效手段。

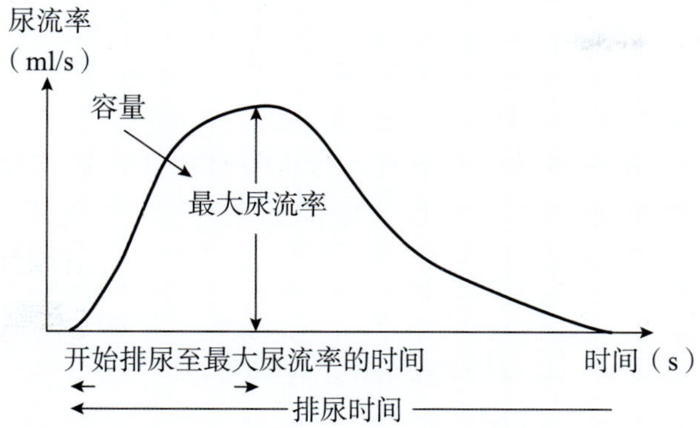

▲ 图 22-2　正常尿流量的图示

排尿量：经尿道排出的总容量，即尿流时间曲线下的面积。最大流量：流量的最大测量值。平均流量：曲线下面积除以排尿时间。排尿时间：实际发生可测量的排尿时间

2. 通过导管向膀胱内注入生理盐水，并记录初始充盈感、初始尿意、强烈尿意时的膀胱内压力（图 22-3）。

3. 逼尿肌压力可通过膀胱内压减去腹内压间接计算（图 22-4）。

4. 在膀胱充盈过程中，嘱患者每隔一段时间咳嗽一次，用来检验测量的稳定性。

5. 记录充盈过程及在膀胱充满后进行刺激测试，如咳嗽、站立、跳跃和听流水声等情况下逼尿肌收缩和漏尿情况。

6. 在测试结束时，嘱患者排空膀胱，并进行压力 / 流量分析。

（四）可视化尿动力学检查

通过碘油膀胱灌注，结合膀胱颈部透视成像技术和膀胱内压测定，能够检测逼尿肌 – 括约肌协调作用障碍、膀胱输尿管反流、在患有神经源性膀胱疾病的女性中常见的泌尿道异常。

（五）动态尿动力学监测

通过佩戴一个小型记录设备，将信息下载到计算机中进行分析和审查。膀胱自然状态下充盈，嘱患者进行正常的日常活动，包括引起症状的活动。适用于当实验室内标准的尿动力学未能很好反映患者在日常生活中的症状时，尤其对于逼尿肌过度活动的患者。

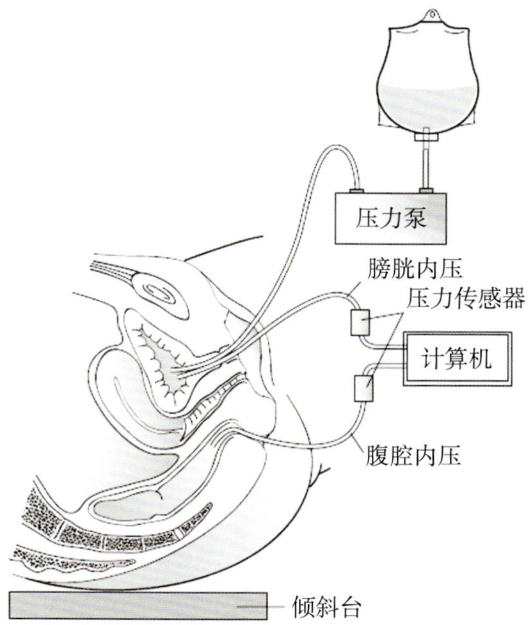

▲ 图 22-3　膀胱压力测定导管位置示意

需要三根导管：膀胱内的一根导管用于膀胱灌注，第二根用于膀胱内压力测量，第三根在直肠内用来测量腹部压力［经许可转载，引自 Cardozo L, Staskin D (2001). *Textbook of female urology and urogynaecology*, published by Taylor and Francis, London.］

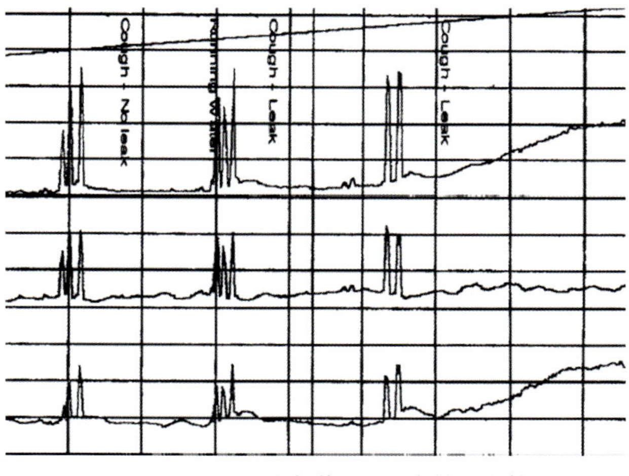

▲ 图 22-4　尿动力学显示压力性尿失禁

最上边一条曲线显示膀胱内压力（P_{ves}），中间曲线显示腹部压力（P_{abd}），两者都是随时间测量的。最下边一条曲线显示逼尿肌压力，由膀胱内压减去腹内压（$P_{det}=P_{ves}-P_{abd}$）得到。在测试期间，逼尿肌压力并没有由于咳嗽等诱发因素而改变，漏尿只是由于咳嗽引起的腹内压力升高的瞬间发生

七、压力性尿失禁：概述

（一）定义

1. 压力性尿失禁：在用力、打喷嚏或咳嗽等情况下的不自主漏尿。

2. 尿动力学压力性尿失禁：没有逼尿肌收缩，而在腹部压力升高的情况下发生的不自主漏尿。与 SUI 不同，它只能通过尿动力学检查明确诊断（图 22–4）。

（二）发病率

SUI 是女性寻求诊疗建议的最常见的泌尿系统疾病。1/10 的女性都会在人生的某个阶段遭受这种困扰，其中 50% 的尿失禁患者为单纯性压力性失禁，30%～40% 患者有急迫性和压力性尿失禁的混合症状。

（三）病理生理学和病因学

1. 当膀胱内压力超过尿道闭合压力时发生 SUI。

2. 分娩是最常见的病因，在分娩期间通常发生盆底去神经支配损伤。

3. 绝经后雌激素缺乏，使得盆底支撑减弱和尿路上皮变薄。

4. 膀胱颈功能障碍偶尔也可由先天发育异常、盆腔放疗或手术创伤导致。

（四）临床表现

1. 症状

女性典型的主诉为在咳嗽、打喷嚏、跑步、跳跃或负重时出现漏尿，往往是伴随运动时腹压增加所致少量漏尿。

2. 体征

可表现为尿道和阴道前壁下降。通过让女性在膀胱充盈状态下咳嗽，可能会出现压力性尿失禁。

（五）辅助检查

1. 尿常规

留取中段尿，以排除感染或糖尿。

2. 排尿日记

通常显示正常的排尿频率和膀胱功能容量；由于女性可能频繁地排空膀胱以防止漏尿，可以观察到排尿频率轻度增加。

3. 尿动力学

当需要进行手术时，为了明确诊断，并检查是否同时存在逼尿肌过度活动和排尿功能障碍，应进行尿动力学检查。

八、压力性尿失禁：保守治疗

SUI 会影响女性的生活质量，但不会危及生命，因此应首先尝试保守治疗。

- 生活方式干预：当 BMI ＞30kg/m^2 时应控制体重、戒烟、治疗慢性咳嗽和便秘。
- 盆底肌训练：至少 3 个月的盆底肌训练应作为一线治疗，物理治疗师通常需要制订个性化的方案，但每天 3 组，每组 8～12 次，持续 6～8s 的缓慢最大收缩是一个常见的方案，同时盆底肌训练需要长期进行。
- 生物反馈：利用装置将盆底肌收缩的效果转化为视觉或听觉信号，允许女性对改善情况进行客观评估。
- 电刺激：可以帮助无法进行盆底肌收缩的女性产生肌收缩。
- 阴道锥 / 阴道哑铃：通过一种逐渐施加阻力的方法，以帮助盆底肌收缩。

（一）SUI 的药物治疗

度洛西汀是唯一被批准用于治疗中重度 SUI 的药物，是一种通过中枢介导途径增强尿道括约肌功能的去甲肾上腺素再摄取抑制药。然而，它有明显的不良反应，最常见的是恶心（高达 25%），其他不良反应包括消化不良、口干、失眠或嗜睡、头晕等。英国 NICE 不建议作为一线用药。

（二）SUI 保守治疗的适应证

1. 轻微或容易控制的症状。
2. 未完成生育。
3. 妊娠期间出现的症状。
4. 存在手术禁忌证。

5. 患者拒绝手术。

九、压力性尿失禁：手术治疗

当保守治疗失败或严重影响患者生活质量时可考虑手术治疗。在手术治疗之前，需明确尿失禁的原因：尿道括约肌功能不全可以通过手术成功治疗，但逼尿肌过度活动症，手术反而可能加重病情，这种影响很大程度上是不可逆的。

（一）尿道旁注射

该手术并发症低，可在门诊局部麻醉下进行，但尿道周围注射膨胀剂的直接成功率较低，为 20%～40%，并且随着时间的推移效果会逐渐消失。注射治疗适用于：①体弱多病、年老或身体状况不能耐受手术；②尚未结婚的年轻女性；③排尿功能障碍风险较高的患者。常用的尿道周围膨胀剂包括：①戊二醛交联的牛胶原蛋白；②水基凝胶（Bulkamid®）。

（二）Burch 阴道悬吊术

通过耻骨上低位横向切口进入耻骨后间隙，并在膀胱颈水平的阴道旁筋膜和同侧髂耻韧带（Cooper 韧带）之间缝合 2～3 针。总体而言，已发表的数据 Meta 分析表明，Burch 术式作为首次手术的有效性为 90%，重复手术的有效性为 83%。该术式的并发症包括出血、膀胱或输尿管损伤、排尿困难、新发的逼尿肌过度活动、肠疝或直肠膨出等。Burch 术式很大程度上被无张力阴道吊带（tension-free vaginal tape，TVT）取代，但近期有重新流行之势。

（三）腹腔镜阴道悬吊术

其疗效和并发症与开放式手术相似，但在技术上要求更高，需要更多的腹腔镜专业知识。

（四）自体筋膜吊带

取一条腹直肌筋膜以类似于 TVT 的方式插入，成功率高达 93%，但手术并发症较高，如切口相关并发症、疝气、排尿功能障碍等。在目前网片争议较大的医疗背景下，一些患者可将其作为 TVT 的替代方案。

（五）经阴道无张力尿道悬吊术

使用局部麻醉、区域麻醉或全身麻醉，通过阴道小切口将聚丙烯吊带置于尿道中部，并进行膀胱尿道镜检查以确保膀胱或尿道没有损伤。该手术是微创的，大多数患者在 2 周内可恢复正常活动，客观治愈率为 82%～98%（平均 94%），在网片存在争议之前，该术式是英国治疗 SUI 的最常用的方法（图 22-5）。手术并发症包括：①膀胱损伤中高危风险，为 5%～10%，但只要治疗得当，似乎没有长期后遗症；②耻骨后血肿、感染和排尿困难；③吊带侵蚀阴道和尿道。

（六）经闭孔尿道中段无张力悬吊术

经闭孔穿过闭孔肌、内收肌放置聚丙烯吊带，与 TVT 的主要区别在于无须进入耻骨后间隙，膀胱穿孔的风险低。对于有广泛的腹部 / 盆腔手术史的患者，经闭孔尿道中段无张力悬吊术可能更适合。经闭孔路径吊带的潜在问题是神经损伤的风险较高，高达 20% 的患者会出现慢性腹股沟区疼痛。

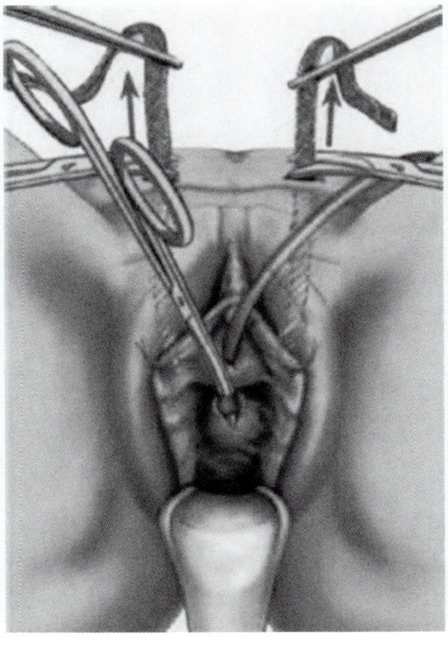

▲ 图 22-5 TVT：将 U 形吊带放置于尿道下方，调整张力使得患者咳嗽时没有漏尿

图片由 ETHICON Wome's Health and Urology 提供

英国“网片争议”

由于担心其并发症，截至出版，所有经阴道植入网片均被英国 NHS 暂停。

2019 年发表的 NICE 指南建议在详细讨论风险和收益后为尿失禁患者提供手术选择方案。

拓展阅读

NICE (2019).Urinary incontinence and pelvic organ prolapse in women:management.NICE guideline[NG123]. www.nice.org.uk/guidance/ng123.

十、膀胱过度活动综合征：概述

（一）定义

OAB 是一种慢性疾病，表现为尿急，伴或不伴急迫性尿失禁，通常伴尿频或夜尿。可能意味着膀胱逼尿肌过度活动，但需要通过尿动力学检查辅助诊断（图 22–6）。

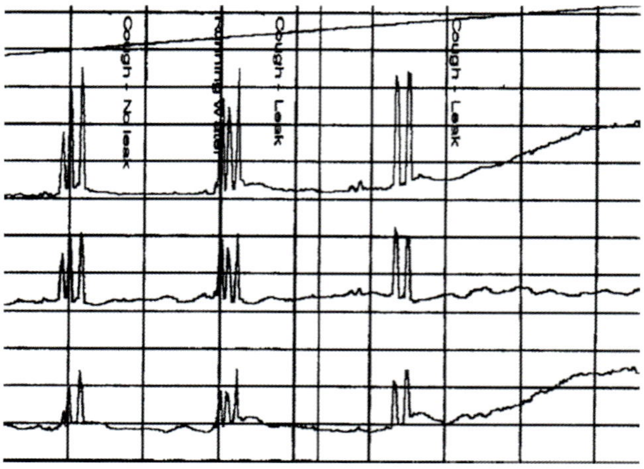

▲ 图 22–6　尿动力学显示逼尿肌过度活动

最上面的描记的曲线代表膀胱内压力（P_{ves}）随时间变化而急剧变化。中间曲线表示腹部压力（P_{abd}）没有类似的表现，最下面的曲线由膀胱内压减去腹内压力（$P_{det}=P_{ves}-P_{abd}$）而得，显示膀胱逼尿肌过度活动

（二）病因

大多数情况下是特发性的，也可继发于骨盆或尿失禁手术，流出道梗阻引起的OAB并不常见。神经源性逼尿肌过度活动见于多发性硬化症、脊柱裂和上运动神经元病变等情况。

（三）OAB 的临床特征

OAB 的临床症状包括尿频、尿急、急迫性尿失禁和夜尿，特定的因素通常会诱发症状，如寒冷、开门或听到流水声。膀胱收缩（逼尿肌过度活动）也可能由腹压增高（如咳嗽或打喷嚏）引起，须与 SUI 鉴别，突发的大量漏尿会严重影响患者生活质量。

（四）辅助检查

1. 尿培养

OAB 症状与尿路感染症状类似，需检查尿培养以排除尿路感染。

2. 排尿日记

典型特征是每天发生的尿频、尿急和急迫性尿失禁，而每次的排尿量较少。夜尿症是 OAB 的共同特征。

3. 尿动力学

在自发状态或诱因下出现的膀胱充盈期不自主逼尿肌收缩。伴有神经系统疾病的女性中推荐可视化尿动力学检查，可排除膀胱内压持续显著升高引起的继发性膀胱输尿管反流或肾脏损害。

（五）诊断

在症状复杂的女性中，尿动力学检查有助于 OAB 的诊断。在诊断 OAB 之前尚需排除其他因素，如代谢异常（糖尿病或高钙血症）、物理原因（脱垂或粪便嵌塞）或泌尿系统病理状态（尿路感染或间质性膀胱炎）。

（六）重点

OAB 是影响着 1/6 女性的常见疾病。

随着年龄的增加，OAB 发病率升高。

OAB 是尿失禁的第二大常见原因。

OAB 是老年女性尿失禁的最常见原因。

尿动力学检查是诊断逼尿肌过度活动的必要条件。

OAB 症状往往严重影响生活质量。

十一、膀胱过度活动综合征：膀胱过度活动综合征的治疗 Ⅰ

（一）保守治疗

1. 行为治疗

建议每天摄入 1～1.5L 液体，避免含咖啡饮料（茶、咖啡、可乐）和酒精摄入，慎用各种改变膀胱功能的药物，如利尿药和抗精神病药。

2. 膀胱训练

膀胱训练的原则是基于抑制尿意感和延长排尿间隔时间可以与盆底肌训练一起进行。据报道，单独使用膀胱训练的治愈率为 44%～90%。

3. 催眠疗法和针灸

这些方法在某些情况下是有效的，但复发率非常高。

（二）药物治疗

1. 抗胆碱能药物

基本原理是阻断副交感神经，放松逼尿肌。其不良反应包括口干（30%）、便秘、恶心、消化不良和胀气，视力模糊、头晕和失眠，心悸和心律失常。数据表明，长期使用抗胆碱能药物与痴呆发病率之间存在联系，长期治疗的女性应每年评估一次，如果超过 75 岁，则应每 6 个月评估一次。尽管有些不良反应可能比其他的耐受性更好，但仍需在开始治疗前告知患者，并根据疗效和不良反应调整剂量（表 22-1）。

2. β_3- 肾上腺素受体激动药

激活 β_3- 肾上腺素受体，使膀胱放松，从而有助于增加膀胱容量和储尿功能。对于抗胆碱能药物不能耐受、无效或有禁忌的患者，推荐米拉贝隆 25～50mg，每天 1 次，口服。

3. 雌激素

阴道萎缩的女性可以尝试阴道内雌激素治疗，通常有助于缓解尿急、急迫性尿失禁、尿频和夜尿等症状。不推荐全身激素替代疗法。

（三）抗胆碱能药物的禁忌证

急性窄角性青光眼、重症肌无力、尿潴留或流出道梗阻、严重溃疡性结肠炎、胃肠道梗阻、痴呆或认知障碍患者慎用。

十二、膀胱过度活动综合征：膀胱过度活动综合征的治疗 Ⅱ

（一）肉毒素 A

肉毒素 A 阻断神经肌肉传递，导致暂时性麻痹。越来越多地应用于难治性 OAB 的治疗，疗效高达 90%。通常在局部麻醉下经膀胱镜注入逼尿肌，6～12 个月需要重复注射 1 次。尿潴留发生率为 5%～10%，如果发生，可能需要间歇性的自我导尿，重复注射的长期影响仍不明确，有待于进一步研究。

（二）神经调节和骶神经刺激

通过植入电脉冲发生器持续刺激 S_3 神经根，可以抑制逼尿肌收缩，在难治性 OAB 中的应用增加。总体上，神经调节的临床成功率高达 50%。

表 22-1 抗胆碱能药物及剂量

药 物	剂 量	受体选择性	备 注
奥昔布宁	2.5～5mg，每天 2～4 次	M1、M3	老年患者降低剂量，体弱者禁用（有跌倒和混乱的风险）；可用透皮贴片（可降低不良反应）
托特罗定	2mg，每天 2 次	无	
弗斯特罗定	4～8mg，每天 1 次	M3	
索利那新	5～10mg，每天 1 次	M3	
达非那新	7.5～15mg，每天 1 次	M3	
曲司氯铵	20mg，每天 1 次	无	难以透过血脑屏障

（三）OAB 的手术治疗

手术只适用于那些身体虚弱的患者，以及药物、行为治疗和（或）神经调节疗法无效的患者。逼尿肌切除术和膀胱增大成形术等疗效有限，并发症发生率高，因此很少采用。永久性尿路改道只适用于少数难治性尿失禁的女性。

十三、盆底解剖

盆底由肌肉和筋膜结构组成，为盆腔脏器和阴道、尿道和直肠的外部开口提供支撑（图 22–7）。子宫和阴道通过骨盆内筋膜附着体悬挂在骨盆侧壁上，这些附着体在三个水平上支撑着阴道。

（一）三水平阴道支撑

1. 第一水平

子宫颈和阴道上 1/3，主要由附着于子宫颈上的主韧带和和子宫骶韧带构成主骶韧带环，将子宫悬挂在骨盆侧壁和骶骨上。

2. 第二水平

阴道中部通过盆内筋膜附着于骨盆壁侧边。

3. 第三水平

阴道的下半部分，由肛提肌和会阴体支撑，肛提肌及其相关筋膜称为盆膈。

阴道的轴向也很重要，它通常水平地位于肛提肌上，当咳嗽或其他腹内压增高的活动时提供保护（图 22–7）。不同水平的阴道支撑组织损伤会导致不同类型的脱垂，因此，了解这种解剖结构很重要。

（二）脱垂的病因

1. 妊娠和阴道分娩：脱垂在未产女性中并不常见，阴道分娩可能造成机械性损伤和骨盆底去神经损伤。巨大儿、第二产程延长、器械助产（如产钳）增加脱垂风险。

2. 先天性因素：胶原代谢异常，如 Ehlers-Danlos 综合征可导致脱垂。

3. 绝经：脱垂的发生率随年龄增长而增加，可能是由于雌激素降低导致胶原结缔组织的退化。

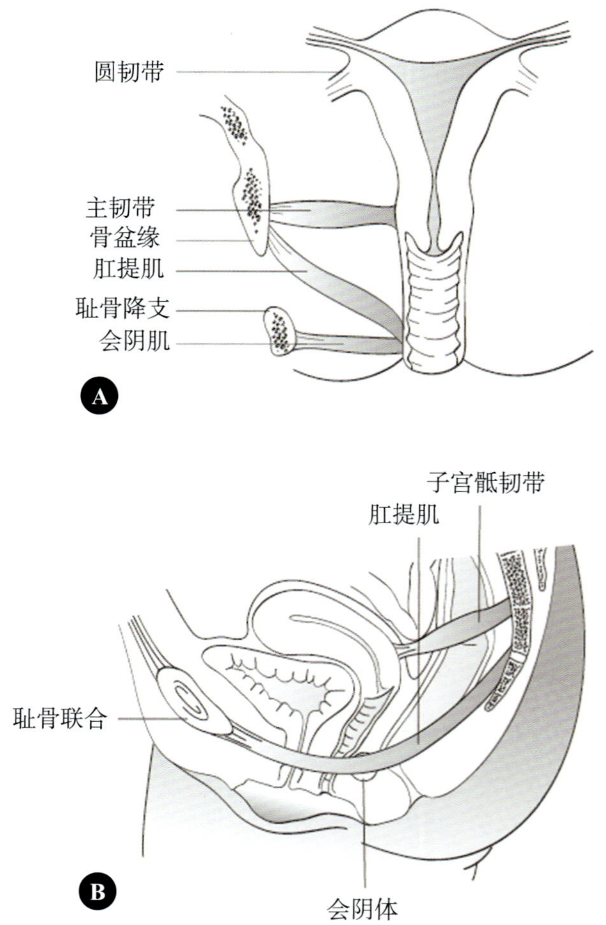

▲ 图 22–7 **A. 骨盆冠状面，显示主韧带和肛提肌；B. 骨盆侧视图，显示子宫骶韧带和肛提肌**

经许可转载，引自 Impey L. (1999). *Obstetrics and Gynaecology*. Oxford: Wiley- Blackwell Publishing.

4. 慢性诱发因素：由于肥胖、慢性咳嗽、便秘、举重或盆腔肿块等因素引起的任何慢性腹内压力增加都会加重脱垂。

5. 医源性因素：骨盆手术也可能影响脱垂的发生。子宫切除术与随后的阴道穹隆脱垂有关，特别是当最初的适应证是脱垂时。尿失禁手术虽然抬高了膀胱颈，但可能导致其他盆腔腔室的缺陷，如 Burch 阴道悬吊术可能导致直肠膨出和肠疝形成。

十四、脱垂：分类

（一）定义

脱垂是指子宫和（或）阴道超出正常解剖位置的突出，常累及膀胱、尿道、直肠和肠道。

（二）发病率

由于许多女性未就诊，以及临床检查与症状不一定相符，脱垂的实际发生率很难确定，但它可能是非常常见的，尤其是老年女性存在不同程度的脱垂。

（三）脱垂的分类

子宫阴道脱垂的类型是根据解剖缺陷位置和累及的盆腔脏器分类的（图 22-8）。

1. 膀胱膨出：表现为阴道前壁的脱垂，累及膀胱。通常伴有尿道脱垂，这种情况下称为膀胱尿道膨出。

2. 子宫（顶端）脱垂：指子宫、宫颈和阴道上部脱垂。如果子宫已经被切除，子宫原来所在位置的阴道穹隆或顶部也可能会出现脱垂。

3. 肠疝：阴道后壁上段的脱垂，形成的囊袋中通常包含小肠。

4. 直肠前突：阴道后壁下段膨出，累及直肠前壁。

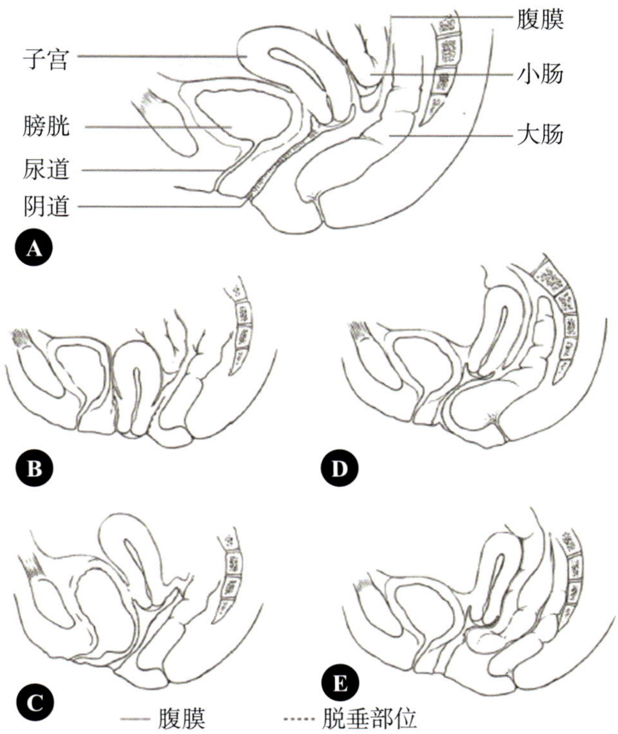

▲ 图 22-8 脱垂类型

A. 正常盆腔；B. 子宫脱垂；C. 膀胱膨出；D. 直肠前突；E. 肠疝［经许可转载，引自 Impey L. (1999) *Obstetrics and Gynaecology*. Oxford: Wiley- Blackwell Publishing］

（四）脱垂的分期

脱垂的评分系统很多，但都存在一定利弊，缺乏统一标准，有些甚至是复杂和不切实际的。1996 年，国际尿失禁协会（International Continence Society，ICS）标准化委员会发布了盆腔器官脱垂量化（Pelvic Organ Prolapse Quantification，POP-Q）评分系统，该系统将阴道内的一些指示点与处女膜的水平进行比较。另一个常用的分类法是 Baden-Walker 分类法：

Ⅰ度，脱垂的最低点下降至距处女膜半程处。

Ⅱ度，脱垂的最低点达到处女膜。

Ⅲ度，脱垂的最低点达处女膜以外。

十五、脱垂：临床评估

（一）症状

盆腔脏器脱垂可能没有临床症状，常见的有以下症状。

1. 一般症状

(1) 盆腔坠胀不适感。

(2) 感觉“有个肿块掉下来”。

(3) 性交困难或卫生棉条插入困难。

(4) 全身不适和背痛。

2. 膀胱尿道膨出

(1) 尿频尿急。

(2) 膀胱排空不完全。

(3) 当尿道因阴道前壁膨出而扭曲时出现尿潴留和尿流率下降。

3. 直肠前突

便秘、排便困难，需要手指帮助排便。

随着站立时间的延长，症状往往会加重，同时表现为晨轻暮重。如果是 3 期或 4 期脱垂，可能会出现黏膜溃疡和苔藓变，导致阴道出血和分泌物增多。

（二）体格检查

双合诊排除盆腔肿块。阴道检查最好是在患者左侧卧位下用 Sims 窥器，依次检查阴道壁是否存在下降和萎缩，如果有必要，可将 Vulsellum 钳钳夹子宫颈，牵引显示子宫脱垂的严重程度，可能导致明显的不适，操作时要非常轻柔。有时，脱垂可能只有在女性站立或用力屏气时才会出现。另外，需要结合评估盆底肌肉力量（框 22-1）。

框 22-1　改良牛津骨盆底肌力分级系统

使用阴道触诊评价骨盆底肌肉的分级

- 0：不收缩
- 1：非常弱的收缩
- 2：弱收缩
- 3：中等程度收缩
- 4：良好的收缩
- 5：强有力的收缩

（三）生活质量评估

症状会影响患者生活质量，对其社会、心理、职业或性方面造成影响。自我评价问卷可以全面评估脱垂症状及其影响，如国际尿失禁咨询问卷（Vaginal Symptoms Module of the International Consultation on Incontinence Questionnaire，ICIQ-VS）的阴道症状模块（www.iciq.net）。

（四）辅助检查

如果临床怀疑存在盆腔或腹腔肿块，可行超声检查排除。如果出现尿失禁，需要进行尿动力学检查。此外，术前常规检查心电图、胸片、全血细胞计数、尿素和电解质。

（五）盆腔脏器脱垂的预防

1. 避免产程时间过长。
2. 器械助娩时要注意骨盆解剖。
3. 鼓励坚持产后盆底锻炼。
4. 控制体重。
5. 治疗慢性便秘。
6. 治疗慢性咳嗽（包括戒烟）。

十六、脱垂：保守治疗

（一）物理治疗

物理治疗对 1～2 期脱垂有一定作用。

1. 盆底肌锻炼：在理疗师的直接指导下进行最有效，可改善年轻产妇的盆底肌张力，但对严重子宫阴道脱垂的女性可能效果欠佳。
2. 生物反馈和阴道哑铃。

（二）阴道内装置（子宫托）

子宫托（图 22-9）为拒绝手术、不适合手术或有手术禁忌的女性提供了保守治疗的措施，需每 6 个月更换 1 次，局部雌激素可以降低阴道黏膜糜烂的风险。

1. 环状子宫托：最常用的一种子宫托，有许多不同的尺寸（52～129mm），放置在耻骨联合后方和阴道的后穹隆之间，需要教会患者自己放置和取出子宫托，以利于性生活。
2. 架子式子宫托：当阴道松弛和（或）会阴体缺陷无法使用环状子宫托时，可使用架子式子宫托，但该子宫托取放困难，并且会影响性生活。
3. Hodge 子宫托：这是经典的子宫托，可用于矫正子宫后倾，但现在的临床实践中几乎已不再使用。
4. 立方状或甜甜圈状子宫托：只适合在明显脱垂且其他类型的子宫托没有效果时使用，临床应用较少。

（三）影响脱垂治疗的因素

1. 症状严重程度。
2. 脱垂等级（无症状的 1 期脱垂不需要治疗）。
3. 年龄、胎次和再生育意愿。
4. 患者的性行为。
5. 存在加重症状的因素，如吸烟和肥胖。
6. 泌尿系统症状。
7. 其他妇科问题，如月经过多。
8. 合并症和既往手术史。

十七、脱垂：前盆腔和后盆腔脱垂的手术治疗

手术是治疗脱垂的最终方法，手术方案的选择取决于患者意愿和脱垂的类型。

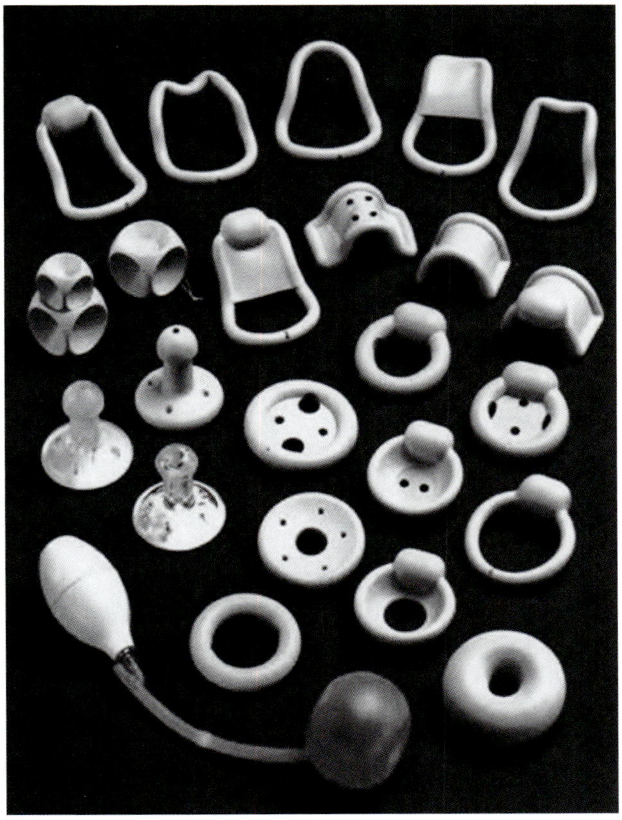

▲ 图 22-9 用于子宫脱垂的子宫托：环状、立方状、架子式、甜甜圈状
图片由 Milex Products Inc., Chicago © 2002. 提供

（一）前盆腔缺陷

1. 阴道前壁缝合术（前壁修补术）

适用于膀胱尿道膨出的修复。在阴道前壁黏膜上做一个纵向切口，从耻骨宫颈筋膜分离阴道壁，筋膜加强缝合，切除多余的阴道壁并缝合。修复通常在区域麻醉或全身麻醉下进行，然而，也可以在局部麻醉下进行，以利于早期康复和出院。虽然并发症低，但传统的阴道前壁修补远期效果并不理想，复发率高达 30%，这很大一部分原因是对同时存在的顶端缺陷认识不足。

2. 阴道旁缺陷修补术

经腹途径纠正前壁缺陷。通过耻骨上横切口（Pfannenstiel 切口）打开耻骨后间隙，将膀胱推向中间，露出骨盆侧壁，抬高阴道旁沟，间断缝合固定于盆腔侧壁。该术式有效率为 70%～90%，通过开腹途径创伤较大，也可通过腹腔镜途径。然而，这是一种非常规的手术，据作者个人的经验，其复发率高于公布的数据。

（二）后盆腔缺陷

阴道后壁缝合术（后壁修补术）

适用于直肠前突或会阴体缺陷，包括修复直肠阴道筋膜缺损和去除多余的阴道壁，通过缝合会阴体深部肌肉重建会阴体，以提供额外支持。当去除多余的阴道壁时需慎重，因为阴道壁过于狭窄会导致性交困难。

十八、脱垂：子宫阴道和阴道穹隆脱垂的手术治疗

（一）子宫阴道（顶端）脱垂

1. 经阴道子宫切除术

当明显的子宫脱垂或有月经问题时，可行经阴道子宫切除术，常与前面描述的手术同时进行（表 22-2）。

2. Manchester 术或 Fothergill 术

包括子宫颈部分切除、主韧带缩短并缝合固定于子宫颈环，同时行阴道前后壁修补术，目前应用较少。

3. 子宫固定术 / 子宫骶骨固定术

当患者想要保留子宫时，可通过开腹或腹腔镜手术，用分叉状不可吸收网片将子宫和子宫颈连接于骶骨处。理论上，与经阴道子宫切除术相比，子宫固定术可以提供更好的顶端支持（图 22-10）。

（二）阴道穹隆脱垂

1. 骶棘韧带固定术

经阴道路径将阴道穹隆缝合固定于骶棘韧带，其成功率为 70%～85%，术后短期并发症低。

注意：但由于阴道轴向改变，可能导致术后性交困难。

2. 骶骨固定术

通过不可吸收网片将阴道穹隆固定于骶骨，可通过开腹或腹腔镜途径完成，手术成功率高，约为 90%，解剖复位效果优于骶棘韧带固定。

表 22-2　子宫阴道脱垂术式选择

缺陷部位	经阴道路径	经腹路径（开放或腹腔镜）
前盆腔	• 阴道前壁修补术 • 经阴道网片置入（目前暂停）	• 阴道旁侧修补 • 放置阴道前壁网片的骶骨固定术
顶端	• 经阴道子宫切除术 • 骶棘韧带固定术	• 子宫固定术 • 阴道 - 骶骨固定术
后盆腔	• 阴道后壁修补术 • 经阴道网片置入（目前暂停） • 会阴体重建术	阴道 - 骶骨固定术

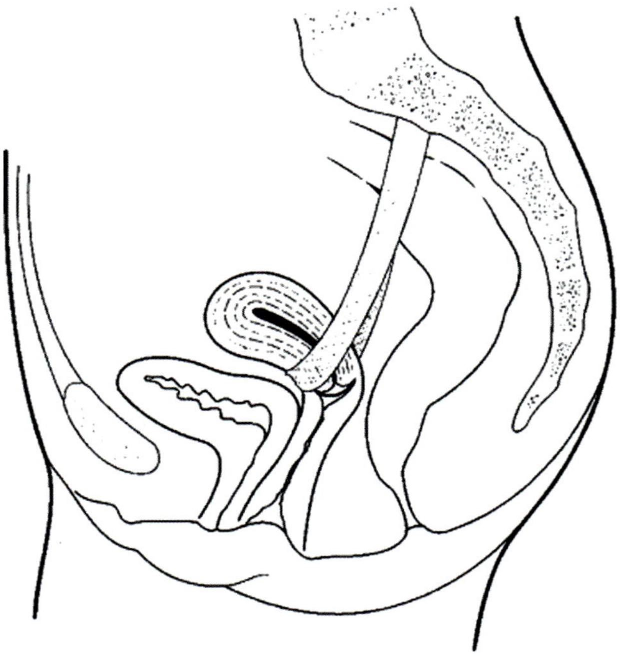

▲ 图 22-10　子宫骶骨固定术分叉状网片位置

经 Springer Science and Business Media 许可转载，引自 Springer- Verlag London Ltd., Female Pelvic Reconstructive Surgery, 2002, p 187, Figure 13.10 Stanton and Zimmern.

注意： 可能的并发症包括网片侵蚀阴道，少数的情况下也可侵蚀膀胱和肠道。

（三）复发性泌尿生殖道脱垂

大约 1/3 的脱垂手术是针对复发患者的，这部分患者阴道上皮可能出现瘢痕和萎缩，增加了手术矫正的技术难度和术中损害膀胱和肠道的风险。

对于复发性脱垂患者，为了提供更多的支持，当盆腔筋膜缺陷时常用合成网片修补。

注意： 但由于担心其并发症，所有阴道植入网片均被英国 NHS 叫停。

（四）网片在泌尿妇科手术中的应用

网片的使用已经引起了患者和媒体的广泛关注。

人们开始关注其潜在的不良反应，包括疼痛、网片侵蚀和性功能障碍。

NICE 建议进行网片植入的外科医生需要接受过专业培训，并提高手术技能，同时所有外科医生都应该提供数据共享，协助建立国家数据库（如英国泌尿妇科学会），并要求所有外科医生需要基于 MDT 框架下工作。

必须向患者提供有关手术风险的告知信息，并提供备选手术方案。

英国 NHS 暂停了所有经阴道网片手术（2018 年 7 月），并等待进一步审查（截至发稿时仍暂停）。

开腹途径植入网片仍可以使用，但需要高度警惕。

拓展阅读

NICE (2019).Urinary incontinence and pelvic organ prolapse in women:management.NICE guideline [NG123]. www.nice.org.uk/guidance/ng123

第 23 章　良性及恶性妇科疾病

Benign and malignant gynaecological conditions

汪银锋　王芬芬　译　　池余刚　刘禄斌　校

一、下生殖道良性肿瘤

下生殖道的良性肿瘤较常见，大多数无症状，容易识别。

（一）外阴（图 14-3）

1. 巴氏腺囊肿

由巴氏腺腺管阻塞引起。巴氏腺通常<1cm，位于每个前庭球尾端深处，腺体通过 2cm 长的腺管开口于阴道口两侧的后外侧方（位于处女膜和小阴唇之间），可表现为单纯肿块或感染后的急性脓肿。治疗可分为保守治疗和手术治疗。

(1) 保守治疗：局部麻醉下插入 Word 导管，充分引流 7 天。

(2) 手术治疗：囊肿切开并造口。

注意：如果有感染，将脓液送微生物检查。部分由于淋球菌感染引起，可能需要治疗并转诊到泌尿生殖科进行密切随访。

2. 皮脂腺囊肿、疖、痈

非常常见，如有症状应切开引流，易复发。

3. Nuck 管囊肿（胚胎残留物）

由于胚胎组织残留所致，常出现在外阴前部。

4. 黏液囊肿

可能起源于前庭小腺。

5. 中肾管囊肿

多见于大阴唇。

6. 子宫内膜异位病变

多见于会阴切口处。

7. 脂肪瘤和纤维瘤

常见。

8. 尖锐湿疣

常由于 HPV6/11 感染引起，表现为外阴无蒂息肉样肿块。约 1/3 患者疣体能自我清除，局部治疗包括鬼臼毒素（Warticon® 和 Condyline®）或 5% 咪喹莫特。对于较大的病灶，可在局部麻醉下使用激光或电热切除。预防措施为在暴露前接种 HPV 疫苗，自 2012 年以来，HPV 疫苗已经包括了 6 型和 11 型。

（二）尿道

1. 尿道肉阜

最常见于绝经后女性和儿童。尿道口后缘有鲜红色的质地较软的肿物，可能表现为排尿困难、出血和性交困难。治疗上可以用透热疗法切除。

2. 尿道脱垂

表现为累及整个尿道边缘的红色病灶，可为急性或慢性。同样，可以通过对脱垂的黏膜使用透热疗法而治愈。

（三）阴道

1. 子宫内膜异位症

可表现为棕黑色的小结节。

2. 单纯性中肾管囊肿（Gartner 囊肿）和副中肾管囊肿

通常出现在阴道穹隆，如果有症状，应将其造口而不是切除。

3. 包涵性囊肿

会阴手术时，阴道上皮被包裹在表面下可产生包涵性囊肿。当患者有症状时才需治疗。

（四）子宫颈

1. 子宫颈息肉（腺瘤）

较常见，由子宫颈黏膜过度生长所致，有时起源于子宫内膜的带蒂息肉通过子宫颈管突出于子宫颈口。恶变率低，约为 1∶6000，建议手术切除，当症状提示有子宫腔息肉时，应同时行宫腔镜检查。

2. 纳氏囊肿

很常见，转化区的鳞状上皮化生阻塞子宫颈内黏膜腺体而引起的黏液潴留囊肿，由于含有黏液而表现为白色或略显蓝色，并可出现钙化，是正常的生理过程，不需要治疗。

拓展阅读

British Association for Sexual Health and HIV.Guidelines.
www.bashh.org/guidelines
NHS (2019).HPV vaccine overview.
www.nhs.uk/conditions/vaccinations/hpv-human-papillomavirus-vaccine/
NICE (2009).Guidance on the Word catheter.
www.nice.org.uk/guidance/ipg323/evidence/overview-pdf-314093341

二、子宫良性肿瘤

（一）子宫肌瘤

又称为子宫平滑肌瘤，是起源于子宫肌层最常见的良性肿瘤，主要由平滑肌细胞组成，但也可能含有纤维组织。20%～40% 的育龄女性存在子宫肌瘤，在非裔加勒比女性和有子宫肌瘤家族史的女性中发病率更高。许多女性无症状，也可能出现痛经、月经过多、压迫症状（尤其是尿频）和盆腔疼痛。子宫肌瘤可能与不孕症相关，10% 以内的不孕患者可能单纯由子宫肌瘤引起。在妊娠期间，肌瘤变性可引起疼痛，子宫颈肌瘤会导致产道梗阻，子宫肌瘤还可导致胎位异常、剖宫产手术困难等，但肌瘤并不增加流产风险。

1. 子宫肌瘤的分类

(1) 黏膜下肌瘤：肌瘤凸向子宫内膜腔内＞50%。

(2) 肌壁间肌瘤：位于子宫肌层内。

(3) 浆膜下肌瘤：肌瘤凸向子宫外＞50%。

(4) 子宫颈肌瘤：相对少见，由于靠近膀胱和输尿管，增加手术难度。

(5) 带蒂肌瘤：活动度大且容易扭转。

(6) 寄生瘤：已经脱离子宫并附着在其他组织上。

(7) 脉管内平滑肌瘤：非常罕见，通过盆腔静脉和腔静脉扩散，可累及心脏。

2. 子宫肌瘤的诊断

妇科检查触及质地较硬、形态不规则的子宫肿块基本能诊断子宫肌瘤，经阴道或腹部超声可以区分肌瘤的类型和大小，当超声检查不能明确时，需要 MRI 辅助诊断。

注意：平滑肌肉瘤非常罕见，通过影像学检查不能诊断或排除，如果出现肌瘤疼痛、快速生长、出血，需要考虑平滑肌肉瘤。

3. 子宫肌瘤的治疗

(1) 无须治疗：如果临床症状轻微，无须治疗。

(2) 宫内节育器（Mirena®）：可作为严重出血且肌瘤＜3cm 时的一线治疗。

(3) GnRH 类似物：应仅用于术前缩小肌瘤。

(4) 子宫肌瘤挖除术：当迫切希望保留生育能力和影像学提示单发性子宫肌瘤时，可以根据肌瘤位置选择开腹、腹腔镜或宫腔镜手术，但复发率较高。

注意：当不能排除子宫平滑肌肉瘤时慎用粉碎器，这会导致肿瘤播撒。

(5) 子宫切除术：适用于已完成生育或年龄大于 45 岁的女性，根治肌瘤。

(6) 子宫动脉栓塞：一般采用单侧子宫动脉插管，使用直径为 300～750μm 的栓塞剂，如聚乙烯醇粉末或明胶海绵，这是一种微创手术，可避免全身麻醉。

(7) MR 引导聚焦超声治疗：使用高剂量聚焦超声破坏肌瘤的非侵入性治疗。

（二）子宫内膜息肉（腺瘤）

由于子宫内膜局灶性过度增生所致，恶变率<1%。可发生于任何年龄，常见于 40 岁以上的女性。治疗通常是在宫腔镜下切除，息肉应送组织学检查以排除恶性肿瘤。

（三）输卵管良性肿瘤

继发于盆腔炎或子宫内膜异位症粘连的输卵管积水、输卵管脓肿和输卵管 – 卵巢囊肿可表现为盆腔良性肿物。诊断主要是通过超声和腹腔镜检查。虽然输卵管肿瘤罕见，但是大多数都是恶性的。来自因 BRCA 阳性接受预防性双侧输卵管 – 卵巢切除术女性的数据表明，许多被认为是卵巢癌的病例起源于输卵管伞端的浆液性上皮内癌（serous tubal intraepithelial carcinoma，STIC）。

拓展阅读

NICE (2018, updated 2021).Heavy menstrual bleeding:assessment and management.NICE guideline[NG88].
www.nice.org.uk/guidance/ng88/
RCOG (2013).Uterine artery embolisation in the management of fibroids.
www.rcog.org.uk/guidance/browse-all-guidance/other-guidelines-and-reports/uterine-artery-embolisation-in-the-management-of-fibroids/
RCOG (2014).The distal fallopian tube as the origin of non-uterine pelvic high-grade serous carcinomas.
www.rcog.org.uk/globalassets/documents/guidelines/scientific-impact-papers/sip44hgscs.pdf
RCOG (2019).Morcellation for myomectomy or hysterectomy.
www.rcog.org.uk/globalassets/documents/guidelines/consent-advice/consent-advice-no-13–morcellation-myomectormy-hysterectomy.pdf

三、卵巢良性肿瘤：诊断

在正常月经周期中可以形成滤泡囊肿（≤3cm）和黄体囊肿（≤5cm），这种囊肿多为生理性的。对于未绝经的女性来说，<5cm 的囊肿，不伴有其他可疑体征或症状（如疼痛）时，不需要过度担忧或转诊，大囊肿（≥5cm）有扭转的危险。14% 的绝经后女性经阴道超声常能发现>1cm 小囊肿。

（一）临床表现

通常无临床症状，可表现为慢性疼痛，主要为隐痛，当出现器官压迫症状时可表现为尿频或肠梗阻，子宫内膜异位囊肿可表现为性交痛或周期性疼痛；当囊肿出血、扭转或破裂时可出现急性腹痛；部分卵巢肿瘤分泌激素，出现激素相关临床症状，如异常子宫出血等。

（二）病史和检查

1. 病史

询问月经史，包括末次月经、周期长短、月经量多少等；疼痛的部位、性质、是否存在放射痛、持续时间、诱发因素等；肠道及膀胱功能；是否存在腹胀；肿瘤家族史；卵巢囊肿的急性症状常伴有恶心、呕吐和食欲不振，但需排除阑尾炎。

2. 体格检查

(1) 全身检查：脉搏、血压、贫血貌、体温。

(2) 腹部检查：盆腔肿块、压痛、腹胀，上腹部肿块或腹水提示囊肿是良性的可能性不大。

(3) 盆腔检查：白带异常，异常阴道流血，宫颈接触性出血，附件肿块或压痛（活动或固定，光滑或结节状，大小）。

3. 血液检查

(1) 全血细胞计数。

(2) 肿瘤标志物：CA125（如果超声可疑，加测 CA19-9 和 CEA；当年龄<40 岁时，生殖细胞肿瘤风险增加，加测 AFP、hCG、LDH）；如果存在异常阴道流血和卵巢实性肿块，加测抑制素。

（三）非妇科原因的盆腔肿块

其他由非妇科原因引起的盆腔良性肿块应警惕，并鉴别诊断，如膀胱肿瘤、盆腔异位肾、肠道肿瘤、肠道憩室、炎症性肠病、妊娠。

四、卵巢良性肿瘤：影像学

根据超声特征和肿瘤标志物 CA125 确定肿瘤恶性风险指数（框 23–1），这对于评估是否应该转诊到癌症中心接受治疗的高危患者非常有用，灵敏度为 87.4%，阳性预测值 86.8%（表 23–1）。

框 23-1　修正后的肿瘤恶性风险指数

1. RMI=U × M × CA125
- U= 超声评分（0、1、3）
- M= 绝经期状态（1= 绝经前，3= 绝经后）
- CA125= 血清 CA125 水平（U/L）

2. 超声评分系统
- 超声特征：①多房囊肿；②实性成分；③转移征象；④腹水；⑤双侧病变
- 最终评分：① 0 分（没有特征）；② 1 分（1 个特征）；③ 3 分（2 个或以上的特征）

经 Wiley 许可转载，引自 Tingulstad S, Hagen B, Skjeldestad FE, et al. (1996). 'Evaluation of a risk of malignancy index based on serum CA125, ultrasound findings and menopausal status in the preoperative diagnosis of pelvic masses' *BJOG* 103(8): 826–31.

表 23-1　RMI 评分和卵巢癌风险

风险等级	RMI 评分	癌症风险
低风险	＜25	＜3%
中风险	25～250	20%
高风险	＞250	75%

（一）腹部 / 盆腔超声

评估是否存在盆腔肿块及是否合并腹水，卵巢扭转时出现“漩涡”样特征。

（二）MRI

当囊肿＞7cm，在超声检查下难以看到整个囊肿时，或者不考虑手术治疗时，可行 MRI 检查。

（三）国际卵巢肿瘤分析规则

当出现任何恶性超声特征时，建议转诊至妇科肿瘤科（表 23-2），通过 IOTA 规则判断灵敏度为 95%，特异度为 91%，阳性似然比为 10.37，阴性似然比为 0.06。

拓展阅读

RCOG (2011).Management of suspected ovarian masses in premenopausal women.Green-top guideline no.62. www.rcog.org.uk/globalassets/documents/guidelines/gtg_62.pdf

表 23-2　IOTA 的超声特征

良　性	恶　性
• 单房囊肿	• 不规则实性肿瘤
• 实性成分最大＜7mm	• 腹水
• 声影存在	• 至少 4 个乳头状结构
• 光滑多腔的肿瘤，最大直径＜100mm	• 不规则多房实性肿瘤，最大直径≥100mm
• 没有血流	

引自 Timmerman et al. (2000) Terms, definitions and measurements to describe the sonographic features of adnexal tumors: a consensus opinion from the International Ovarian Tumor Analysis (IOTA) Group. *Ultrasound Obstet Gynecol* 16:500–505.

五、良性卵巢肿瘤：组织学检查

（一）组织学

良性卵巢肿瘤的实际发生率不详，因为许多功能性囊肿并未进行手术切除。功能性、良性和恶性肿瘤的比例高低依赖于研究人群的年龄和选择范围。

（二）非肿瘤性囊肿

1. 功能性囊肿

滤泡囊肿：通常＜3cm。

黄体囊肿：通常＜5cm，可表现出囊肿内出血的迹象，甚至引起腹腔内出血。

2. 病理性囊肿

(1) 卵巢子宫内膜异位症囊肿：囊内充满陈旧性血液，又称巧克力囊肿。

(2) 多囊卵巢综合征：通常卵巢体积增大，有 12 个以上 2～9mm 的小卵泡，纤维囊状，表面光滑，超声上有“珍珠串”征象。

(3) 黄素化囊肿：多发性卵巢囊肿，发生在 hCG 水平升高的情况下，如葡萄胎妊娠，当 hCG 水平下降时能自我消退。

(4) 卵巢水肿：继发于卵巢扭转，卵巢增大和水肿，年轻女性需排除生殖细胞肿瘤。

（三）良性肿瘤

1. 上皮性肿瘤

(1) 浆液性囊腺瘤：通常为单房，20%～30%为双侧，可有分隔。

(2) 黏液囊腺瘤：通常为多房，单侧多见，5%为双侧，可表现为巨大卵巢囊肿，文献报道最大重量超过150kg（译者注：此处原书疑有误）。

(3) Brenner瘤：占卵巢肿瘤的1%～2%，单侧，切面呈灰色、白色或黄色，含纤维成分和移行上皮。

2. 良性生殖细胞肿瘤：成熟畸胎瘤或皮样囊肿

90%发生在育龄女性，10%为双侧，囊内充满油脂和毛发，也可能含有牙齿、皮肤、软骨、脂肪或骨骼，如果内容物溢出，可引起化学性腹膜炎。

3. 性索间质肿瘤

(1) 纤维瘤：最常见的间质肿瘤，高达40%合并Meig综合征，表现为腹水和胸腔积液。

(2) 支持－间质细胞瘤：占卵巢肿瘤的1%，分泌雄激素使其呈现男性化。

(3) 卵泡膜细胞瘤：分泌雌激素，可伴有异常阴道流血。

(4) 脂肪瘤。

六、良性卵巢肿瘤：治疗

大多数囊肿会出现下腹部疼痛，但没有腹胀或全身不适，绝大部分通过镇痛而自行消退。

注意：由于卵巢囊肿蒂扭转、破裂或囊肿出血引起的急腹症和（或）任何全身不适，可能需要急诊诊断性腹腔镜检查或开腹手术。

注意：手术时应留取腹膜冲洗液并抽血检查肿瘤标志物，如果不是良性的，这将有助于后续随访。

（一）青春期

处理同绝经前女性，生殖细胞肿瘤在这个年龄段较常见，高达20%，尤其是在卵巢囊肿蒂扭转的患者中。治疗上尽量保留生育力，选择以诊断为目的的保守手术，行囊肿剥除术。

（二）绝经前

恶性肿瘤很少见，为（0.4～9）/100 000，治疗目的在于排除恶性肿瘤和保持生育能力。如果是单纯性囊肿，则不需要查CA125；如果无症状的单纯性囊肿＜5cm，则无须随访，通常在2～3个月经周期内消退。5～7cm的无症状单纯性囊肿，12个月复查。如果囊肿复杂，但RMI较低，监测超声和CA125，建议12个月内复查3次。

注意：绝经前女性有症状、低风险囊肿的处理：当怀疑有卵巢囊肿蒂扭转时，可急诊行扭转复位的手术，以保护卵巢功能。超声引导下的经阴道囊肿穿刺治疗效果欠佳，不作为首选治疗手段。如果囊肿持续存在、增大或＞5cm，应考虑手术治疗，根据年龄选择腹腔镜囊肿剥除术或输卵管－卵巢切除术。

注意：适用于腹腔镜手术的囊肿最大径线存在争议：当囊肿＞7cm时，腹腔镜术中意外破裂较为常见；如果囊肿＜5cm且为单纯性时，可以接受囊肿开窗术和囊肿壁活检作组织学检查；如果囊肿＞5cm或为皮样囊肿，为防止内容物溢出，建议囊肿切除和剥除都在“袋内”进行；如果腹腔镜检查发现可疑恶性肿瘤，可放弃手术，行诊断性腹膜活检，并转到癌症中心进行开腹全面分期手术。

注意：慎用粉碎器，若有需要应在袋中使用，避免内容物泄漏。如果是皮样囊肿，可引起化学性腹膜炎。虽然在这个年龄段恶性少见，但如果囊肿破裂内容物溢出会导致早期卵巢癌扩散。

（三）绝经后

根据RMI评分进行管理（表23-1）。

1. 低RMI（＜25）

单纯性囊肿且＜5cm，CA125正常，可随访1年，超声和CA125每4个月复查1次，至少3次，如果没有变化，则终止复查。如果RMI仍然很低，但囊肿有变化，或者患者要求切除，可以考虑行腹腔镜双侧输卵管－卵巢切除术。

2. 中等RMI（25～250）

建议在癌症中心行双侧输卵管－卵巢切除术，

根据具体情况可以考虑腹腔镜手术，如果发现为恶性肿瘤，则需要进行开腹的全面分期术。

3. 高 RMI（＞250）

建议转癌症中心进行开腹全面分期术。

拓展阅读

RCOG (2011).Management of suspected ovarian masses in premenopausal women.Green-top guideline no.62.
www.rcog.org.uk/globalassets/documents/guidelines/gtg_62.pdf
RCOG (2016).Ovarian cysts in post-menopausal women.Green-top guideline no.34.
www.rcog.org.uk/guidance/browse-all-guidance/green-top-guidelines/ovarian-cysts-in-postmenopausal-women-green-top-guideline-no-34/

七、外阴皮肤病：硬化性苔藓

外阴的皮肤病变可以引起令人痛苦的症状，并且诊断和处理困难。反复刺激导致搔抓和皮肤破损，常伴继发感染或局部药膏涂抹，这也增加了临床鉴别诊断的难度。

外阴皮肤病是指一系列引起外阴皮肤白色增厚的良性疾病，包括硬化性苔藓、扁平苔藓、外阴皮炎和外阴牛皮癣。

硬化性苔藓

由淋巴细胞介导的慢性炎症，可能具有遗传性（与 HLA-DQ7 有关）。通常局限于肛门生殖器区域，女性更常见，发病率估计为 1∶（300～1000）。常见于围绝经期女性，但也可能发生在幼女，2/3 在青春期得到改善，有可能被误诊为性虐待。20%～34% 与自身免疫性疾病有关，如甲状腺疾病、糖尿病、白癜风或恶性贫血等，高达 74% 的患者有自身抗体。

1. 临床表现

灼痛或瘙痒，偶尔无症状。外阴和肛门周围的皮肤表现为 8 字形外观，呈白色，有光泽、皱纹、萎缩、纸巾样改变，可能有白斑、紫癜或毛细血管扩张。如果长期抓挠，表现为角化过度和苔藓样改变。随着时间的推移，可能会出现小阴唇萎缩和融合，阴唇变窄，导致性交和排尿问题。

2. 治疗

注意：对可疑癌变部位或临床诊断治疗无效时行外阴活检。

从病变边缘取活检，拍照并图示以准确指示活检部位。检查铁蛋白水平，如果低就进行治疗。如果症状提示有自身免疫性疾病，需要进行筛查，如全血细胞计数、凝血功能、葡萄糖、血清铁、自身免疫性抗体、内因子和维生素 B_{12} 等。药物治疗首选超强效皮质类固醇，如 0.05% 丙酸倍氯米松，起始剂量每晚 1 次，连续 4 周，改隔晚 1 次用 4 周，改每周 1～2 次用 4 周，然后每周 1 次维持治疗，或者按需使用，可保持皮肤光泽。随访 3 个月，全科医生每年复查一次治疗效果，如果有溃疡、出血或可疑恶变，及时就诊，如果症状没有好转，转诊到专科单位，换用他克莫司。

注意：数据表明，用超强效皮质类固醇可以很好控制硬化性苔藓，并降低进展为鳞状细胞癌的风险，但建议 0.05% 丙酸倍氯米松 3 个月内用量不超过 30g。

注意：可进展为外阴鳞状细胞癌（vulval squamous cell carcinoma，VSCC），长期风险为 2%～5%，因此需要长期观察随访，对可疑病变活检，这是症状得到很好控制后需要关注的首要问题。

注意：可发展为分化型外阴上皮内瘤变（differentiated vulval intraepithelial neoplasia，dVIN），与 HPV 感染无关，进展为癌症的风险非常高，建议手术切除。

注意：可合并普通型外阴上皮内瘤变（usual-type vulval intraepithelial neoplasia，uVIN）， 与 HPV 相关，10 年癌变风险为 19%，建议长期随访。

拓展阅读

Association for Lichen Sclerosus.
www.lichensclerosus.org
British Association for Sexual Health and HIV (2014).2014 UK national guideline on the management of vulval conditions.
www.bashhguidelines.org/media/1056/vulval-conditions_2014–ijstda.pdf
British Association of Dermatologists.
www.bad.org.uk
Macmillan Cancer Support.Vulval lichen sclerosus.
www.macmillan.org.uk/Cancerinformation/Cancertypes/Vulva/Pre-cancerousconditions/Vulval lichensclerosuslichenplanus.aspx

八、其他外阴皮肤病变

（一）外阴皮炎

与其他特应性疾病有关，如哮喘、花粉热、湿疹。表现为皮炎或湿疹，如果反复搔抓，皮肤变厚，导致慢性单纯性苔藓。常见刺激物包括肥皂、沐浴露、避孕套、除臭剂和面霜。如果诊断为念珠菌病，局部面霜可能会加重刺激。

临床表现为瘙痒、灼烧感和继发于搔抓的疼痛，表面红斑伴或不伴皮肤脱屑，无阴唇改变或融合。

处理上首先应避免刺激，行常规外阴皮肤护理（框 23–2），局部外用抗真菌药物（local vaginal skin antifungals，LVS）用于继发感染，如念珠菌。症状严重时用类固醇药膏：如果症状不是特别严重，用丙酸倍氯米松或戊酸倍他米松；如果较轻，开始每天 2 次，后改为每天 1 次，随着病情好转改每周 2 次。在夜间考虑使用抗组胺镇静剂，如氯非那明 4mg，以防止搔抓，并转诊皮肤科进行斑片试验。

框 23–2　外阴皮肤护理建议

- 保持区域清洁，但避免使用肥皂
  - 使用肥皂替代品，包括不含肥皂的沐浴露、沐浴油，或者仅用清水清洗
  - 盐浴可能有帮助
- 不要泡在热水中
- 外阴局部透气，避免出汗
  - 宽松的内衣和被褥
  - 避免穿牛仔裤等
- 紧贴皮肤部位穿全棉材质
  - 避免使用合成纤维（尤其是尼龙）和羊毛（很痒）
- 避免阴道润滑剂
  - 可能刺激性很强
  - 可以使用精油或油（蔬菜油、橄榄油、杏仁油），但避免使用香水油

注意：需警惕油剂降低安全套的避孕效果，建议选择其他避孕方式

- 如果为外阴皮炎，建议斑片试验

（二）扁平苔藓

较罕见，临床表现为紫色丘疹和斑块，上面可有白色条纹（Wickham 条纹），也可能累及嘴唇，导致瘙痒处周围疼痛、发红、溃烂，偶尔可引起严重的脱皮性阴道炎，也可引起瘙痒、疼痛、性交后出血或分泌物增多。

随访及治疗与硬化性苔藓相似，发展为外阴癌的风险高达 3%。治疗选用超强效类固醇，如丙酸倍氯米松（Dermovate®），外阴皮肤护理，局部可使用麻醉软膏，必要时进行活检。

（三）外阴银屑病

典型临床表现为边界清晰的红斑斑块，可能在阴部有鳞屑，但不一定位于外阴皮肤。处理上注意良好的外阴皮肤护理，使用温和的润肤剂，可局部涂抹弱类固醇软膏，其他银屑病药物通常对外阴皮肤刺激较大。

拓展阅读

Association for Lichen Sclerosus.
www.lichensclerosus.org
British Association for Sexual Health and HIV (2014).2014 UK national guideline on the management of vulval conditions.
www.bashhguidelines.org/media/1056/vulval-conditions_2014–ijstda.pdf British Association of Dermatologists.
www.bad.org.uk
Macmillan Cancer Support.Vulval lichen sclerosus.
www.macmillan.org.uk/Cancerinformation/Cancertypes/Vulva/Pre-cancerousconditions/
Vulvallichensclerosuslichenplanus.aspx

九、特发性外阴瘙痒和疼痛

（一）外阴瘙痒症

较常见，约 1/10 女性中出现，表现为持续瘙痒，通常在夜间加重，并可能影响睡眠。

明确病因后进行相应治疗，根据需要进行刮片、皮肤刮痕、皮肤活检、尿素、电解质和肝功能检查。外阴皮肤护理和使用温和的润肤剂，短期使用弱类固醇乳膏，如氢化可的松 1～2 周，夜间抗组胺药镇静，如氯非那明 4mg，以阻断瘙痒 / 挠抓 / 瘙痒恶性循环。

（二）外阴痛 / 阴道前庭痛

这是一种感觉障碍，在没有特殊病因的情况下出现的外阴或外阴周围疼痛，表现为灼烧、刺痛或神经性疼痛，端坐时更严重，可能是外阴炎症的后遗症，如硬化性苔藓。

治疗上应寻找并排除其他原因，进行常规外阴皮肤护理，局部麻醉软膏。可使用阿米替林：从低剂量开始，每天 10mg 睡前 3h 服用，以避免早晨"宿醉"现象，根据耐受性及需要逐渐加量，每周增加 10mg，至 80mg，3 个月后逐渐减量。目前很少使用抗癫痫药，如加巴喷丁和普瑞巴林，如考虑使用，需要专科医师评估。

（三）外阴溃疡

1. 可合并以下疾病

(1) 口腔溃疡。

(2) 传染性疾病：① HSV，多发、极度疼痛的溃疡；②梅毒硬下疳，无痛，除非感染；③热带病（软下疳、腹股沟肉芽肿、性病淋巴肉芽肿）。

(3) 炎症 / 自身免疫：①克罗恩病；②白塞病，引起口腔生殖器溃疡和眼部炎症，在女性中不常见，与 HLA-B51 相关。

2. 外阴瘙痒的病因

(1) 感染：念珠菌病、蛲虫、阴虱或疥疮。

(2) 外阴皮肤病：硬化性苔藓、外阴皮炎、扁平苔藓或外阴银屑病。

(3) 全身性疾病：肝衰竭或尿毒症。

(4) 尿失禁。

(5) 药物性因素。

(6) 妊娠 / 绝经。

(7) 特发性瘙痒。

注意：VIN 或外阴癌。

拓展阅读

British Association for Sexual Health and HIV (2014).2014 UK national guideline on the management of vulval conditions.
https://www.bashh.org/documents/UK%20national%20guideline%20for%20the%20management%20of%20vulval%20conditions%202014.pdf.British Association of Dermatologists
www.bad.org.uk
Patient (2020).Itchy vulva.
www.patient.co.uk/health/pruritus-vulvae-vulval-itch
Vulval Pain Society.
www.vulvalpainsociety.org/

十、妇科癌症筛查：概述

筛查的目的是尽早发现疾病，及时转诊，并进行早期诊断、恰当的干预和处理。筛查对于诊断疾病并不是必须的，但可能会降低相关疾病的发生率、死亡率和发病率。

（一）WHO 筛查原则（1968）

1. 是一个重要的公共卫生问题。
2. 能提供有效的干预措施。
3. 可早期识别疾病，了解疾病的自然进程。
4. 有合适的筛查试验。
5. 该筛查试验为大众所接受。
6. 筛查的获益大于风险。
7. 有关于治疗对象的一致决策。
8. 需要考虑筛查一个病例的卫生经济学成本。

（二）灵敏度、特异度、阳性和阴性预测值

1. 灵敏度：筛选试验能够检测疾病的能力，可接受的灵敏度应能检测出大多数患病人群。

2. 特异度：筛选试验将实际未患病的人群正确地判定为真阴性的能力，可接受的特异度应排除大多数未患病人群。

3. 阳性预测值（positive predictive value，PPV）：真正患病者占检测结果为阳性的人群的比例。

4. 阴性预测值（negative predictive value，NPV）：检查结果阴性者中未患病的比例。

十一、卵巢癌筛查

近 75% 的卵巢癌患者发现时已为晚期，已经确定了一些因素与卵巢癌有关，上皮性卵巢癌的主要高危因素包括：未生育女性；未使用口服避孕药（如果使用避孕药>36 个月，相对风险系数为 0.40）；家族史（如 *BRCA* 基因突变和 Lynch 综合征）。

注意：其他因素（如初潮、绝经和第一次分

娩的年龄等，但证据不足）。

最常见的类型是高级别浆液性卵巢癌（high-grade serous ovarian carcinoma，HGSOC），通常起源于输卵管伞端的输卵管浆液性上皮内癌，HGSOC 被描述为输卵管 / 卵巢 / 原发性腹膜癌。

（一）遗传因素

如果 1 级亲属在 50 岁以前罹患卵巢癌，其风险增加 6～10 倍。

如果 2 个及以上的近亲有卵巢癌病史，终生风险增高至 40%。风险与 *BRCA* 基因突变和编码 MMR 蛋白的基因突变有关（Lynch 综合征），*BRCA1* 是发生在 17 号染色体（17q21）上的突变，*BRCA2* 是发生在 13 号染色体（13q12.3）上的突变。约 15% 的 HGSOC 患者有胚系 *BRCA* 基因突变，约 7% 的患者有体系突变。如果有需要，建议进行胚系和体系细胞基因检测，这对治疗有一定意义，也对其他家庭成员也有一定提示作用。

注意：当发现有 *BRCA* 或 *MMR* 基因突变的女性，应转诊给临床遗传学专家。

70 岁时患卵巢癌的累积风险：*BRCA1* 突变为 40%～60%，*BRCA2* 突变为 10%～20%，Lynch 综合征为 9%～12%。

有一级亲属的卵巢癌家族史且无 *BRCA* 突变，绝对风险较小，终身风险为 5%～10%，对比一般人群的 2%。

有明确卵巢癌家族史的女性，在完成生育后，应考虑行降低风险的双侧输卵管 - 卵巢切除术（risk-reducing bilateral salpingo-oophorectomy，RRBSO），但腹膜癌的风险仍然存在。在 *BRCA* 基因突变携带者中，RRBSO 可以增加卵巢癌的总体生存率和卵巢癌特异性生存率，并且可能对乳腺癌风险具有轻微的益处。

注意：在绝经前女性中，延迟卵巢切除的双侧输卵管切除术可能可以避免早发性更年期对生活质量的影响。

无论何时进行子宫切除术时，都要考虑切除输卵管。

（二）卵巢癌筛查建议

1. 多项临床研究不建议进行常规人群筛查

202 000 名女性被招募到英国大型卵巢癌筛查合作试验（UK Collaborative Trial of Ovarian Cancer Screening，UKCTOCS）RCT 中。采用 CA125、卵巢癌风险算法和经阴道超声等多模式筛查，没有显示有益的生存效益，其长期结果有待观察。

前列腺、肺、结肠和卵巢（Prostate，Lung，Colorectal，Ovarian，PLCO）癌症筛查试验没有降低卵巢癌死亡率，反而对假阳性患者的手术造成了额外的伤害。

根据英国家族性卵巢癌筛查研究（UK Familial Ovarian Cancer Screening Study，UKFOCSS）RCT，RCOG 不建议对那些有家族性风险的人群进行筛查。

2. CA125

CA125 是 85% 的上皮性肿瘤中分泌的糖蛋白，正常水平为 0～35U/ml，假阳性常见于其他恶性肿瘤，如肝脏、胰腺，以及良性疾病，如子宫内膜异位症、肌瘤、盆腔炎性疾病、肺部疾病（包括肺炎、结核病）、其他原因导致的腹水（如心脏和肝脏疾病）和早孕。

在绝经前女性中特异度较低，约为 50%，连续监测能够提高灵敏度。高达 50% 的 Ⅰ 期肿瘤血 CA125 水平低于 35U/ml。在近 2%～3% 的绝经后女性中，超声检查和 CA125 都可能出现假阳性，联合这两种方法可降低假阳性率。

对于提示有卵巢癌症状的女性，NICE 推荐首选血 CA125 测定。当 CA125 升高，而腹胀症状不明显，无其他原因时，应考虑胸部、腹腔、盆腔 CT 检查，必要时可行腹腔镜检查。

拓展阅读

NICE (2011).Ovarian cancer.Clinical guideline [CG27]. www.nice.org.uk/guidance/cg122/evidence/full-guideline-pdf-181688799

Ovarian Cancer Action.What are genetic mutations? www.ovarian.org.uk/ovarian-cancer/brca/what-are-genetic-mutations/

RCOG (2014).The distal fallopian tube as the origin of non-uterine pelvic high-grade serous carcinomas.Scientific impact paper no.44. www.rcog.org.uk/globalassets/documents/guidelines/scientific-impact-pa-pers/sip44hgscs.pdf

RCOG (2015).Management of women with a genetic predisposition to gynaecological cancers.
Scientific impact paper no.48.
www.rcog.org.uk/globalassets/documents/guidelines/scientific-impact-papers/sip48.pdf

十二、子宫内膜癌筛查

（一）一般人群筛查

子宫内膜癌早期表现为异常出血，通常预后良好，循证医学证据不支持在一般人群中使用超声或子宫内膜取样进行筛查。

注意：绝经后出血的女性应及时就诊。

目前正在研究有效性和成本效益的替代筛查方法，其中包括使用更少侵入性的测试。

（二）高危人群筛查

1. 他莫昔芬

他莫昔芬对子宫内膜有雌激素样作用，增加子宫内膜增生和恶性肿瘤的风险，但目前没有证据支持对使用他莫昔芬的无症状女性进行筛查，而对有症状的女性应进行宫腔镜和超声检查。

2. Lynch 综合征

MMR 蛋白突变可导致子宫内膜癌，3% 的子宫内膜癌患者有 Lynch 综合征，因此对子宫内膜癌患者进行 *MMR* 突变检测有重要意义。通过免疫组化（immunohistochemistry，IHC）检测子宫内膜癌患者的 MMR 缺陷，如果 MLH1 蛋白表达缺失，或者 MLH1 和 PMS2 蛋白表达缺失，需对肿瘤 DNA 进行 *MLH1* 基因启动子高甲基化检测。如果未检测到 *MLH1* 启动子高甲基化，则进行胚系基因检测以确诊 Lynch 综合征。如果免疫组化发现 MSH2、MSH6 蛋白表达缺失或孤立的 PMS2 蛋白表达，也应进行胚系基因检测以确诊 Lynch 综合征。若确诊为 Lynch 综合征，转诊临床遗传学专家。每年一次结肠镜检查可提高 Lynch 综合征患者的总生存率，一旦完成生育，建议行腹腔镜下降低风险的子宫及双侧输卵管 - 卵巢切除术。

注意：如果患者选择拒绝或推迟降低风险的手术，尽管缺乏有效性的证据，建议从 35 岁开始每年进行子宫内膜取样和经阴道超声检查，并告知患者筛查的局限性。

拓展阅读

British Gynaecological Cancer Society (2021).Uterine cancer guidelines:recommendations for practice.
www.bgcs.org.uk/wp-content/uploads/2019/05/BGCS-Endometial-Guidelines-2017.pdf
NICE (2020).Testing strategies for Lynch syndrome in people with endometrial cancer.Diagnostics guidance [DG42].
www.nice.org.uk/guidance/dg42
Ryan NAJ et al.(2019).The proportion of endometrial cancers associated with Lynch syndrome:a systematic review of the literature and meta-analysis.Genet Med.21:2167–2180.
www.nature.com/articles/s41436–019–0536–8

十三、子宫颈癌：病理学

HPV 是一种 DNA 病毒，主要通过皮肤接触传播。HPV 有超过 100 种型别，绝大部分并不致病，大约有 15 种致癌的高危型 HPV，最常见的是 16 型、18 型、31 型、33 型、45 型、52 型和 58 型。几乎每个人都会暴露于高危型 HPV，约 80% 的人会出现感染的迹象，大多数人在 6～18 个月内自我清除。

子宫颈持续高危型 HPV 感染可导致子宫颈上皮内瘤变或子宫颈腺上皮内瘤变（cervical glandular intraepithelial neoplasia，CGIN），这是子宫颈癌的癌前病变。

CIN 的危险因素包括：①持续性高危型 HPV 感染；②多个伴侣导致高危型 HPV 感染风险增加；③吸烟；④免疫功能低下，如 HIV、使用免疫抑制药；⑤复方口服避孕药避孕，这可能与非屏障避孕增加 HPV 暴露有关，但如果女性对复方口服避孕药感到满意，无须改变避孕方式。

拓展阅读

Public Health England (2015, updated 2021).Cervical screening: implementation guide for primary HPV screening.
www.gov.uk/guidance/cervical-screening-programme-overview

十四、子宫颈癌：预防

HPV 疫苗的作用

高危型 HPV 与子宫颈癌、外阴癌、阴道癌、肛门癌、阴茎癌和头颈癌有关，持续的高危型 HPV 感染是发展为 CIN 和 99.7% 的子宫颈癌所必需的。约 70% 的子宫颈癌由 HPV16 和 HPV18 引起，针对 HPV16 和 HPV18 的疫苗已被研发并应用于临床，它们利用类型特异性病毒衣壳蛋白自组装成病毒样颗粒。其中，二价疫苗包括 HPV16 和 HPV18，四价疫苗包括 HPV6、HPV11、HPV16 和 HPV18，九价疫苗包括 HPV6、HPV11、HPV16、HPV18、HPV31、HPV33、HPV45、HPV52 和 HPV58。HPV6 和 HPV11 虽不致癌，但和绝大多数尖锐湿疣有关。

在英国，HPV 疫苗是 NHS 儿童疫苗接种计划的一部分，女孩自 2008 年开始，男孩自 2019 年开始，在 12 岁、13 岁时接种两剂疫苗，接种疫苗的年龄可达 25 岁，但如果在 15 岁以后开始注射，则需要注射 3 次。疫苗接种对未接触过高危型 HPV 的人更有效，因此建议在性活动开始之前（不同人群 9—13 岁）接种疫苗。

据目前所知，HPV 疫苗可有效诱导特异性抗体，RCT 和队列研究表明能有效预防 CIN 和肛门生殖器尖锐湿疣。从苏格兰的数据来看，CIN3 或更严重病变的发生率降低了 89%（95%CI 81%～94%）。由于 HPV 型别众多，高危型 HPV 有 15 种，目前的疫苗针对其中常见的 7 种，不能预防所有子宫颈癌，但有证据表明与其他型别有交叉反应。目前数据表明疫苗无明显不良反应，但是对于其长期抗体反应尚不清楚。一旦感染 HPV，就不能提供有效保护，因此为了达到最佳效果，英国建议 12 岁，在年轻女孩性行为之前接种。

拓展阅读

Cochrane (2018).Prophylactic vaccination against human papillomaviruses to prevent cervical cancer and its precursors. www.cochranelibrary.com/cdsr/doi/10.1002/14651858.CD009069.pub3/full

NHS (2019).HPV vaccine overview. www.nhs.uk/conditions/vaccinations/hpv-human-papillomavirus-vaccine/

十五、子宫颈癌筛查

NHS 子宫颈癌筛查方案（NHS Cervical Screening Programme，NHSCSP）自 20 世纪 80 年代开始，由此子宫颈癌的死亡率下降了 50%。筛查是基于子宫颈癌的自然发展过程，即持续的高危 HPV 感染是 CIN 和明显癌变的前兆。然而，CIN 可自行消退，其概率与 CIN 严重程度有关。定期子宫颈筛查使子宫颈癌死亡风险降低 75%。

从 2019 年开始，NHSCSP 将高危型 HPV 作为首选筛查方案：对样本进行高危型 HPV 检测，如果呈阳性，则进行细胞学筛查。如果发现有细胞学异常，或者无细胞学异常而持续高危型 HPV 感染>2 年，转诊阴道镜检查（图 23-1）。

与液基细胞学相比，高危型 HPV 检测提高了灵敏度。对 HPV 检测与液基细胞学的系统回顾性分析表明，HPV 检测对 CIN2 级及以上病变特异度降低［0.96（95%CI 0.95～0.97）］，灵敏度增加

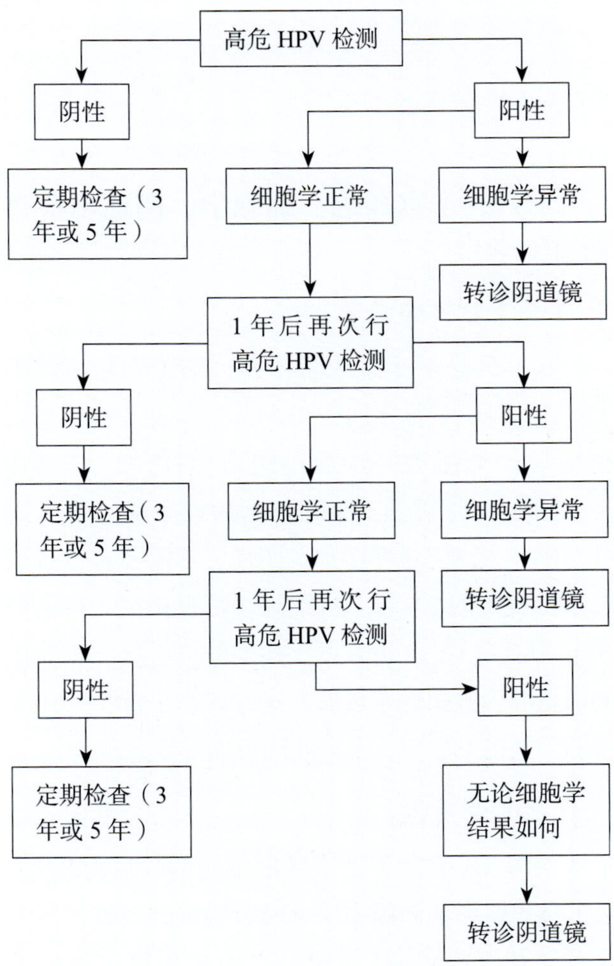

▲ 图 23-1　异常宫颈筛查的管理

[1.18（95%CI 1.10～1.26）]，这导致更多的女性转诊阴道镜检查。

目前英国子宫颈癌筛查策略：筛查对象为 25—64 岁女性。25—50 岁女性每 3 年 1 次，如果正常，每 5 年 1 次，直到 64 岁；每 3 年 1 次的筛查可检测出 95% 以上的每年进行 HPV 筛查检测的异常，并且更具有经济成本效益；苏格兰和威尔士也将筛查推迟到 25 岁，苏格兰于 2020 年 3 月改用 HPV 检测作为首选筛查。

注意：HIV 阳性女性需要每年进行一次筛查。

拓展阅读

Cochrane (2017).Human papillomavirus (HPV)test compared to the Papanicolaou (Pap)test to screen for cervical cancer.
www.cochrane.org/CD008587/GYNAECA_human-papillomavirus-hpv-test-compared-papanicolaou-pap-test-screen-cervical-cancer
NHSCSP (2019).Cervical screening:primary HPV screening implementation.
www.gov.uk/government/publications/cervical-screening-primary-hpv-screening-implementation
Public Health Scotland (2022).Cervical screening.
www.healthscotland.scot/health-topics/screening/cervical-screening/cervical-screening-overview

十六、子宫颈癌：细胞学、阴道镜检查和组织学

（一）宫颈细胞学

核异质是一个细胞学术语，细胞学检查假阳性率和假阴性率分别为 10%～15% 和 5%～15%，细胞学异常需进一步通过阴道镜评估。自 2019 年 NHSCSP 推荐首选高危型 HPV 筛查，若高危型 HPV（大概 10 种型别）阴性，不需要再进行细胞学筛查（图 23–1）。与细胞学筛查相比，高危型 HPV 筛查对 CIN2 级及以上病变的灵敏度和阴性预测值更高，假阴性率较低，这意味着在高危型 HPV 检测阴性的女性中，筛查间隔可能最终会延长。

（二）阴道镜

使用 5% 醋酸（由于肿瘤细胞的核质比较高）或 Lugol 碘（不被糖原缺乏的肿瘤细胞吸收）将子宫颈转化区涂色后，放大 6～40 倍观察，若阴道镜检查发现异常后，定向活检以获得组织学依据，或者根据具体情况决定随访或治疗。

充分的阴道镜检查应注意：整个转化区可见；任何病变部位必须完全可见，尤其是上部；绝经后、治疗后、产后的转化区可能在宫颈管内。

（三）组织学

CIN 是一种组织学诊断，其特征是鳞状上皮自基底层向上分化和成熟的缺失。CIN1，累及基底层 1/3；CIN2，累及基底层 2/3；CIN3，累及基底全层。有丝分裂象存在于所有级别的上皮中。

（四）细胞学筛查异常特征

包括：①核 / 质比例升高；②细胞核形状异常（异形红细胞增多症）；③细胞核密度异常（挖空细胞）；④炎症、感染和有丝分裂。

（五）转诊阴道镜检查标准（图 23–1）

包括：①高危型 HPV 阳性和子宫颈细胞学异常；②无论细胞学如何，连续 3 次子宫颈高危型 HPV 阳性；③连续 3 次子宫颈筛查样本不足；④性交后出血；⑤子宫颈外观异常。

（六）CIN 的阴道镜表现

包括：①醋白上皮；②碘试验阴性；③血管异常，尤其是点状或镶嵌状血管；④异形血管或严重异常的血管提示微浸润癌。

（七）CIN、VAIN、VIN 和 AIN

任何形式的下生殖道上皮内异常都是存在“区域改变”的标志。阴道（VAIN）、外阴（VIN）和肛周（AIN/PAIN）区域存在上皮内瘤变时，都有 CIN 的风险，反之亦然，当子宫颈外观正常但细胞学异常时，异常细胞可能来自其他部位，阴道镜检查时应注意其他潜在部位。

拓展阅读

Public Health England (2021).Cervical screening:programme and colposcopy management.
www.gov.uk/government/publications/cervical-screening-programme-and-colposcopy-management
Marina OC et al. (2012).Effects of acetic acid on light scattering from cells.J Biomed Opt.17:085002.
www.ncbi.nlm.nih.gov/pmc/articles/PMC3414239/

十七、子宫颈上皮内瘤变的处理

CIN 可通过保守治疗、切除、物理破坏或极少情况下采用子宫切除术。治疗取决于 CIN 级别和患者意愿，但对于高级别 CIN（CIN2～CIN3），切除是首选的治疗方式。移行带的大环形切除术（large loop excision of the transformation zone，LLETZ）。

（一）低级别 CIN（CIN1）

50%～60% 的病例在 2 年内自行消退，恶性的可能性较低，但仍比细胞学正常的女性高出 10 倍。治疗上可选择保守治疗，12 个月后复查高危型 HPV，若持续的 CIN1 级可行 LLETZ。

（二）高级别 CIN（CIN2+）

在 10 年内进展为癌症的比例 CIN2 为 3%～5%，CIN3 高达 20%～30%，自然消退概率低，推荐 LLETZ。对于年龄<30 岁的 CIN2 的女性，具备随访条件（每 6 个月进行一次阴道镜检查并持续 24 个月），可考虑保守治疗；自然消退率可高达 60%；如果有进展、女性在 24 个月的任何时候想接受治疗、在 24 个月时持续高级别 CIN，建议使用 LLETZ；需要阴道镜多学科协作。

（三）CIN 进行 LLETZ 后的随访管理

如果切缘 CIN2+ 阳性，满足以下情况则不需要进一步切除：年龄<50 岁，无腺体异常和浸润性病变的依据。否则，需再次进行 LLETZ 或子宫切除术。

CIN 的随访：LLETZ 术后 6 个月检测高危型 HPV。如果阴性，每 3 年进行 1 次子宫颈癌筛查；如果阳性，转诊阴道镜检查。

（四）LLETZ 的益处

包括：①简单安全；②通常可以局部麻醉；③可进行组织学和手术切缘评估。

1. LLETZ 短期并发症

包括：①出血；②感染，通常继发于出血，尤其是 LLETZ 后第 7～10 天；③血管迷走神经反应；④焦虑，在阴道镜门诊就诊人员中比例较高。

2. LLETZ 长期并发症

包括：①子宫颈狭窄，导致痛经和（或）随访困难；②子宫颈功能不全，导致妊娠中期流产、早产。

注意：证据表明，与潜在的益处相比，对新生儿结局不利影响的绝对风险非常低。

拓展阅读

Cochrane (2017).Obstetric outcomes after conservative treatment for cervical intraepithelial lesions and early invasive disease.
www.cochranelibrary.com/cdsr/doi/10.1002/14651858.CD012847/
Public Health England (2016).Cervical screening:colposcopy and programme management.
https://assets.publishing.service.gov.uk/government/uploads/system/uploads/attachment_data/file/856972/Screening_and_colposcopy_pathways.pdf
Public Health England (2021).Cervical screening:programme and colposcopy management.
www.gov.uk/government/publications/cervical-screening-programme-and-colposcopy-management

十八、子宫颈腺上皮内瘤变的处理

主要起源于腺上皮的不典型增生被称为子宫颈腺上皮内瘤变，可分为低级别和高级别，后者通常累及全层。可与 CIN 共存或单独存在，并与高危型 HPV 感染有关，特别是 HPV18。子宫颈内侧缘上皮延伸至子宫颈管内，超出阴道镜可观察的范围，高达 10% 的 CGIN 会有更高级别的"跳跃"病变；对于病变的自然进程了解不如鳞状上皮内瘤变；不像 CIN 具有特定的阴道镜表现；因筛查时较难发现病变，与 CIN 进展为鳞状细胞癌相比，CGIN 进展为腺癌的风险较高；随访管理困难，推荐子宫切除术。

（一）CGIN 的管理

所有的腺细胞学异常都应进行阴道镜检查，必要时同时行子宫内膜取样。子宫颈管搔刮诊断率低，不再推荐使用。当子宫颈细胞学筛查提示高级别腺上皮不典型增生时，即使阴道镜检查没有异常，也推荐使用圆柱形或宽且深的锥形 LLETZ。切缘应明确是否有 CGIN，如果切缘不清晰，建议进行第二次 LLETZ 或子宫切除术。

注意：对于已完成生育，或者阴道镜评估不充分，而细胞学反复异常时，推荐行子宫切除术。

（二）CGIN 行 LLETZ 治疗后的随访

LLETZ 后 6 个月随访高危型 HPV：如果高危型 HPV 阴性，12 个月后第二次复查，即 LLETZ 后 18 个月），如果高危型 HPV 仍为阴性，可在 3 年后随访；如果高危型 HPV 阳性，转诊阴道镜检查。

拓展阅读

Public Health England (2016).Cervical screening:colposcopy and programme management.
https://assets.publishing.service.gov.uk/government/uploads/system/uploads/attachment_ data/file/856972/Scree ing_and_colposcopy_pathways.pdf
Public Health England (2021).Cervical screening:programme and colposcopy management.
www.gov.uk/government/publications/cervical-screening-programme-and-colposcopy-management.

十九、妇科恶性肿瘤：多学科协作

妇科恶性肿瘤患者的最佳治疗方案，应由多学科团队进行 MDT 后提出，而这个 MDT 团队是由医师、护士及其他治疗过程中需要联合的专业人员组成（框 23–3）。

框 23–3　妇科癌症 MDT 团队

- 至少应该包括以下成员
  - 2 个妇科肿瘤医生（外科医生）
  - 临床肿瘤学家
  - 肿瘤内科医生
  - 放射科医生
  - 组织病理学医生
  - 阴道镜医生
  - 妇科癌症专科护士
  - MDT 协调员
- 由于妇科癌症患者治疗方法和可能遇到的并发症都比较复杂，理想情况下，团队还应该包括或随时可以获得以下支持
  - 临终关怀团队
  - 营养学家，生殖医学专家
  - 淋巴水肿专家
  - 下消化道外科医生
  - 泌尿外科医生
  - 造口治疗专科护士
  - 心理学家
  - 性心理咨询师

（一）MDT 的作用

1. 诊断、分期、初次手术、辅助治疗和后续护理的协调。

2. 抗肿瘤治疗的心理准备和随访：性心理支持是至关重要的方面，因为很多治疗方法会对性功能产生重要影响，既有生理上，也有心理上的影响。

3. 提供关于诊断、治疗方案（如不良反应和随访计划）的信息。

4. 给予经济、社会和心理支持：因为患者也许年轻，家里有孩子或老人，也许在给他们提供经济支持或作为第一照顾人，这些患者经常需要上述支持。

5. 关于将来生育和治疗方面的建议。

6. 康复和预防并发症方面的建议和帮助，如在盆腔放射治疗后提供阴道扩张器。

7. 对幸存者提供支持。

8. 适当和及时地从积极治疗转变到姑息治疗。

9. 招募到临床试验。

10. 培训初级的医生和护士。

11. 审查和监督实际治疗过程。

（二）癌症专科护士

通常是患者的联络中心，理想情况下，除了能照顾有复杂医疗问题和治疗的女性外，还要能发挥支持、咨询和宣传作用。

通过 MDT 提供适当的照护，已经被证实不仅可以改善预期寿命和治愈率，而且有益于患者的功能、外貌和心理方面的健康。

拓展阅读

National Cancer Guidance Steering Group, Department of Health (1999).Improving Outcomes in Gynaecological Cancers—Guidance for Commissioners:The Manual.London:NHS Executive.
NHS England (2013).Service specification for gynaecological cancers.
www.england.nhs.uk/commissioning/wp-content/uploads/sites/12/2014/04/e10–cancergynae-0414. pdf.

（三）为患者提供的信息来源

能为患者提供建议和信息的优质宣传可从以下获得。

1. Macmillan Cancer Support：www.macmillan.org.uk。

2. Cancer Research UK：www.cancerresearchuk.org。

3. Ovacome, an ovarian cancer support network：www.ovacome.org.uk。

4. Ovarian Cancer Action：www.ovarian.org.uk。

5. Jo's Cervical Cancer Trust：www.jostrust.org.uk/。

二十、子宫颈癌：病因和临床表现

子宫颈癌是全球第四大最常见的女性癌症，2018 年约有 570 000 例新发病例和 31 100 例死亡病例。它也是中低收入国家第二大最常见女性癌症。在英国，由于 20 世纪 80 年代起实施了 NHS 癌症筛查计划，死亡率明显下降，由 2015 年每年约 4000 例下降到 2017 年每年约 850 例。

子宫颈癌是英国第 14 位最常见的癌症，现在每年约有 3200 例新发病例，但与 1990 年相比下降了 24%（尽管在过去 10 年中，由于筛查率的下降这一比例仍上升了 4%）。发病率在年龄分布上有两个高峰（25—29 岁年龄组和 70 岁以上）。NHS 癌症筛查项目改变了子宫颈癌发病分布特征：显微镜下病变和腺癌的比例上升，特别是在年轻女性中。

（一）病因学

99.7% 的子宫颈癌与高危 HPV 型别的持续感染相关（约 70% 为 HPV16 和 18 型）。其演变过程是众所周知的，未治疗的高级别 CIN 经过 10 多年会导致 20%～30% 的女性发生子宫颈癌。

（二）子宫颈癌的危险因素

1. 高危型 HPV 暴露：①较早的初次性生活；②多个性伴侣；③非屏障避孕。

2. 复方口服避孕药和多产，可能是激素的直接作用，但很难从性行为的间接影响中显示出其独立作用，如果女性对 COCP 作为避孕方法感到满意，不需要改变。

3. 吸烟：具有较强的剂量效应反应，降低病毒清除率。

4. 免疫抑制：特别是 HIV 和移植患者。

（三）临床表现

1. 子宫颈癌筛查提示可疑浸润癌。

2. 癌前病变（CIN）治疗过程中偶然发现。

3. 性生活后出血。

4. 绝经后出血（约 1% 的女性有绝经后出血）。

5. 罕见的表现（通常提示疾病晚期）：①阴道大出血；②输尿管梗阻；③体重下降；④肠紊乱；⑤瘘（膀胱 – 阴道最常见）；⑥淋巴水肿（单腿或双腿）。

注意：即使已经是子宫颈癌，子宫颈癌筛查也可能会出现假阴性。

如果临床怀疑为癌，应做阴道镜检查及活检。

（四）子宫颈癌的组织学类型

1. 鳞癌（67%）：更常见于筛查发现的早期癌症。

2. 腺癌（20%）。

3. 腺鳞癌（2.3%）。

4. 未分化癌（0.2%）：更常见于疾病晚期的患者。

5. 神经内分泌癌（<1%）：①起源于子宫颈的嗜银细胞；②可能表现为类癌综合征（非常罕见）；③中位生存期<2 年。

6. 透明细胞癌（<1%）：①<25 岁，继发于宫内二乙基己烯雌酚暴露（现已不再使用）；②>45 岁，与己烯雌酚无关；③按腺癌治疗，但预后更差。

7. 毛玻璃细胞癌（<<1%）：①平均年龄 35 岁；②表现为出血，通常涂片正常；③与腺癌预后相似。

8. 子宫颈葡萄状肉瘤（<<1%）：①胚胎性横纹肌肉瘤的一种类型；②中位年龄约为 14 岁（范围为 5 月龄—45 岁）；③局部切除（如果可能行保守手术）；④ ± 化疗。

9. 子宫颈淋巴瘤（0.06%）：①无须手术切除；②对联合化疗反应良好。

拓展阅读

Bray F et al.(2018).Global cancer statistics 2018:GLOBOCAN estimates of incidence and mortality worldwide for 36 cancers in 185 countries.CA Cancer J Clin.68:39–424.
https://acsjournals.onlinelibrary.wiley.com/doi/epdf/10.3322/caac.21492
British Gynaecological Cancer Society.Guidelines and recent publications.
www.bgcs.org.uk/profes sionals/guidelines-for-recent-publications/
Cancer Research UK.Cervical cancer statistics.www.cancerresearchuk.org/health-professional/cancer-statistics/statistics-by-cancer-type/cervical-cancer NHSCSP (2019).Audit report.
www.gov.uk/government/publications/cervical-screening-invasive-cervical-cancer-audit-2013–to-2016/audit-report

二十一、子宫颈癌：诊断

（一）病史

1. 无症状，通过筛查发现（约占英国早期患者的 1/6）。

2. 性生活后出血。

3. 月经异常［经量多和（或）周期不规则］。

4. 绝经后出血。

5. 阴道排液。

6. 危险因素（吸烟、既往 CIN、已知的 HPV 或 HIV 感染、疫苗接种状况和疫苗接种年龄）。

7. 产次。

8. 生育意愿。

（二）辅助检查

1. 阴道检查及双合诊：子宫颈变粗糙、变坚硬，如有肿瘤局部蔓延，可能会出现阴道穹隆消失，子宫颈固定。

2. 阴道镜检查：子宫颈表面不规则，异型血管，致密醋白改变。

注意：盆腔超声不能排除子宫颈癌（或绝经前女性的子宫内膜癌），并可能给医生和患者产生误导。

临床检查要求充分显露子宫颈。

（三）组织学检查

如果肉眼可见肿瘤，在阴道镜检查时进行多次活检或小的诊断性环切术活检。

如果临床考虑肿瘤可能性小，可仅在子宫颈 LLETZ 后进行组织学诊断。

注意：LLETZ 术后可能出血较多，如果临床诊断是明显的癌症，可能需要更广泛的治疗，则更推荐行诊断性活检。

如果活检证实癌症＞ⅠA_1 期，则需进一步检查。

1. 尿素和电解质，肝功能，全血细胞计数检查。

2. 胸部和腹部 CT（分期和术前评估）。

3. 盆腔 MRI（可以进一步准确地分期和检查可疑的淋巴结）（表 23–3）。

4. 麻醉下检查。

(1) 阴道双合诊、膀胱镜检查、宫腔镜检查、阴道 / 直肠检查 ± 乙状结肠检查。

(2) MRI 技术很成熟，但因许多肿瘤仅在显微镜下可见故不被经常使用到，如果考虑手术时，它仍然具有重要作用。MRI 对阴道壁受侵可能会出现假阳性和假阴性的结果。

(3) 可在晚期肿瘤患者的局部肿瘤组织中插入基准标记物（小金珠），以辅助放疗计划。

二十二、子宫颈癌：治疗

- 治疗方案取决于疾病分期和年龄。
- 年龄不是独立的预后不良因素，但与较高分期相关。
- 早期子宫颈癌（ⅠB_2 及以下）通常采用手术治疗，根据 FIGO 分期，选择从 LLETZ 到广泛子宫切除术（表 23–3）。
- RCT 研究显示，对于Ⅰ$B_{1\sim2}$ 患者，广泛子宫切除术和放疗的生存率相当。
- 如果在组织学上发现淋巴结转移，放疗也是必须的。如果两种治疗都进行，将增加并发症和死亡率。
- SHAPE 随机对照试验（ⅠA_2～ⅠB_1 期子宫颈癌单纯子宫切除术与根治性子宫切除术的比较）等待结果。

表 23-3 2019 年修订后的 FIGO 宫颈癌分期

分 期	病变范围
0	子宫颈上皮内瘤变
Ⅰ	局限于子宫颈
ⅠA	镜下病变
ⅠA_1	镜下病变：浸润深度≤3mm
ⅠA_2	镜下病变：3mm<浸润深度，≤5mm
ⅠB	浸润深度>5mm（超过ⅠA 期），病变仍局限于子宫颈
ⅠB_1	间质浸润深度≥5mm，肿瘤最大直径<2cm
ⅠB_2	2cm≤肿瘤最大直径<4cm
ⅠB_3	肿瘤最大直径≥4cm
Ⅱ	超出至子宫外，但未达阴道下 1/3 或骨盆壁
ⅡA	累及阴道上 2/3，但无子宫旁浸润
ⅡA_1	阴道上 2/3 受累，肿瘤直径≤4cm
ⅡA_2	阴道上 2/3 受累，肿瘤直径>4cm
ⅡB	子宫旁浸润，但未达到骨盆侧壁
Ⅲ	累及阴道下 1/3 或扩展至盆腔侧壁或引起肾积水或淋巴结转移
ⅢA	累及阴道下 1/3
ⅢB	扩展至盆腔侧壁（包括所有伴有肾积水病例）
ⅢC	盆腔和（或）主动脉旁淋巴结受累，不论肿瘤大小和范围
ⅢC_1	仅盆腔淋巴结转移
ⅢC_2	腹主动脉旁淋巴结转移
Ⅳ	超出真骨盆或累及膀胱 / 肠黏膜
ⅣA	侵犯骨盆邻近器官
ⅣB	远处转移

经 Wiley 许可转载，引自 Bhatla N. et al. (2019), Revised FIG staging for carcinoma of the cervix uteri. *Int J Gynecol Obstet*, 145: 129–135. doi:10.1002/ ijgo.12749.

局限于盆腔的复发性子宫颈癌的手术通常包括盆腔其他结构的切除（前、后或全切除）。

（一）微创手术的作用

注意：微创手术技术（腹腔镜和机器人）已用于子宫颈癌的治疗。

注意：一项随机对照研究表明，与开放根治性子宫切除术相比，微创根治性子宫切除术后的无进展生存和总生存均降低。英国和美国的观察性数据也支持这一观点。

如果考虑使用微创手术，建议谨慎。

（二）保留生育功能的手术

在年轻女性中，针对早期子宫颈癌（ⅠA_2 期和ⅠB_1 期）的患者，如果淋巴结切除术后证实是阴性的，保留生育功能的手术（如根治性子宫颈切除术）是一种选择。

这是一种经阴道或经腹 / 微创的手术治疗方法，包括切除子宫颈和子宫颈旁组织，切缘达子宫颈内口水平，并在内口水平进行环扎，为后续妊娠做准备。

1. 复发率可能高于开放式根治性子宫切除术。

2. 虽然晚期流产、未足月胎膜早破和早产的风险增加，但可以获得成功妊娠。

3. 在一项纳入 2777 例患者的系统综述中，报道了生育率为 55%，活产率为 70%，早产率为 38%。

4. 由于腹内缝合，分娩方式需要采用剖宫产术。

（三）生存率

1. 生存率取决于诊断时的分期和年龄。

2. 总体生存率约 66%。

(1) Ⅰ期：5 年生存率 95%。

(2) Ⅱ期：5 年生存率约 50%。

(3) Ⅲ期：5 年生存率约 40%。

(4) Ⅳ期：5 年生存率约 5%。

（四）依据 2018 年 FIGO 分期子宫颈癌的治疗方案选择

1. ⅠA_1 期：局部切除或子宫切除术（淋巴结

阳性的风险＜1%）。

2. ⅠA_2 期和ⅠB_2 期：如果淋巴结阴性，行淋巴结切除术 + 根治性子宫切除术（约 5% 淋巴结阳性）；考虑根治性子宫颈切除术。

3. ⅠB_3 期和ⅡA 早期：放化疗；对于经过选择的淋巴结阴性的患者（术前 PET-CT），考虑淋巴结切除术和根治性子宫切除术。

4. ＞ⅠB_3 期：根治性放化疗。

5. ⅣB 期：如果有反应，行化疗和盆腔放疗；针对症状行最佳支持治疗 ± 姑息性放疗。

（五）治疗的并发症

1. 根治性（Wertheim）子宫切除术和淋巴结切除术：①出血；②感染；③深静脉血栓 / 肺栓塞；④阴道缩短；⑤输尿管瘘；⑥排尿功能障碍；⑦盆腔痛；⑧淋巴水肿；⑨淋巴囊肿。

2. 放疗：①急性肠道和膀胱功能障碍（里急后重、黏膜炎、出血）；② 5% 晚期肠道和膀胱功能障碍（溃疡、狭窄、出血、瘘管形成）；③阴道狭窄、缩短和干燥；④淋巴水肿。

二十三、前哨淋巴结活检

子宫颈癌前哨淋巴结活检（sentinel lymph node biopsy，SLNB）

1. 盆腔淋巴结切除术 ± 盆腔放疗与长期淋巴水肿相关：术后明显淋巴水肿约 21%；如果手术治疗结合放疗，则高达 78%。

2. 前哨淋巴结活检用于子宫颈癌分期具有较高的阴性预测值。

3. 子宫颈癌 SLNB 治疗的安全性尚未在长期随机对照试验中得到证实。

4. 如果考虑 SLNB，则仅限于肿瘤大小＜2cm 的患者，并招募到注册过的临床试验：＞2cm 假阴性率高。

5. 子宫颈注射 ^{99m}Tc 胶体联合蓝色染料或近红外荧光吲哚菁绿（indocyanine green，ICG）染料在检测子宫颈癌前哨淋巴结方面优于单独使用蓝色染料，目前关于单独使用 ICG 的数据有限。

6. 如未发现前哨淋巴结，则行该侧的盆腔淋巴结切除术。

7. 前哨淋巴结需要超分期和免疫组化检测，冰冻切片不准确。

8. 对于 FIGO ⅠA_1 期和淋巴血管间隙侵犯的患者可以考虑使用 SLNB 进行手术分期。

拓展阅读

British Gynaecological Cancer Society.BGCS guidelines. www.bgcs.org.uk/professionals/guidelines-for-recent-publications/

British Gynaecological Cancer Society (2019).BGCS position statement on laparoscopic radical hysterectomy for cervical cancer. www.bgcs.org.uk/wp-content/uploads/2019/07/NCRAS-mas-v-open-radical-hysterectomy-BGCS-professionals-statement-May-2019–1.pdf

British Gynaecological Cancer Society (2019).Sentinel consensus document for vulval:endometrial and cervical cancer. www.bgcs.org.uk/wp-content/uploads/2020/01/BGCS-Sentinel-Consensus-Document-7.5.–2019.pdf

二十四、卵巢癌：病因

卵巢癌是英国妇科恶性肿瘤死亡的主要原因，每年约有 7500 例新发病例（2014—2016 年），2017 年有 4116 例死亡病例。2018 年全球新增病例 30 000 例，是全球女性第 8 大常见癌症。

卵巢由几种不同类型细胞组成，每一种细胞都可以发生发展为肿瘤。然而，90% 是上皮性卵巢癌，起源于卵巢的表层 / 输卵管伞端的表层。卵巢癌高发年龄是 75—84 岁。

（一）病因学

对已知类型曾提出了不同的病因学。现在有令人信服的证据表明，最常见类型（高级别 HGSOC）起源于输卵管远端伞部的上皮。

（二）高危因素

多次排卵风险增加，排卵抑制风险降低。

- 未产妇风险增加。
- 初潮早和（或）绝经晚风险增加。
- 口服避孕药避孕风险降低（RR=0.5）。
- 妊娠降低风险。
- 输卵管结扎降低风险。
- 滑石粉（用于生殖器区域）风险增加。

1. *BRCA* 突变

(1) 约 10% 高级别浆液性癌与 *BRCA* 突变有关。

(2) 高级别浆液性癌患者应接受肿瘤组织 *BRCA* 突变检测，并进行胚系突变检测。

(3) *BRCA1* 和 *BRCA2* 基因产物参与 DNA 损伤修复。

(4) 突变会导致卵巢癌和乳腺癌的风险增加。

(5) *BRCA1* 突变患者 70 岁时卵巢癌的累积风险达到 40%～60%，*BRCA2* 突变者为 10%～20%（表 23-4）。

表 23-4 *BRCA1* 和 *BRCA2* 突变的卵巢癌风险值

年龄累积风险	*BRCA1*	*BRCA2*
30	0%	0%
40	3%	2%
50	21%	2%
60	40%	6%
70	46%	12%

引自 King MC, Marks JH, Mandell JB, et al. (2003). Breast and ovarian cancer risks due to inherited mutations in BRCA1 and BRCA2. Science 302(5645): 643–646.

2. Lynch 综合征

在结直肠癌、子宫癌和卵巢癌等肿瘤家族史的家庭中发现。

(1) 比 *BRCA1* 和 *BRCA2* 突变更罕见。

(2) Lynch 综合征患者卵巢癌的终身风险为 9%～12%。

(3) 如果 Lynch 综合征的患者在完成生育后做预防性手术，推荐除了双附件切除，同时建议行子宫切除术。

3. 高危人群的遗传学筛查

(1) 需要一个患病亲属的同意并取得血液样本（通常可能因为已经死亡而不可获得）。

(2) 突变可能发生在 *BRCA1* 和 *BRCA2* 基因的任何区域，因此应该检测整个序列。

(3) 即使没有发现缺失，患者仍处于中等高风险。

（三）临床遗传学咨询

推荐以下情况进行遗传咨询。

1. 有一个一级亲属或二级亲属在任何年龄患有两种原发性恶性肿瘤［乳腺癌和（或）卵巢癌］。

2. 3 个三级亲属和二级亲属在任何年龄段患有以下任何癌症：乳腺，卵巢，结直肠，胃，子宫内膜。

3. 2 个一级亲属或二级亲属中，存在一个任何年龄段的卵巢癌，以及一个＜50 岁乳腺癌。

4. 2 个一级亲属或二级亲属中任何年龄段的卵巢癌。

拓展阅读

Ovarian Cancer Action.What are genetic mutations?
https://ovarian.org.uk/ovarian-cancer/brca/what-are-genetic-mutations/
RCOG (2014).
The distal fallopian tube as the origin of non-uterine pelvic high-grade serous carcinomas.Scientific impact paper no.44.
www.rcog.org.uk/globalassets/documents/guidelines/scientific-impact-pa-pers/sip44hgscs.pdf

二十五、*BRCA* 突变的处理

（一）一般生活方式

降低癌症风险的建议：戒烟，保持正常 BMI。

（二）复方口服避孕药避孕

或替代避孕方法，防止排卵，如长效黄体酮植入。

（三）监测

1. 重复 CA125 和经阴道超声检查。

2. UKFOCSS 显示，每 4 个月 1 次的卵巢癌筛查可能是这些高风险女性的一种选择，直到她们决定接受手术。

（四）预防性手术

1. 降低风险的双侧输卵管 - 卵巢切除术。

2. 有证据表明，许多肿瘤实际上起源于输卵管，因此必须尽可能多地切除输卵管的管状结构。

3. 手术时如发现隐匿性肿瘤，需进行遗传风险咨询。

4. 手术前 2 个月内采用 CA125 和经阴道超声进行筛查：如果有癌症的证据，则需要进行开腹的完整的分期手术，而不是腹腔镜下双附件切除术。

5. 术后仍有患腹膜癌的可能，因此患癌风险未降至零。

6. 如果绝经前（即使联合 HRT），卵巢切除术后乳腺癌的患病风险也会降低。

7. 理论上，只接受雌激素的 HRT 替代疗法，乳腺癌的风险会降低，但需要切除子宫。

（五）子宫切除术

仅推荐由于其他原因（肌瘤、月经过多等）时需要切除者。

拓展阅读

RCOG (2015).Management of Women with a Genetic Predisposition to Gynaecological Cancers.Scientific impact paper no.48.
www.rcog.org.uk/globalassets/documents/guidelines/scientific-impact-papers/sip48.pdf
The Eve Appeal.UKFOCSS
https://eveappeal.org.uk/our-research/our-research-programmes/ukfocss/

二十六、卵巢癌：临床表现和评估

（一）临床表现

患者通常表现出一系列模糊、非典型的常见症状，这些症状可被误解为其他疾病状态，如肠易激综合征、肠憩室和中年发福。

1. 约 50% 患者到妇科以外的专科就诊。

2. 75% 患者在当肿瘤播散至腹腔（FIGO 分期Ⅲ期）（表 23-5）时会出现症状。

3. 常见症状：腹部膨隆（常被描述为持续性腹胀），腹围增加，泌尿系统症状，排便习惯改变，异常阴道流血，可触及的盆腔肿块，早期饱腹感。

（二）评估

1. 病史

症状；高危因素；合并症；家族史（如有明显家族史，考虑基因筛查）。

2. 体格检查

盆腔 / 腹部肿块（固定 / 可活动）；腹水；大网膜肿块（常见转移位置，可能累及整个大网膜，表现为“饼状网膜”）；胸腔积液；锁骨上淋巴结肿大。

3. 血液检查

血常规、尿素和电解质、肝功能（尤其是腹水白蛋白）。

4. 肿瘤标志物

(1) CA125：80% 上皮性卵巢癌 CA125 升高。肿瘤恶性风险指数有助于识别癌症高风险患者，以及哪些患者应该转诊至癌症中心治疗（在现行体系中，灵敏度 87%，阳性预测值为 87%）。NICE 指南推荐对有提示卵巢癌症状的患者进行 CA125 检查。

(2) CEA：在结直肠癌和黏液性卵巢癌中升高。

(3) CA19-9：可在黏液性和子宫内膜样肿瘤升高（在胰腺癌和乳腺癌中也有升高），这些肿瘤通常 CA125 正常。

(4) 抑制素：疑似颗粒细胞瘤患者中检测。

(5) ＜40 岁患者罕见卵巢肿瘤的标志物，即“少年标志物”：AFP、hCG、LDH。

5. 影像学检查

(1) 腹部 / 盆腔超声：盆腔肿块和腹水（NICE 指南推荐如 CA125 升高行超声检查）。

(2) 如RMI＞250分，胸部/腹部/盆腔CT（CAP）：饼状网膜、腹膜种植、肝脾转移和盆腔 / 腹主动脉旁淋巴结。

（三）腹水和胸腔积液的处理

1. 诊断

(1) 腹水和胸腔积液应该取样并送检细胞学、微生物学、生化检查（尿素和电解质）。送检尽可能多量的液体，因为它们可能是相对细胞稀少的。

(2) 如果计划行新辅助化疗（neoadjuvant chemotherapy, NAC），组织学诊断是必须的：①影像学检查引导下的经皮穿刺活检（活检前可能需要引流腹水）；②诊断性腹腔镜检查。

表 23-5　卵巢癌 / 输卵管癌 FIGO 分期（2018）

期　别	病变范围	5 年生存率
Ⅰ	肿瘤局限于卵巢（腹腔冲洗液阴性）	75%～90%
Ⅰ A	单侧卵巢或输卵管	
Ⅰ B	双侧卵巢或输卵管	
Ⅰ C	单侧或双侧卵巢 / 输卵管	
Ⅰ C_1	手术中破裂	
Ⅰ C_2	肿瘤囊壁破裂，卵巢或输卵管表面有肿瘤	
Ⅰ C_3	腹腔冲洗液 / 腹水发现癌细胞	
Ⅱ	扩散至盆腔	45%～60%
Ⅱ A	蔓延 / 种植到子宫	
Ⅱ B	蔓延 / 种植到其他盆腔组织	
Ⅲ	侵犯范围超过骨盆，局限于腹腔内（包括腹膜后淋巴结转移）	30%～40%
Ⅲ A	仅腹膜后淋巴结阳性	
Ⅲ A_1	Ⅲ A1 ⅰ＜10mm Ⅲ A1 ⅱ＞10mm	
Ⅲ A_2	显微镜下发现的转移	
Ⅲ B	肉眼可见转移＜2cm	
Ⅲ C	肉眼可见转移＞2cm	
Ⅳ	腹腔外远处转移	＜20%
IVA	胸腔积液中癌细胞阳性	
Ⅳ B	转移至肝脏、脾脏、腹股沟淋巴结和腹腔外器官	

引自 J. S., Kehoe, S. T., Kumar, L. and Friedlander, M. (2018), Cancer of the ovary, fallopian tube, and peritoneum. Int J Gynecol Obstet. 143:59– 78. doi:10.1002/ ijgo.12614

如果患者的 WHO 体力状态很差或活检不可行，CT、CAP、细胞学和 CA125/CEA 比值检查也可以足够。

2. 症状控制

(1) 术前引流大量腹水或胸腔积液。

(2) 引流腹水使用猪尾巴管，局部麻醉下采用无菌技术经皮穿刺进入皮肤和腹壁。

注意：USS 指南推荐：肠管损伤风险。

由于第三间隙影响，伴随腹水引流可能出现白蛋白急速下降。建议营养师推荐和使用高蛋白营养支持，避免由低蛋白血症和严重全身性水肿引发的问题。不推荐输注白蛋白。

二十七、卵巢癌：治疗

（一）手术

1. 目前对于高 RMI 患者的标准治疗是经腹中线切口的经腹分期手术。

2. 应该由癌症中心的妇科肿瘤专家进行手术，

提高预后。

3. 经腹手术应该以尽可能切除肿瘤为目标，达到无肉眼肿瘤残留的理想减灭手术。

4. 实现肉眼可见肿瘤减灭（无肉眼可见病灶残留）是提高生存的重要预后因素。

5. ⅠA 期卵巢癌的全面分期手术决定术后是否需要辅助化疗。

晚期卵巢癌患者（大病灶ⅢC 期或Ⅳ期），在完成 3 个周期新辅助化疗后行间歇性肿瘤细胞减灭术（interval debulking surgery，IDS），术后增加 3 个周期化疗，可有获益，与直接手术相比，生存率相似（新辅助治疗组患者并发症发生率降低）。

间歇性肿瘤细胞减灭术（3 次化疗后肿瘤细胞减灭术）有利于那些无法直接手术达到理想减灭的患者。

注意：超根治性手术（膈肌切除、腹膜剥离、肝脏切除、脾切除、± 肠切除术等）在特别适合这类手术的患者身上具有一定的作用。

（二）输卵管 – 卵巢癌的经腹分期手术

1. 子宫切除。

2. 双侧输卵管 – 卵巢切除。

3. 大网膜切除。

4. 如果没有明显的卵巢外病灶行淋巴结取样（盆腔和腹主动脉旁淋巴结），否则只切除肿大淋巴结。

5. 腹膜活检。

6. 腹腔冲洗液 / 腹水取样。

7. 以无肉眼可见病灶残留理想减灭为目标，尽可能清除肿瘤组织。

（三）腹膜假性黏液瘤

黏液性囊腺癌可表现为厚胶冻样腹水及肿瘤组织遍布腹腔。通常这可能是由阑尾原发性肿瘤引起，推荐阑尾切除术作为肿瘤细胞减灭手术的一部分，用于诊断。

注意：英国有专门的专业中心。最佳的治疗需要广泛的腹部手术（Sugarbaker 技术）及腹腔热灌注化疗。术前应做出诊断，患者应被转诊至专业的中心手术。如果术中发现，应切除主要的大块肿瘤（包括卵巢和阑尾），彻底清洗腹腔以尽可能清除果冻样物质。更广泛的手术可能会受到专科中心能力的限制而无法开展根治性减灭手术，这种情况应避免。

二十八、卵巢癌：化疗和随访

（一）辅助性化疗

除了低风险的早期患者（ⅠA～B 期低级别卵巢癌），建议所有患者进行辅助性化疗。

1. 对于晚期患者（≥Ⅱ期），铂类药物更优越，卡铂和顺铂预后相当，卡铂不良反应较低。

2. 6个周期卡铂 ± 紫杉醇方案，每3周1个周期。

3. 大肿块的ⅢC/Ⅳ期患者肿瘤细胞减灭术前行新辅助化疗可有获益（3 个周期化疗，IDS，3 个周期化疗）。

4. 对于状态评分足够的患者，紫杉醇是标准的治疗，因为它能提供少量额外的生存获益。然而，紫杉醇会导致均匀性脱发，增加铂类药物引起的不良反应。

注意：尽管腹腔内化疗增加了不良反应（可能和腹腔内置管或腹腔内化疗绝对剂量增加有关），但可以改善生存率（提高局部药代动力学），只能作为临床试验的一部分。

（二）化疗前评估

1. 基线 CT（评估化疗反应）。

2. 评估肾功能（确定铂剂用量）：肌酐清除率或同位素肾小球滤过率。

3. 组织学诊断。

（三）随访

通过临床检查 ± 肿瘤标志物（如果之前升高过）监测患者。

1. 第 1 年每 3 个月 1 次。

2. 第 2 年每 4 个月 1 次。

3. 如无复发，每 6 个月 1 次至 5 年。

注意：没有证据表明，无症状患者在随访期间监测 CA125 会获益，但在更早的二次肿瘤细胞减灭手术和多聚 ADP 核糖聚合酶抑制药（PARPi）

的研究中有证据证实获益。

PARPi 维持治疗用于铂敏感、*BRCA* 突变、再次化疗有效的卵巢癌复发患者。

注意： 用于初治、复发和维持治疗的生物制剂，包括靶向 VEGF 的药物（如贝伐珠单抗），使用过程中均增加肠瘘风险。

拓展阅读

NICE (2020).Olaparib for maintenance treatment of relapsed platinum-sensitive ovarian,fallopian tube or peritoneal cancer.Technology appraisal guidance [TA620]
https://www.nice.org.uk/guidance/ta620
NICE (2022).Niraparib for maintenance treatment of relapsed, platinum-sensitive ovarian, fallopian tube and peritoneal cancer. Technology appraisal guidance [TA784].
https://www.nice.org.uk/guidance/ta784

二十九、罕见卵巢肿瘤：生殖细胞肿瘤（表 23-6）

生殖细胞肿瘤占<5% 的卵巢肿瘤。尽管大多数发生在卵巢，生殖细胞肿瘤可以发生在胚胎生殖嵴下束任何地方，原始生殖细胞沿着这条通道从卵黄囊开始迁移。原始生殖细胞的分化程度影响其肿瘤的类型：未分化的生殖细胞引起无性细胞瘤；经过初始分化的细胞可以进行胚胎或胚胎外分化，分别引起绒毛膜癌、内胚层窦瘤（卵黄囊瘤）或畸胎瘤。生殖细胞肿瘤最常见于年轻女性，占 20 岁以下卵巢肿瘤的 70%，其中约 30% 为恶性。

（一）皮样囊肿

常见的卵巢良性肿瘤，常为双侧（10%），通常包含皮脂成分，有时为头发和牙齿。

（二）无性细胞瘤

1. 最常见的恶性生殖细胞肿瘤。
2. 相当于女性精原细胞瘤。
3. 80% 为 I 期，因此治疗可采用保留生育力手术治疗。
4. 可为双侧（10%～20%），保留的卵巢需要密切随访。
5. 常见于 XY 核型异常的性腺，如 XO/XY Turner 综合征嵌合体，建议行预防性切除。

注意： 如果发展至晚期，无性细胞瘤需要化疗。联合化疗方案包括：博来霉素、依托泊苷和顺铂（BEP）；长春碱、博来霉素和顺铂（VBP）；顺铂、长春新碱、甲氨蝶呤、博来霉素、放线菌素 D、环磷酰胺和依托泊苷（POMB/ACE）。

注意： 如果满足适合保育条件，年轻女性的治疗可以达到保留生育力的目的，但化疗后增加继发恶性肿瘤的风险。

（三）未成熟畸胎瘤

1. 最常见于 10—20 岁女性患者。
2. 保留生育力手术 / 除 I A 期，需化疗（BEP 方案）。

（四）内胚窦瘤（过去称卵黄囊瘤）

1. 发病的中位年龄 18 岁。
2. AFP 水平升高
3. 保留生育力手术和化疗（BEP 或 POMB/ACE）。
4. 2 年中位生存率 60%～70%。

（五）卵巢绒毛膜癌和胚胎性癌

1. 出现在<20 岁女性中。
2. hCG 水平升高（绒毛膜癌）或 hCG 和 AFP 水平升高（胚胎性癌）。
3. 按照其他生殖细胞肿瘤治疗。

三十、罕见卵巢肿瘤：其他

性索 – 间质肿瘤（约 5%）（表 23-6）

1. 颗粒细胞瘤

(1) 实性卵巢肿瘤，常产生雌激素。

(2) 发病高峰为年轻女性和绝经后女性。

(3) 临床表现根据年龄有绝经后流血、月经异常或假性性早熟。

(4) 可能同时合并子宫内膜癌（继发于无对抗雌激素作用）。

(5) 常有抑制素升高（由颗粒细胞产生，引起垂体 FSH 水平的负反馈）和雌二醇水平升高，可

表 23-6　卵巢癌：组织学分型

上皮性肿瘤（85% ～ 90%）	性索 – 间质肿瘤（5%）	生殖细胞肿瘤（5%）
浆液性囊腺癌（75%）	颗粒细胞 – 间质细胞瘤	无性细胞瘤
黏液性囊腺癌	颗粒细胞瘤	胚胎性癌
子宫内膜样腺癌	卵泡膜细胞瘤	未成熟畸胎瘤
透明细胞癌	纤维瘤	成熟性畸胎瘤
未分化癌	睾丸母细胞瘤	甲状腺肿样卵巢瘤
	支持细胞瘤	类癌
	支持 – 间质细胞瘤	内胚窦瘤（卵黄囊瘤）
	间质细胞瘤	绒毛膜癌

5% 的卵巢肿瘤为转移性恶性肿瘤：子宫内膜，子宫颈，输卵管，Krukenberg 瘤（乳腺、胃、结肠），淋巴瘤，黑色素瘤，类癌

作为监测肿瘤复发的标志物。

(6) 手术治疗（年轻女性行保守性手术，如患侧卵巢切除，网膜活检，淋巴结活检 ± 对侧卵巢活检），由于大多数（约 80%）为 I 期，可以保留生育力。

(7) 经常复发，可能为数年后，需要反复的手术减瘤。

2. 支持 – 间质细胞肿瘤

(1) 产生雄激素。

(2) 表现为多毛症、闭经和男性化（男性型秃顶、阴蒂增大、嗓音粗、多毛、油性皮肤等）。

(3) 通常为良性肿瘤，进行手术治疗。

3. 纤维瘤

(1) 良性实性肿瘤。

(2) 可能表现为腹水和胸腔积液（R>L），即 Meig 综合征。

三十一、交界性卵巢肿瘤和低级别浆液性卵巢肿瘤

卵巢交界性肿瘤（borderline ovarian tumour，BOT）起源于卵巢表面上皮细胞。它们不是良性肿瘤，按照卵巢癌分期。它们过去被称为“低度恶性潜能肿瘤”，约占上皮性卵巢癌的 15%，它们在年轻女性中更常见（平均发病年龄比上皮性卵巢癌早 10 年）。

（一）交界性肿瘤

1. 常局限于卵巢（单侧黏液性 BOT）。

2. 发生于绝经前女性：甚至发生于女孩和青少年。

3. 组织学诊断具有挑战性：组织学浆液性>黏液性。

4. CA125 或 CA19-9 可升高，如果是这样，可作为监测复发的肿瘤标志物。

5. 可有转移性种植：可能是非浸润性或浸润性。

6. 无浸润性种植的 BOT 化疗无获益。

7. 减瘤手术是推荐的治疗方法。

(1) 在年轻女性中，以保留生育力为目标，保守性手术是有效的（如卵巢切除术加分期）。

(2) 单侧输卵管 – 卵巢切除术后复发率高（26%），保留生育力手术用经阴道超声随访。

(3) 冰冻切片对于术中决定手术范围是有用的。

(4) 无淋巴结切除指征，除非有肿大淋巴结。

(5) 黏液性肿瘤建议阑尾切除术。

8. I 期保留生育力手术治疗是安全的：2～18 年的复发率是 8%。

9. 可能晚期复发：①在 5 年常规随访后；②可发生于初次治疗 25 年后。

注意：如果仅行卵巢囊肿切除术，复发率很高（41%）。

可能在非妇科肿瘤医生手术后诊断。

（二）生存率

5 年和 10 年生存率分别为：Ⅰ期，99% 和 97%；Ⅱ期，98% 和 90%；Ⅲ期，96% 和 88%。

拓展阅读

British Gynaecological Cancer Society (2017).BGCS epithelial ovarian/fallopian tube/primary peritoneal cancer guidelines. www.bgcs.org.uk/wp-content/uploads/2019/05/BGCS-Guidelines-Ovarian-Guidelines-2017.pdf

三十二、低级别卵巢癌

注意：有浸润性种植的 BOT 被归类为低级别卵巢癌。

（一）低级别浆液性卵巢癌（low-grade serous ovarian carcinoma，LGSOC）

LGSOC 比 HGSOC 罕见，常见于年轻女性。一般认为 LGSOC 是从良性浆液性囊腺瘤到浆液性交界性肿瘤到浸润性低级别浆液性癌逐步发展而来。浆液性 BOT 在少数情况下可复发为 LGSOC。

高级别浆液性癌与浆液性交界性肿瘤无关。BOT/LGSOC 与 *BRCA* 基因突变无关。

1. 生长缓慢，可能在无症状多年后出现症状。
2. 常有 CA125 升高，肿瘤沉积物可有高度钙化，考虑通过 CT 表现诊断。
3. 主要手术治疗，即开腹减瘤手术。
4. 对照 HGSOC，化疗敏感性很低。
5. 铂类 + 紫杉醇方案化疗有效率约 25%。
6. 考虑激素治疗作为化疗后辅助治疗或维持治疗（如来曲唑）。

（二）黏液性卵巢癌

原发性黏液性卵巢癌罕见。

1. 占所有卵巢癌的 3%～5%。
2. 典型情况下发病局限于卵巢。
3. 可为伴有连续性结构特征，包括良性、交界性和恶性区域。
4. 免疫组化通常表现为 CK7+/CK20–/CDX2–。
5. 与膨胀型生长模式相比，浸润型模式更具有侵袭性。
6. 经腹减瘤手术为标准治疗，年轻女性考虑保留生育力。
7. 排除其他黏液腺癌常见的原发部位（阑尾、结直肠、胃，进行食管、胃、十二指肠镜和结肠镜检查）。
8. 尽管铂类 + 紫杉醇通常作为一线化疗方案，但其化疗敏感性不如非黏液性类型。其他方案化疗也很少，缺乏循证医学相关证据。

三十三、子宫内膜增生

子宫内膜增生是一种与子宫内膜癌相关的癌前病变，可进展为子宫内膜癌。由于过量的内源性或外源性雌激素引起子宫内膜细胞过度生长，与子宫内膜癌病因相同。

（一）临床表现

子宫内膜增生最常见的症状是月经过多和（或）月经不规则或绝经后阴道流血。

（二）组织学

1. 子宫内膜活检是诊断所必需的。
2. 子宫内膜增生症分为：①不伴非典型增生；②非典型增生；③非典型增生表现为单个腺细胞的异常外观。
3. 如果非典型腺细胞呈背靠背形态（即层间无间质成分），则为子宫内膜癌。

（三）不伴非典型子宫内膜增生的治疗

1. 20 年内进展为癌症的风险＜5%。
2. 治疗方式取决于患者的年龄、组织学类型、症状和是否有生育意愿。
3. 无对抗雌激素的病因治疗：肥胖，多囊卵巢综合征，激素替代治疗（特别是单一雌激素替代治疗），雌激素分泌型肿瘤（如卵巢颗粒细胞瘤）。

4. 如果原因可逆，可考虑仅观察随访。

(1) 大多数子宫内膜增生病例不伴非典型细胞。

(2) 增生内膜可自行逆转。

5. 用孕激素治疗有较高的缓解率。

(1) 左炔诺孕酮宫内缓释系统 LNG-IUS（如 Mirena®）。

(2) 一线治疗至少 6 个月（最有效）。

(3) 如果拒绝使用 LNG-IUS，则可连续口服孕激素（醋酸甲羟孕酮 10～20mg/d 或炔诺酮 10～15mg/d）。

6. 每 6 个月进行 1 次子宫内膜活检，直到 2 次活检结果正常，可考虑进行长期随访，每年进行内膜活检（特别是高 BMI 值患者）。

7. 如果出现以下情况，需考虑子宫切除术。

(1) 进展为非典型增生。

(2) 尽管接受孕激素治疗 12 个月仍没有内膜逆转。

(3) 孕激素治疗后内膜增生复发。

(4) 持续出血症状。

(5) 女性拒绝治疗或随访。

注意：避免子宫内膜消融——治疗不足，不能密切地监测随访。

三十四、非典型子宫内膜增生

注意：接受子宫切除术的内膜非典型增生女性中，43% 的人同时并发腺癌，即使当时未并发腺癌，内膜非典型增生患者日后患腺癌的风险也很高（在一个病例系列中，19 年内有 28% 的女性患上腺癌）。

关于潜在 / 进展子宫内膜癌的高风险的咨询。

除非需要生育或手术风险过高，否则建议推荐进行子宫切除术 ± 双侧输卵管切除术 / 双侧输卵管 – 卵巢切除 BSO（如果是绝经后，建议进行 BSO）。推荐采用腹腔镜途径。淋巴结是否需要切除术没有公认的推荐。

注意：子宫内膜增生针对病因的治疗（例如，如果存在肥胖问题，请咨询减重团队）。

（一）如果需要保留生育力

关于潜在子宫内膜癌风险的咨询。

治疗内膜增生潜在原因（例如，如果存在肥胖问题，请咨询减重团队）。

1. 影像学、宫腔镜检查、进一步内膜活检（如果活检仅用于初步诊断）和多学科评估：CA125，TV USS 和（或）盆腔 MRI。

2. LNG-IUS 是一线治疗方式，连续口服孕激素效果较差。

3. 如果拒绝使用 LNG-IUS，可选择甲羟孕酮 10～20mg/d 或炔诺酮 10～15mg/d。

4. 每 3 个月进行内膜监测，直至 2 次活检结果正常，然后每 6～12 个月进行内膜监测，直至无生育要求，并建议行子宫切除术。

5. 建议在尝试妊娠前至少有一份子宫内膜活检标本呈内膜逆转（如果尝试辅助生殖，胚胎种植成功率会更高）。

6. 咨询生育专家。

（二）如果患者因合并症而采取保守治疗

按照上述保守治疗。

如果临床上合适，需尽快开始减重治疗与孕激素治疗。

可以考虑使用更高剂量甲羟孕酮，尤其当患者出现持续性出血时。

拓展阅读

Cochrane (2017).Metformin for treatment of endometrial hyperplasia. www.cochranelibr ary.com/cdsr/doi/10.1002/14651858.CD012214.pub2/full

Cochrane (2018).Oral and intrauterine progestogens for atypical endometrial hyperplasia www.cochranelibrary.com/cdsr/doi/10.1002/14651858.CD009458.pub3/full

RCOG (2016).Management of endometrial hyperplasia.Green-top guideline no.67. www.rcog.org.uk/guidance/browse-all-guidance/green-top-guidelines/management-of-endometrial-hyperplasia-green-top-guideline-no-67/

三十五、子宫内膜癌：病因及组织学

子宫内膜癌是英国女性第四大常见癌症，

2016 年约有 9500 例病例。自 20 世纪 90 年代以来，英国内膜癌的发病率增加了 57%。子宫内膜癌主要发生人群为绝经后女性（91% 患者年龄>50 岁），是全球第六大常见癌症：患病率反映了危险因素的差异，疾病发生与肥胖有关。

（一）病因

存在无拮抗雌激素（即无孕激素保护作用），无论雌激素来源是内源性还是外源性。

1. 内源性雌激素

(1) 外周脂肪组织中雄烯二酮转化为雌酮（肥胖）。

(2) 产生雌激素的肿瘤（颗粒细胞瘤）。

(3) 多囊卵巢综合征或初潮 / 更年期的无排卵周期（由于没有黄体期而缺乏孕酮）。

2. 外源性雌激素

(1) 单一雌激素替代治疗。

(2) 他莫昔芬（在子宫内膜组织中充当雌激素激动药）。

（二）组织学

1. 子宫内膜癌起源于子宫内膜。

2. 子宫内膜癌的主要预后指标是其分化程度和 FIGO 分期。

3. 这些因素指导辅助治疗。

注意：子宫内膜非典型增生是一种癌前病变，约 50% 的患者在子宫切除术时发现合并有内膜癌。

4. 建议对新诊断的子宫内膜癌进行错配修复免疫组化作为常规检测方法。

(1) 可以识别 Lynch 综合征患者并指导治疗。

(2) 分子分型包括：① 4 组免疫组化检测 MMR 缺陷，以此作为肿瘤的检测方法；② *p53* 突变检测；③ *POLE* 突变检测（如果条件允许）。

拓展阅读

NICE (2020).Testing strategies for Lynch syndrome in people with endometrial cancer.Diagnostics guidance [DG42]. https://www.nice.org.uk/guidance/dg42

（三）子宫内膜癌的危险因素

1. 危险因素

(1) 肥胖以及导致肥胖或与肥胖相关的疾病（包括 2 型糖尿病、甲状腺功能减退症、高血压）。

内源性孕酮生成减少：①未产妇（妊娠与孕激素水平升高相关）；②多囊卵巢综合征（无排卵周期，无黄体，无孕激素）；③初潮提前 / 绝经时间晚（无排卵周期）。

(2) 遗传易感性：Lynch 综合征，患结直肠癌、子宫内膜癌和卵巢肿瘤的风险高（患子宫内膜癌的终身风险为 40%～60%，常染色体显性遗传，*MMR* 基因中单一拷贝的遗传性突变）。

(3) 子宫内膜癌筛查。

(4) 乳腺癌（与内膜癌有相同的生活方式、危险因素和他莫昔芬的使用）。

2. 保护因素

(1) 生育史（妊娠期孕酮高水平）。

(2) 口服避孕药（使用时间长达 4 年时为 50%，使用时间≥12 年时为 72%）（孕酮效应）。

（四）子宫内膜癌的组织学类型

腺癌

子宫内膜腺癌：87%。

腺鳞癌 *：6%。

透明细胞癌或浆液性癌 *：6%。

癌肉瘤 *：1%。

*. 初发时疾病晚期和复发的高危因素，均为 G_3（框 23-4）。

框 23-4　子宫内膜癌的组织学分级

- 分化良好（G_1）
- 中度分化（G_2）
- 低分化或高风险细胞类型（G_3）

三十六、子宫内膜癌：临床表现与评估

（一）临床表现

最常见的是绝经后出血。年轻女性出现月经紊乱（经量增多或月经不规则）。

1% 的患者是通过常规子宫颈涂片检查发现的。

绝经后出血的女性中有 1/10 会患有子宫内膜癌或不典型增生（表 23-7）。

对于＞45 岁有月经异常的女性或＜45 岁有异常月经出血且药物治疗失败的女性，需要进行子宫内膜取样。

可能会表现为阴道分泌物和宫腔积脓，而不是阴道出血，绝经后女性出现异常阴道分泌物需引起警惕（50% 患有宫腔积脓的绝经后女性患有内膜癌）。

表 23-7　女性绝经后出血的组织病理学结果

组织学诊断	%
萎缩型	49.9
增生型 / 分泌型	5.5
良性息肉	9.2
不伴非典型增生	27.8
非典型性增生	5.5
腺癌	8.1
未诊断	4.2
其他疾病	3.3

引自 Gredmark T, Kvint S, Havel G, et al. (1995). Histopathological findings in women with postmenopausal bleeding. *Br J Obstet Gynaecol.* 102(2):133–136.

（二）检查

1. 病史

(1) 症状表现。

(2) 月经史。

(3) 生育史。

(4) 合并症。

(5) 药物史（短效避孕药、激素替代治疗、他莫昔芬、抗高血压药、口服降糖药）。

(6) 家族史

2. 妇科检查

(1) 通过临床检查排除其他出血原因（外阴、阴道和子宫颈病变）。

注意：取出窥器时仔细检查阴道前壁和后壁，确保没有阴道病变。

(2) 双合诊：子宫大小、活动度、附件肿块。

3. 血液学检查

血常规、尿素和电解质、肝功能。

4. 影像学：经阴道超声

双层内膜厚度＜4mm，绝经后女性发生子宫内膜癌的风险非常低（96% 阴性预测值），除非患者有反复出血症状，否则不需要进行子宫内膜取样。

5. 子宫内膜活检

如果双层内膜厚度≥4mm 或双层内膜厚度＜4mm 伴有持续出血，则需进行子宫内膜取样（或可考虑行宫腔镜检查）：①门诊盲法内膜取样（如 Pipell 取样器、Vabra® 抽吸器）；②宫腔镜检查，在局部麻醉或全身麻醉下进行有针对性的取样和抽吸或刮宫术。

（三）如果诊断出癌症，需进一步进行影像学检查

1. 胸片检查：子宫内膜癌活检（分级）G_1。

2. CT 检查：$G_{2\sim3}$ 术前分期，因病灶宫外转移风险增加。

3. 盆腔 MRI。

(1) 可用于确定肿瘤的局部侵犯范围和严重受累的盆腔淋巴结。

(2) 可能有助于对处理途径进行分层。

(3) 如果考虑保留生育力治疗，则有必要行盆腔 MRI 检查。

拓展阅读

British Gynaecological Cancer Society (2017).BGCS endometrial guidelines 2017.

www.bgcs.org.uk/wp-content/uploads/2019/05/BGCS-Endometrial-Guideli nes-2017.pdf

三十七、子宫内膜癌：手术治疗

（一）外科手术

子宫切除术、双侧输卵管 – 卵巢切除和盆腔冲洗。

FIGO 分期见表 23-8。

1. 适用于 $G_{1\sim2}$ 子宫内膜癌，病灶仅限于子宫的患者。

2. 组织学类型为 G_3 的浆液性内膜癌需要同时行大网膜活检进行分期，因该组织学类型腹腔转移的风险增加。

3. 腹腔镜下全子宫切除术（total laparoscopic hysterectomy，TLH）或腹腔镜辅助下经阴道子宫切除术（laparoscopic-assisted vaginal hysterectomy，LAVH）是首选手术途径，因两者术后生存结局和死亡率没有差异。

4. 如果子宫太大而无法切除，或者疾病播散广泛或患者无法耐受气腹，则可通过横切口或下腹中线竖切口进行经腹手术。

5. 机器人手术可能对病态肥胖的患者发挥作用，因为所需的气腹压力更低，短期并发症较少，但长期结果的证据有限，并且机器人手术成本较高。

6. 与卵巢癌相似，肿瘤细胞减灭术对在化疗前 / 后的某些晚期病例，有一定价值。

（二）盆腔淋巴结切除术

在疾病早期，对于无淋巴结肿大的患者行常规淋巴结切除并没有带来生存优势。

注意：尽管研究中包括了 G_3 的病例，但病例数量较少，实践变化因素较多。

（三）前哨淋巴结活检

注意：子宫颈注射吲哚菁绿或联合蓝色染料和 ^{99m}Tc 标记胶体有较高的阴性预测值。

1. 与系统性淋巴结切除相比，前哨淋巴结活检的术后并发症发病率明显减少。

2. 淋巴结的超分期比传统组织学发现更多受累的淋巴结。

3. 前哨淋巴结活检对生存结果的影响正在被

表 23-8　子宫内膜癌的 FIGO 分期

分　期	疾病范围	5 年生存率
Ⅰ	肿瘤局限于子宫体	85%
ⅠA	＜1/2 肌层浸润	
ⅠB	＞1/2 肌层浸润	
Ⅱ	肿瘤侵犯宫颈间质但仍局限于子宫 *	75%
Ⅲ	肿瘤局部或区域性扩散至子宫浆膜、腹膜和（或）淋巴结	45%
ⅢA	肿瘤侵犯子宫浆膜和（或）附件	
ⅢB	肿瘤侵犯阴道和（或）宫旁	
ⅢC	盆腔或腹主动脉旁淋巴结受累	
ⅢC_1	盆腔淋巴结受累	
ⅢC_2	腹主动脉旁淋巴结受累	
Ⅳ	肿瘤侵犯真骨盆和（或）侵犯膀胱 / 直肠黏膜	25%
ⅣA	侵犯膀胱和（或）直肠黏膜	
ⅣB	远处转移或腹股沟淋巴结受累	

*. 无间质侵犯的子宫颈内膜受累现在包含在 Ⅰ 期

引自 Amant, F., Mirza, M. R., Koskas, M. and Creutzberg, C. L. (2018), Cancer of the corpus uteri. *Int J Gynecol Obstet*. 143:37–50. doi:10.1002/ ijgo.12612

诸多随机对照试验进行验证，并将提供预后信息来指导辅助治疗。

4. G_3 子宫内膜癌可考虑进行前哨淋巴结活检。

拓展阅读

ASTEC Study Group (2009).Efficacy of systematic pelvic lymphadenectomy in endometrial cancer (MRC ASTEC trial):a randomised study.Lancet.373:125–136.

www.thelancet.com/journals/lancet/article/PIIS0140–6736(08)61766–3/fullt ext#art icle Information

British Gynaecological Cancer Society (2017).BGCS endometrial guidelines 2017.

www.bgcs.org.uk/wp-content/uploads/2019/05/BGCS-Endometrial-Guidelines-2017.pdf

British Gynaecological Cancer Society (2019).Sentinel consensus document for vulval,endometrial and cervical cancer.

www.bgcs.org.uk/wp-content/uploads/2020/01/BGCS-Sentinel-Consensus-Document-7.5.–2019.pdf

Cochrane(2021).Sentinel node biopsy for diagnosis of lymph node involvement in endometrial cancer.

www.cochranelibrary.com/cdsr/doi/10.1002/14651858.CD013021.pub2/full

三十八、子宫内膜癌：非手术治疗

（一）辅助放疗

1. 如果属于中危，则辅助放疗仅限于阴道穹隆近距离放疗。

2. 针对高危因素（G_3，Ⅰb 期）或局部晚期肿瘤给予外照射放疗（external beam radiotherapy，EBRT）± 阴道穹隆近距离放疗。

（二）PORTEC-3 随机对照试验

1. 是高危子宫内膜癌辅助化疗 + 外照射放疗的随机对照试验。

2. 与单纯放疗相比，放化疗的 5 年生存率有 5% 的优势（HR=0.70，95%CI 0.51～0.97）。

3. 考虑在Ⅲ期和浆液性组织学亚型的患者进行。

4. 尽管疗效数据有限，新辅助化疗在那些不适合进行初次减瘤手术的患者中发挥作用。

5. 卡铂 / 紫杉醇是子宫内膜癌辅助化疗或新辅助化疗一线治疗方案。

（三）激素治疗

1. 一线方案治疗后孕激素辅助治疗无获益。

2. 高剂量孕酮可用于疾病晚期、疾病复发或不适合积极治疗的患者。

甲地孕酮（160mg/d）或甲羟孕酮（200mg/400mg/d）。

注意：针对 VTE 或心力衰竭的风险，减少孕酮剂量（甲羟孕酮 10～20mg/d）或选择芳香化酶抑制药替代孕酮。

3. 左炔诺孕酮宫内缓释系统的使用和病态肥胖患者施行减肥手术可以使其适应后续的手术治疗，小型研究的反应率约为 50%。

（四）姑息性放疗

如果不适合手术治疗，以较低剂量和少量分次给予外照射放疗以控制局部症状（如出血）。

（五）分子分型

应用 MMR 免疫组化的肿瘤检测方法和 *p53* 突变检测（以及 *POLE* 突变），按复发风险进行风险分层并指导辅助治疗。

注意：风险分层复杂见最新指南 ESGO/ESTRO/ESP 子宫内膜癌指南：https://ijgc.bmj.com/content/31/1/12.long。

（六）保留生育力的治疗

对于某些高分化内膜癌和浅表肌层浸润的女性，保留生育力治疗可能是安全的（强烈建议在完成生育后进行全子宫切除术）。

保留生育力治疗期间子宫内膜癌进展风险的咨询，可能会降低疾病治疗好转率，已有致命性后果的报道。

1. 治疗疾病发生的潜在原因（例如，如果存在肥胖问题，请咨询减重团队）。

2. 腹部 CT 和盆腔 MR 检查可排除深部肌层浸润和淋巴结肿大。

3. 甲羟孕酮 400～600mg/d 或甲地孕酮（160～320mg/d）。

4. 左炔诺孕酮宫内缓释系统可能同样有效，并且依从性会更好。

5. 疾病消退率 76%，复发率 26%，活产率 26%。

6. 每 3 个月行内膜活检 1 次，直到 2 次活检结果正常，然后每 6 个月内膜活检 1 次，直到患者无生育意愿，同时建议尽快行子宫切除术。

7. 建议在尝试妊娠之前至少有一次子宫内膜活检疾病消退（如果行辅助生殖，可以提高胚胎种植率）。

8. 咨询生育专家。

9. 子宫切除术中保留双侧输卵管 - 卵巢不增加疾病死亡率。

注意：参考临床遗传学，并警惕 Lynch 综合征和日后卵巢癌 / 肠癌风险。

（七）PORTEC-2 和 ASTEC 放疗试验

1. 这些试验比较了中危早期子宫内膜腺癌女性接受辅助放疗与不接受辅助放疗的结局：G_1 伴深肌层浸润（>50%），G_2 伴有任何子宫肌层浸润（ⅠA 或ⅠB 期），G_3 伴有浅表浸润（ⅠA 期）。

2. 放疗可减少盆腔复发，但对ⅠB 期子宫内膜癌和组织学为中危的患者没有生存优势。

3. 对于先前未经照射的患者，孤立性盆腔复发可以补救放射治疗。

4. 阴道穹隆近距离放射治疗降低了盆腔复发的风险。

拓展阅读

ASTEC/EN.5 Study Group (2009).Adjuvant external beam radiotherapy in the treatment of endometrial cancer (MRC ASTEC and NCIC CTG EN.5 randomised trials):pooled trial results,systematic review,and meta-analysis.Lancet.373:137–146.
www.ncbi.nlm.nih.gov/pmc/articles/PMC 2646125/
PORTEC Study Group (2018).Ten-year results of the PORTEC-2 trial for high-intermediate risk endometrial carcinoma:improving patient selection for adjuvant therapy.*Br J Cancer*.119:1067–1074.
www.nature.com/articles/s41416–018–0310–8

三十九、罕见的子宫恶性肿瘤

（一）子宫肉瘤

子宫肉瘤非常罕见，占子宫恶性肿瘤的 3%～5%，发病率为 2∶100 000。异常子宫出血是最常见的临床表现；其他症状包括疼痛和盆腔肿块。息肉样肿块可能伸出宫颈口向外突出。

注意：子宫体肉瘤占所有子宫恶性肿瘤的 3%～5%，但导致 26% 的死亡率。

1. 子宫肉瘤的类型：平滑肌肉瘤（46%），子宫内膜间质肉瘤（12%），癌肉瘤（27%），未分类 / 其他（15%）。

2. 平滑肌肉瘤和子宫内膜间质肉瘤的好发年龄是 50—64 岁。

3. 癌肉瘤的好发年龄较大，为 65—79 岁。年龄、疾病分期和肿瘤类型是重要的预后因素。

4. 5 年生存率数据具体如下。

(1) 平滑肌肉瘤：Ⅰ期 65%，Ⅳ期 0%。

(2) 癌肉瘤：Ⅰ期 62%，Ⅳ期 17%。

(3) 子宫内膜间质肉瘤：Ⅰ期 85%，Ⅳ期 37%。

（二）子宫粉碎和隐匿性子宫肉瘤

FDA 更新发布了关于在腹腔镜下子宫切除术和子宫肌瘤切除术中使用动力粉碎术的安全声明，因为应用在术中未被怀疑为子宫肉瘤的患者，存在疾病扩散的风险，以及影响长期生存的风险。

因此，FDA 不鼓励在子宫切除术或子宫肌瘤切除术中使用腹腔镜动力粉碎术（www.fda.gov/medical–devices/surgery–devices/laparoscopic-power-morcellators）。

四十、外阴上皮内瘤变：概述

外阴上皮内瘤变（vulval intraepithelial neoplasia，VIN）可发生在任何年龄组，但更常见于绝经后女性。在 30 岁以上的人群中，尤其是在年轻女性中，VIN 的发病率上升，反映了性行为的变化，以及疾病检出能力的提高。VIN 的自然演变过程不像 CIN 那样清晰，但高达 9% 的 HPV 相关的 uVIN 女性可能在几年内发展为 VSCC。dVIN 发展为 VSCC 的风险要高得多（与硬化性萎缩性苔藓有关）。VIN 治疗比较困难，治疗抵抗会让患者和医生都感到沮丧，可能代表着一个区域的病变，其复发率高。

（一）病因学

1. 鳞状上皮发育不良。

2. uVIN 与高危 HPV 感染、吸烟和免疫抑制有关。

3. 90% 的病例伴有 HPV 持续感染，尤其是 HPV16。

4. HPV 感染可引起多灶性病变，uVIN 患者应仔细筛查 CIN。

5. dVIN 与皮肤的潜在疾病状况有关，如硬化性萎缩性苔藓或扁平苔藓。

（二）组织学

2004 年的分类系统（ISSVD）使用 VIN 来指代以前的 VIN Ⅱ～Ⅲ，而 VIN Ⅰ 则被认为是非特异性炎症改变，而不是癌前病变。

（三）临床表现和评估

1. 主要症状是瘙痒，但也包括疼痛和溃疡。

2. ＞20% 可以无症状。

3. 病变部位可能凸起，角化过度，出现多部位疣状或扁平疣或红斑（约 50%）。

4. 可通过穿刺或切除活检明确诊断。

5. 由于 HPV 引起多灶性病变，建议患者定期接受子宫颈筛查。

拓展阅读

British Gynaecological Cancer Society.Vulval cancer guidelines.
www.bgcs.org.uk/professionals/guidelines-for-recent-publications/
Cochrane (2016).Medical and surgical interventions for the treatment of usual-type vulval intraepithelial neoplasia.
www.cochrane library.com/cdsr/doi/10.1002/14651858.CD011837.pub2/abstract

四十一、外阴上皮内瘤变：VIN 的处理

（一）uVIN

即使范围小，有疼痛症状的病灶可以行切除，但往往是一片区域的病变，因此很难完全切除 VIN，即使在外阴皮肤切除术后复发率也很高。治疗的目的应着重于减轻症状和不良反应，并排除 VSCC。如果多灶性 / 复发性 HPV 相关疾病，考虑按照 BASHH 指南进行 HIV 检测（www.bashhguidelines.org/media/1067/1838.pdf）。

1. 监测

(1) uVIN 发展为癌症的风险为每年 2%～3%。

(2) 复发率在 30%～66%。

(3) 如排除癌变，采用个体化治疗（可观察）。

(4) 必须要随访，可疑病灶应活检。

2. 手术

(1) 疼痛 / 刺激性病变可行局部广泛切除术（wide local excision，WLE）。

(2) 单灶性病变复发率 34%，多灶性病变复发率 66%。

(3) 病灶疼痛的发展与外阴癌的风险增加有关。

如果在监测随访过程中，症状加重或活检部位疼痛加重，需要及时就诊或紧急就诊。

3. 治疗

(1) 已有的研究证明，咪喹莫特可有助于清除生殖器疣。外涂 5% 咪喹莫特乳膏，每周 3 次，持续 12～16 周。治疗期间每隔 6 周进行 1 次阴道镜检查。具有约 50% 的反应率。治疗可能会受到不良反应的限制，包括疼痛感和灼烧感。有证据表明，真正需要切除的需求在减少。

(2) 西多福韦是一种局部抗病毒药物。有效率与咪喹莫特 16 周疗法相似。与手术相比，药物治疗反应的维持效果较好［西多福韦 =94%（95%CI 78.2～98.5），咪喹莫特 =71.6%（95%CI 52.0～84.3）］。西多福韦目前在英国未获许可，仅用于临床试验。

4. 疫苗接种

HPV 疫苗接种预防 CIN 很可能降低 uVIN 的发病率，但尚未证实对现有 VIN 的治疗作用。

5. 化疗

注意：外用氟尿嘧啶（5-FU），通常无效且耐受性差，不再推荐使用。

（二）dVIN

进展或发生 VSCC 的风险高，建议用超高效外用类固醇积极治疗硬化性萎缩性苔藓。

四十二、外阴癌：病因和评估

罕见（英国每年1300例）。风险随着年龄的增长而增加（中位年龄为74岁），尽管年轻女性有风险，特别是那些患有多灶性VIN的女性。自20世纪90年代初以来，发病率上升了18%，主要与年轻女性的HPV感染有关。约90%为鳞状细胞癌，7%～10%为外阴黑色素瘤，其余部分为基底细胞癌、前庭大腺癌和罕见的肉瘤。

（一）病因学

VSCC通常发生在硬化性萎缩性苔藓或VIN（普通型或分化型）的背景下。

（二）表现

外阴癌通常表现为肿块、疼痛、刺激或出血。可能有明显的溃疡。特别是老年女性可能会因为尴尬而延迟被发现。如果没有足够多的临床证据，也可能延迟转诊专科中心。

如果病变高度可疑，无须等待活检结果，请转诊妇科肿瘤科医生。

（三）评估

1. 病史

外阴症状、治疗（处方或自行处理的方法）、既往病史和表现状态/身体状态评分（虚弱指数）。

2. 临床检查

可触及的腹股沟淋巴结，病变的大小和位置，一般的临床体征。如果因为太痛而不能进行检查，也可以在全身麻醉下进行；如果有明显的肿瘤，请转诊至妇科肿瘤科进行麻醉下检查和活检。

3. 血清学检查

血常规，肌酐和尿素氮，肝功能。

4. 影像学检查

胸部/腹部/盆腔CT（CT CAP）± MRI（如为黑色素瘤+头颅CT）。

5. 组织学

穿刺或楔形活检，包括病变边缘（可能很难从脱落的瘤状中央组织获得诊断）。避免切除活检。

标记、解剖图和临床照片（最好有活检前/后），以帮助准确定位活检部位。

确保每个活检部位独立送检，并清楚地描述位置。

注意： *后期可能发现很难定位活检部位，特别是当疾病很可能是多灶性时，无法定位可能需要更广泛的治疗。*

（四）分期（表23-9）

四十三、外阴癌：治疗

（一）手术

手术是主要手段，为了治疗和缓解症状。

- 浸润深度>1mm的患者应行腹股沟淋巴结取样/淋巴结切除术。
- 外侧病变可行同侧淋巴结手术：如果有淋巴结为阳性，则需要双侧腹股沟淋巴结清扫术。
- 中心病变需要双侧腹股沟淋巴结手术。

在20世纪40年代由Way和Taussig认识到了淋巴结切除术的重要性，他们发明了“蝴蝶”切口整体清扫，即切除整个外阴和腹股沟淋巴结及所有连接组织。然而，切口经常裂开，需要多月时间才能愈合。随后发展起来的单独腹股沟切口的三切口外阴切除术，并发症减少。目前的治疗方案是广泛局部切除外阴病变（R_0边缘无显微病变），并通过沿腹股沟韧带的单独切口进行前哨淋巴结活检 ± 淋巴结清扫，以减少并发症。

可能需要进行整形手术重建。

注意： *腹股沟复发很难治疗，死亡率很高。*

1. 并发症

(1) 伤口破裂和感染。

(2) 淋巴囊肿。

(3) 淋巴水肿。

(4) 深静脉血栓/肺栓塞。

2. 前哨淋巴结活检

现在是没有淋巴结转移的证据、没有侵犯尿道、阴道或肛门、既往无腹股沟淋巴结手术史、

表 23-9　外阴癌的 FIGO 分期

分　期	病变范围	5 年生存率
Ⅰ	肿瘤局限于外阴和会阴［区域（腹股沟）淋巴结阴性］	
Ⅰ A	浸润深度≤1cm，直径≤2cm	86%
Ⅰ B	浸润深度＞1mm 和（或）直径＞2cm	77%
Ⅱ	无论肿瘤大小，扩散到阴道下 1/3、尿道下 1/3 或肛门（区域淋巴结阴性）	65%
Ⅲ	无论肿瘤大小，扩散到邻近的会阴结构（尿道下 1/3，阴道下 1/3，肛门），或者与任何数目的区域淋巴结阳性	
Ⅲ A	无论肿瘤大小，扩散到邻近的会阴结构（尿道下 1/3，阴道下 1/3，肛门），或者局部淋巴结转移≤5mm	60%
Ⅲ B	局部淋巴结转移＞5mm	50%
Ⅲ C	区域性淋巴结转移伴囊外扩散	31%
Ⅳ	无论肿瘤大小，固定于骨盆，或者固定或溃疡状的区域淋巴结转移，或者远处转移	
Ⅳ A	无论肿瘤大小，固定在骨盆，或者固定或溃疡状的区域淋巴结转移	26%
Ⅳ B	任何远处转移，包括盆腔淋巴结转移	18%

FIGO 分期 2021：https://obgyn.onlinelibrary.wiley.com/doi/epdf/10.1002/ijgo.13880

小的单灶性疾病（浸润深度＞1mm，直径＜4cm）的标准治疗。如果病变在距中线 1cm 内，则需要双侧前哨淋巴结活检。与全腹股沟淋巴结清扫相比，前哨淋巴结活检并发症明显减低。前哨淋巴结活检发现首先引流肿瘤的淋巴结。如果确诊为阴性，则不需要进行腹股沟清扫。用蓝色染料和 ^{99m}Tc 放射性示踪剂联合鉴定前哨淋巴结，并进行超分期和免疫组化检查。如果前哨淋巴结阳性或未发现淋巴结，则需要同侧系统性淋巴结切除术。

（二）放疗 ± 化疗

1. 可在手术前使用，用于缩小病灶，以减少手术的并发症（如侵及尿道或肛门）。

2. 如果术后腹股沟淋巴结阳性，术后可继续使用放疗，以防止局部区域肿瘤复发。

3. 盆腔淋巴结阳性给予 EBRT 治疗。

4. 可以与化疗联合使用。

放疗 ± 化疗不是腹股沟淋巴结清扫的替代方法（相关 RCT 研究提前终止，因为 5/26 的患者腹股沟复发，而手术组无复发）。

四十四、罕见的外阴恶性肿瘤

（一）外阴 / 阴道黑色素瘤

1. 占外阴癌的 7%～10%。

2. 分期同其他黑色素瘤，而不是外阴癌［Breslow depth and American Joint Committee on Cancer（AJCC）staging（2002）］。

3. 最常见的部位是阴道前壁下段（因此在窥器检查时很容易遗漏）。

4. 黑色或无色。

5. 预后很差。

6. *b-raf* 和 *c-kit* 基因突变率低。

7. 免疫疗法（Nivolumab）对于手术切除皮肤黑色素瘤伴有淋巴结阳性的患者，有无瘤生存期获益。

拓展阅读

Melanoma Focus (2018).Ano-uro-genital mucosal malignant melanoma guideline https://melanomafocus.org/wp-content/uploads/2022/04/aug-executive-summary.pdf

（二）外阴 Paget 病

乳腺外的原位腺癌：在乳腺中，Paget 病通常与潜在的恶性肿瘤相关，但只有 20% 的外阴 Paget 病浸润到表皮下的间质，另外约 8% 有其他潜在的癌症（如膀胱、子宫、结直肠）。

注意：最近的数据表明，其他恶性肿瘤的发生率可能并不常见，除非症状明显，否则不需要对其他恶性肿瘤进行常规筛查。

1. 绝经后女性。
2. 表现为瘙痒和外阴疼痛。
3. 湿疹或隆起的红斑，天鹅绒般的外观，通常在大阴唇上可流出浆液，“蛋糕糖霜”样剥落。
4. 疾病扩散范围远超过临床病变，难以完全切除。
5. 如果有浸润，行手术切除 ± 淋巴结切除术。
6. 前哨淋巴结活检的安全性缺乏数据支持。
7. 复发普遍（60%～70%），如果发生复发通常是另一种原位腺癌。
8. 小样本研究表明，咪喹莫特可能具有良好的缓解率（67% 完全缓解，21% 部分缓解），如果完全缓解，其复发率很低（6%）。
9. 侵袭性 Paget 病罕见，占外阴癌的 1%～2%。

（三）前庭大腺癌

1. 罕见肿瘤，占外阴癌＜5%。
2. 治疗根据非常少的病例系列或从 VSCC 推断。
3. 按照 Honan 的标准，肿瘤必须具有以下特点：在正确的位置，在大阴唇深处，正常的皮肤覆盖，仍然有一些正常的腺体。
4. 前庭大腺和导管由几种不同的细胞种类组成：外阴复层鳞状上皮到末端导管的移行上皮。
5. 前庭大腺癌有多种组织学类型：腺癌、鳞癌和移行细胞癌。
6. 手术切除包括广泛分离的坐骨直肠窝和潜在的肛门括约肌。
7. 没有证据证明前哨淋巴结活检的安全性，需要全腹股沟淋巴结切除术。
8. 需要术前 CT CAP 分期。
9. 可能需要辅助放化疗，因为通常在较晚期诊断。

（四）基底细胞癌

1. 罕见的外阴癌（＜5%）。
2. 平均发病年龄 76 岁。
3. 局部浸润，很少扩散到局部淋巴结，除非在诊断时病灶非常大且具有侵袭性。
4. 局部切除有清晰的显微边缘（R_0）。
5. 只有临床证实存在局部病变时才行腹股沟淋巴结切除。
6. Gorlin 综合征与多发性基底细胞癌相关。

四十五、阴道癌

原发性阴道癌是罕见的，仅占妇科恶性肿瘤的 1%。大多数阴道肿瘤是从上面（宫颈或子宫）或下面（外阴）转移的。在剩下的真正的阴道肿瘤中，约 90% 为鳞状细胞癌，常见于老年女性。许多患者既往有外阴、阴道或子宫颈的上皮内瘤变或浸润性癌病史。其他的诱发因素包括盆腔放射治疗和由阴道子宫托或脱垂引起的长期炎症。鳞状细胞癌与宫颈癌相似，通常与 HPV 感染相关，尤其是 HPV16。其余的 8%～10% 为腺癌。淋巴瘤、黑色素瘤和肉瘤，均极为罕见。鳞状细胞癌最常见的部位是阴道后壁上段，容易被窥器遮住而被忽略。

（一）扩散途径

1. 直接蔓延。
2. 阴道上段：盆腔淋巴结。
3. 阴道下段：腹股沟淋巴结。

（二）检查

1. 活组织检查。
2. CT CAP 和盆腔 MRI 检查评估局部浸润侵犯程度。

（三）治疗

1. 手术

由于邻近其他器官，手术的价值相对有限。

手术切除仅适用于局限于阴道壁的小肿瘤，对于罕见的局部晚期疾病 / 盆腔复发或膀胱 ± 肠转移的姑息性病例，手术治疗时需行盆腔廓清术（包括盆腔器官和膀胱 ± 肠转移病灶的切除）。

上段阴道癌：广泛性子宫切除术（如子宫、原位）加阴道切除术（距病灶边缘 1cm）和盆腔淋巴结切除术。

下段阴道癌：局部广泛切除术和双侧腹股沟淋巴结清扫术。

2. 放疗

骨盆 EBRT 联合阴道近距离治疗。从子宫颈癌的治疗推断，可同时给予顺铂。

（四）分期

见表 23-10。

拓展阅读

FIGO Cancer Report (2018).Cancer of the vagina. https://obgyn.onlinelibrary.wiley.com/doi/epdf/10.1002/ijgo.12610

四十六、罕见的阴道癌

（一）阴道透明细胞腺癌

1. 发生于年轻女性，与子宫内己烯雌酚暴露密切相关。

2. 在 1940—1997 年，对数百万有流产或早产风险的孕妇进行了己烯雌酚治疗。暴露的关键时间为妊娠期前 16 周。

3. 多数发生在 14—22 岁，但在 40 多岁达到另一个高峰。

4. 每年进行子宫颈和阴道的阴道镜检查。

阴道透明细胞癌的治疗旨在保持（通常）年轻女性的生育力。Ⅰ期肿瘤行局部广泛切除术。分期更晚，建议行放疗（表 23-10）。与己烯雌酚暴露相关的总体 5 年生存率为 80%～87%。非己烯雌酚暴露相关的腺癌 5 年生存率约为 34%。

（二）阴道恶性黑色素瘤

1. 极其罕见，3/1000 万。

2. 以老年女性发病为典型。

3. 治疗以手术为主，全阴道切除 ± 盆腔廓清术。

4. 5 年生存率约 15%，中位总生存期为 22 个月。

拓展阅读

Melanoma Focus (2018)https://melanomafocus.org/wp-content/uploads/2022/04/aug-executive-summary.pdf

（三）胚胎性横纹肌肉瘤（葡萄状肉瘤）

1. 罕见肿瘤，多囊葡萄样。

2. 来源于横纹肌母细胞。

3. 表现在婴儿期（女孩＜3 岁）。

4. 子宫颈横纹肌肉瘤可发生在青少年，子宫横纹肌肉瘤可发生在绝经后女性。

5. 表现为从阴道产生的葡萄状肿块，可表现为阴道出血或单一息肉。

表 23-10　阴道癌 FIGO 分期

分　期	病变范围	5 年生存率
Ⅰ	肿瘤位于阴道内，不大于 2cm	85%
Ⅱ	肿瘤穿过阴道壁，但未蔓延到盆侧壁或淋巴结	78%
Ⅲ	肿瘤扩散到盆腔侧壁和（或）蔓延阴道下 1/3 和（或）引起肾积水和（或）扩散到腹股沟或骨盆局部淋巴结	Ⅲ～Ⅳ A 期为 54%
Ⅳ	肿瘤扩散到真骨盆和（或）侵犯膀胱 / 肠黏膜	
Ⅳ A	肿瘤扩散到膀胱 / 肠道或直接侵犯真骨盆以外	
Ⅳ B	远处转移，如肺或骨骼转移	

6. 治疗，保留生育力和阴道功能：①对于较小的肿瘤进行切除，然后联合化疗（长春新碱、放线菌素、环磷酰胺）；②对于较大的肿瘤给予新辅助化疗，以在手术前缩小其肿块大小。

7. 生存率可达 90%。

8. 转诊到具有专业中心，可能需要重建手术。

四十七、妊娠滋养细胞疾病：葡萄胎

妊娠滋养细胞疾病（gestational trophoblastic disease，GTD）涵盖了一系列由胎盘过度生长引起的疾病，包括葡萄胎、持续性滋养细胞疾病 / 妊娠滋养细胞肿瘤（gestational trophoblastic neoplasia，GTN）、绒毛膜癌、侵袭性葡萄胎和胎盘部位滋养细胞肿瘤。

发生率：在英国 1/590 例妊娠。

注意： 大多数 GTN 发生在葡萄胎之后，也可发生在流产、异位妊娠或正常妊娠之后。任何妊娠后如有持续出血或不规则出血，建议进行尿妊娠试验。

（一）葡萄胎

根据遗传和组织学特征可分为完全性葡萄胎和部分性葡萄胎。

1. 完全性葡萄胎

(1) 由弥漫性水肿绒毛和滋养层增生组成。

(2) 为二倍体，来自于精子和“空”卵细胞受精后复制自己的染色体，大多数是 46, XX，没有胎儿组织的证据。

2. 部分性葡萄胎

(1) 由水肿绒毛和正常绒毛组成。

(2) 为三倍体（69，XXX，XXY，XYY），由一个母系单倍体和两个父系单倍体组成。大多数病例发生在两个精子与一个卵细胞受精之后，胎儿可能存在。

（二）诊断

症状和体征（大致频率）

(1) 妊娠期前 3 个月不规则阴道出血（>90%）。

(2) 子宫大小与孕周不符：偏大（25%）。

(3) 由高 hCG 水平引起的卵巢过度刺激引起的巨大黄素化囊肿引起的疼痛（20%）。

(4) 经阴道排出含有妊娠物的囊肿水泡（10%）。

(5) 更明显的妊娠症状：剧吐（10%），甲状腺功能亢进（5%），早期子痫前期（5%）。

在完全性葡萄胎中血清 hCG 异常升高，但部分性葡萄胎的水平可能在正常范围内。

（三）葡萄胎的危险因素

1. 年龄：完全性葡萄胎中，极限的生育年龄（>40 岁和<15 岁），而部分性葡萄胎没有。

2. 种族：在东亚地区，尤其是韩国和日本，高出 2 倍。

3. 有过葡萄胎妊娠史：未来发生葡萄胎妊娠的风险为 10 倍。

（四）超声检查（图 23-2）

1. 完全性葡萄胎

(1) 混合回声的“落雪”样表现，代表水肿绒毛和宫内出血。

(2) 巨大的黄素化囊肿。

2. 部分性葡萄胎

胎儿可能存活，有早期生长受限或结构异常的迹象。

四十八、葡萄胎的处理

（一）处理

1. 完全性葡萄胎：由经验丰富的外科医生进行清宫，因为子宫穿孔和出血的风险很高。可能需要单剂量催产素来降低出血风险，但理论上会增加组织扩散导致肺或脑转移的风险，应在子宫清空前避免使用，如果可能的话，仅用于控制大量出血。

2. 部分性葡萄胎：清宫是可取的，除非胎儿部位的大小需要药物协助清除。

3. 妊娠组织的组织学检查是明确诊断的必要条件。Rh 阴性女性在吸刮术后予免疫球蛋白治疗。

4. 如未送组织学检查，人工流产后 3 周行尿妊娠试验。如果升高，考虑葡萄胎妊娠。

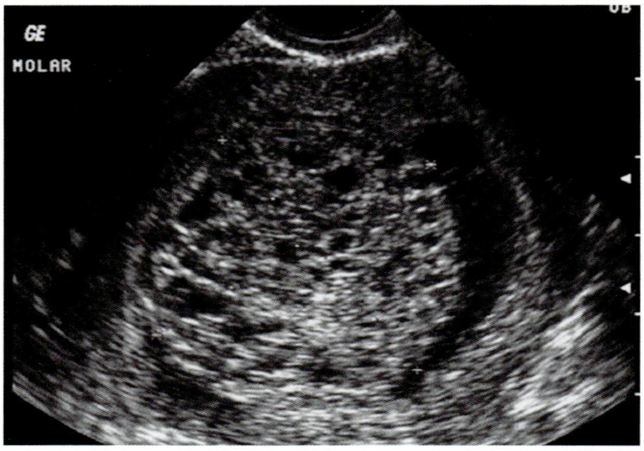

▲ 图 23-2 葡萄胎超声检查

（二）持续性 GTD 的治疗

在完全性葡萄胎后需要化疗的风险为 15%，在部分性葡萄胎后为 0.5%。

（三）化疗适应证

1. 子宫排空后 4 周血清 hCG 水平＞20 000U/L。
2. 子宫排空后 hCG 不变或上升，无新症状，如子宫出血和（或）腹部疼痛。
3. 有转移的证据。
4. 绒毛膜癌的组织学诊断。

（四）预后

1. 通过有效的登记和治疗方案，治愈率高（98%～100%），化疗率低（5%～8%）。
2. 复发率低（1/55）。
3. 建议女性在 hCG 水平正常 6 个月及随访完成前避免妊娠；如化疗，则需在停止治疗后 12 个月。
4. 应在后续任何一次妊娠之后的 6 周和 10 周检测尿液和血清 hCG 水平。

（五）避孕和激素替代疗法

1. 口服避孕药无禁忌证。
2. 没有证据表明 HRT 有风险（需要化疗的人可能会提前绝经）。

（六）葡萄胎的专业随访

在英国，所有有葡萄胎妊娠的女性都应该在三个专科中心（谢菲尔德、邓迪、伦敦）中的一个进行登记，然后由他们进行随访。葡萄胎妊娠通常与异常的 hCG 有关，因此需要专业检测。

各中心之间的流程略有不同。

1. 被诊断为部分性葡萄胎（查令十字医院）

(1) 每 2 周取 1 次尿 ± 血清样本，直到 hCG 水平正常。

(2) 若 4 周后再次取样为正常，随访完成。

2. 完全性葡萄胎妊娠

(1) 每 2 周检查 1 次尿 ± 血清 hCG，直到水平正常。

(2) 如果 hCG 在 8 周内恢复正常，hCG 水平随访 6 个月。

(3) 8 周内 hCG 值未降至正常的患者，继续随访直到 hCG 值正常后 6 个月。

通知专科中心后续任何妊娠，后续任何一次妊娠之后的 6 周和 10 周检测 hCG 水平。

拓展阅读

Braga et al.(2015).Hormonal contraceptive use before hCG remission does not increase the risk of gestational trophoblastic neoplasia following complete hydatidiform mole:a historical database review. BJOG,123:1330–1335.
https://obgyn.onlinelibrary.wiley.com/doi/full/10.1111/147–0528.13617
Cochrane (2016).Chemotherapy for resistant or recurrent gestational trophoblastic neoplasia.
www.cochranelibrary.com/cdsr/doi/10.1002/14651858.CD008891.pub3/abstract
Cochrane (2016).First-line chemotherapy in low-risk gestational trophoblastic neoplasia.
www.cochranelibrary.com/cdsr/doi/10.1002/14651858.CD007102.pub4/full
Hydatidiform Mole and Choriocarcinoma UK Information and Support Service.
https://hmole-chorio.org.uk/patients_info/patients_info_ timetable/
RCOG (2010).The management of gestational trophoblastic neoplasia. Green-top guideline no.38.
www.rcog.org.uk/files/rcog-corp/GT38Management Gestational 0210.pdf.
Sheffield Trophoblastic Tumour Screening and Treatment Centre.
www.chorio.group.shef.ac.uk/clin.html

四十九、妊娠滋养细胞疾病：绒毛膜癌

这是一种高度恶性的肿瘤，由合体滋养细胞和细胞滋养细胞组成，并伴有肌层浸润。局部扩散和血行肺转移比较常见。50% 的病例发生前为葡萄胎，40% 为正常妊娠，5% 为流产或异位妊娠，5% 为非妊娠起源。

（一）发病率

在西方国家孕妇中约占 1/30 000，在东亚孕妇中约占 1/11 000。

（二）诊断

症状和体征

(1) 阴道出血。

(2) 腹部或阴道肿胀。

(3) 闭经。

(4) 呼吸困难和咯血（继发肺转移）。

(5) 腹腔内出血（继发子宫穿孔）。

(6) 较少见的转移部位包括脑、肾、肝或脾，这些症状与部位有关。

（三）辅助检查

1. 持续性滋养细胞疾病

(1) 血清 hCG、空腹血糖、尿素和电解质、肝功能检查、凝血功能、HIV 和乙肝血清学检查，分组并保存。

(2) 盆腔多普勒超声。

2. 如怀疑为绒毛膜癌或胎盘部位滋养细胞肿瘤，应做进一步检查

(1) CT CAP。

(2) 头颅 MRI。

(3) 如果肺或脑转移，行诊断性脑脊液 hCG 检测。

(4) 肾小球滤过率检测指导化疗给药。

（四）治疗

使用的化疗方案由 FIGO 预后评分系统确定，该系统基于以下情况。

1. 患者年龄及前次妊娠类型。

2. 肿瘤负荷范围（hCG 水平、肿瘤数量、肿瘤部位、肿瘤大小、转移部位）。

3. 与前次妊娠的间隔时间。

4. 对既往化疗的反应。

（五）预后

1. 总生存率＞90%。

2. 较差预后与患者年龄＞40 岁、前次妊娠为足月妊娠、前次妊娠至化疗间隔＞4 个月、肿瘤负荷大、既往化疗反应差有关。

（六）GTD 的化疗

1. 化疗持续至 hCG 正常 6 周。

2. 更有可能提前绝经。

3. 低危患者（≤6）：①甲氨蝶呤和亚叶酸（耐受性良好，主要不良反应是黏膜炎和胸膜炎性胸痛），在专科中心注射第 1 剂；②如果肺转移，可能需要鞘内注射甲氨蝶呤预防中枢神经系统转移；③对一线治疗有效率为 67%；④总治愈率近 100%。

4. 高危患者（≥7）：①每周安排 EMA（依托泊苷、甲氨蝶呤和放线菌素）与 CO（环磷酰胺和长春新碱）交替进行；②可能需要补救性手术（开颅、胸膜切开术、子宫切除术）；③ 17% 出现耐药，需要二线化疗，总治愈率为 95%；④继发另一种肿瘤的风险升高；⑤随后妊娠中，流产和死产风险稍升高，但胎儿异常风险不会升高。

5. 胎盘部位滋养细胞肿瘤：①建议首选子宫切除术，若疾病局限于子宫可治愈；②弥散性病灶行 EP/EMA 化疗（依托泊苷、顺铂 / 依托泊苷、甲氨蝶呤、放线菌素）；③如果在前次妊娠 4 年内出现，治愈率为 100%。

五十、化疗的原则

化疗与放疗和手术一起用于治疗妇科癌症，达到治愈、控制或减轻症状作用。

（一）细胞周期

1. 化疗药物通过作用于细胞周期的特定阶段（如紫杉醇对于 G_2/M 的细胞有效），或者非特定阶段（如烷化剂在整个细胞周期中发挥作用）来干扰细胞分裂。

2. 癌细胞的特征之一是不受控的增殖。由于化疗有作用于增殖活跃细胞的倾向，这些细胞比正常细胞更易被化疗攻击。

3. 然而，化疗确实对正常细胞也起作用，所

以会有常见的不良反应。

（二）应用实践

MDT 讨论时需要了解每个患者的治疗目的（即治疗性或姑息性），并向患者清楚地解释，使他们能够权衡潜在的风险和预期的获益，从而实现最佳的生存和生活质量。需要考虑以下因素。

1. 疾病相关：癌症的类型和分期，既往治疗的效果。

2. 患者相关：体能状态（WHO PS）（患者一般情况）（表 23–11）± 虚弱指数（如 Rockwood 指数：http://www.frailtytoolkit.org/wp-content/uploads/2016/12/Rockwood.jpg），合并症，营养状况，患者的期望值等。

表 23–11　WHO 体能状态

等　级	评分标准
0	无症状；活动能力完全正常，能胜任较重的体力活动
1	有症状；较重的体力活动受限，但可以走动，能从事较轻的体力活动，如较轻的家务，办公室工作
2	有症状；＞50% 清醒的时间可走动，生活能够自理，但无法从事工作
3	有症状；生活部分自理，＞50% 清醒时间卧床或坐轮椅
4	完全限制于床上或轮椅，生活不能自理
5	死亡

3. 化疗通常在门诊进行：①对于大多数卵巢癌患者化疗由 6 个周期组成，是否更换方案取决于 3 个周期后疗效评估；②每个周期为 21～28 天；③化疗间歇期使受损的“正常”细胞得以修复和再生；④有些化疗方案每周进行 1 次（如紫杉醇单药或临床研究）。

4. 治疗效果评价：① CT/MRI 可评估的疾病变化（RECIS）；②肿瘤标志物的趋势（如卵巢癌的 CA125 水平）；③患者报告的结果，包括症状和生活质量；④体格检查。

（三）RECIST 标准

1. 完全缓解：所有病变消失，无新发病变的证据，2 次至少相隔 4 周。

2. 部分缓解：病变最长径总和缩小≥30%。

3. 稳定。

4. 进展：病变最长径总和增加≥20% 或出现新的病变。

五十一、化疗药物的分类

（一）抗代谢药物

干扰 DNA 和 RNA 合成，如 5-FU、吉西他滨、甲氨蝶呤。

（二）烷化剂

与 DNA 碱基形成共价键，如环磷酰胺、异环磷酰胺。

（三）嵌入剂

与 DNA 结合，从而抑制其复制，如顺铂、卡铂（最广泛用于妇科癌症）。

（四）抗肿瘤抗生素

作用机制复杂，抑制 DNA 合成，如博来霉素、多柔比星、依托泊苷。

（五）抗纺锤体微管的药物

防止有丝分裂，如紫杉醇、长春新碱。

（六）生物制剂

广泛的研究正在进行，以寻找作用于特定途径的靶向药物，这些途径优先影响癌细胞，而不是所有的分裂细胞，以提高对癌细胞的活性并减少化疗的不良反应。目前妇科癌症治疗中最常见的类型包括以下方面。

1. PARP 抑制药

抑制聚 –ADP 核糖聚合酶，是一种修复 DNA 单链断裂的酶（如奥拉帕利、尼拉帕利）。如果细胞分裂时单链断裂，则会形成多条双链断裂。BRCA 蛋白参与 DNA 双链断裂的同源重组修复。

在 *BRCA* 突变 / 缺陷的肿瘤，细胞无法修复断裂，因此死于凋亡。口服用于维持治疗。

2. 血管生成抑制药

阻断微转移的新血管形成，并限制新的肿瘤沉积物的生长。癌细胞在缺氧条件下释放 VEGF。血管生成抑制药采用抗体阻断 VEGF 或其受体（如贝伐珠单抗），或者通过阻断其酪氨酸激酶活性来阻止 VEGF 受体的细胞信号传导（如西地尼布、索拉非尼）。可在化疗期间使用，然后延长维持使用。VEGF 也需要用于修复伤口，因此避免术后数周内使用和引起肠穿孔的风险。通常也可引起高血压。

五十二、化疗不良反应：血液系统和胃肠道

化疗由于其对正常细胞和癌细胞都有作用，因此会产生一系列的不良反应。毒性模式因药物和个体而异。大多数不良反应是自限性的。重要的是发现并寻求预防和管理这些不良反应的方法，尽可能保持良好的生活质量。

（一）血液系统

骨髓抑制导致血细胞计数逐渐下降，最终可恢复。最低点（血细胞计数最低的时期）通常发生在化疗后 7～14 天。

1. 中性粒细胞减少性脓毒症：可能致命，需要紧急治疗

(1) 中性粒细胞减少，即中性粒细胞计数≤1.0×10^9/L。

(2) 任何出现体温≥38℃且感觉不适的化疗患者必须高度怀疑。

(3) 按照医院规定，取 FBC、血培养、尿培养等，静脉注射广谱抗生素，并通知肿瘤应急团队。如果既往有中性粒细胞减少性败血症发作，根据当地方案，可用 GCSF 和口服抗生素进行预防。

2. 贫血（血红蛋白≤11g/dl）

(1) 可出现，尤其在化疗数个周期后。

(2) 治疗取决于其严重程度，包括输血、铁片 / 输注铁剂、促红细胞生成素。

3. 血小板减少症（血小板计数≤100×10^9/L）

(1) 使用卡铂常见，尤其是联合紫杉醇时。

(2) 直到血小板计数恢复，避免侵入性操作。

（二）胃肠道

胃肠道的不良反应是由于上皮细胞的丢失引起。

1. 恶性呕吐：在大多数情况下，可以用有效的止吐药预防［如类固醇、多潘立酮、甲氧氯普胺和（或）5-HT_3 拮抗药］。

2. 黏膜炎：随着上皮细胞愈合可自行消退。有效的措施是良好的口腔护理、使用局部麻醉药、治疗口腔念珠菌病。通常发生于甲氨蝶呤和 5-FU。

3. 便秘：注意饮食和液体摄入量，短期使用泻药。

4. 腹泻：排除感染 / 便秘，用磷酸可待因、洛哌丁胺和补液治疗。

五十三、化疗不良反应：其他不良反应

（一）脱发

1. 紫杉烷类（如紫杉醇）、多柔比星和依托泊苷通常引起暂时性脱发。

2. 卡铂和顺铂通常与这类不良反应无关。

3. 对一些女性有心理影响。根据个人偏好，可选择假发、围巾或帽子。

4. 可以尝试用“冷却帽”来改善。

（二）神经系统

是与治疗剂量相关的不良反应，通常在剂量下降或停药后缓慢消退，严重时会持续存在。

1. 周围神经病：通常是感觉变化，如麻木感和刺痛，常见于紫杉醇和顺铂。

2. 耳鸣：与顺铂和紫杉烷类相关。

（三）全身症状

随着治疗的进展，这类症状往往具有累积效应，但在停止治疗时消退，表现出嗜睡、厌食等。

（四）对生育的影响

1. 胎儿畸形

大多数化疗药具有致畸性，应在妊娠最初 3 个月避免使用。如有必要，某些药物可在 12 周后使用，虽然数据可以令人放心，但有局限性。在治疗结束后的一段时间内，避孕是必要的。

2. 卵巢功能衰退

相比于其他化疗药，主要由烷化剂引起。可能造成绝经前患者永久性卵巢功能衰竭，导致提前绝经和不孕。而过早绝经的年轻女性易患骨质疏松、心血管疾病和绝经后症状。在大多数癌症中，在无癌症复发风险升高的证据的情况下可以使用激素替代治疗。对于希望在化疗前保留生育力的女性，冷冻保存胚胎和卵巢组织也是可行的，需要考虑紧急转诊至专业的生殖中心。

五十四、妇科恶性肿瘤的化疗

（一）主要观点

1. 化疗的治疗指数很窄；治疗期间密切监测是必要的。

2. 每次治疗开始前进行血液检查（空腹血糖、尿素和电解质、肝功能），评估患者的体能状态和不良反应（https://www.nice.org.uk/guidance/ta121/chapter/Appendix-C-WHO-performance-status-classification）。

3. 除了对化疗高度敏感的持续性 GTD/ 绒毛膜癌，单独使用化疗通常是作为姑息性治疗，而非治疗性目的。

4. 当化疗联合手术或放疗时效果更好，这种形式可以为：①新辅助化疗，在主要治疗前（手术或放疗）用于降低肿瘤体积；②辅助性化疗，在主要治疗后来降低复发风险。

（二）妇科癌症的常用化疗方案

1. 卵巢癌

(1) 对铂类为基础的方案敏感，有效率约 70%。

(2) 卡铂 ± 紫杉醇（可作为新辅助化疗、辅助性化疗或姑息性治疗）。

(3) ＞50% 患者会复发，需要进一步治疗：①如果自首次化疗后超过 6 个月，定义为铂敏感的肿瘤；②自铂类为基础化疗后＜6 个月，定义为铂耐药。

(4) 腹腔灌注化疗（这部分可以直接进入腹腔内）已经显示出临床获益，但不良反应增加（建议仅作为临床研究的一部分使用）。

(5) 铂耐药复发的治疗包括脂质体多柔比星、紫杉醇单药、吉西他滨和顺铂。

(6) 生物制剂，包括贝伐珠单抗（血管生成抑制药）和 PARP 抑制药，常用作维持治疗 ± 联合常规化疗。

2. 子宫内膜癌

(1) 化疗的作用有限，仅限于复发或转移性疾病。

(2) 一线治疗为卡铂 ± 紫杉醇。

3. 子宫颈癌

(1) 已证实顺铂联合放疗可降低术后放疗患者复发风险。

(2) 以铂为基础的化疗可用于转移性疾病，但有效率低。

4. 外阴 / 阴道癌

(1) 顺铂可与放疗联合用于不宜手术的患者。

(2) 顺铂可作为转移性疾病症状控制的唯一疗法。

5. 滋养细胞肿瘤

(1) 单纯化疗可能有治愈效果。

(2) 在专科中心进行治疗。

五十五、放射治疗：原则

放疗与化疗不同，是局部而非全身的治疗，可用于部分妇科肿瘤的根治治疗和姑息治疗。

（一）放射生物学

1. 利用电离辐射杀死细胞的放射疗法包括 X 线、γ 射线、β- 粒子。

2. 辐射可产生自由基直接或间接导致 DNA 双链断裂。

3. 任何细胞对辐射的敏感度取决于以下情况。

(1) 细胞类型（如小肠细胞对辐射的耐受性较低）。

(2) 细胞周期（G_0、静止期的细胞相对有抵抗力，而 G_1、G_2 期的细胞敏感）。

(3) 微环境（乏氧环境的细胞具有辐射抵抗性）。

4. 许多细胞能够修复一定数量的 DNA 损伤，但癌细胞的修复效率较低；因此，被破坏的细胞比例要高得多。

5. 一个区域放射治疗的总剂量受限于该区域周围正常组织的耐受性。

（二）放射治疗的实施

放疗可以通过 EBRT 和（或）近距离治疗进行。

1. EBRT

(1) 放射源离患者很远。

(2) 由直线加速器传送。

(3) 使用适形放射治疗（即根据肿瘤的形状对射线束进行调整）在放射野内包含较少的正常组织，因此减少了不良反应。

2. 近距放射治疗

(1) 将放射源直接放置在肿瘤部位内或周围（如宫颈癌阴道内 / 子宫内的近距离放射治疗）。

(2) 优点是肿瘤接受的辐射剂量较高，正常组织接受的辐射剂量较少。

3. 通过分次放射治疗，可以减少不良反应，使正常组织得以恢复。

（三）放射治疗缓解症状

放疗用于缓解转移性疾病引起的一些症状，包括：①疼痛；②骨 / 脑转移的症状；③菜花样肿块的出血。

五十六、放射治疗：妇科肿瘤的放疗治疗

妇科肿瘤的治疗通常是以手术、化疗和放疗多种治疗模式结合的综合治疗。治疗的选择取决于肿瘤类型、疾病程度、患者的身体状况和意愿。

（一）子宫颈癌

1. 早期疾病（ⅠB 期）。

(1) 放射治疗的有效率等同于根治性子宫切除术。

(2) 对于手术患者，如果术后病理提示淋巴结阳性 / 邻近切缘或切缘阳性，可给予术后放疗（辅助治疗），以减少盆腔复发的风险。

2. 局部晚期疾病（Ⅱ～ⅣA 期）：放化疗或放疗（包括 EBRT 和腔内后装治疗）。

3. 复发性疾病：局部复发可根据既往治疗方案，考虑进行手术切除或放疗。

4. 远处转移性疾病（ⅣB 期）：最佳支持治疗 ± 姑息性放疗 ± 姑息性化疗。

（二）子宫内膜癌

1. 早期疾病（Ⅰ期）

(1) 如患者不宜采用手术治疗，则放射治疗作为一线治疗。

(2) 如果适合手术，对于术后病理存在高危因素（如低分化、深肌层侵犯），建议术后辅助近距离治疗（± EBRT）。

2. 局部晚期疾病（Ⅱ～ⅢC 期）

术后（辅助）EBRT 和近距离治疗。

3. 复发性疾病

同子宫颈癌。

（三）外阴癌

1. 早期疾病

不适合手术时，行放射治疗。

2. 局部晚期疾病

(1) 如果术后提示淋巴结转移，考虑进行腹股沟 / 骨盆 EBRT 放疗（可同步化疗）。

(2) 如病灶累及尿道 / 肛门，术前应用新辅助放化疗缩小广泛病变，以减少手术的并发症。

3. 复发性疾病

取决于既往的治疗。

（四）卵巢癌

没有证据支持在一线或辅助治疗中使用放疗。

放射治疗可能可以缓解局部症状。

五十七、放射治疗：不良反应

放射治疗的不良反应取决于被照射的部位。妇科肿瘤的照射部位为盆腔，因此该区域的组织容易受损。可能在治疗期间和治疗后立即显现（早期不良反应），也可能在数月或数年后出现（晚期不良反应）。

（一）早期不良反应

1. 快速分裂的细胞受到损伤（如黏膜）

通常是自限的。

2. 皮肤

(1) 红斑，湿性脱皮。

(2) 处理方法包括水性乳液，以及氢化可的松乳膏。

3. 口 / 肠

(1) 黏膜炎：使用漱口水、镇痛药，合并口腔念珠菌感染时可采用制霉菌素治疗。

(2) 恶心（ ± 呕吐）：预防性或治疗性使用止吐药。

(3) 腹泻：排除感染后，使用洛哌丁胺或磷酸可待因治疗。

4. 膀胱

(1) 膀胱炎：尿频和排尿困难。

(2) 处理方法为排除感染后，保证足够的液体摄入量，必要时可用奥昔布宁。

5. 疲劳 / 劳累

积极治疗贫血（如果存在），适量运动。

6. 骨髓抑制

（二）晚期不良反应

随着时间累积，细胞因子和生长因子在正常组织中的诱导产生导致了组织纤维化、缺乏顺应性和新血管形成（毛细血管扩张）。

1. 皮肤

纤维化（如导致阴道狭窄和缩短）、毛细血管扩张、淋巴水肿（淋巴管纤维化）、阴道干燥、性交困难。

2. 膀胱

放射性膀胱炎：疼痛、出血（由于毛细血管扩张）、泌尿系统感染、排尿困难、尿急和尿失禁。

3. 肠

放射性直肠炎：疼痛、腹泻、直肠出血（由于毛细血管扩张）、急症、大便失禁。

小肠狭窄、粘连、纤维化，导致小肠梗阻。

4. 疼痛

小肠和盆腔神经受损导致的腹部和盆腔疼痛，骨盆微不稳定性骨折，淋巴水肿所致的下肢疼痛。

五十八、妇科癌症治疗后的激素替代疗法

- 绝经期症状可能对生活质量有显著的不利影响，在没有适当的激素替代治疗的情况下，卵巢早衰（POF）可能会降低总生存率。
- POF 导致特定年龄死亡率升高 2 倍。
- 生活质量是晚期疾病患者的重要因素。
- 妇科癌症的许多治疗可能使女性绝经，包括手术（卵巢切除术）± 化疗 ± 盆腔放疗 ± 类固醇（如治疗化疗出现的恶心）。
- 妇科医生和全科医生可能不愿意采用激素替代疗法，尽管在许多情况下，它不是禁忌。
- 如果化疗导致 POF，月经可以重新开始，根据年龄和其他治疗可能需要咨询有关避孕的问题。
- 可考虑卵巢移位至远离预期的辐射区域。
- 如果希望生育，可能的选择包括卵母细胞 / 胚胎冷冻、卵巢采集、卵母细胞 / 胚胎捐赠、代孕、领养、收养。
- 绝经期：间隔 4 周 2 次 FSH>25，低雌二醇。
- 绝经导致脊柱（骨小梁）丢失比皮质骨（股骨颈）更快。
- 与自然绝经相比，手术绝经与更快的骨质流失相关：<40 岁行双附件切除术的患者患缺血性心脏病的风险是>50 岁的患者的 3 倍，但其他

原因引起的 POF 相关风险升高的很少。

- POF 可能需要比绝经后更高的雌激素；使用“身体相同”的激素。
  - 如无子宫：75～100μg 雌二醇贴片；凝胶 3～4 剂；口服 2～4mg。
  - 如有子宫：LNG-IUS 或雌激素替代治疗周期的每 28 天中的第 15～26 天口服 Utrogestan® 200mg/d，或者每 28 天雌激素替代治疗周期的第 1～25 天口服 100mg/d；或者使用 Femoston® 激素替代疗法。
  - HRT 在保护骨密度方面优于 COCP。

（一）激素替代疗法和癌症的考虑因素

1. 患者的观点。
2. 症状的严重程度及其对生活质量的影响。
3. POF 风险。
4. 恶性肿瘤：肿瘤类型和激素受体状态（如乳腺癌）。*BRCA* 基因突变携带者在预防性卵巢摘除术后，如果没有个人癌症病史，可以使用 HRT。
5. 生活方式调节：吸烟，适当运动，避免过量饮酒，保证维生素 D 和钙。

（二）激素替代疗法和卵巢癌

1. 输卵管 – 卵巢上皮性癌

HRT 可提高上皮性卵巢癌患者的总生存率。

2. 生殖细胞 / 性索 / 交界性肿瘤

证据较少，考虑临床情况并权衡利弊。

（三）激素替代疗法和子宫内膜癌

1. 早期低级别子宫内膜癌复发风险低。
2. 数据未显示 HRT 的显著危害。
3. 可在治愈性手术后立即使用。
4. 如果考虑残留病灶，联合 HRT 具有理论优势，但数据薄弱甚至没有数据针对更晚期的疾病。

（四）激素替代治疗和宫颈癌

1. 鳞状细胞癌

雌激素不敏感。

FIGO Ⅰ/Ⅱ 期患者接受 HRT 治疗与不接受 HRT 治疗的无病生存期无变化。

2. 腺癌

证据较少，考虑临床情况并权衡利弊。

（五）激素替代疗法和外阴 / 阴道癌

没有数据，但不太可能对鳞状细胞癌有显著影响。

（六）激素替代疗法的备选方案

包括可乐定、文拉法辛、加巴喷丁、奥昔布宁、阴道雌激素（如果维持治疗，最小的全身摄取量）。

拓展阅读

Alternatives to HRt for management of menopausal symptoms
www.rcog.org.uk/globalassets/documents/guidelines/scientifc-impact-papers/sip_6.pdf
www.bgcs.org.uk/members-area/webinars-and-journal-clubs/
https://thebms.org.uk/publications/consensus-statements/premature-ovarian-insufciency/
https://obgyn.onlinelibrary.wiley.com/doi/full/10.1111/tog.12607

五十九、姑息治疗原则

WHO 将姑息治疗定义为“对晚期、进展性疾病患者的积极、全面关怀”。

- 与患者（以及家人 / 照顾者）进行良好的沟通对于促进坦诚地讨论预后和制订最适合患者的治疗计划至关重要。
- 就治疗升级计划与个人和家庭 / 照顾者进行沟通，并定期评估生存期有限的患者的适当的治疗上限，不仅仅是临终关怀。
- 姑息治疗是每个人的责任，姑息治疗团队可提供专家支持和建议。在晚期癌症中，早期姑息治疗可以改善预期寿命和生活质量，并可与积极治疗同时进行。向可能将姑息治疗和临终关怀相混淆的患者进行解释（一些临床医生也会这样做）。解释姑息治疗的局限性，包括尝试复苏，尤其是在 80 岁以上患者。

（一）姑息治疗的目标

1. 达到最佳症状缓解。
2. 提高生活质量。

3. 为了有效地缓解，并考虑到患者意愿，有必要对每个人进行个性化的治疗。

4. 需要进一步了解的方面包括：身体症状，心理症状，社会问题，精神问题。

（二）多学科方法

1. 症状可通过药物或非药物手段控制（如非甾体抗炎药和低剂量吗啡治疗呼吸困难）。

2. 根据患者存在问题的性质，可能需要不同专业的专业知识，而不仅仅是姑息治疗团队，如临床肿瘤学家、普通外科医生、介入放射学、泌尿学、职业治疗、营养师 / 胃肠病学。

3. 姑息治疗可在家中、临终关怀院或医院进行。

（三）临终关怀

1. 追求安详而有尊严的死亡。

2. 与个人和家人沟通，探索目标、希望、恐惧和期望。

3. 保持舒适并提供心理 / 精神支持。

4. 避免不必要的 / 不舒服的环节。

5. 讨论 / 重新评估治疗升级计划。

6. 审核并制订药物使用计划。大多数药物可以停用，但要继续使用镇痛药、止吐药、抗焦虑药和抗惊厥药。

六十、疼痛管理

大多数晚期癌症患者会经历中度到重度的疼痛，这可以直接归因于癌症。

（一）原则

1. 对不同类型的疼痛采取不同的治疗方法。

2. 多模式方法。

3. 定期用药，以基线控制为目标，并根据需要对突破性疼痛进行额外治疗。

4. 最小侵入性给药方法，在皮下注射 / 静脉注射之前考虑舌下、口服、局部用药（贴片 / 乳膏）。

5. 对患者进行个体化治疗，根据患者述说的症状。

6. 考虑其他支持性护理，如按摩、热疗、冥想、精神护理。

7. 对镇痛药不良反应进行预见性开药方，包括止吐药、泻药。

8. 适应疗法和适应不同的症状。

（二）疼痛的种类

1. 神经性（如腰骶神经丛受累，常描述为灼烧、尖锐）：抗惊厥药、抗抑郁药、加巴喷丁类药物、经皮电刺激。

2. 急性炎症：皮质类固醇，非甾体抗炎药。

3. 焦虑和抑郁：抗焦虑药和抗抑郁药。

4. 组织损伤性疼痛（伤害性）：扑热息痛、非甾体抗炎药、弱阿片类药物、强阿片类药物的阶梯。

5. 骨转移 / 脑转移：考虑局部放疗。

6. 局部疼痛：考虑阻滞和留置硬膜外镇痛。

（三）评估

1. 询问有关疼痛的问题（“SOCRATES”），以评估其性质并区分是急性还是慢性。

2. 疼痛的测量可以用量表来完成；例如，让患者给自己的疼痛打分，满分 10 分。

3. 考虑可能导致或加剧疼痛的心理因素，如焦虑和抑郁。

（四）SOCRATES

1. 疼痛部位（Site，S）。

2. 发病（Onset，O）。

3. 特征（Character，C）。

4. 疼痛放射（Radiation，R）。

5. 相关症状（Association，A）。

6. 持续时间（Timing，T）。

7. 加重 / 缓解因素（Exacerbating/relieving factors，E）。

8. 严重程度（Severity，S）。

（五）WHO 镇痛阶梯

步骤 1：非阿片类药物（如扑热息痛、非甾体抗炎药）。

步骤 2：弱阿片类药物（如可卡因）+ 非阿片类药物。

步骤 3：强阿片类药物（如吗啡）+ 非阿片类药物。

（六）阿片类药物的不良反应

1. 较常见恶心、便秘、镇静（建议睡前 3h 服用阿米替林，以避免早晨“宿醉”）。

2. 告知患者潜在的问题。

3. 给止吐药和泻药。

注意：在姑息治疗中，不要让对潜在依赖性的担忧阻止你开足量的阿片类药物。

六十一、晚期妇科癌症的其他症状

（一）胃肠道症状

1. 恶心和呕吐

(1) 原因：腹水，便秘，代谢（如 Na 降低，Ca^{2+} 升高），肠梗阻，脑转移，药物。

(2) 如果可能的话，处理原因：放疗和皮质类固醇治疗脑转移；腹水穿刺术，无积极治疗方案的复发性腹水，考虑留置引流管；水合和双磷酸盐治疗高钙血症。

(3) 止吐药：甲氧氯普胺、丁溴海莨菪碱、氟哌啶醇、5-HT_3 拮抗药、类固醇、质子泵抑制药。

2. 便秘

(1) 原因：液体摄入量降低，活动受限，嗜睡，肠梗阻，代谢（如 Ca^{2+}），药物（尤其是阿片类药物）。

(2) 如果可能的话，处理原因。

(3) 泻药（番泻叶、多库酯钠、聚乙二醇、乳果糖、甘油栓、灌肠药）。

3.（亚急性）肠梗阻

(1) 由腹膜内肿瘤新生病灶或治疗后粘连引起。

(2) 腹部 X 线检查排除便秘。

(3) 初步医疗管理；然而，如果患者尚能适应并且有一个过渡点，手术可能是一种选择，尽管无论是否手术复发疾病的预后较差，系统综述中位生存期仅为约 60 天。

(4) 在罕见情况下全肠外营养。

4. 腹泻

(1) 排除溢出性粪失禁。

(2) 洛哌丁胺 / 可待因。

(3) 如果大便失禁，良好的皮肤护理和卫生至关重要。

(4) 根据预后 / 情况，可以考虑转移造瘘。

（二）瘘管

难以处理，手术的作用有限，除非足够好，考虑手术分流（造瘘 / 尿道造口）。

（三）疲乏

地塞米松可能会给人一种幸福感。

（四）阴道流液和出血

1. 可因坏死和感染考虑使用抗生素，如甲硝唑。

2. 氨甲环酸（每天最多 1g）。

3. 局部凝血药和阴道填塞（如 Surgicel®）。

4. 姑息性放疗。

5. 考虑介入放射学和栓塞治疗出血，通常有多条血管向肿瘤供血，因此可能具有挑战性。

6. 大出血可能是终末期事件，可能造成极大创伤，做好准备的个人、家庭和护理人员；“以防万一”的药物包括镇痛药和抗焦虑药，以及深色毛巾（用来掩盖血液流失）。

（五）厌食症和恶病质

1. 由促炎细胞因子的分泌引起。

2. 死亡过程的正常部分，向家人 / 照顾者解释和支持。

3. 地塞米松或甲地孕酮 /MPA 可在短期内改善食欲。

（六）呼吸困难

1. 病因，包括胸腔积液、恶病质、淋巴管炎、贫血、肺转移、肺栓塞。

2. 如急性呼吸短促，应怀疑肺栓塞。

3. 低剂量阿片类药物，非甾体抗炎药，抗焦虑药。

（七）焦虑和抑郁

1. 心理 – 精神关怀。

2. 抗焦虑药和抗抑郁药。

第24章 妇科相关问题

Miscellaneous gynaecology

易 萍 译 徐 萍 校

一、妇产科临床常见损伤：概述

由于解剖关系密切，生殖道手术可能出现泌尿道损伤。复杂的妇科手术增加了尿路损伤的风险。如果发生损伤，及时识别和恰当处理对于预防远期后遗症（尿失禁、尿瘘及罕见的肾衰竭）和避免诉讼非常重要。

（一）医疗–法律影响

妇科临床工作中高达6%的医疗事故索赔与尿路损伤有关，索赔的数额可能与患者感受到的或实际经受的痛苦程度有关。因此，导致诉讼的尿路损伤可能与明显的生理和心理损伤或经济损失有关。随着时间的推移，即使已尽力而为，但索赔越来越多，因此需要努力避免损伤。损伤也是不可完全避免的，尤其是在极具挑战性的手术中。

（二）在发生不良事件时

1. 记住英国医学总会的建议，对患者公开和诚实：诚实义务。

2. 如果你的患者受到了伤害或感到痛苦，可以采取以下措施。

(1) 如果可能，你必须立即采取行动来解决问题。

(2) 你应该道歉，并及时向患者充分解释发生了什么，以及可能产生的短期和长期影响。

3. 对所接受的护理或治疗不满时患者有权得到及时、公开、积极和诚实的回应，包括解释及必要时的道歉。

4. 不得因患者的投诉对你提供或安排的护理或治疗有负面影响。

记住，不管出了什么问题，公开、诚实、不设防的医生都不太可能因疏忽而被投诉，也不太可能被正式起诉。

拓展阅读

Care Quality Commission (2022). Health and Social Care Act 2008. Regulations 2014: Regulation 20: Duty of candour. www.cqc.org.uk/guidance-providers/regulations-enforcement/regulation-20-duty-candour

二、输尿管损伤

（一）发生率

0.5%～2.5%的医源性输尿管损伤发生在常规盆腔手术中，主要是妇科手术。尿道损伤在剖宫产术中的发生率为0.03%，而在阴道分娩的发生率为0.001%。

（二）损伤机制

1. 撕裂：组织脆弱时容易发生。

2. 切断通常发生于以下部位。

(1) 骨盆上缘（卵巢血管蒂靠近输尿管处）。

(2) 阔韧带基底部子宫动脉横跨处（通常在子宫切除术时，因输尿管在阴道外侧穹隆上方进入膀胱，此处在子宫颈外侧仅2cm）。

(3) 输尿管膀胱连接处。

3. 结扎：尤其是在经阴道子宫切除术中和伴有输尿管脱垂的盆底脱垂修复术中。

4. 挤压：通过钳夹造成坏死或狭窄。

5. 血供受损：导致缺血和坏死。

（三）临床表现

只有 15%～20% 的医源性损伤在手术中有所表现。

（四）诊断

1. 静脉尿路造影或 CT 尿路造影。
2. 膀胱镜检查和双侧逆行肾盂造影，用于明确损伤、外渗或输尿管扩张的部位。
3. 疑似泌尿系肿瘤时行 CT 检查。
4. 超声也可以诊断肾积水或泌尿系肿瘤。

（五）治疗

注意： 术中及时修复比间隔一段时间的术后修复有更好的远期预后。一旦怀疑损伤，应立即请求泌尿科团队的协助。

1. 骨盆上缘及以下的损伤

(1) 髂腰肌悬挂术：缩短输尿管膀胱间隙和减轻张力。

(2) Boari 膀胱壁瓣法：行无张力吻合。

2. 更高水平的损伤

(1) 可能需要行肾造瘘术或向下移位肾脏并与同侧输尿管行端 – 端吻合。

(2) 广泛的输尿管上段损伤（非常罕见）可能需要输尿管 – 回肠吻合。

(3) 可能需要经皮输尿管造瘘或经输尿管的输尿管造瘘。

（六）临床表现

术后，输尿管损伤表现为以下情况。

1. 发热（败血症）。
2. 肾积水引起的侧腹疼痛。
3. 阴道瘘。
4. 非特异性萎靡不适、肠梗阻或发现盆腔肿块（“泌尿系肿瘤”）等症状。
5. 双侧输尿管损伤非常罕见，因此肾功能通常正常。

（七）输尿管损伤的危险因素

1. 既往手术史。
2. 巨大的肿瘤使解剖结构扭曲和（或）使输尿管移位。
3. 子宫内膜异位症伴有腹膜瘢痕或冰冻骨盆。
4. 盆腔炎性疾病和输卵管 – 卵巢脓肿。
5. 子宫颈癌伴子宫旁受累。
6. 需要紧急处理的情况（如紧急剖宫产）。
7. 剖宫产术中子宫主韧带或阔韧带撕裂。

（八）预防胜于治疗

子宫切除术中，在结扎子宫和卵巢动脉之前应常规识别输尿管，如果预计手术困难或术中遇到突发困难，可以借助以下辅助工具加以识别。

1. 术前输尿管支架置入（起“标记”作用）。
2. 静脉注射 10ml 靛蓝胺或亚甲蓝和 20mg 呋塞米。染料或对比剂渗漏提示输尿管损伤。
3. 荧光引导下的逆行肾盂造影（识别输尿管狭窄）。

三、膀胱和尿道损伤

（一）发生率

约 50% 的膀胱损伤是外科手术引起的（可能发生在子宫切除术且通常损伤膀胱前壁）。产科相关的膀胱损伤，发生在 1.4% 的剖宫产中和 0.01% 的阴道分娩中。

（二）损伤机制

1. 行子宫切除术时为显露子宫颈或子宫下段而下推膀胱，既往的瘢痕（剖宫产术、子宫肌瘤切除术、盆腔炎性疾病或子宫内膜异位症病史）增加损伤风险。
2. 腹腔镜、宫腔镜和吊带手术过程中可能会出现膀胱穿孔。
3. 膀胱意外缝合造成缺血性损伤。
4. 产程延长或梗阻分娩可能压迫膀胱导致缺血性坏死和膀胱阴道瘘。
5. 高位产钳分娩（如果事先没有排空膀胱，损伤风险增高）。

（三）临床表现

膀胱损伤通常表现为血尿和腹痛，但也可表

现为腹胀、耻骨上压痛、漏尿和排尿困难。

（四）诊断

1. 膀胱损伤在手术时可能很明显，因为可看见尿管的球囊。

2. 通过 Foley 导管将亚甲蓝染料注入膀胱可能会在手术中直视下观察到腹腔渗漏。

3. 当怀疑术后出现膀胱损伤时，常需进行膀胱镜检查。

4. 膀胱造影也可以显示尿路渗漏。

5. 通过 Foley 导管将亚甲基蓝染料注入膀胱，并将拭子插入阴道，这可能有助于识别膀胱阴道瘘（“三拭子试验”）。

（五）治疗

1. 医源性损伤可能通过手术修复，也可以根据损伤的大小和位置通过导尿管引流进行治疗。

2. 膀胱穿孔采用可吸收缝线分两层缝合修复。

3. 推荐留置 Foley 导管 7～14 天并使用抗生素。

4. 在修复时需要进行全面评估，以明确是否累及输尿管开口，特别是在损伤较大、累及后壁或膀胱底的情况下。

当出现意外的尿路损伤时，寻求泌尿科专家的建议和帮助是很好的做法，也是在法律层面上谨慎的做法。

（六）尿道损伤一览

女性尿道损伤很少见，常见于尿道器械置入、阴道手术和产科并发症。最常见的是在困难尿道强行置入尿管致尿道破裂或后续尿道瘢痕形成。

1. 临床表现

(1) 诊断可能很困难，可以表现为尿道出血或排尿困难（尿潴留、排尿不畅或点滴状排尿）。

(2) 尿瘘可表现为阴唇肿胀或阴道漏尿。

2. 诊断

(1) IVU。

(2) 排泄性膀胱尿道造影术。

(3) MRI。

(4) 膀胱镜检查。

3. 治疗

(1) 在大多数情况下，如果可以，留置尿管就足够了。

(2) 修复前可能需要进行耻骨上膀胱穿刺导尿术。

(3) 较大的撕裂需要分层缝合进行手术修复。

(4) 尿道近端损伤需要行重建手术，包括膀胱瓣尿道重建术和阴道瓣尿道成形术。

(5) 对于尿道修复不成功的少部分女性，可能需要长期耻骨上留置尿管。

注意：尿道手术是非常困难的，需要泌尿外科专家参与。

（七）剖宫产术的危险因素

1. 急诊剖宫产，特别是 I 级急诊手术。

2. 胎先露过低（尤其是在宫口开全时，因为此时膀胱常向上伸展到子宫下段，并且“高于预计”）。

3. 剖宫产前产程延长。

4. 早产（妊娠<32 周）。

5. 前次剖宫产术（次数越多风险越高）。

6. 既往广泛的盆腹腔手术，尤其是既往子宫肌瘤切除术。

7. 存在子宫下段或子宫颈部位的肌瘤。

8. 操作者的水平不够。

四、沟通和记录

良好的沟通与任何知识或技能一样受到患者的高度重视。可以肯定地说，患者投诉的最大原因是沟通不畅（患者很少会投诉他们喜欢的医生）。正像每一个患者投诉的那样，无论潜在问题是什么，几乎都同时存在沟通问题。医疗官司败诉的最大原因就是病历资料记录差。

（一）良好的沟通

1. 像你自己期望被对待的那样去对待你的患者。

2. 始终自我介绍并对任何咨询做出解答。

3. 一般来说，询问“开放式”问题（“你能描述一下你的疼痛吗？”），并根据线索转变你的询问（“我现在能问一下你正在服用什么药物吗？”）。

4. 给患者时间表达（这是她的故事，而不是你的，记住，患者比你更了解她的症状）。

5. 倾听患者的回答（如果你不听，为什么要问这个问题），患者投诉中经常提到一点是“医生根本不听”或“没有人听我说话”。

6. 总结你询问到的病史，并让患者提问。

7. 始终以明确的诊疗计划结束谈话。

8. 认可患者的恐惧、不安，或者如果有人看起来很担忧，不要回避；讨论这些问题后患者几乎总是感觉会好受些。

9. 不要不屑一顾或显得匆忙。

10. 待人傲慢或给人留下傲慢印象的医生会引起患者的愤怒和怨恨，要小心，如果你犯了错误，你很可能会被投诉或起诉!

11. 不要把愤怒或批评当成个人问题（医生工作之一就是倾听，即使我们不想听）。

12. 任何时候都要诚实，包括出了问题或你对某个特定的问题或治疗计划不确定时，患者可以理解有时会出问题，以及医生并不是什么都知道。

13. 在适当时道歉。这通常是患者想要的所有，出了问题，道歉并不是承认有罪或责任。

（二）良好的病历记录

1. 始终记录每次患者就诊的正确日期和时间。

2. 确保每页病历上都有患者的姓名、出生日期和病案号（如果可能，两面都有，因为病历可能被复印）。

3. 始终用黑色墨水字迹清晰地记录。

4. 如果条目需要更改 / 修改，则划掉旧条目，但需保持其清晰可见，并在新的更改上签名和注明日期。

5. 当可能出了问题时，千万不要更改或删除病例中的内容，它们通常已经被复印了!

6. 始终通过手写签名、打印的姓名和职称来表明自己的身份。

7. 记录参与任何讨论的所有人员（尤其是口译员）。

8. 尽可能讨论时同步记录（如果记录延迟，你永远不会记得事情的原貌）。

9. 如果你需要补录某件事（例如，如果你被要求处理紧急情况），就需要表明这次病历是补录的，并且记录事件的实际发生时间。

10. 讨论记录必须全面完整，特别是可能出现的并发症；发生肠损伤后，“已经解释过的腹腔镜手术并发症”在仔细审查和质疑时是站不住脚的!

11. 对于手术过程或诊断性的影像，尽可能打印拷贝或最好是存档图像，图表可能也很有用。

12. 如果你需要违背指南操作，那就充分记录特定临床情况下你这样做的原因，包括与同事的讨论内容。

13. 尽可能避免使用缩写或首字母缩略词，或者对其进行解释［IUD 指宫内节育器（intrauterine device）还是宫内死亡（intrauterine death）？］。

14. 永远不要开玩笑或轻率的评论：这是令人反感的，病历是法律文件，患者可以获得他们的病历，如果你的病历上写着“需要从头开始检查”，你会有什么感觉?

五、妇产科医学法律方面：概述

对法律及其与医学的关系有基本的认识对所有医生的医疗实践都是有益的。对于产科医生和妇科医生来说，这是必不可少的，因为每天都会处理许多复杂的医疗法律问题。医疗 – 法律索赔的两个最大领域是急诊科和产科。

（一）英国法律和法院系统

英格兰和威尔士的法律制度与苏格兰有很大的不同，尽管许多原则是相同的。这里描述的是英国系统。医疗法律案件可以在不同类型的法院审理。法院系统是分等级的。最高法院是英国最高级别的法院，其次是上诉法院和高等法院。法律是通过各种不同的途径制定的。

1. 普通法

这是通过法官的决定随着时间的推移而发展起来的法律。这些决定确立了可适用于未来案件的法律原则或“先例”。高等法院（如最高法院）制定的先例推翻了下级法院的判例。关于临床过失的医疗法律主要来源于普通法。

2. 成文法

这些是议会制定的法律。成文法凌驾于法院制定的普通法之上。妇产科的许多医疗法律问题由成文法规定，如 1967 年《堕胎法》。

（二）医疗过失

为了确定发生了过失，必须根据或然性权衡标准证明以下几点：①医生或医院有医疗职责；②违反了这一职责；③失职对患者造成伤害。

（三）什么是医疗过失

1. 医疗过失索赔在妇产科比其他任何专科更为常见，费用也更高。

2. 自 1995 年以来，国家卫生服务诉讼管理局（National Health Service Litigation Authority，NHSLA）已经处理了近 20 亿英镑的患者索赔。

3. 索赔通常是针对医生（在实践中，索赔是针对医院信托）的民事诉讼，而不是刑事诉讼。

4. 医疗过失是因个体临床医生或医院违反职责而产生损害时使用的法律术语。

(1) 如果患者因此受到伤害，不适当的治疗或未能做出正确的诊断可能被视为过失。

(2) 未能警告患者手术固有的风险（如子宫切除术中输尿管损伤）可能被判定为过失。

5. 用于决定医生是否违反其医疗职责的标准是，在同样的情况下，一个负责任的给出医疗意见的医生是否会以合乎逻辑的方式采取不同的行动。

6. 必须证明，根据或然性权衡标准，是违反职责造成了损害。因此，对于没有处理胎心监护异常的脑瘫患儿，只有当脑瘫被证明是由分娩过程中的缺氧引起的，而不是其他原因引起的，才能确定过失。

六、治疗的知情同意

未经成年人同意而对其进行治疗（框 24–1）可能导致过失指控，或者更罕见的侵犯指控。

框 24–1　知情同意

为了使知情同意有效，患者必须具备以下条件

- 有能力签署知情同意
- 自愿签署知情同意
- 获得关于该手术的适当信息
- 有时间反思他们决定的“冷静期”

（一）能力

1.《2005 年精神能力法》在法律上定义了能力。

2. 分娩造成的疼痛和痛苦不足以认定该女性缺乏知情同意能力（框 24–2）。

框 24–2　能力评估

如果精神或大脑功能紊乱，这个人将缺乏相关能力

- 理解与手术决策相关的信息
- 记住信息
- 使用或权衡信息
- 沟通决策

如果患者缺乏知情同意的能力，但需要进行治疗，一开始应在多学科团队的背景下与其家人/监护人员进行适当的对话。如果对患者的最佳利益存在意见分歧，医生可以寻求法律建议和（或）向法院申请进行裁定。2005 年《精神能力法》允许任命一名独立的精神能力辩护律师（Independent Mental Capacity Advocate，IMCA）。

（二）自愿知情同意

知情同意必须是自由给予的，不受他人的不当影响或压力。

（三）告知

为了避免被指控侵犯，患者必须了解她所同意的任何操作的性质和目的。例如，当医学生要进行阴道检查时，必须让患者清楚，目的是加强学生的训练，而不是为了该女性的利益。更常见的是，在知情同意过程中缺乏告知可能导致过失指控。

（四）手术知情同意

法律并没有规定谁可以向患者获取手术的知情同意，但获取同意书的人至少应该熟悉该手术

程序，并能够详细解释。因此，在复杂的癌症或腹腔镜手术中，明智的选择可能是由手术医生向患者获取书面知情同意。

卫生部已经发布了关于术前应向患者提供哪些信息的指导。

1. 拟实施手术步骤的细节。
2. 正在治疗的疾病的性质。
3. 治疗的益处。
4. 替代治疗。
5. 严重和经常发生的风险。
6. 可能需要的其他步骤，如输血。

（五）蒙哥马利和知情同意

1. Bolam 标准

(1) 以前用于医疗过失案件的诉讼。

(2) 如果一群经验相似的医生会做出同样的决定，则该行为是合理的。

2. 蒙哥马利原理

(1) 最近已取代 Bolam 标准：①基于一个关键案例，涉及一名妊娠期糖尿病患者，她对自己的阴道分娩能力表示担忧，但在咨询时没有被告知肩难产的风险；②她发生肩难产，儿子患上脑瘫；③她表示，如果她知道合并糖尿病时肩难产的风险升高，她会要求剖宫产。

(2) 现在医生必须提供关于所有“重大风险”和任何替代方案的信息。

(3) 重大风险包括：①站在患者的立场上，一个理性的人会重视这种风险；②医生应合理判断个体患者可能会重视这种重大风险。

(4) 从本质上讲，重点已经从医生认为合理转向患者认为合理。

七、知情同意：其他问题

（一）拒绝治疗

法律允许有能力的成年人无故或无理由拒绝医疗。

1. 血液制品

耶和华见证人等宗教团体可以拒绝所有血液制品，关键是这些意愿必须非常仔细地记录。对预先知晓拒绝血液制品输注和出血可能性情况的那些病例（如腹腔镜手术治疗异位妊娠），应由最资深的人员进行手术。

2. 剖宫产

一些案件已经提交法院，质疑女性有权拒绝医生认为符合她或胎儿最大利益的剖宫产。

法律明确规定，子宫内的胎儿在出生前没有合法权利。因此，即使对自己或胎儿的后果是死亡或严重损伤，女性也可以拒绝同意剖宫产。

（二）生育力低下

1990 年《人类受精和胚胎学法》对生殖医学领域进行了规定，涵盖以下方面。

1. 使用捐赠遗传物质治疗不孕症。
2. 涉及储存遗传物质的不孕症治疗。
3. 体外培育胚胎。
4. 胚胎研究。

该法案设立了 HFEA。该机构对提供生育治疗的机构进行许可、监测和报道。接受法案所涵盖的生育治疗的个人必须书面同意治疗，以及配子和胚胎的储存。当夫妇共同接受生育治疗时，双方必须同意治疗，任一方也可以随时撤回同意。

（三）16 岁以下未成年人的知情同意（Fraser 权限）

16 岁以下儿童在父母不知情的情况下要求避孕或终止妊娠并不少见。

在 Gillick v West Norfolk 和 Wisbech AHA（1985）的案件中，法院裁定，如果满足某些条件（通常通俗地称为 Fraser 权限），医生可以在没有父母同意的情况下治疗儿童，包括以下情况。

1. 儿童理解正在提供的建议或治疗。
2. 已经试图说服儿童告知父母。
3. 在寻求避孕的情况下，无论是否处方避孕药物，儿童都有可能发生无保护的性生活。
4. 如果不提供治疗，儿童的身心健康很可能受到影响。

八、常见妇科手术的知情同意：概述

知情同意原则适用于所有手术，并在一般医学委员会关于决策和知情同意的指南中进行了概述。

（一）知情同意

患者和医生必须共同做出决定。

1. 你必须与你的患者合作。

2. 你应该以他们能够理解的方式讨论他们的病情和治疗方案。

3. 你应尊重他们对其医疗措施做出决定的权利。

4. 获得他们的同意是讨论和决策过程的一个重要部分，而不是孤立发生的事情。

5. 你分享的信息应与其疾病的性质、检查或治疗的复杂性，以及任何潜在不良反应、并发症或其他风险的严重性成比例。

6. 手术风险通常包括：①不良反应；②并发症；③干预措施未能达到预期目标。

7. 在成年患者无法知情同意的情况下，如他们失去知觉，请记住法律的权限，没有授权书，任何人都不能代表另一个成人履行知情同意。

8. 所有困难情况下获取知情同意的必要信息，如＜16 岁或无行为能力的儿童，均可在一般医学委员会指南中找到（见拓展阅读）。

（二）一些关于知情同意的实用技巧

1. 如果你是外科医生，请亲自征得患者的知情同意，非必要情况下不要委托他人。

2. 如果已获得患者知情同意，但时间间隔（＞1 个月）较长，那么检查它在临床上是否仍然合适并考虑重新知情同意。

3. 如果你没有记录你所讨论的内容，那么它就没有讨论过！

4. “充分讨论手术风险”是不够的，你需要对手术进行具体说明，包括现实可能的结果。

5. 即使患者对手术的决定看起来不合适，这也是她的权利。

注意：如果你对患者的决定感到不舒服，或者感觉被操纵去做一些你认为不合适的事情，那就不要做这个手术！征求第二个人的意见。

6. 始终记录育龄女性的末次月经和目前的避孕方法。

7. 如果患者有很小的可能性妊娠（特别是在黄体期），那么最好推迟手术，绝育后妊娠的最常见原因是患者在手术时妊娠了！

注意：如果你对手术的适当性、患者的决定或手术当天的麻醉意外问题（如体温或意外的低血红蛋白）有任何疑问，那么通常最好推迟手术，如果发生了不良事件，第一个问题总是“她确实需要手术或当天需要手术吗？”。

拓展阅读

GMC (2019). Good medical practice.
www.gmc-uk.org/ethical-guidance/ethical-guidance-for-doctors/good-medical-practice
GMC (2020). Decision making and consent.
www.gmc-uk.org/ethical-guidance/ethical-guidance-for-doctors/decision-making-and-consent
RCOG (2015). Obtaining valid consent. Clinical Governance Advice No. 6.
www.rcog.org.uk/guidance/browse-all-guidance/clinical-governance-advice/obtaining-validconsent-clinical-governance-advice-no-6/

九、腹腔手术的知情同意

腹腔镜手术、开腹手术和经阴道手术（如阴式全子宫切除术）是最常见的妇产科手术方式。以下内容需在患者充分知情理解的情况下进行讨论与记录。

- 手术切口的建议：如下腹部横切口、正中纵切口或如果不确定，则根据麻醉状态下具体探查情况决定。
- 手术目的：如诊断 / 治疗 / 两者均有。
- 可能有哪些器官会被切除：包括应让患者知晓这可能根据术中发现有所改变，如保留卵巢的经腹全子宫切除术，除非术中发现卵巢存在异常情况。
- 腹腔内病变在术后仍然未知的可能性：如不明原因盆腔疼痛的腹腔镜检查，包括诊断性腹腔镜 ± 粘连松解 ± 子宫内膜异位病灶电灼术。

- 腹腔内手术风险：出血 / 感染（腹部、皮肤、泌尿系统）/ 肠道、膀胱、输尿管、大血管的损伤。
- 存在以下情况时内脏损伤风险增加：子宫内膜异位症、粘连、癌症或解剖结构扭曲、既往多次手术史。
- 大型手术：如妇科肿瘤减灭术，需对肝、肾等其他脏器可能损伤的风险进行讨论评估。
- 腹腔镜手术在以下情况有较小中转开腹的风险：意外的内脏损伤 / 顽固性出血 / 手术困难无法经腹腔镜完成。
- 在意外出血情况下有较小的输血可能性。
- 如果患者拒绝输注血液制品：外科医生、麻醉医师、血液科医生需术前会议讨论沟通明确什么情况患者可以接受输血、什么情况是不能接受的，签署术前指引并重新评估风险。
- 麻醉方式：麻醉医师应告知麻醉风险。
- 合并症：术前需专科医师评估，确定手术风险。

腹腔镜绝育手术特殊的知情同意问题

以下是所有要求绝育手术的患者不可或缺的。

1. 务必确认家庭中成员是一致同意的。
2. 绝育手术的不可逆性。
3. 存在 1/200 的失败率。
4. 男性绝育是一种风险更低的手术，可在局部麻醉下进行，2 次精液分析阴性后的失败率约 1/2000。
5. 已充分考虑所有长效可逆的避孕方式，如宫内节育器、Mirena®、皮埋制剂。

目前的建议是，30 岁以下的患者几乎不应考虑绝育，因为术后后悔的情况很常见。在这种情况下，寻求第二种医疗意见至少是比较好的临床操作策略。

拓展阅读

RCOG (2015). Obtaining valid consent. Clinical Governance Advice No. 6.
www.rcog.org.uk/guidance/browse-all-guidance/clinical-governance-advice/obtaining-alid-consent-clinical-governance-advice-no-6/

十、宫腔手术的知情同意

进入宫腔的操作包括宫腔镜手术、流产和终止妊娠的手术治疗。

- 手术目的：如诊断 / 治疗 / 两者兼具。
- 如果需要切除任何组织：须告知患者可能根据术中所见改变手术方式，如宫腔镜检查 ± 子宫内膜活检 ± 息肉切除 ± 肌瘤切除术。
- 治疗性切除术的特殊知情同意：如果现实中确有此可能性。
- 所有宫腔内手术风险：出血 / 感染（子宫内膜炎）/ 较小的子宫穿孔的风险及很小的子宫穿孔导致肠管、膀胱、输尿管、重要血管损伤的风险。
- 流产和终止妊娠的特殊风险：宫腔操作有较小的不全流产风险。
- 实施治疗性切除或其他能量器械的使用可能增加腹腔内损伤的风险。
- 若子宫穿孔，有较小的风险需腹腔镜 ± 开腹手术行子宫修补术。

子宫内膜消融术

所有进行子宫内膜消融术的患者，除上述内容外还必须知晓以下情况。

1. 务必确认家庭中成员是一致同意的。
2. 术后需继续采取避孕措施。
3. 术后可能闭经（取决于手术类型）。
4. 在未来 5 年有进行第 2 次手术的可能。

拓展阅读

RCOG (2015). Obtaining valid consent. Clinical Governance Advice No. 6.
www.rcog.org.uk/guidance/browse-all-guidance/clinical-governance-advice/obtaining-alid-consent-clinical-governance-advice-no-6/

十一、妇科术前评估注意事项

妇科术前一般情况评估同其他外科手术，现在大多数手术在日间门诊完成。有关专科评估和注意事项，是根据特定手术而定，但都应了解以下情况。

妇科专科的问题

1. 所有育龄期女性都被认为有妊娠可能，除非证实未妊娠，清晰的确认避孕方式及末次月经时间，并记录在案，在开始手术前再次确认。

2. 尤其是针对以上那些因生育原因而行手术的人，术前必须完善妊娠试验检测，但也须注意的是在手术周期中的无保护的性行为，此时患者妊娠试验可能还未出现阳性反应。

3. 对可能妊娠或妊娠可能性存疑时，在确认结果或解除疑惑前不要继续行流产手术。

4. 不要臆测其未来的生育需求，一定要询问并记录。

5. 对孕妇一般不做手术治疗，除非这是手术的指征（如终止妊娠）或手术获益大于风险。

6. 对所有进行清宫手术或异位妊娠手术的 RH 阴性血型患者，切记要用抗 D 药物。

7. 对于宫腔操作需预防支原体逆行感染，除非患者近期筛查为阴性，默认的情况就是给予预防支原体治疗。

8. 许多女性实际上具有静脉血栓危险因素，如妊娠、盆腔手术、使用复方避孕药。

所有这些都要进行 WHO 静脉血栓评估。

9. 如果既往有多次腹部手术史，子宫内膜异位症病史、已知粘连或肿瘤的患者行腹腔手术前须考虑肠道准备。

10. 特定术前检查（如心电图、CXR）的需求同其他外科，几乎所有患者至少都需要进行全血细胞计数和血型检查。

11. 大部分女性需要做超声检查（或其他更少用的影像学检查，如 CT/MR），作为临床流程的一部分，提供相关手术信息，询问自己："患者是否已做超声检查？"如果没有，"她是否需要做一个？"

十二、临床风险管理：识别和分析风险

临床风险管理是提高患者医疗质量的机制，有以下几个步骤。

（一）识别风险

1. 既往出现过的错误或可能出现的错误

用于识别风险问题的地区和国家资源见框 24-3。

框 24-3　风险识别的可能来源

1. 风险识别的本地资源

- 事件报告表
- 患者投诉
- 审核结果

2. 风险识别的国家资源

- 国家患者安全局示警
- 国家机密调查报告
- 医疗质量委员会

2. 不良事件报告的表格填写

大多数机构都有专门的报告表格。这些应用于所有临床领域。鼓励所有层级的医护工作人员在意识到风险事件时对其进行填写上报。该表格的填写是针对于所有已发生或快要发生而未遂的不良事件的。

许多单位有预警事件列表提示须进行风险事件上报。这些可能包括非计划再次手术、脐血 pH＜7.10 或手术失血＞800ml。

严重不良事件须立即上报当地临床风险管理部门。所有的医院对于严重不良事件都有相应的定义。当严重不良事件发生时，所有相关工作人员都应在对事件记忆犹新时，准备有关其参与的同期声明。

在撰写事件报告和声明时，应只记录事实，不记录对不良事件的看法。

（二）风险分析

根因分析是一种结构化的调查方法，目的是确定问题的真正原因，以及如何去消除它。

不良事件很少单独因个人错误而发生。应确定导致事件发生的原因并提交分析报告。良好的根因分析应消除偏见，了解事件真实的来龙去脉，采访涉及的关键人员，并且尽可能接近事实。

（三）风险管理评分

通常使用分数来确定事件是否不可接受。它是通过事件发生的可能性和事件的严重程度计算的。

（四）事件报告表格内容

1. 完整的患者信息。
2. 事件发生的日期、时间和地点。
3. 所有涉及的工作人员（后期可能要求发表陈述声明）。
4. 事件简短的事实报告。

（五）可能导致不良事件的因素

1. 患者。
2. 个别员工。
3. 沟通。
4. 团队合作（或不合作）。
5. 员工的教育和培训。
6. 设备和资源。
7. 工作条件。

（六）风险分析报告

1. 事件导致的公认的后果。
2. 事件发生的前后过程。
3. 识别出的护理管理问题。
4. 影响因素列表。
5. 建议采取的措施。
6. 建议措施执行的时间表。

十三、临床风险管理：降低风险

（一）降低风险

可能通过以下方式实现：①培训，如模拟训练；②引入指南；③增加资源支持。

（二）消除风险

可能意味着停止提供特定的服务。

（三）接受风险

需要接受一种认知，即有些风险无法避免或消除。

医院试图通过加入信托机构的临床疏忽方案（Clinical Negligence Scheme for Trusts，CNST）将诉讼费用降至最低（框 24-4）。

框 24-4 信托机构的临床疏忽方案

- CNST 处理针对 NHS 成员机构的临床过失索赔
- 参加该方案是自愿的，但目前英国所有的 NHS 和初级医疗机构都是成员
- 该方案的费用由成员单位捐款支付
  - 每年预先评估项目总诉讼索赔费用，并为每个医疗机构确定捐款额（受一系列因素的影响，包括医疗机构的类型及其提供的专业服务）
  - 那些符合相关 NHSLA 风险管理标准并且有良好索赔历史的医疗机构可以获得折扣
- 当对 CNST 成员机构提出索赔时，该机构仍然是法定被告，但 NHSLA 负责处理诉讼及相关费用

（四）经验教训传播

1. 地方层面

与医院内其他科室分享信息。

2. 国家层面

通过国家患者安全机构和皇家学院等组织分享信息。

分享的信息应始终包括能很好进行临床实践的要点。

（五）风险管理不是以下几点

1. “老大哥”指的是一种监视和控制的机制。
2. 用于个人指责或指责他人的工具。
3. 审核或研究工具。
4. 管理层的执法政策（其目的是让每个人都能从中学习）。
5. 只是用来强调糟糕的医疗（即使结局不佳或发生了风险，也应该表扬良好的医疗并向员工反馈）。
6. 法律机构或疏忽处理机构。

十四、妇科影像学检查 I

在过去的 20～30 年里，妇科医学实践发生了巨大变化，主要归功于盆腔成像技术的改进，特别是经阴道超声。

（一）早期妊娠

对于早期妊娠来说，经阴道超声是首选的影像学检查方法，可以评估妊娠位置、存活情况和孕龄。主要的诊断标准如下。

1. 在正常宫内妊娠中，经阴道超声检查妊娠 5 周开始应该能看到孕囊，妊娠 6 周开始应该能看到胎心搏动。

2. 在妊娠早期，通过测量 CRL 可以准确地确定孕龄（测量最佳时间为 11～13^{+6} 周孕龄）。

3. 根据 2019 年 NICE 指南，流产的诊断标准是：头臀长≥7mm，未见胎心搏动，或者平均孕囊直径≥25mm，未见胎芽。

4. 阴道超声应当可以识别高达 90% 的异位妊娠。

5. 其他病理问题也可能被同时发现，通常是偶然被发现的，如卵巢囊肿。

（二）月经紊乱

经阴道超声可以可靠地诊断结构异常，包括：①子宫内膜息肉；②子宫肌瘤；③子宫腺肌病。

其他引起出血的原因不能通过影像学方法可靠地确定，如激素水平紊乱、激素治疗及感染。

1. 经阴道超声和生理盐水灌注超声可以评估子宫内膜病变，如子宫内膜息肉和黏膜下肌瘤。

2. 超声和 MRI 在诊断子宫肌瘤方面具有类似的功能，但在精确定位方面，MRI 优于超声，尤其针对大子宫（>4 个肌瘤）。

（三）绝经后出血

注意：大约有 10% 的绝经后出血患者可能患有妇科癌症，其中大部分是子宫内膜癌。

通过进行经阴道超声检查，并测量子宫内膜厚度（endometrial thickness，ET），可以区分高风险和低风险女性。

使用 ET 4mm 作为截断值。

1. 96% 的子宫内膜癌可以通过经阴道超声检查识别。

2. 经阴道超声可怀疑子宫内膜癌和增生，但需要活检来组织学确认诊断。

3. 如果 ET<4mm，患者几乎不可能患有子宫内膜癌：患癌风险<1%（非常高的阴性预测值），因此通常不需要进一步的检查。

4. 高达 55% 的无疾病女性也可能得到超声阳性结果（阳性预测值较低）。

5. 如果 ET >4mm，并且存在整体内膜增厚，应进行活检。

6. 息肉也可能作为局部病变被检测出来，需要经宫腔镜手术进行切除。

7. 在没有绝经后出血的情况下，偶然发现的 ET 测量值>4mm 通常不需要进一步的检查。

8. 在女性未正式达到绝经之前，这些 ET 测量值可能无法使用，因为 ET 值会随着月经周期活动而变化。

9. 尽管 ET<4mm 的阴性预测值很高，在反复绝经后出血的情况下，患者应进行宫腔镜检查。

（四）其他评估子宫内膜的方法

1. 盐水灌注超声：①在扫描过程中向子宫腔内灌注盐水；②可以评估局部子宫内膜病变；③盐水灌注超声与宫腔镜的一致性非常好。

2. MRI：在存在子宫肌瘤的情况下，当宫腔镜检查无法提供有用信息时，可能有指征进行 MRI 检查。

十五、妇科影像学检查 Ⅱ

（一）盆腔疼痛

1. 急性盆腔疼痛

(1) 经阴道超声是首选的影像学诊断方法。

(2) 以下病变可以可靠地通过经阴道超声诊断：①卵巢囊肿；②某些盆腔炎性疾病后遗症（包括输卵管积脓和输卵管 – 卵巢脓肿）；③输卵管积水；④子宫肌瘤变性。

彩色多普勒可能有助于诊断附件扭转，但结果不够特异性，通常通过临床表现来做出诊断。

出血性卵巢囊肿和卵巢囊肿意外破裂在经阴道超声上有典型的表现。

2. 慢性盆腔疼痛

(1) 子宫内膜异位症可以通过发现子宫内膜异位囊肿、偶尔在盆腔其他部位（如直肠阴道隔）看见子宫内膜异位结节来诊断，尽管这些结节可能通过 MRI 或直肠超声更容易看到。

(2) 子宫腺肌病可表现为肌层增厚、分布不均质，伴随混合回声区域和“栅栏状”表现。

(3) 影像学有助于评估盆腔粘连。

(4)“软指标”包括卵巢固定、特定部位压痛和局限性盆腔积液，可能提示通过腹腔镜检查能确认的病变。

（二）生育力低下

1. 经阴道超声用于不孕症的诊断和治疗。它可用于诊断疾病，如多囊卵巢综合征和输卵管积水，并在不孕症治疗期间监测正常周期和促排卵周期内的卵泡生长和排卵情况。

2. 辅助生殖技术中的卵细胞取出是在经阴道超声引导下进行的。

3. 通过经阴道超声还可以评估并发症，如卵巢过度刺激综合征。

4. 子宫输卵管造影使用放射显影染料和图像增强技术，曾经是评估子宫腔和输卵管的首选影像学检查方法，但现在已经被 HyCoSy 所取代，该方法是在进行经阴道超声时向子宫腔注入对比剂。联合阴道超声的基线数据，对输卵管进行评估，如果检查的时间正确，甚至可以观察到排卵。

5. 经阴道超声用于判断宫内妊娠是否存活，判断体外受精或其他辅助生殖技术后是否存在异位妊娠。

十六、妇科影像学Ⅲ

卵巢包块和妇科恶性肿瘤

1. 经验丰富的超声科医生利用模式识别来进行诊断。

2. 经阴道超声已被证明在区分不同类型的盆腔肿块时与 CT 相当，甚至优于 CT。

3. 当盆腔肿块较大且超出盆腔时，可以采用经阴道超声结合经腹超声扫描的方法，确保看到整个肿块影像。

4. 以下肿块通常具有特征性的超声表现：①功能性囊肿和黄体囊肿；②浆液性和黏液性囊腺瘤；③子宫内膜异位囊肿；④出血性囊肿；⑤畸胎瘤（皮样囊肿）；⑥输卵管积水和卵巢冠囊肿；⑦输卵管–卵巢脓肿；⑧典型子宫肌瘤（当子宫肌瘤发生变性时，它们可能呈现混合实性/囊性甚至奇特的外观，在这种情况下无法通过经阴道超声区分是子宫肌瘤还是平滑肌肉瘤）；⑨包裹性积液。

5. 以下特征更有可能提示卵巢恶性肿块：①复杂的形态学，包括混合实性/囊性外观；②大的囊壁乳头状突起（＞6mm）；③增厚和不规则的分隔；④腹水；⑤腹膜病变证据；⑥高度血管化的实性结节或突起/分隔。

6. 经阴道超声或经腹部超声扫描也可以安全地指导诊断性腹水穿刺或穿刺引流减轻症状。

7. MRI 在区分良性和恶性肿块方面优于 CT，并且由于假阳性率较低，可能比经阴道超声更好。

8. MRI 可以识别皮样囊肿典型的含脂肪液体，以及子宫内膜异位囊肿典型的血性液体，这是由于它们的物理特性决定的。

9. 腹部 X 线片有时可能会提供有关盆腔肿块的进一步信息：①子宫肌瘤可能已钙化；②皮样囊肿可能含有放射显影的物质（牙齿或骨头）。

10. MRI 和 CT 用于妇科恶性肿瘤的影像学检查、分期及后期随访。

11. 胸部 X 线检查是疑似恶性肿瘤病例常规评估的一部分（可能提示胸膜积液或转移）。

注意：即使最优秀的医生，也没有办法依靠单一的影像学检查方法区分所有良性和恶性肿块。

十七、妇科影像学检查Ⅳ

（一）泌尿妇科学

1. 超声可用于评估：①膀胱残余尿；②尿失禁患者的膀胱颈。

2. 尿动力学研究可结合 X 线筛查，以获取有关膀胱和尿道解剖的额外信息（可视膀胱尿道造影术）。

3. 静脉尿路造影可用于检查分娩、放疗或妇科手术后出现的持续性尿失禁，可能是由输尿管或膀胱与生殖道之间的瘘管所致。

4. 在一些医学中心，经阴道三维超声正被用于帮助诊断盆底功能障碍疾病。

（二）其他用途

1. 经阴道超声可用于观察子宫内的宫内节育器：①遗失的宫内节育器有可能通过腹部 X 线片检查被定位发现；② Mirena® 宫内节育器是 X 线不显影的。

2. 可以通过经阴道超声（尤其是经阴道三维超声）、子宫输卵管造影和 MRI 诊断子宫先天性畸形。

3. 当诊断生殖道先天性畸形时，应考虑对肾脏系统进行对比剂检查（如静脉尿路造影），因为高达 40% 的此类患者伴有泌尿系统的异常。

附录　缩略语

Symbols and abbreviations

缩略语		
5-FU	5-fluorouracil	氟尿嘧啶
ABG	arterial blood gases	动脉血气
ACE	angiotensin converting enzyme	血管紧张素转化酶
ACEI	angiotensin converting enzyme inhibitor	血管紧张素转化酶抑制药
ACTH	adrenocorticotropic hormone	肾上腺皮质激素
ADH	antidiuretic hormone	抗利尿激素
AF	atrial fibrillation	房颤
AFI	amniotic fluid index	羊水指数
AFLP	acute fatty liver of pregnancy	妊娠期脂肪肝
AFP	alpha-fetoprotein	甲胎蛋白
AIS	androgen insensitivity syndrome	雄激素不敏感综合征
ALP	alkaline phosphatase	碱性磷酸酶
ALT	alanine transaminase	谷丙转氨酶
AMH	anti-Müllerian hormone	抗苗勒管激素
ANA	antinuclear antibodies	抗核抗体
APH	antepartum haemorrhage	产前出血
APS	antiphospholipid syndrome	抗磷脂综合征
AREDF	absent/ reversed enddiastolic flow	舒张末期血流缺失 / 反向
ARM	artificial rupture of membranes	人工破膜
ASD	atrial septal defect	房间隔缺损
AST	aspartate aminotransferase	天冬氨酸转氨酶
AVM	arteriovenous malformation	动静脉畸形
BASHH	British Association for Sexual Health and HIV	英国性健康和艾滋病毒协会
BCG	bacillus Calmette-Guérin	卡介苗

bd	twice daily	每天 2 次
BEP	bleomycin, etoposide, and cisplatin	博来霉素，依托泊苷和顺铂
β-hCG	beta-human chorionic gonadotropin	人绒毛膜促性腺激素 β
BMD	bone mineral density	骨密度
BMI	body mass index	体重指数
BOT	borderline ovarian tumour	交界性卵巢肿瘤
BP	blood pressure	血压
BPD	biparietal diameter	双顶径
BRCA	breast cancer gene	乳腺癌基因
BSO	bilateral salpingo-oophorectomy	双侧输卵管 – 卵巢切除术
BV	bacterial vaginosis	细菌性阴道炎
CA	cancer antigen	癌抗原
CAH	congenital adrenal hyperplasia	先天性肾上腺皮质增生症
CAIS	complete androgen insensitivity syndrome	完全性雄激素不敏感综合征
CAP	chest/ abdomen/pelvis	胸部 / 腹部 / 盆腔
cART	combination antiretroviral therapy	联合抗逆转录病毒治疗
CBAVD	congenital bilateral absence of the vas deferens	先天性双侧输精管缺失
CD	caesarean delivery	剖宫产
CEA	carcinoembryonic antigen	癌胚抗原
CF	cystic fibrosis	囊性纤维化
CGIN	cervical glandular intraepithelial neoplasia	子宫颈腺上皮内瘤变
CI	confidence interval	置信区间
CIN	cervical intraepithelial neoplasia	宫颈上皮内瘤变
CMV	cytomegalovirus	巨细胞病毒
CNS	central nervous system	中枢神经系统
CNST	Clinical Negligence Scheme for Trusts	信托临床疏忽方案
CO_2	carbon dioxide	二氧化碳
COCP	combined oral contraceptive pill	复合口服避孕药
COVID-19	coronavirus disease 2019	2019 冠状病毒病
CP	cerebral palsy	脑瘫
CPAP	continuous positive airway pressure	持续正压通气
CPP	chronic pelvic pain	慢性盆腔痛

CPR	cerebroplacental ratio or cardiopulmonary resuscitation	脑胎盘率或心肺复苏
CRL	crown-rump length	顶臀径
CRP	C- reactive protein	C 反应蛋白
CS	caesarean section	剖宫产
CSF	cerebrospinal fluid	脑脊液
CT	computed tomography	计算机断层扫描
CTG	cardiotocography	胎心监护
CTPA	computed tomography pulmonary angiogram	肺血管造影
CVS	chorionic villus sampling	绒毛穿刺
CXR	chest X- ray	胸片
DC	dichorionic	双绒毛膜
DCDA	dichorionic and diamniotic	双绒毛膜和双羊膜
DES	diethylstilbestrol	己烯雌酚
DHEAS	dehydroepiandrosterone sulphate	硫酸脱氢表雄酮
DIC	disseminated intravascular coagulation	弥散性血管内凝血
DSD	disorder of sex development	性发育异常疾病
DUB	dysfunctional uterine bleeding	功能失调性子宫出血
dVIN	differentiated vulval intraepithelial neoplasia	分化型外阴上皮内瘤变
EBL	estimated blood loss	估计出血量
EBRT	external beam radiotherapy	体外放射治疗
ECG	electrocardiography/ electrocardiogram	心电图
ECV	external cephalic version	外倒转
EDD	expected date of delivery	预产期
EFW	estimated fetal weight	估计胎儿体重
EP	ectopic pregnancy	异位妊娠
EPAU	early pregnancy assessment unit	早期妊娠评估单位
ESR	erythrocyte sedimentation rate	红细胞沉降率
ET	endometrial thickness	子宫内膜厚度
ETT	endotracheal tube	气管插管
EUA	examination under anaesthetic	麻醉下检查
FBC	full blood count	全血细胞计数
FBS	fetal blood sampling	胎儿血液取样

FDA	Food and Drug Administration	美国食品药品管理局
FF	fetal fraction	胎儿 DNA 浓度分数
FFP	fresh frozen plasma	新鲜冰冻血浆
FGM	female genital mutilation	女性生殖器切割
FGR	fetal growth restriction	胎儿生长受限
FH	fetal heart	胎心
FHR	fetal heart rate	胎心率
FIGO	International Federation of Gynaecology and Obstetrics	国际妇产科联盟
FL	femur length	股骨长
FM	fetal movement	胎动
FPR	false- positive rate	假阳性率
FSD	female sexual dysfunction	女性性功能障碍
FSH	follicle- stimulating hormone	促卵泡激素
FVS	fetal varicella syndrome	胎儿水痘综合征
GA	general anaesthesia	全身麻醉
GABA	gamma- aminobutyric acid	γ 氨基丁酸
GAD	generalized anxiety disorder	广泛焦虑症
GAS	group A Streptococcus	A 族链球菌
GBS	group B Streptococcus	B 族链球菌
GDM	gestational diabetes mellitus	妊娠期糖尿病
GFR	glomerular filtration rate	肾小球滤过率
GMC	General Medical Council	医学总会
GnRH	gonadotropin- releasing hormone	促性腺激素释放激素
GP	general practitioner	全科医师
GTD	gestational trophoblastic disease	妊娠滋养细胞疾病
GTN	gestational trophoblastic neoplasia	妊娠滋养细胞肿瘤
GTT	glucose tolerance test	葡萄糖耐量试验
GUM	genitourinary medicine	泌尿生殖医学
Hb	haemoglobin	血红蛋白
HbA	adult haemoglobin	成人血红蛋白
HbA1c	glycated haemoglobin	糖化血红蛋白
HBeAg	hepatitis B e antigen	乙型肝炎 e 抗原

HbF	fetal haemoglobin	胎儿血红蛋白
HBsAg	hepatitis B surface antigen	乙型肝炎表面抗原
HBV	hepatitis B virus	乙型肝炎病毒
HC	head circumference	头围
hCG	human chorionic gonadotropin	人绒毛膜促性腺激素
HELLP	haemolysis, elevated liver enzymes, and low platelets	溶血，肝酶升高，低血小板
HFEA	Human Fertilization and Embryology Authority	人类受精与胚胎管理局
HG	high- grade serous ovarian carcinoma	高级别浆液性卵巢癌
HIV	human immunodeficiency virus	人类免疫缺陷病毒
HLA	human leucocyte antigen	人类白细胞抗原
HMB	heavy menstrual bleeding	经血过多
HPO	hypothalamic-pituitary-ovarian	下丘脑－垂体－卵巢
HPV	human papilloma virus	人乳头瘤病毒
hrHPV	high- risk human papilloma virus	高危型人乳头瘤病毒
HRT	hormone replacement therapy	激素替代治疗
HSG	hysterosalpingography	子宫输卵管造影
HSV	herpes simplex virus	单纯疱疹病毒
HVS	high vaginal swab	高位阴道拭子
HyCoSy	hysterosalpingo contrast sonography	子宫输卵管超声对比造影
IBD	inflammatory bowel disease	炎症性肠病
ICD-11	International Classification of Diseases, 11th Revision	国际疾病分类，第 11 版
ICD-MM	International Classification of Diseases for Maternal Mortality	孕产妇死亡的国际疾病分类标准
ICG	indocyanine green	吲哚菁绿
ICP	intrahepatic cholestasis of pregnancy	妊娠期肝内胆汁淤积症
ICSI	intracytoplasmic sperm injection	卵胞质内单精子注射
IDS	interval debulking surgery	间歇性肿瘤细胞减灭术
Ig	immunoglobulin	免疫球蛋白
IHC	immunohistochemistry	免疫组织学
IM	intramuscular	肌内注射
IMB	intermenstrual bleeding	经间期出血
IOL	induction of labour	催引产

IUCD	intrauterine contraceptive device	宫内节育器
IUD	intrauterine death	宫内死亡
IUI	intrauterine insemination	宫腔内人工授精
IUP	intrauterine pregnancy	宫内妊娠
IUS	intrauterine system	子宫内系统
IV	intravenous	静脉注射
IVF	in vitro fertilization	体外受精
IVU	intravenous urography	静脉尿路造影
JVP	jugular venous pressure	颈静脉压
LARC	long-acting reversible contraceptive	长效避孕药
LDH	lactate dehydrogenase	乳酸脱氢酶
LFT	liver function test	肝功能
LGSOC	low-grade serous ovarian carcinoma	低级别浆液性卵巢癌
LH	luteinizing hormone	黄体生成素
LLETZ	large loop excision of transformation zone	移行区大环切除
LMP	last menstrual period	末次月经
LMWH	low-molecular-weight heparin	低分子肝素
LN	lymph node	淋巴结
LNG	levonorgestrel	左炔诺孕酮
LVS	low vaginal swab	低位阴道拭子
MBRRACE-UK	Mothers and Babies: Reducing Risk through Audits and Confidential Enquiry across the UK	英国母婴审计和保密调查合作组织
MC	monochorionic	单绒毛膜
MCA	middle cerebral artery	大脑中动脉
MCDA	monochorionic and diamniotic	单绒双羊
MCHC	mean corpuscular haemoglobin concentration	平均红细胞血红蛋白浓度
MCMA	monochorionic and monoamniotic	单绒单羊
MCV	mean corpuscular volume	平均红细胞体积
MDT	multidisciplinary team	多学科
MEA	microwave endometrial ablation	微波子宫内膜消融
Mg	magnesium	镁
MMR	measles, mumps, and rubella or mismatch repair	麻疹、腮腺炎和风疹，或者错配修复

MPA	medroxyprogesterone acetate	醋酸甲羟孕酮
MRI	magnetic resonance imaging	磁共振成像
MRKH	Mayer-Rokitansky-Küster-Hauser syndrome	Mayer-Rokitansky-Küster-Hauser 综合征
MSAF	meconium- stained amniotic fluid	羊水粪染
MSU	midstream sample of urine	中段尿
MTCT	mother- to- child transmission	母婴传播
NAAT	nucleic acid amplification test	核酸扩增实验
NEC	necrotizing enterocolitis	坏死性小肠结肠炎
NHSCSP	NHS Cervical Screening Programme	NHS 子宫颈癌筛查方案
NHSLA	National Health Service Litigation Authority	国家卫生服务诉讼管理局
NICE	National Institute for Health and Care Excellence	英国国家卫生与临床优化研究所
NIPT	non- invasive prenatal testing	非侵入性产前检测
NPV	negative predictive value	阴性预测值
NSAID	non- steroidal antiinflammatory drug	非甾体抗炎药
NT	nuchal translucency	胎儿颈后透明层厚度
NTD	neural tube defect	神经管缺陷
OA	occipito- anterior	枕前位
OAB	overactive bladder	膀胱过度活动综合征
od	once daily	每日 1 次
OGTT	oral glucose tolerance test	口服葡萄糖耐量试验
OHSS	ovarian hyperstimulation syndrome	卵巢过度刺激综合征
OL	occipito- lateral	枕横位
OP	occipito- posterior	枕后位
PAIS	partial androgen insensitivity syndrome	部分型雄激素不敏感综合征
PAPP-A	A pregnancy- associated plasma protein-A	妊娠相关血浆蛋白 A
PAS	placenta accreta spectrum	植入性胎盘谱系疾病
PCB	postcoital bleeding	性交后出血
PCOS	polycystic ovary syndrome	多囊卵巢综合征
PCR	protein:creatinine ratio or polymerase chain reaction	尿蛋白 / 肌酐比或聚合酶链反应
PE	pulmonary embolism	肺动脉栓塞
PEFR	peak expiratory flow rate	最大呼气流速
PEP	postexposure prophylaxis	暴露后预防

PET	pre- eclampsia toxaemia	子痫前期毒血症
PG	prostaglandin	前列腺素
PGE1	prostaglandin E1	前列腺素 E1
PGE2	prostaglandin E2	前列腺素 E2
PID	pelvic inflammatory disease	盆腔炎性疾病
PlGF	placental growth factor	胎盘生长因子
PMB	postmenopausal bleeding	绝经后出血
PMRT	Perinatal Mortality Review Tool	英国国家围产儿死亡审查工具
PMS	premenstrual syndrome	经前综合征
PO	per os (by mouth)	口服
POF	premature ovarian failure	卵巢早衰
POMB/ACE	cisplatin, vincristine, methotrexate, bleomycin, dactinomycin, cyclophosphamide, and etoposide	顺铂、长春新碱、甲氨蝶呤、博来霉素、放线菌素 D、环磷酰胺和依托泊苷
POP	progestogen- only pill	孕激素类口服避孕药
PPH	postpartum haemorrhage	产后出血
PPROM	preterm prelabour rupture of membranes	未足月胎膜早破
PPV	positive predictive value	阳性预测值
PROM	prelabour rupture of membranes	胎膜早破
PSV	peak systolic velocity	收缩期峰值流速
PUL	pregnancy of unknown location	未知部位妊娠
PV	per vaginam	经阴道
Q	ventilation	通风
qds	four times daily	每日 4 次
RCOG	Royal College of Obstetricians and Gynaecologists	皇家妇产科学院
RCT	randomized controlled trial	随机对照试验
Rh	rhesus	恒河猴因子（血型系统中的一种）
RID	relative infant dose	相对婴儿剂量
RMI	risk of malignancy index	恶性风险指数
ROM	rupture of membranes	胎膜破裂
RR	rate ratio or relative risk	比值比或相对风险
RRBSO	risk- reducing bilateral salpingo- oophorectomy	降低风险的双侧输卵管卵巢切除术
RUQ	right upper quadrant	右上腹部

SARC	sexual assault referral centre	性侵犯转介中心
SARS	severe acute respiratory syndrome	严重急性呼吸综合征
SC	subcutaneous	皮下的
SFH	symphysis fundal height	耻骨联合上宫底高度
sFlt-1	soluble FM-like tyrosine kinase 1	可溶性 FM 样酪氨酸激酶 1
SGA	small for gestational age	小于胎龄儿
SHBG	sex hormone-binding globulin	性激素结合球蛋白
SLE	systemic lupus erythematosus	系统性红斑狼疮
SLN	sentinel lymph node	前哨淋巴结
SLNB	sentinel lymph node biopsy	前哨淋巴结活检
SMM	surgical management of miscarriage	手术治疗流产
SNRI	serotonin and norepinephrine reuptake inhibitor	5- 羟色胺去甲肾上腺素再摄取抑制药
SROM	spontaneous rupture of membranes	自发性胎膜早破
SSRI	selective serotonin reuptake inhibitor	选择性 5- 羟色胺再摄取抑制药
STI	sexually transmitted infection	性传播疾病
STIC	serous tubal intraepithelial carcinoma	输卵管浆液性上皮内癌
T_3	triiodothyronine	三碘甲状腺原氨酸
T_4	thyroxine	甲状腺素
TAS	transabdominal scan	经腹部扫描
TB	tuberculosis	结核病
Tc	technetium	锝
tds	three times daily	每日 3 次
TENS	transcutaneous electrical nerve stimulation	经皮神经电刺激
TFT	thyroid function test	甲状腺功能
TNF	tumour necrosis factor	肿瘤坏死因子
TOP	termination of pregnancy	终止妊娠
TSH	thyroid- stimulating hormone	促甲状腺激素
TTP	thrombotic thrombocytopenic purpura	血栓性血小板减少性紫癜
TTTS	twin- to- twin transfusion syndrome	双胎输血综合征
TV	transvaginal	经阴道
TVS	transvaginal scan	经阴道扫描
TVT	tension- free vaginal tape	无张力阴道吊带

U&E	urea and electrolytes	尿素和电解质
UKFOCSS	UK Familial Ovarian Cancer Screening Study	英国家族性卵巢癌筛查研究
UN	United Nations	联合国
UPSI	unprotected sexual intercourse	无保护性性行为
USI	urodynamic stress incontinence	尿动力学压力性尿失禁
USS	ultrasound scan	超声
UTI	urinary tract infection	尿路感染
uVIN	usual- type vulval intraepithelial neoplasia	普通型外阴上皮内瘤变
V/Q	ventilation/ perfusion	通气 / 灌注
VBAC	vaginal birth after caesarean	剖宫产后引导分娩
VDRL	venereal disease research laboratory test	梅毒特异性抗体检测
VE	vaginal examination	阴道检查
VEGF	vascular endothelial growth factor	血管内皮生长因子
VIN	vulval intraepithelial neoplasia	外阴上皮内瘤变
VRIII	variable rate intravenous insulin infusion	可变速率静脉胰岛素输注
VSCC	vulvar squamous cell carcinoma	外阴鳞状细胞癌
VSD	ventricular septal defect	室间隔缺损
VTE	venous thromboembolism	静脉血栓栓塞
vWF	von Willebrand factor	血管性血友病因子
VZIG	varicella zoster immunoglobulin	水痘 – 带状疱疹免疫球蛋白
WCC	white cell count	白细胞计数
WHO	World Health Organization	世界卫生组织
WLE	wide local excision	广泛局部切除术